面向21世纪高等学校规划教材

营　养　学

（第二版）

吴少雄　殷建忠　主　编

中国质检出版社
中国标准出版社
北　京

图书在版编目(CIP)数据

营养学/吴少雄,殷建忠主编.—2版.—北京:中国质检出版社,2018.2(2021.9重印)

面向21世纪高等学校规划教材

ISBN 978-7-5026-4527-4

Ⅰ.①营… Ⅱ.①吴… ②殷… Ⅲ.①营养学—高等学校—教材 Ⅳ.①R151

中国版本图书馆CIP数据核字(2017)第304176号

中国质检出版社
中国标准出版社 出版发行

北京市朝阳区和平里西街甲2号(100029)

北京市西城区三里河北街16号(100045)

网址:www.spc.net.cn

总编室:(010)68533533 发行中心:(010)51780238

读者服务部:(010)68523946

中国标准出版社秦皇岛印刷厂印刷

各地新华书店经销

*

开本787×1092 1/16 印张22.25 字数445千字

2018年2月第二版 2021年9月第八次印刷

*

定价 52.00元

编　委　会

主　编　吴少雄(昆明医科大学)

殷建忠(昆明医科大学)

副主编　王松梅(昆明医科大学)

徐　芳(昆明医科大学)

熊祥玲(昆明医科大学)

王　琦(昆明医科大学)

周建于(昆明医科大学)

编　委　(按姓氏笔画顺序排名)

王松梅(昆明医科大学)

王　琦(昆明医科大学)

冯月梅(昆明医科大学)

许　铠(红河州第一人民医院)

孙承欢(昆明医科大学)

牟　波(云南省第二人民医院)

芮　溧(昆明医科大学)

吴少雄(昆明医科大学)

吴志霜(昆明医科大学)

张丽娟(云南中医学院)

张忠华(云南省营养学会)
张雪辉(昆明医科大学)
陈立玮(云南省营养学会)
尚云青(云南中医学院)
周　岚(昆明医科大学第三附属医院)
周建于(昆明医科大学)
徐　芳(昆明医科大学)
殷建忠(昆明医科大学)
高　蓓(云南省营养学会)
熊祥玲(昆明医科大学)
潘红梅(昆明医科大学)
魏　玲(云南省第二人民医院)

审　校　王松梅(昆明医科大学)

前言
PREFACE

营养关系到每个人的健康，合理的营养是人体健康的基石，许多疾病的发生、治疗、预后和预防与营养学密切相关。营养学已成为当代最重要的学科之一。许多高等院校都开设了《营养学》专业课程。营养学是一门研究机体与食物之间关系的学科，主要研究内容是人体营养规律及其改善措施。营养是机体摄取食物，经过消化、吸收、代谢和排泄，利用食物中的营养素和其他对身体有益的成分构建组织器官、调节各种生理功能，维持正常生长、发育和防病保健的过程。营养学在预防保健、促进机体康复、延缓疾病发展和衰老以及提高智力水平等方面，日益受到人们的重视。

《营养学》一书包含基础营养、人群营养、公共营养、临床营养四大部分，内容涉及营养素的基本概念、营养素的生理功能、人体对能量和各种营养素的正常需要、食物的营养价值、膳食结构、膳食指南、平衡膳食、合理营养、营养调查和人体营养状况的综合评价方法，不同生理状况人群的营养、特殊工作环境下人群的营养需要、常见疾病的特点、营养治疗原则和措施等方面。

全书内容丰富、充实，是在总结了多年的教学、科研和临床实践经验的基础上，结合国内外相关知识的新进展编写而成。本书可作为高等院校全科医学、临床医学、营养学、护理学、食品科学、食品质量与安全等专业的教材使用，同时也可供从事临床工作的医师、营养师、配膳师、社区医师、家庭医师和病人学习参考和备用。

本书在第一版的基础上，主要做了如下修订：绪论介绍了《中国居民营养与健康状况监测（2010—2013 年综合报告）》的结果，以及《中国居民膳食营养素参考摄入量》的指标更新；第一章将《中国居民膳食营养素参考摄入量（2000 版）》中的数值更新为《中国居民膳食营养素参考摄入量（2013 版）》中的数值；第二章将食物种类由原来的三大类按照《中国居民膳食指南》（2016 版）分为五大类；第三章中国居民膳食营养素参考摄入量（dietary reference intakes，DRIs）2000 版更新为 2013 版，增加《中国食物与营养发展纲要（2014—2020 年）》和《国民营养计划（2017—2030 年）》内容，中国居民膳食指南和平衡膳食宝塔由 2007 版更新为 2016 版；第四章增加 2010—2012 年中国居民营养与健康状况监测相关内容及方法；第五章，将“第二节特殊人群营养”改为“第二节特殊职业人群营养”，将“孕期适宜体重增长及增长速率”“孕妇合理饮食”“哺乳期的合理膳食原则”“学龄前儿童膳食指南”“学龄儿童膳食原则”“老年人膳食原则”等更新为《中国居民膳食指南（2016 版）》中内容；第六章中增加《中国居民营养与慢性病状况报告（2015 年）》的最近进展及流行病学的相关资料。

本书编者大多数从事营养学专业多年，具有丰富的教学、临床和实践经验，所编内容也是他们各自最熟悉和最有经验的知识和技术。其编写分工如下：绪论由潘红梅、王松梅编写，第一章第一节由吴少雄、张忠华、李媛、王心昕编写，第二节、第五节由陈立玮编写，第三节、第四节由熊祥玲、王松梅编写，第六节由殷建忠、杨蕴芝编写，第七节由潘红梅编写；第二章第一节至第四节由尚云青编写，第五节至第七节由周建于编写；第三章第一节、第二节由王琦、王松梅编写，第三节由徐芳编写；第四章第一节由张雪辉、王松梅编写，第二节、第三节由许铠、吴志霜编写；第五章第一节由王松梅、孙承欢、徐芳、芮溧编写，第二节由芮溧、周岚编写，第三节由周岚编写；第六章第一节由冉旭、王瑞欣、徐芳编写，第二节由张丽娟、徐芳编写，第三节由周岚、徐芳编写，第四节由牟波、徐芳编写，第五节由巍玲、徐芳编写，第六节由高蓓、冯月梅、徐芳编写。全书由吴少雄、殷建忠担任主编。中国质检出版社编辑对本书的出版给予了大力支持，在此表示衷心的感谢！希望广大读者对本书提出宝贵意见，并将在使用本书过程中所发现的问题、建议或意见反馈给我们，以便不断改进！

编　者

2017 年 10 月

目录

CONTENTS

C 绪　论

“国以民为本，民以食为天”。食物是人类赖以生存的物质基础，供给人体必需的各种营养素。进入21世纪以来，随着医学科学技术的飞速发展、生活水平的提高、充足的食品资源供应以及人类寿命延长，疾病谱随之发生改变，慢性疾病和肿瘤等营养相关疾病成为人类健康的威胁。因此，人们对饮食和自身健康也有了更高要求，饮食饱腹不再是生活的重心，人们更关注如何通过饮食来促进健康，预防各种慢性疾病的发生发展，促进机体康复。

许多疾病的发生、治疗、预后和预防与营养学密切相关，如糖尿病、心血管疾病和肿瘤，可通过饮食治疗和营养支持延缓疾病发展，减轻症状，提高生命质量，减轻患者和家人的经济负担和痛苦。营养学在预防保健、促进机体康复、延缓疾病发展和衰老，以及提高智力水平等方面所起的作用，日益凸显并受到人们的重视。

一、营养学发展史

（一）中国营养学发展史

中国的饮食文化、中医文化和养生学是现代营养学的鼻祖，7000多年前的神农尝百草是营养学研究的开始。3000多年前的《黄帝内经》中就有了“五谷为养，五果为助，五畜为益，五菜为充，气味合而服之”的论述，这与现代营养学的“合理膳食”原则一致，可以认为是世界上最早的“膳食指南”。在唐代，名医孙思邈明确提出了“食疗”的概念，“用之充饥则谓之食，以其疗病则谓之药”。《神农本草经》和《本草纲目》中记载了数百种食物的性质和对人体的影响，代表了中国古代食疗的高峰。

中国现代营养学于20世纪初创立，1928年和1937年分别发表了《中国食物的营养价值》和《中国民众最低限度营养需要》。1941年中央卫生实验院召开了第一次全国营养学会议。1945年，中国营养学会在重庆成立，创办了《中国营养学杂志》。这些都是中国营养学研究的开端，为营养学在中国的发展奠定了基础。

新中国成立后，我国的营养学得到迅速发展，逐渐形成了一支专业队伍。1952年出版了第一版《食物成分表》；1956年创办了《营养学报》；1962年提出了建国后第一个营养素供给量建议；1982—2012年，每隔10年进行一次全国性营养调查；1988年修订了每人每日膳食营养素供给量，1989年中国营养学会制定我国居民膳食指南。1980年中国报告硒与克山病的研究工作，提出人体硒需要量，受到各国营养学界的重视。根据社会发展和居民膳食结构的变化，1997 年修订了膳食指南，发布了《中国居民平衡膳食宝塔》。2000 年，中国营养学会在第八次全国营养学术会议上公布了我国第一部《膳食营养素参考摄入量（DRIs）》，标志着我国营养学在理论研究和实践运用的结合方面迈出了重要一步。

我国政府非常重视营养工作，曾于 1959 年、1982 年、1992 年和 2002 年进行了四次全国性的营养调查，并于 2010 年开展了第 5 次全国性的营养调查——2010—2012 年中国居民营养与健康状况监测，该次监测把 10 年开展 1 次的中国居民营养与健康状况调查改为每 3 ~4 年完成一个周期的常规性营养监测。覆盖中国 31 个省、自治区和直辖市（不含我国香港、澳门和台湾）的 6 岁以上居民，调查人数约为 20 万名。调查内容主要包括膳食调查、询问调查、医学体检和生化检测。除膳食、营养相关问题和指标外，慢性病患病情况、生活方式和体力活动等也在调查范围之内。1993 年发布了《九十年代食物结构改革与发展纲要》；1997 年发布了《食盐加碘消除碘缺乏危害管理条例》和《中国营养改善计划》；2001 年发布了《中国食物与营养发展纲要 2001—2010 年》，2014 年发布了《中国食物与营养发展纲要（2014—2020 年）》，2017 年发布了《国民营养计划（2017—2030 年）》。

（二）西方营养学发展史

国外最早关于营养方面的记载出现于公元前 400 多年前的著作中。公元前 300 多年前医学之父希波克拉底（Hippocrates）首先认识到膳食营养对健康的重要性，他曾对学生说“食物即药”，这同中国古代营养学提出的“药食同源”的说法一致。

现代营养学开始于 18 世纪中叶，当时自然科学得到了迅猛发展，营养学作为多种学科的交叉学科，也得到了前所未有的发展。1783 年 Lavoisier 发现了氧，并在证实呼吸和燃烧都是氧化作用后，蛋白质、脂肪、碳水化合物和常量元素陆续被发现，并被证明它们是人体必需营养素。

19 世纪和 20 世纪初，是发现和研究各种营养素的鼎盛时期。1842 年德国科学家李比希建立了碳、氢、氮定量测定法，确立了食物组成与物质代谢的概念。1912 年 Funk 发现了第一种维生素——硫胺素，到第二次世界大战结束时共发现 14 种脂溶性和水溶性维生素。1934 年，美国营养学会成立后，营养学正式成为一门学科。1973 年，世界卫生组织（WHO）将 14 种微量元素确定为动物必需的微量元素，并提出了部分元素的日摄入量范围。1996 年，FAO/IAEA/WHO 联合委员会确定 8 种元素为人体必需的微量元素，对防治营养缺乏性疾病起到重要作用。20 世纪 70 年代，人们开始研究膳食纤维及其他植物化学成分的功能。目前，营养学已进入深入研究膳食中化学成分与预防疾病的时期。微观营养学研究深入发展的同时，研究人群营养状况的宏观营养学也有了很大发展，公共营养学出现。1943 年，美国学者首次提出营养素供给量（RDA）的概念和一系列数量建议。随后欧洲和亚洲很多国家也提出了自己的营养素供给量建议及《膳食指南》。

二、营养学研究内容

营养学研究包括食物营养和人体营养两大领域，是研究人体营养过程、需要和来源，以及营养与健康关系的一门学科。营养学是一门交叉学科，它与生物化学、生理学、病理学、临床医学、食品科学等学科密切相关。它的研究领域包括营养学基础、食物营养学、特定人群营养学、临床营养学、公共营养学和营养学研究方法等。

随着学科发展，营养学主要分为基础营养学、公共营养学和临床营养学等几个分支。

基础营养学是研究热能和各种营养素的生理功能、营养素缺乏或过量的危害，以及人体在正常情况下对热能和各种营养素的需要量、热能和各种营养素的主要食物来源的学科。

食物营养学研究各类食物的营养价值，食品加工、运输、保藏等过程对食物营养价值的影响，以及食物新资源的研究开发和利用。

特定人群营养学研究特殊生理状况下和特殊环境下人体对营养素的需求及膳食指南。特殊生理状况指怀孕、哺乳、婴幼儿阶段和老年阶段；特殊环境指高温、低温、缺氧及有毒、噪声和放射等环境。

公共营养学以人群营养状况为基础，有针对性地提出解决营养问题的措施，阐述人群或社区营养问题，以及造成和决定这些营养问题的条件。涉及人群的营养调查与检测、营养素供给量的制定、膳食结构的调整、营养性疾患的预防、营养健康教育及营养立法等。在营养科学与社会因素相结合的基础上研究解决居民的营养问题。

临床营养学主要研究营养与疾病的关系，人体在病理状态下的营养需要以及如何满足需要，如何调整营养素的供应，调整人体的生理功能，促进疾病的治疗和康复。本书在营养学基础知识的基础上，详细介绍不同人群营养需求特点，重点阐述肥胖症、糖尿病和痛风症营养代谢特点，营养治疗和预防，以及营养学在心血管疾病、肿瘤和骨质疏松症等疾病治疗预防中的作用。

三、 营养学基本概念

营养（nutrition）是指人体摄入、消化、吸收和利用食物中营养成分，维持生长发育、组织更新和良好健康状态的动态过程。

食物（food）是生物为生存和生活必需摄入体内的营养物质，是营养素的载体。

营养素（nutrients）是指食物中具有营养功能的物质。它具有供给能量、构成和修复组织、调节代谢以维持正常生理功能的作用，同一营养素可具有多种生理功能，如蛋白质既可构建机体组织，又可提供能量。不同的营养素也可具有相同生理功能，如蛋白质、碳水化合物和脂肪均能提供能量。各种营养素必须合理搭配才能起到预防疾病、延缓病程发展和促进健康的作用。人体必需的营养素有 6 类，碳水化合物、蛋白质、脂肪、维生素、矿物质和水。碳水化合物、脂肪和蛋白质能够为机体提供能量，也被称为产能营养素。矿物质和维生素在体内不产生能量，主要参与机体代谢。营养素可分为宏量营养素和微量营养素。

宏量营养素（macronutrients）是构成膳食主要部分，提供能量及生长、维持生命活动所必需营养素。碳水化合物、脂肪、蛋白质和水为宏量营养素。

维生素（水溶性和脂溶性维生素）和矿物质（包括常量元素和微量元素）是微量营养

素(micronutrients)。

膳食指南(dietary guideline)是根据营养学原则,以科学成果为依据,针对人群中存在的主要营养问题,指导人群科学用餐的重要原则。其宗旨是平衡膳食、合理营养、促进健康。我国在设计了普通人群的"平衡膳食宝塔"后,还制定了"特殊人群膳食指南"。

平衡膳食(balanced diet)是指通过各种食物的合理搭配达到合理营养要求的膳食。平衡膳食要满足以下要求:①能为机体提供充足的热量和各种营养素,且各营养素之间的比例适宜;②食物加工方式合理,食物中各种营养素的损失最小,并有较高的消化率;③食物具有良好的感官性状,促进食欲,满足饱腹感;④食物安全卫生,清洁无害;⑤合理的膳食制度,进餐定时定量,比例适宜。

膳食营养素参考摄入量(dietary reference intakes,DRIs)是中国营养学会在 RDA 基础上发展起来的一组每日平均膳食能量和营养素摄入量的参考值。中国营养学会于 2000 年制定了《中国居民 DRIs》,包括 4 项内容:平均需要量(EAR)、推荐摄入量(RNI)、适宜摄入量(AI)、可耐受最高摄入量(UL);2013 年中国营养学会对 DRI 进行了修订。2013 年修订版增加与 NCD 有关的 3 个参数:宏量营养素可接受范围、预防非传染性慢性病的建议摄入量和某些膳食成分的特定建议值。

(1) 平均需要量(estimated average requirement,EAR)是某一特定性别、年龄、及生理状况群体中 50% 个体对某种营养素需要量的平均值。

(2) 推荐摄入量(recommended nutrient intake,RNI)相当于 RDA,可以满足某一特定群体中绝大多数(97% ~98%)个体的需要,长期保持 RNI 摄入水平,可使组织中营养素有适宜储备。

(3) 适宜摄入量(adequate intake,AI)是通过观察或实验获得的健康人群某种营养素的摄入量,它不如 RNI 准确。

(4) 可耐受最高摄入量(tolerable upper intake level,UL)是平均每日可摄入某种营养素的最高限量,其对一般人群中几乎所有个体都是安全的,当人体通过各种途径摄入某种营养素的量超过 UL,导致机体健康损害的几率增大。

(5) 宏量营养素可接受范围(acceptable macronutrient distribution ranges,AMDR)指蛋白质、脂肪、和碳水化合物理想的摄入量范围,该范围可以提供这些必需营养素的需要,并且有利于降低发生 NCD 的危险,常用占能量摄入量的百分比表示。

(6) 预防非传染性慢性病的建议摄入量(proposed intakes for preventing non - communicable chronic diseases,PI - NCD,简称建议摄入量,PI)。膳食营养素摄入量过高导致的 NCD 一般涉及肥胖、高血压、血脂异常、中风、心肌梗死以及某些癌症。PI - NCD 是以 NCD 的一级预防为目标,提出的必需营养素的每日摄入量。当 NCD 易感人群某些营养素的摄入量达到 PI 时,可以降低发生 NCD 的风险。

(7) 特定建议值(specific proposed levels,SPL)是近几十年研究证明传统营养素以外的某些膳食成分,具有改善人体生理功能、预防 NCD 的生物学作用,其中多数属于植物化合物,特定建议值(SPL)是指膳食中这些成分的摄入量达到这个建议水平时,有利于维护人体健康。

四、 中国居民营养现状

国民营养与健康状况是反映一个国家或地区经济与社会发展、卫生保健水平和人口素质的重要指标。良好的营养和健康状况既是社会经济发展的基础,也是社会经济发展的重要目标。世界上许多国家,尤其是发达国家均定期开展国民营养与健康状况调查,及时颁布调查结果,并据此制定和评价相应的社会发展政策,以改善国民营养和健康状况,促进社会经济的协调发展。

《中国居民营养与健康状况监测(2010—2013 年综合报告)》显示,近 10 年来,我国社会经济得到了快速发展,我国居民正处于营养与健康状况快速变化与疾病谱改变的关键时期,各种因膳食摄入不合理和不健康的生活方式导致的慢性疾病发病率呈现大幅度上升的势头。全国居民营养与健康状况监测结果显示,10 年间我国居民的营养状况得到进一步改善。但因缺乏科学的营养指导,居民膳食结构仍然不尽合理,微量营养素缺乏和营养失衡并存的现象依然存在,高血压和糖尿病等慢性疾病的患病率较 2002 年明显增加。

1. 三大供能营养素充足,膳食质量较优,但结构不尽合理

2010—2012 年,我国居民平均每标准人日能量摄入量为 2172kcal(1kcal = 4. 184kJ),其中城市居民为 2053kcal,农村居民为 2286kcal。蛋白质平均摄入量为 64. 5g,其中城市居民为 65. 4g,农村居民为 63. 6g。脂肪平均摄入量为 79. 9g,其中城市居民 83. 8g,农村居民为 76. 2g。碳水化合物平均摄入量为 300. 8g,其中城市居民为 261. 1g,农村居民为 338. 8g。与 2002 年相比,在过去 10 年间,全国城乡居民膳食营养状况总体趋于稳定,能量需求已经得到满足,粮谷类食物和蔬菜摄入量基本稳定,猪肉摄入量增加明显,特别是农村居民猪肉摄入量增加了 27% 。农村居民优质蛋白质摄入比例明显增加。农村居民水果摄入量有所增加。

膳食结构不合理的问题仍普遍存在。大豆类食物和奶类消费量较低,且没有增加的趋势;动物性食物中猪肉的比例较高且仍在增加,牛羊肉和禽肉所占比例减少。全国平均膳食脂肪供能比已经超过 30% ,大城市和中小城市均已超过了 35% 。

2. 膳食中盐摄入量下降,部分微量营养素缺乏的现象依然存在

城乡居民平均每标准人日盐的摄入量为 10. 5g,其中城市为 10. 3g,农村为 10. 7g;大城市居民盐的摄入量低于其他地区,为 9. 0g。与 2002 年相比,全国盐的摄入量平均减少了 1. 5g,其中农村居民下降明显,减少了 1. 7g。鸡精和味精的摄入量为 3. 8g,酱油的摄入量为 7. 9g,城市高于农村。将调味品中钠的摄入量折算为盐的摄入量,全国盐的平均摄入量为 14. 5g,城市为 14. 9g,农村为 14. 1g。全国城乡居民食用油的平均摄入量基本持平,但大城市居民的摄入量平均减少了 5. 1g;中小城市居民的平均摄入量超过大城市居民,分别为 43. 6g 和 40. 9g。

膳食中维生素 A、维生素 C 和钙的摄入量继续呈下降趋势,微量营养素摄入不足的问题依然存在。

3. 儿童青少年生长发育改善，营养不良与贫血发生率降低

我国儿童青少年生长发育水平稳步提高。与2002年相比，城市男生身高平均增加2.3cm，女生增加1.8cm；农村男生身高平均增加4.1cm，女生增加3.5cm。城市男生体重平均增加3.6kg，女生增加2.1kg；农村男生体重平均增加4.7kg，女生增加3.4kg。

2010—2012年，6～17儿童青少年生长迟缓率为3.2%，消瘦率为9.0%。与2002年相比，生长迟缓率降低了3.1%，降幅为49%；消瘦率降低了4.4%，降幅为32.8%。成人营养不良率为6.0%，与2002年的8.5%相比有所降低。不同年龄段居民贫血患病状况明显改善，全国居民贫血患病率从2002年的20.1%下降为9.7%，下降了10.4%。其中男性从15.8%下降到7.0%，女性从23.3%下降为12.6%。6～11岁和12～17岁儿童青少年的贫血率分别从12.1%下降为5.0%和从15.9%下降为8.0%，降幅分别为7.1%和7.9%。但无论城乡，中青年女性和老年人仍为贫血的高发人群，贫血率均高于10%。

4. 居民生活方式多样，不健康生活行为有增有减

2010—2012年我国6岁及以上居民以步行、骑自行车、坐公交车（公共汽车、地铁、校车）及坐私家车（汽车、摩托车、电动车）和出租车为主要出行方式的比例分别为38.2%、15.0%、12.0%和34.8%。男性坐私家车和出租车的比例高于女性（分别为42.2%和27.0%），而步行的比例低于女性（分别为31.1%和45.6%），骑车和坐公交车的比例差别不大。与2002年相比，步行和骑车为主要方式的比例下降，而开车、乘机动车辆的比例上升。我国平均每天出行时间为57.5min，男性高于女性。

与2002年相比，我国6岁及以上居民过去1周内偶尔不吃饭的比例略有上升，从8.2%上升到11.1%。过去1周内不吃早餐的比例在城市和农村呈现不同趋势，城市不吃早餐的比例从3.9%下降到1.7%，而农村从2.9%上升到4.6%。

5. 营养相关性慢性疾病患病率持续上升，青少年成为潜在高危群体

（1）超重与肥胖

我国成人超重率和肥胖率分别达到30.1%和11.9%，其中城市分别为32.4%和13.2%，农村分别为27.8%和10.5%。与2002年相比，我国成人超重率和肥胖率分别上升了32.0%和67.6%，中心性肥胖发生率从19.3%上升为25.7%，均为中小城市和农村发生率增长显著。

我国儿童青少年的超重率为9.6%，肥胖率为6.4%。其中城市儿童青少年超重率为11.0%，肥胖率为7.7%；农村儿童青少年超重率为8.4%，肥胖率为5.2%。与2002年相比，我国儿童青少年超重率和肥胖率分别上升了113%和195.2%。

（2）高血压

2010—2012年，我国18岁及以上成年人高血压患病率为25.2%，其中男性为26.2%，女性为24.1%。与2002年相比，全国18岁及以上成年居民的高血压患病率依然在攀升，从2002年的18.8%上升到25.2%。成年居民高血压患病率随年龄增加而显著升高，45～59岁人群有接近1/3患有高血压，老年人有一半以上患有高血压。随着近年来医改政策的实施，全国成年居民高血压知晓率、治疗率和控制率得到较大幅度增长，分别达到46.5%、41.1%和13.8%,但是依然处于较低水平,亟待提高。

(3) 血脂异常

2010—2012年,我国城市居民血清总胆固醇水平为(4.58±0.05)mmol/L,高胆固醇血症患病率为5.6%(95% CI:4.5%~6.6%),胆固醇边缘升高患病率为19.2%(95% CI:17.1%~21.3%)。与2002年全国居民营养与健康状况调查结果相比,血清总胆固醇水平由3.81mmol/L上升到4.50mmol/L,平均增加了0.69mmol/L;甘油三酯水平由1.10mmol/L上升到1.38mmol/L,平均增加了0.28mmol/L;LDL-C水平由1.99mmol/L上升到2.70mmol/L,平均增加了0.71mmol/L;HDL-C水平由1.30mmol/L下降到1.19mmol/L,平均减少了0.11mmol/L。

五、医学营养学研究方法

(一)流行病学研究方法

营养流行病学(nutritional epidemiology)是应用流行病学技术了解人群暴露于一种或多种重要营养因素后与疾病的因果关系。营养流行病学应用的主要研究类型包括:相关研究、特殊暴露分析、移民研究和趋势分析、生态学研究、横断面研究、病例对照研究、队列研究和实验研究(包括临床试验和社区试验研究)。确定膳食因素在人类与营养有关疾病中的作用,特别是在慢性疾病防治中的重要作用。

近年来,膳食模式营养流行病学研究已经逐渐成为探讨膳食与健康结局(如营养素摄入水平)以及慢性疾病之间关系研究的一个重要方法。膳食模式是对整体膳食状况进行分析,同时考虑各种食物和营养素之间相互作用,因此要比单独研究某些营养素或食物对慢性疾病发生的预测作用更有效果。主要用于以下方面:

(1) 人群营养状况营养调查以及各类人群的营养调查,了解人群的营养现状及营养变化趋势。

(2) 研究营养素摄入水平与健康的关系。通过膳食模式营养流行病学研究发现健康的膳食模式与较低的能量摄入有关,并与血清中的视黄醇、叶酸以及高密度脂蛋白胆固醇水平呈正相关。

(3) 研究营养与慢性疾病的关系。研究证实西方膳食模式(红肉、高脂奶类及精制谷类食物为主)是超重和肥胖的危险因素。健康膳食模式(水果、蔬菜、去脂奶及全谷类食物为主)则可以降低这种危险性。在女性乳腺癌的研究中,无论健康合理膳食模式还是西方膳食模式均与乳腺癌的发病不相关,但是饮酒模式与乳腺癌的发病呈正相关。

(4) 人群营养干预研究及对人群健康状况影响的评价。对人群进行营养干预改善人群的营养状况和健康状况,预防疾病的发生。

(二)临床干预研究方法

从临床的指标研究患者的营养状况,患病后的生化代谢指标的变化,调整患者的营养状况,调整机体营养素平衡,改善患者的功能,研究其对患者治疗和康复的作用。

（三）实验研究方法

应用实验动物制造各种疾病模型，观察疾病状态下病理、生理、生化的变化，以及营养素对疾病预防和治疗的作用。营养学研究中几种常用动物：小鼠、大鼠、豚鼠、家兔、犬和非人灵长类动物。还常用植物或细胞培养等实验研究。许多营养学知识来自科学实验研究，通过不同的实验来获得。如维生素 A 与视力有密切关系，动物缺乏维生素 A 会导致失眠，从膳食中及时得到补充，视力就可以恢复。在人类也观察到类似结果。

（四）分子生物学研究方法

运用分子生物学方法研究营养素对基因表达的调控及其机制，从而对营养素的生理功能进行更全面、更深入的认识；研究如何利用营养素促进有益健康基因的表达和抑制不利于健康基因的表达；研究遗传变异或基因多态性对营养素消化、吸收、分布、代谢和排泄的影响；研究营养素需要量存在个体差异的遗传学基础；研究营养素 - 基因相互作用导致营养相关疾病和先天代谢性缺陷的机制及膳食干预研究。

常用的研究方法有：mRNA 差异显示 PCR（DDRT - PCR）；Northern 杂交；Western 印记法；反义寡核苷酸技术和基因免疫技术等。

实验技术和仪器分析的飞速发展，使营养学有了许多新的研究手段，如光谱、色谱、质谱等测定微量营养素和微量非营养素活性物质；用 CT（计算机 X 射线断层扫描）或 MRI（核磁共振成像）测定身体成分；用同位素示踪法动态观察多种营养素的代谢过程。随着这些技术的应用，营养学将会得到更加快速的发展，更好地为人类健康服务。

六、营养学研究发展趋势

营养学研究经过长期发展，已形成一个系统，包含多个研究领域的独立学科。近年来，宏观和微观研究都在不断地扩展和深入。

在宏观研究方面，对营养素生理功能的认识逐步趋于完善和系统化。对营养素缺乏所导致的机体损害有了更深入的认识；对膳食在预防慢性病、延缓衰老和提高生命质量方面有了许多新进展。饮食、营养与某些重要慢性病，如癌症、心脑血管病、糖尿病、肥胖等疾病的关系，已成为现代营养学研究的重要内容。越来越多的研究资料表明，营养与饮食因素是这些疾病的重要病因，或是防治这些疾病的重要手段。如高钠饮食可引起高血压，蔬菜和水果对多种癌症有预防作用；叶酸、维生素 B_6 和维生素 B_{12}，同型半胱氨酸（homocysteine）与冠心病的关系；食物血糖生成指数（glycemic index）与糖尿病的关系，能量、脂肪酸与肥胖的关系等。这些研究仍在深入。另外，有些研究表明癌症、高血压、冠心病、糖尿病、肥胖，甚至骨质疏松症等疾病的发生和发展都与某些饮食习惯和膳食因素有关。尤其是因营养不平衡而导致的肥胖，是大多数慢性病共同的危险因素。所以世界卫生组织（WHO）强调，在社区营养干预中，采用改善饮食结构和适当增加体力活动为主的策略，是防治多种主要慢性病的重要手段。

在微观研究方面，食物膳食纤维的生理作用及其预防某些疾病的重要性逐渐被人们所认识。对多不饱和脂肪酸特别是 n3 系列 α 亚麻酸及其在体内形成二十碳五烯酸

（EPA）和二十二碳六烯酸（DHA）的研究越来越受到关注，尤其是对婴幼儿智力发育的影响。叶酸、维生素 B_{12}、维生素 B_6 与出生缺陷及心血管疾病病因关联的研究，已深入到分子生物学水平。研究结果提示，这些膳食成分对机体抗氧化作用、相关基因调控、脂代谢状况及免疫功能等方面的作用，可能会影响癌症、心脑血管病、糖尿病、肥胖等慢性疾病的发生发展。微量营养素、天然抗氧化成分在体内的抗氧化作用及其机制的研究，共轭亚油酸的生理作用等是当前研究的热点课题。

（一） 分子营养学

营养与遗传密切相关，营养状况直接或间接地影响基因和基因表达，一种营养素可以调节多种基因的表达，一种基因表达又受多种营养素的调节，一种营养素既可对本身代谢途径的基因表达调节，又可影响其他营养素代谢途径的基因表达；营养素不仅可调节与生长发育有关基因的表达，还可调节致病基因的表达。如体内有 5－脂肪氧合酶（5－lipoxygenase，ALOX5）突变体的人患动脉硬化的风险较高。摄入 ω－6 多不饱和脂肪酸会使这种基因突变体表达增强，摄入含 ω－3 多不饱和脂肪酸则可使其表达受到阻碍。因此，对携带 ALOX5 突变体的人应少食含有 ω－6 多不饱和脂肪酸的肉类和植物油，多食用富含 ω－3 不饱和脂肪酸的鱼类如鲑鱼，还应适当补充含二十碳五烯酸（eicosapentaenoic acid，EPA）和二十二碳六烯酸（docosahexaenoic acid，DHA）的深海鱼油制剂和维生素 E。营养因素与遗传基因的相互作用是营养学研究的新热点。每种人类主要慢性疾病都有其特异的易感基因。人体内特异性疾病基因的存在对于决定个体对某种疾病易感性有重要影响。包括饮食因素在内的环境因素则对于特异性疾病基因的表达有重要作用。人类基因存在基因多态性，基因多态性存在于营养有关基因中，会导致不同个体对营养素的吸收、代谢和利用存在很大差异，最终导致个体对营养素需要量的不同。如人类载脂蛋白 apoE 基因位于 19 号染色体长臂，在人群中有 6 种不同的基因型（表型）：3 种纯合子（E2/E2、E3/E3、E4/E4）；3 种杂合子（E2/E4、E2/E3、E3/E4）。血脂正常人群中，不同 apoE 表型者血浆 TC、LDL－C 水平高低依次是：E4/E4 > E4/E3 > E3/E3 > E3/E2 > E2/E2。apoE4 基因型携带者有易患高胆固醇血症和冠心病的倾向。apoE4 基因型携带者对于摄入胆固醇的反应比其他 apoE 基因型携带者明显。

目前，营养因素与基因相互关系的研究已经起步，人类基因组测序工作的完成及基因组学技术在健康领域的应用，将为营养学研究提供新的手段和机遇。通过基因芯片，研究人体在营养素缺乏、适宜和过剩等状况下的基因表达图谱，将帮助人们发现更多能用于营养状况评价的分子标志物，为更准确评价人体营养状况提供分子基础。基因组学技术可以帮助确认一些与疾病发生有关的基因，从而建立个性化食谱，使人们的健康状况通过调整饮食来达到最佳。它不仅可以了解食品活性成分对人体代谢途径及体内平衡影响，还可以了解食品功能成分对不同人体基因多态性敏感的差异，并由此来调节饮食，制定最合适的个性化膳食，并可有效地防止人体内与疾病相关基因的表达，这对建立个性化营养素需要量和膳食指导有重要意义。

（二）植物化学物研究

食物成分除了营养素外，还有许多具有生物活性的成分。近年来食物中非营养素生物活性成分——植物化学物成为研究热点。研究者已研究清楚其中一些的结构和功能，但还有待于进一步认识和发现。在人类历史上，人们曾本能地通过食用水果、蔬菜、谷物、豆类等摄入植物化学物质。但现代工业化、城市化带来的人类生产方式、生活方式的巨大转变，使得人类远离了原本健康自然的生存状态，于是在热量摄入充足甚至过剩的同时，植物化学物质摄入量严重不足，成为威胁人类健康的重要因素。科学研究发现，一些植物提取物在保健方面有着不可替代的功能。

全谷类和全豆类，是富含各种有益人体成分的宝库。多数的五谷及豆类食物中，含有丰富的皂角苷(Saponins)，它可以和肠道中的一些致癌物结合，同时可以间接降低胆固醇的含量。大豆中异黄酮类(Isoflavones)是一种重要的物质，其中大豆异黄酮与雌激素的构造与功能相近，可以降低血中胆固醇，并且能缓解女性更年期停经后的不适症状，可以减低女性罹患乳癌和子宫颈癌的机会。另一种是金雀异黄酮(genistein)，它能抑制毛细血管的形成与成长，对于肿瘤的生长有抑制作用。这可能也是食用大豆和大豆制品的人群，较少发生乳癌及子宫颈癌的原因之一。此外，大豆与全谷类中还含有一种蛋白酶抑制剂(proteaseinhibitors)，可以抑制促进癌细胞生长的酶的活性，减缓癌细胞的生长速度。另外，研究较多的有茶叶中的茶多酚、茶色素，大蒜中的含硫化物，蔬菜中的胡萝卜素及异硫氰酸盐，葡萄中的白藜芦醇，荷叶中的生物碱和荷叶黄酮，蔬菜和水果中的酚酸类，魔芋中的甘露聚糖及姜黄素、红曲等，及某些药食两用食品及保健食品中的人参皂苷、枸杞多糖、灵芝多糖、决明子多糖等。这些成分大多数具有抗氧化及对免疫、代谢调节的多种生物学作用，已有不少动物实验和少数流行病学研究证实这些成分有预防心血管疾病、某些肿瘤及延缓衰老的作用。

由于植物化学物质含量较少，并且现有分离手段有限，目前尚无法将所有的植物化学物质一一分离出来进行研究，因此，在很多情况下植物化学物质都是作为一个集合名词出现的。但是，植物化学物质对于人体健康的好处越来越受到学术界的认可和重视。此新领域无论在理论上，还是在实际应用中，均具有广阔的前景。

（三）特殊营养学

随着人类在航海、航空以及极地科学研究等领域的发展，营养与在特殊环境进行特殊作业的人群生理功能关系的研究成为一个重要的研究领域。人类在炎热、寒冷、缺氧和辐射等特殊环境中，或在航空、运动和接触毒物等特殊作业下，机体需要摄入更多的某种营养素以提高其生理适应能力，从而在特殊环境下维护机体健康。营养学在此领域的研究将对提高作业人员的健康水平，降低或避免身体损害，以及提高工作能力有重要意义。

近年来，我国城乡居民的膳食、营养状况有了明显改善，营养不良和营养缺乏患病率继续下降，同时我国仍面临着营养缺乏与营养过度的双重挑战，由于我国经济发展很不平衡，一些地区营养缺乏疾病仍然很严重，另一些地区营养过剩相关疾病发病日益增加。

我国营养科学工作者面临双重任务。一方面,将最前沿的科学理论和技术应用于营养学研究,提高我国营养学研究水平;另一方面,研究中国居民的实际营养问题,为政府制定相关政策提供建议,为广大消费者提供科学的饮食指导,为我国控制营养缺乏疾病和降低慢性病危害贡献力量。

第一章 营养素与热能

Chapter 1

第一节 蛋白质

蛋白质(protein)一词来源于希腊语“proteos”,意为“头等重要的”。蛋白质在成人体内约占16% ~19%,是构成生物体、一切器官和细胞的重要成分之一,除了提供机体部分能量外,还参与体内一切代谢活动,是保证机体生长、发育、繁殖、遗传以及机体修复的重要物质基础,没有蛋白质就没有生命。

一、 蛋白质的组成和分类

(一) 蛋白质的组成

蛋白质是由氨基酸通过肽键(酰胺键)连接组成的生物大分子,主要含有碳、氢、氧、氮四种主要元素,有些蛋白质还含有硫、磷、铁、碘、锰及锌等其他元素。由于碳水化合物和脂肪中仅含碳、氢、氧,不含氮,所以蛋白质是人体氮的惟一来源,碳水化合物和脂肪不能代替。

(二) 蛋白质的分类

蛋白质种类繁多,结构复杂,迄今为止没有一个理想的分类方法,考虑的侧面不同,分类也就不同,例如从蛋白质形状上,可将它们分为球状蛋白质及纤维状蛋白质;从组成上可分为单纯蛋白质(分子中只含氨基酸残基)及结合蛋白质(分子中除氨基酸外还有非氨基酸物质,后者称辅基)。在营养学中,常根据蛋白质营养价值的高低,将蛋白质分为完全蛋白质、半完全蛋白质和不完全蛋白质3类。

(1) 完全蛋白所含必需氨基酸种类齐全、数量充足、比例适当,不但能维持成人的健康,并能促进儿童生长发育,如乳类中的酪蛋白、乳白蛋白,蛋类中的卵白蛋白、卵磷蛋白,肉类中的白蛋白、肌蛋白,大豆中的大豆蛋白,小麦中的麦谷蛋白,玉米中的谷蛋白等。

(2) 半完全蛋白所含必需氨基酸种类齐全,但有的氨基酸数量不足,比例不适当,可以维持生命,但不能促进生长发育,如小麦中的麦胶蛋白等。

(3) 不完全蛋白所含必需氨基酸种类不全,既不能维持生命,也不能促进生长发育,如玉米中的玉米胶蛋白,动物结缔组织和肉皮中的胶质蛋白,豌豆中的豆球蛋白等。

二、蛋白质的生理功能

（一）构成和修复组织

蛋白质是构成机体的重要成分之一，人体各组织、器官甚至毛发、指趾甲无一不含蛋白质。在生长发育期间，新细胞的不断增生，组织、器官的不断发育成熟都需要蛋白质提供原材料。人体内各种组织的蛋白质处于不断地分解与更新中，人体每天约有3%的蛋白质参与代谢，只有摄入足量优质的蛋白质方能维持组织的更新，当机体受损或于疾病发生时也需要蛋白质作为修复材料。

（二）调节生理功能

蛋白质是多种重要生理活性物质的组成成分，参与了人体多种生理功能的调节。如蛋白质参与了体液平衡与酸碱平衡的调节，当人摄入蛋白质不足时，血浆蛋白浓度降低，渗透压下降，大量组织间液滞留在细胞间隙内，出现水肿；同时，蛋白质为两性物质，能与酸或碱进行化学反应，维持血液酸碱平衡；核蛋白构成细胞核并影响细胞功能；酶蛋白具有促进食物消化、吸收和利用的作用；由蛋白质或蛋白质衍生物构成的某些激素，如垂体激素、甲状腺素、胰岛素及肾上腺素等等都是机体的重要调节物质。

（三）供给能量

当碳水化合物或脂肪所提供热能不能满足人体需要，或蛋白质摄入超过体内蛋白质更新的需要时，蛋白质也是热能来源。每克蛋白质可提供17.1kJ(4kcal)的热能，但蛋白质在体内的主要功能不是供能，而是构成和修复组织与调解生理功能，因此，供给能量是蛋白质的次要功能，且利用蛋白质作为供能的来源是很不经济，会使膳食蛋白质不能有效地发挥作用，甚至不能维持平衡状态。

三、氨基酸

氨基酸(amino acid)是组成蛋白质的基本单位，是分子中具有氨基和羧基的一类含有复合官能团的化合物。自然界存在数百种氨基酸，但生物体内的各种蛋白质是由20种基本氨基酸构成的。除甘氨酸外均为L－α－氨基酸，其结构通式如图1－1所示(R基为可变基团)。

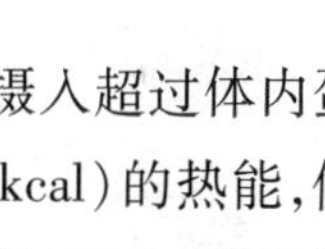

$$
\begin{array}{c}
\quad H \\
\quad | \\
R-C-COOH \\
\quad | \\
\quad NH_2
\end{array}
$$

图1－1　氨基酸结构通式

（一）氨基酸的分类和命名

根据可变基团R的不同，按化学结构式可以将氨基酸分为脂肪族氨基酸、芳香族氨基酸、含硫氨基酸、含羟基氨基酸、碱性氨基酸、酸性氨基酸以及酰胺类氨基酸。

1. 脂肪族氨基酸

$H-CH(NH_2)-COOH$	$H_3C-CH(NH_2)-COOH$
甘氨酸 Glycine(Gly;G)	丙氨酸 Alanine(Ala;A)
$(H_3C)_2CH-CH(NH_2)-COOH$	$H_3C-CH_2-CH(CH_3)-CH(NH_2)-COOH$
缬氨酸 Valine(Val;V)	异亮氨酸 Isoleucine(Ile;I)
$H_3C-CH(CH_3)-CH_2-CH(NH_2)-COOH$	H_2C-CH_2, $H_2C-N(H)-CH(COOH)$（环）
亮氨酸 Leucine(Leu;L)	脯氨酸 Proline(Pro;P)

2. 芳香族氨基酸

$C_6H_5-CH_2-CH(NH_2)-COOH$	$HO-C_6H_4-CH_2-CH(NH_2)-COOH$
苯丙氨酸 Phenylalanine(Phe;F)	酪氨酸 Tyrosine(Tyr;Y)
吲哚基$-CH_2-CH(NH_2)-COOH$（N−H）	
色氨酸 Tryptophan(Trp;W)	

3. 含硫氨基酸

$HS-CH_2-CH(NH_2)-COOH$	$CH_3-S-CH_2-CH_2-CH(NH_2)-COOH$
半胱氨酸 Cysteine(Cys;C)	甲硫氨酸 Methionine(Met;M)

4. 含羟基氨基酸

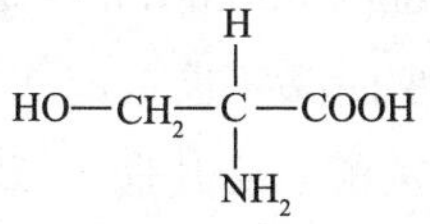 $HO—CH_2—\underset{NH_2}{\overset{H}{C}}—COOH$	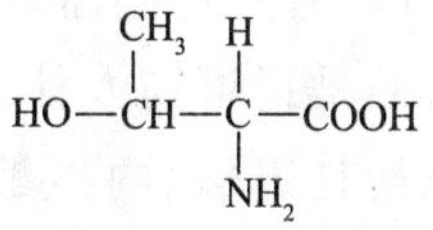 $HO—\overset{CH_3}{CH}—\underset{NH_2}{\overset{H}{C}}—COOH$
丝氨酸 Serine(Ser;S)	苏氨酸 Threonine(Thr;T)

5. 酸性氨基酸

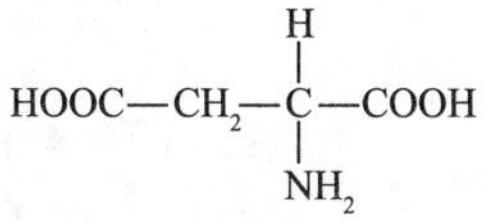 $HOOC—CH_2—\underset{NH_2}{\overset{H}{C}}—COOH$	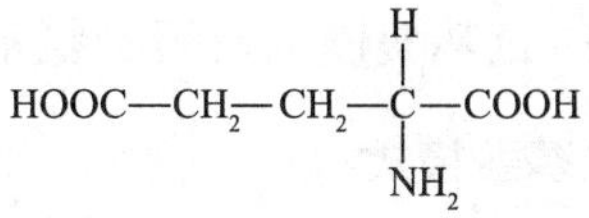 $HOOC—CH_2—CH_2—\underset{NH_2}{\overset{H}{C}}—COOH$
天冬氨酸 Aspartic acid(Asp;D)	谷氨酸 Glutamic acid(Glu;E)

6. 碱性氨基酸

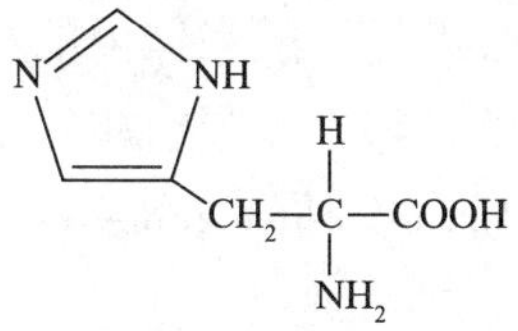 N　NH $CH_2—\underset{NH_2}{\overset{H}{C}}—COOH$	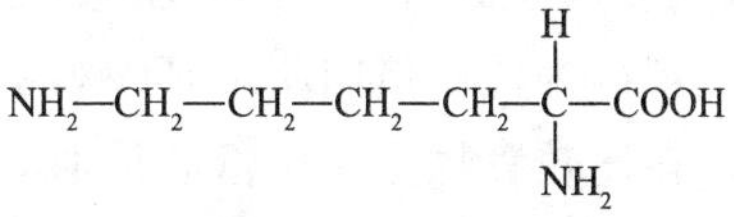 $NH_2—CH_2—CH_2—CH_2—CH_2—\underset{NH_2}{\overset{H}{C}}—COOH$
组氨酸 Histidine(His;H)	赖氨酸 Lysine(Lys;K)
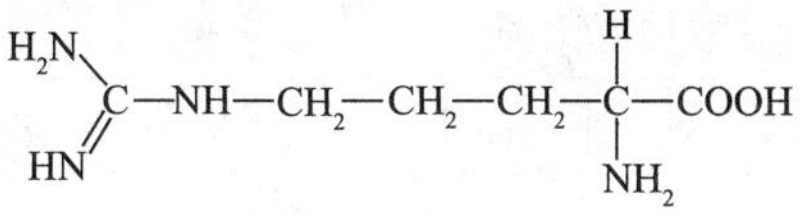 H_2N $C—NH—CH_2—CH_2—CH_2—\underset{NH_2}{\overset{H}{C}}—COOH$ HN	
精氨酸 Arginine(Arg;R)	

7. 酰胺类氨基酸

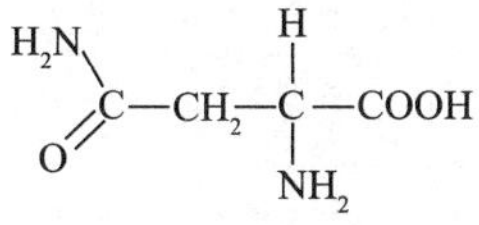 H_2N $C—CH_2—\underset{NH_2}{\overset{H}{C}}—COOH$ O	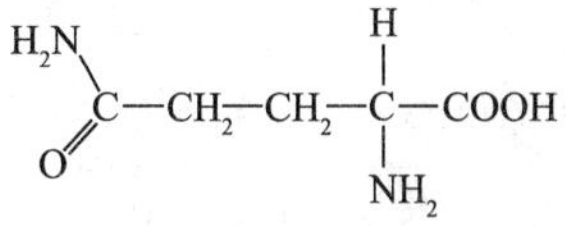 H_2N $C—CH_2—CH_2—\underset{NH_2}{\overset{H}{C}}—COOH$ O
天冬酰氨 Asparagine(Asn;N)	谷氨酰氨 Glutamine(Glu;E)

(二) 非必需氨基酸、必需氨基酸及条件必需氨基酸

体内各种蛋白质均由 20 种氨基酸组合构成,因此各种氨基酸对于体内的蛋白质合成都是必需的。组成人体蛋白质的 20 多种氨基酸中,已确定有 8 种人体自身不能合成或合成速度远不能满足机体需要,必须从食物中获得,这一类氨基酸称为必需氨基酸(essential amino acid)，包括赖氨酸、亮氨酸、异亮氨酸、蛋氨酸(甲硫氨酸)、苯丙氨酸、苏氨酸、色氨酸和缬氨酸。婴幼儿尚需组氨酸满足生长发育的需求，因此在婴儿阶段有9种必需氨基酸。非必需氨基酸(nonessential amino acid)并不是人体不需要，而是指可在人体内合成或其他氨基酸转变而来，不一定非从食物直接摄取不可，包括甘氨酸、丙氨酸、丝氨酸、天冬氨酸、谷氨酸(及其胺)、脯氨酸、精氨酸、组氨酸、酪氨酸、胱氨酸。人体所需的酪氨酸可由苯丙氨酸转变生成，半胱氨酸可由蛋氨酸转变生成，因此，如果膳食中酪氨酸与半胱氨酸的供给充足时，机体就不必用苯丙氨酸与蛋氨酸来转化生成这两种非必需氨基酸，因此，又将酪氨酸与胱氨酸称为半必需氨基酸(semiessential amino acid)。

（三）氨基酸模式及限制氨基酸

1. 氨基酸模式

氨基酸模式是指某种蛋白质中各种必需氨基酸的构成比例，以含量最少的色氨酸为1，依次计算出其他几种必需氨基酸的相应比值。一般食物蛋白质中的氨基酸模式与人体蛋白质中的氨基酸模式越接近，那么这种食物提供的必需氨基酸利用价值就越高，其蛋白质的营养价值也越高。例如，动物蛋白质中的蛋、奶、肉、鱼等以及大豆蛋白质的氨基酸模式与人体蛋白质氨基酸模式较接近，从而所含的必需氨基酸在体内的利用率就较高，因此被称为优质蛋白质。其中鸡蛋蛋白质的氨基酸模式与人体蛋白质氨基酸模式最为接近，在比较食物蛋白质营养价值时常作为参考蛋白质(reference protein)。几种食物蛋白质和人体蛋白质氨基酸模式见表1-1。

表1-1　几种食物蛋白质和人体蛋白质氨基酸模式

氨基酸	必需氨基酸构成比例						
	全鸡蛋	牛奶	牛肉	大豆	面粉	大米	人体
异亮氨酸	3.2	3.4	4.4	4.3	3.8	4	4
亮氨酸	5.1	6.8	6.8	5.7	6.4	6.3	7
赖氨酸	4.1	5.6	7.2	4.9	1.8	2.3	5.5
蛋氨酸+半胱氨酸	3.4	2.4	3.2	1.2	2.8	2.8	2.3
苯丙氨酸+酪氨酸	5.5	7.3	6.2	3.2	7.2	7.2	3.8
苏氨酸	2.8	3.1	3.6	2.8	2.5	2.5	2.9
缬氨酸	3.9	4.6	4.6	3.2	3.8	3.8	4.8
色氨酸	1	1	1	1	1	1	1

引自葛可佑.中国营养师培训教材[M].北京:人民卫生出版社,2005.

2. 限制氨基酸

食物蛋白质中一种或几种必需氨基酸含量相对较低，导致其他必需氨基酸在体内不能被充分利用而使蛋白质营养价值降低，这些含量相对较低的氨基酸称为限制氨基酸(limiting amino acid)。其中，含量最低的称第一限制氨基酸，含量次之的称第二限制氨基酸，余者类推，如谷类的第一限制性氨基酸为赖氨酸、豆类的为蛋氨酸。自然界中没有一种食物蛋白质所含氨基酸比值与人体完全符合，只有多种食物蛋白质混合食用，才能互相补充，补其所缺，使氨基酸的种类及比值更接近于人体需要的模式，从而提高蛋白质的营养价值，这就是蛋白质的互补作用(complementary action)。如将谷类和豆类混合食用，能起到取长补短，使必需氨基酸的构成更接近人体需要量模式，从而提高蛋白质在体内的利用率。

四、 蛋白质的消化吸收及代谢

(一) 蛋白质的消化吸收

1. 胃内消化

由于唾液中不含水解蛋白质的酶，所以食物蛋白质的消化从胃开始。胃内的胃酸首先将蛋白质变性，破坏其空间结构使其更容易被消化酶所分解。同时，胃酸可激活由胃黏膜主细胞合成并分泌的胃蛋白酶原(pepsinogen)，使其转变生成有活性的胃蛋白酶(pepsin)。胃蛋白酶主要作用于含苯丙氨酸或酪氨酸的肽键，形成脲和胨，但很少形成游离氨基酸，并且食物在胃内停留时间较短，蛋白质在胃内消化很不完全，所以蛋白质主要的消化场所不在胃，而是在小肠。

2. 小肠内消化

蛋白质胃内消化产物及未被消化的蛋白质在小肠内经胰液及小肠黏膜细胞分泌的多种蛋白酶及肽酶的共同作用，进一步水解为氨基酸以及二肽和三肽。蛋白质在小肠内消化主要依赖于胰腺分泌的各种蛋白酶，可分为两类：①内肽酶(endopeptidase)可以水解蛋白质分子内部的肽键，包括胰蛋白酶、糜蛋白酶和弹性蛋白酶；②外肽酶(exopeptidase)可将肽链末端的氨基酸逐个水解，包括氨基肽酶(aminopeptidase)和羧基肽酶(carboxypeptidase)。肠黏膜细胞的刷状缘及细胞液中还存在一些寡肽酶(oligopeptidase)，例如，氨基肽酶及二肽酶(dipeptidase)等，氨基肽酶从肽链的末端逐个水解释放出氨基酸。

3. 蛋白质的吸收

水解的游离氨基酸以及二肽和三肽被小肠黏膜细胞吸收，在小肠黏膜的刷状缘中的肽酶作用下，进入肠黏膜细胞中的二肽、三肽进一步分解为氨基酸单体。被吸收的氨基酸单体通过黏膜细胞进入肝门静脉被运送到肝脏和其他组织器官被利用。即蛋白质只有变为游离氨基酸才能被吸收，但现在发现 2 ~ 3 个氨基酸的小肽也可以被吸收，甚至存在微量的整蛋白吸收，有人将胰岛素和胰蛋白酶抑制剂同时注入大鼠的隔离肠袢，发现可引起血糖降低。部分人食用高蛋白食物后可以引起食物过敏，血液中可检测食物蛋白质的抗体，以上两个例子说明存在整蛋白吸收，但一般认为，整蛋白的吸收是微量的，无任何营养学意义，大多数情况下对机体有害。

（二）蛋白质的代谢及氮平衡

1. 蛋白质的代谢

蛋白质在消化道内被多种蛋白酶及肽酶水解为氨基酸，被小肠黏膜细胞吸收，进入肝门静脉，被运送到肝脏和其他组织器官被利用。氨基酸进入血液后很快就被人体全身细胞吸收并迅速作为合成蛋白质的原料。在细胞内，蛋白质合成经过遗传信息的转录(transcription)和遗传信息的翻译(translation)两个阶段两完成。第一步为转录，在细胞核内进行。将DNA的碱基序列抄录成RNA碱基序列的过程；第二步为翻译，在细胞质内进行。是生物体合成mRNA后，mRNA中的遗传信息(DNA碱基顺序)转变成蛋白质中氨基酸排列顺序的过程，是蛋白质获得遗传信息进行生物合成的过程。成熟的mRNA穿过核膜进入胞质，在核糖体及tRNA等参与下，以各种氨基酸为原料完成蛋白质的生物合成。蛋白质在分解的同时也不断在体内合成，在正常情况下，成年人体中的蛋白质保持动态平衡。

2. 氮平衡

人体内的氨基酸主要来源于食物蛋白质的分解与体内衰老死亡细胞分解，两种途径来源的氨基酸都可以进入体内的备用库中，营养学将其称之为氨基酸池(见图1-2)。氨基酸池的氨基酸主要用于：(1)供应各种细胞的需要，在肝脏合成身体所需要的各种蛋白质，在各种组织合成人体所需的生命活性物质；(2)参与分解代谢，氨基酸被分解而形成糖原、脂类或产生能量；(3)氨基酸被用于合成各种含氮的化合物，例如肌酸、嘌呤碱基、肾上腺素等。

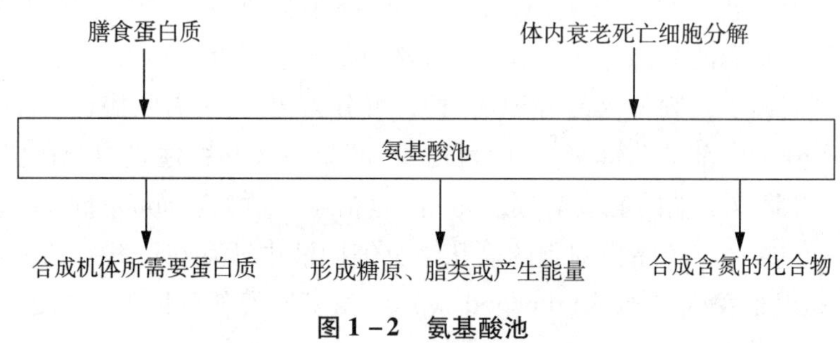

图1-2 氨基酸池

直接测定食物中所含蛋白质和体内消耗的蛋白质较为困难，因此常以通过测定人体摄入氮和排出氮的量来衡量蛋白质的动态平衡，以氮平衡的方法来反映蛋白质合成和分解之间的平衡状态。

氮平衡(nitrogen balance)是指氮的摄入量和排出量的关系。氮平衡可用下式表示：

$$B = I - (U + F + S)$$

式中，B为氮平衡；I为氮摄入量；氮排出量(U为尿氮；F为粪氮；S为皮肤氮)。

若摄入氮和排出氮相等时说明机体处于零氮平衡状态，健康成年人要维持零氮平衡并富余5%。若摄入氮大于排出氮，说明机体处于正氮平衡状态，儿童生长发育期、妇女妊娠期、疾病恢复期以及运动和劳动需要增加肌肉时都应保证适当的正氮平衡，以满足机体对蛋白的额外需要；若摄入氮低于排出氮，说明机体处于负氮平衡状态，人在饥饿、某些消耗性疾病状态下和老年时，一般处于负氮平衡，但应尽可能增加蛋白质供应，以减轻或改变负氮平衡。

五、食物蛋白质营养学评价

评价食物蛋白质营养价值，主要从“量”的角度测定食品中蛋白质的含量和从“质”的角度观察蛋白质被人体消化吸收和利用的程度。蛋白质质量的评价方法有很多种，但任何一种方法都具有一定的局限性，表示的营养价值是相对的，所以，对一种蛋白质或食物中总蛋白质做出评价时，应尽量考虑多种测定指标。具体的评测方法可概括为生物学法和化学分析法。

（一）食物蛋白质的含量

食物蛋白质含量是评价食物蛋白质营养价值的基础。在评价食物蛋白质的营养价值时，绝不能不考虑蛋白质含量。蛋白质中氮含量比较恒定，约占蛋白质的16%，即测得16g氮，便相当于100g蛋白质，其倒数为6.25，故测定食物中的总氮乘以蛋白质折算系数6.25，即得该食物的蛋白质含量。

$$蛋白质含量(g/100g) = \frac{食物总氮量 \times 6.25}{食物总量} \times 100$$

一般使用微量凯氏（Kjel－dahl）定氮法测定，即通过测定食物中的氮含量换算出食物中蛋白质的含量。

（二）蛋白质的消化率

食物蛋白质消化率（digestibility）是反映食物蛋白质在消化道内被分解和吸收的程度的一项指标；是指在消化道内被吸收的蛋白质占摄入蛋白质的比例（%）；消化率越高，吸收的数量越多，营养价值越高。是评价食物蛋白质营养价值的生物学方法之一。

一般采用动物或人体实验测定，根据是否考虑内源性粪代谢氮因素，可分为真消化率和表观消化率两种方法。

1. 蛋白质真消化率（true protein digestibility）

考虑粪代谢氮时的消化率。粪中排出的氮实际上有两个来源。一是来自未被消化吸收的食物蛋白质；二是来自脱落的肠黏膜细胞以及肠道细菌等所含的氮，即粪代谢氮。通常以动物或人体为实验对象，首先设置无氮膳食期，即在实验期内给予无氮膳食，并收集无氮膳食期内的粪便，测定氮含量，即为粪代谢氮。然后再设置被测食物蛋白质实验期，实验期内摄取被测食物，再分别测定摄入氮和粪氮。从被测食物蛋白质实验期的粪氮中减去无氮膳食期的粪代谢氮，才是摄入食物蛋白质中真正未被消化吸收的部分，故称蛋白质真消化率。计算公式如下：

$$蛋白质真消化率(\%) = I - (F - F_k)/I \times 100\%$$

式中，I 为氮摄入量；F 为粪氮；F_k 为粪代谢氮。

2. 蛋白质表观消化率(apparent protein digestibility)

由于粪代谢氮测定十分繁琐,且难以准确测定,故在实际工作中常不考虑粪代谢氮,这种不计粪代谢氮的蛋白质消化率称为蛋白质表观消化率。

通常以动物或人体为实验对象,在实验期内,测定实验对象摄入的食物氮(摄入氮)和从粪便中排出的氮(粪氮),然后按下式计算:

$$蛋白质表观消化率(\%) = (I - F)/I \times 100\%$$

式中,I 为氮摄入量;F 为粪氮。

这样不仅实验方法简便,而且因所测得的结果比真消化率低,前者对蛋白质的营养价值是低估而不是高估,具有一定的安全性。因此,一般多测定表观消化率。

食物蛋白质消化率受到蛋白质性质、膳食纤维、多酚类物质和酶反应等因素影响。一般来说,动物性食物蛋白质的消化率高于植物性食物。如鸡蛋、牛奶蛋白质的消化率分别为97%、95%,而玉米和大米蛋白质的消化率分别为85%和88%。同时食品加工、烹调方法也会影响蛋白消化率。植物性食物中的蛋白质由于被纤维性细胞壁包裹着不易与胃肠液中的消化酶接触,难以消化吸收。如整粒大豆蛋白的消化率为60%,加工成豆腐后可达到90%以上。消化率越高,吸收的数量越多,营养价值越高。

(三) 食物蛋白质的利用率

指食物蛋白质被消化吸收后在体内被利用的程度,是食物蛋白质营养评价常用的生物学方法。测定食物蛋白质利用率的方法很多,大体上可以分为两大类。一类是以体重增加为基础的方法;另一类是以氮在体内储留为基础的方法。以下介绍几种常用方法。

蛋白质生物价(biological value,BV)

生物价是反映食物蛋白质消化吸收后,被机体真正利用的氮数量的比值;其含义是"储留于身体中的氮占吸收氮的比例(%)",生物价越高,说明蛋白质被机体利用率越高,即蛋白质的营养价值越高,最高值为100。通常采用动物或人体实验。实验期内动物饲喂含被测蛋白质(唯一的氮来源)的合成饲料,收集实验期内动物饲料和粪、尿样品,测定氮含量;另在实验前给实验动物无氮饲料,收集无氮饲料期粪、尿样品,测定氮含量,得粪代谢氮和尿内源氮数据(人体实验时可按成人全日尿内源性氮2~2.5g,粪代谢氮0.91~1.2g计);然后按下式计算被测食物蛋白质的生物价。

$$生物价(BV) = \frac{体内储留氮}{体内吸收氮} \times 100$$

$$吸收氮 = 食物氮 - (粪氮 - 粪代谢氮)$$

$$储留氮 = 吸收氮 - (尿氮 - 尿内源氮)$$

生物价是评价食物蛋白质营养价值较常用的方法。常见食物蛋白质生物价,见表1-2。

表1－2 常见食物蛋白质的生物价

蛋白质	生物价	蛋白质	生物价	蛋白质	生物价
鸡蛋	94	大米	77	小米	57
鸡蛋白	83	小麦	67	玉米	60
鸡蛋黄	96	生大豆	57	白菜	76
脱脂牛奶	85	熟大豆	64	红薯	72
鱼	83	扁豆	72	马铃薯	67
牛肉	76	蚕豆	58	花生	59
猪肉	74	白面粉	52		

（引自陈炳卿,《营养与食品卫生学》(第三版),2000)。

生物价受很多因素的影响:同一食物的蛋白质可因实验对象和环境不同,而出现不同的生物价;蛋白质在膳食中所占比例和实验时间长短,都有可能影响食品的蛋白质生物价,所以对不同蛋白质生物价进行比较时,应将实验条件统一。

生物价对指导肝、肾病患者饮食有一定的意义。BV高,表明食物中氮主要用来合成人体蛋白质,极少有过多的氮经肝肾代谢由尿排出,从而大大减少对肝肾负担。

1. 蛋白质净利用率(net protein utilization,NPU)

只是测定蛋白质生物价时,未考虑蛋白质消化率,对蛋白质的营养价值有些高估;特别是对消化率较低的植物性蛋白质,高估程度更大,为弥补此缺陷,采用蛋白质净利用率测定,其含义是“储留于身体中的氮占摄入氮的百分比”,是表示摄入的食物蛋白质被机体利用的程度。实际上,是将蛋白质的生物价与消化率结合起来考虑,这样可以更全面的评定蛋白质的营养价值。

$$\text{蛋白质净利用率} = \text{消化率} \times \text{生物价} = \frac{\text{储留氮}}{\text{摄入氮}} \times 100\%$$

2. 蛋白质功效比值(protein efficiency ratio,PER)

蛋白质功效比值是以体重增加为基础的方法,是指实验期内,测定处于生长发育阶段的幼年动物平均每摄入1g蛋白质时所增加的体重(克)数,来表示蛋白质在体内被利用的程度。一般选择初断乳的雄性大鼠,用含10%被测蛋白质(唯一氮源)合成饲料喂养28d,逐日记录进食量,每周称量体重,然后按下式计算蛋白质功效比值。

$$\text{蛋白质功效比值(PER)} = \frac{\text{实验期内动物体重增加量(g)}}{\text{实验期内摄入食物蛋白质量(g)}}$$

由于同一种食物蛋白质,在不同实验室所测得的PER值重复性常不佳,故通常设经过标定的酪蛋白(参考蛋白质)为对照组,酪蛋白对照组作出的功效比值无论多少,都定为2.5,即将酪蛋白对照组PER值换算为2.5,然后按照下式校正被测蛋白质(实验组)PER。不同实验室都用标定值,这样就有可比性了。

$$\text{被测蛋白质的功效比值(PER)} = \frac{\text{实验组功效比值}}{\text{对照组功效比值}} \times 2.5$$

由于所测蛋白质主要被用来提供动物生长所需，所以该指标常被用来作为婴幼儿食品中蛋白质营养价值的评价。该方法在不考虑消化率的情况下，对新的蛋白质与参考蛋白比较也是有用的。但其数值并不与受试蛋白质的营养价值成正比。

几种常见食物蛋白质PER：全鸡蛋3.92、牛奶3.09、鱼4.55、牛肉2.30、大豆2.32、精制面粉0.60、大米2.16。

3. 氨基酸评分(amino acid score，AAS)

由于人体所需的氨基酸的种类及其相互比值是一定的，一种营养价值高的蛋白质不仅所含必需氨基酸的种类齐全，含量丰富，而且必需氨基酸数量之间的比例也要适宜，与人体的需求比例相符合。目前广为应用的一种食物蛋白质营养价值评价方法是，氨基酸评分亦称蛋白质化学分(chemical score，CS)，不仅适用于单一食物蛋白质的评价，还可用于混合食物蛋白质的评价，该法的基本操作步骤是将被测食物蛋白质的必需氨基酸组与推荐的理想蛋白质或参考蛋白质氨基酸模式进行比较，通常选生物价接近100的鸡蛋蛋白质及其各氨基酸比例作为参考，并按下式计算氨基酸评分：

$$\text{氨基酸评分(AAS)} = \frac{\text{被测蛋白质每克氮(或蛋白质)中氨基酸量(mg)}}{\text{理想模式(参考)蛋白质中每克氮(或蛋白质)中氨基酸量(mg)}}$$

AAS最低的氨基酸是其蛋白质的第一限制氨基酸，也是氨基酸评分的基准。通过发现某些氨基酸的不足，可以清楚应当补充或强化的氨基酸。例如，小麦粉蛋白质必需氨基酸与FAO/WHO 1973暂定氨基酸评分模式相比较，限制氨基酸为异亮氨酸、赖氨酸、苏氨酸和缬氨酸，其中赖氨酸的比值最低，为第一限制氨基酸，故小麦蛋白质的氨基酸分为0.47。用AAS不仅可以看出单一食物蛋白质的限制氨基酸，还可以看出混合食物蛋白质的限制氨基酸。在进行食物氨基酸强化时，应根据食物蛋白质氨基酸模式的特点，同时考虑第一、第二、第三限制氨基酸的补充量，否则不仅无效，还可能导致新的氨基酸不平衡。

氨基酸评分法是在化学分析的基础上计算出的一种指标，在氨基酸评分法评价蛋白质的营养价值时，忽略了蛋白质的消化率，即使有些蛋白质的氨基酸模式适宜，但难以消化，结果对这类食物的估计会偏高。故20世纪90年代初，FAO/WHO专家委员会正式公布并推荐经消化率修正的氨基酸评分(protein digestibility corrected amino acid score，PDCAAS)。计算方法如下：

$$\text{经消化化修正的氨基酸评分} = \text{氨基酸评分} \times \text{真消化率}$$

该方法已包括FDA(美国食品药物管理局)在内的机构作为评价食物蛋白质的方法之一。也可替代蛋白质功效比值(PER)，对除孕妇和一周岁以下的婴儿以外的所有人群的食物蛋白质进行评价。

从理论上来说，评定一种食物蛋白质营养价值时，应当根据其8种必需氨基酸的构成比例计算其氨基酸来全面综合评定。事实上，实际工作中只采用赖氨酸、含硫氨基酸或色氨酸中的一种即可。因为这三种氨基酸在普通食物或膳食中是主要的限制氨基酸。

除了上述方法和指标外，还有一些评价方法，如：相对蛋白质值(relative protein value，NPV)、净蛋白质比值(net protein ratio，NPR)、氮平衡指数(nitrogen balance index，

NBI)等评价方法,但一般使用较少。

几种常见食物蛋白质质量见表1-3。

表1-3　不同食物蛋白质营养价值指标测定结果比较

食物蛋白	蛋白质含量/(g/100g)	净消化率/%	生物价/%	功效比值	氨基酸评分
鸡蛋	13	99	94	3.92	1.00
牛乳	4	97	85	3.09	0.61
鱼类	19	98	83	3.55	0.75
牛肉	18	99	74	2.30	0.69
小鸡	21	95	74	—	0.67
猪肉	12	—	74	—	0.68
明胶	86	—	—	-1.25	0.00
大豆	34	90	73	2.32	0.46
花生	26	87	55	1.65	0.43
啤酒酵母	39	84	67	2.24	0.45
全粒小麦	12	91	66	1.50	0.48
全粒玉米	9	90	60	1.12	0.40
精稻米	7	98	64	2.18	0.53
马铃薯	2	89	73	—	0.48

(引自姚汉亭,《食品营养学》,1995)。

六、人体蛋白质的营养状况评价

(一)蛋白质营养不良

1. 蛋白质缺乏

蛋白质缺乏在成人和儿童中都有发生,处于生长阶段的儿童更为敏感。据WHO估计,目前世界上大约有500万儿童患蛋白质-热能营养不良(protein-energy malnutrition, PEM),蛋白质-热能营养不良是一种因缺乏能量和蛋白质而引起的营养缺乏病,其中有因疾病和营养不当引起,但大多数则是因贫困和饥饿引起,主要发生在婴幼儿,在经济落后、卫生条件差的地区尤为多见,是危害小儿健康、导致死亡的主要原因之一。

在蛋白质缺乏的国家,居民蛋白质摄入不足,蛋白质的质量在很大程度上决定了儿童的生长情况和成人的健康状况。根据临床表现PEM可分为两型。

(1)消瘦型(marasmus):这是由于蛋白质和能量均长期严重缺乏时出现的疾病。该型营养不良多见于母乳不足、喂养不当、饥饿、疾病及先天性营养不良等。由于长期进食太少,机体处于饥饿和半饥饿状态,尤其是能量不足,只能靠消耗自身组织来提供能量,以维持最低生命活动的需要。表现为生长发育缓慢或停止、明显消瘦、无力，体重减轻（严重者只为同龄儿童平均体重的60%）、皮下脂肪减少或消失、肌肉萎缩、皮肤干燥、毛发细黄而无光泽，常有腹泻、脱水、全身抵抗力低下，因易感染其他疾病而死亡，但无水肿。

（2）水肿型（kwashiorkor）：这是因蛋白质严重缺乏而能量供应勉强能维持最低需要水平的极度营养不良症，多见于断乳期的婴幼儿。临床表现为精神萎靡、反应冷淡、哭声低弱无力、食欲减退、生长滞缓、体重不增或减轻、下肢呈凹陷性浮肿、虚弱、表情冷漠、皮肤干燥、色素沉着、毛发稀少无光泽、变脆和易脱落、肝脾肿大、易感染其他疾病等。

这两种情况可以单独存在，也可并存。也有人认为此两种营养不良症是PEM的两种不同阶段。对成人来说，蛋白质摄入不足，同样可引起体力下降、浮肿、抵抗力减弱等症状。

预防蛋白质营养不良主要通过以下综合措施：合理营养，保证供应有一定量的优质食物和蛋白质；提高居民生活水平，大力发展农业和食品加工业；制定适当的摄入量标准，并大力开展营养教育。

2. 蛋白质摄入过多

蛋白质，尤其是动物性蛋白摄入过多，对人体同样有害。首先过多的动物性蛋白的摄入，就必然摄入较多的动物脂肪和胆固醇。其次蛋白质过多本身也会产生有害影响。正常情况下，人体不贮存蛋白质，所以必须将过多的蛋白质脱氨分解，氮则由尿排出体外。这一过程需要大量水分，从而加重了肾脏的负担，若肾功能本来不好，则危害就更大。过多的动物性蛋白摄入，也造成含硫氨基酸摄入过多，这样可加速骨骼中钙的丢失，易产生骨质疏松。研究表明，同型半胱氨酸可能是心脏疾病的危险因素。摄入较多同型半胱氨酸的男性，发生心脏疾患的风险是对照组的3倍。研究表明，摄入蛋白质过多与一些癌症相关，尤其是结肠癌、乳腺癌、肾癌、胰腺癌和前列腺癌。

所以，应根据机体需要，摄入适量的蛋白质。

（二）蛋白质营养状况的评价

人体蛋白质营养状况的评价可从其摄入量、生化检验、人体测量、症状和体征等方面进行评价。

1. 膳食蛋白质摄入量

膳食蛋白质摄入量，是评价机体蛋白质营养状况的背景材料或参考材料，与机体蛋白质营养状况评价指标结合起来，有助于正确判断机体蛋白质营养状况。

2. 生化检验

生化检验可用血清蛋白（ALB）、血红蛋白浓度（Hb）、氮平衡、免疫功能指标、尿肌酐/身高指数（CHI）、尿羟脯氨酸指数、血清运铁蛋白（TFN）、血清甲状腺素结合前清蛋白（thyroxine binding prealbumin）、视黄醇结合蛋白（RBP）、血清氨基酸比值（SAAR）、3－甲基组胺酸和毛发形态等指标。其中前六个指标实用，后四个指标灵敏，可根据情况结合使用。

(1) 血清蛋白质

血清蛋白质常用于评估人体营养水平，主要的指标见表1－4。

表1－4　血液蛋白质评价指标及正常参考值

血液蛋白质	正常参考值
血清白蛋白（serum albumin）	35～55g/L
前白蛋白（prealbumin，transthyretin）	200～500mg/L
血清运铁蛋白（serum transferrin）	2～4g/L
纤维结合蛋白（fibronectin）	200～280mg/L
视黄醇结合蛋白（retinol－binding protein）	2～76mg/L

(2)血清氨基酸比值（serum aminio acid ratios，SAAR）

在蛋白质营养不良时，可能由于适应性代谢的结果，血清游离氨基酸的模式发生变化。蛋白质营养不良的儿童，空腹血亮氨酸、异亮氨酸等必需氨基酸和酪氨酸、精氨酸等非必需氨基酸减少；而其他非必需氨基酸正常或增高。

$$SAAR = \frac{\text{甘氨酸} + \text{丝氨酸} + \text{谷氨酸胺} + \text{牛磺酸}}{\text{异亮氨酸} + \text{亮氨酸} + \text{缬氨酸} + \text{蛋氨酸}}$$

评价标准：SAAR＜2为正常，＞3蛋白质营养不良。

此指标测试仪器复杂，而且受试者必须在能量摄入充足而蛋白质不足的条件下才有意义，因而不常使用。

(3) 尿液指标

常用指标有尿肌酐、尿三甲基组氨酸、尿羟脯氨酸。羟脯氨酸是胶原蛋白的代谢产物，该指标对儿童的蛋白质营养状况评定有意义。儿童营养不良和体内蛋白质亏损者，胶原蛋白合成减少，尿中羟脯氨酸排出量减少。

$$\text{尿羟脯氨酸指数} = \frac{\text{尿中羟脯氨酸(mmol)}}{\text{尿肌酐(mmol)}} \times \text{体重(kg)}$$

评价标准(3个月～10岁儿童)：＞2.0为正常；1.0～2.0为不足；＜1.0为缺乏。

(4) 其他：检查毛发的毛干与毛根的形态改变。

（三） 人体测量

是鉴定机体蛋白质营养状况的重要依据，评定生长发育状况所采用的身体测量指标主要包括体重、身高、上臂围、上臂肌围、上臂肌面积、胸围以及生长发育指数等。

上臂肌围（arm muscle circumferencen，AMC）和上臂肌区（arm muscle area，AMA）是评价总体蛋白储存的较可靠的指标。测量上臂中点处的围长（arm circumferencen，AC）和三头肌部皮褶厚度（triceps skin－fold thickness，TSF），用下列公式计算上臂肌围和上臂肌区。

$$AMC(mm) = AC(mm) - 3.14 \times TSF(mm)$$

$$AMA(mm^2) = [AC(mm) - 3.14 \times TSF(mm)]^2 / (4 \times 3.14)$$

AMC 评价标准:国际标准 25.3cm(男)、23.2cm(女)。测定值 >90% 标准值为正常。

上臂肌围测算简便,评价结果和其他蛋白质营养状况的评价的结果有显著相关。但测量易有误差,由于上臂是纺锤形的,即使同一人操作,上臂围和皮褶厚度两处合计测量误差约达 10%。

上述指标,种类虽然很多,但各有不足之处,实际应用还须结合膳食史和临床观察进行综合评价。

七、 蛋白质的参考摄入量及食物来源

（一） 蛋白质的参考摄入量

确定人体对蛋白质的需要量一般有两种途径。一种是测定在能量供给充足的情况下,膳食中不含蛋白质,通过尿、粪和皮肤所排出的氮的数量,即内源性代谢氮的量。同时,还要确定人体合成组织细胞形成时所需要的氮量,两者相加,即为人体对氮的最低生理需要量。另一种途径是测成人维持氮平衡或儿童能满足正常生长发育所需的最低氮量,并以此作为人体对氮的最低生理需要量。然后在满足此种最低生理需要基础上,增加一定数量,作为摄入量。

随着劳动强度的增强,膳食中热能摄入量也随之增加,膳食中蛋白质摄入量也将相应增多。但体力劳动强度增加时,所增加的热能消耗,应该主要来自富含碳水化合物的谷类食品,因此,来自蛋白质的热能所占比重可相对较少,达到 10% 即可。至于劳动强度增加时,是否可影响人体对蛋白质的需要量以及蛋白质摄入量是否应随之增加的问题,2000 年,中国营养学会在 RDA 的基础上,重新修订了推荐的膳食营养素摄入量,并采用了 DRIs 新概念。2016 年最新修订的蛋白质推荐摄入量(RNIs),成年男、女标准摄入量分别为 65g/d 和 55g/d。

应该指出,考虑蛋白质的摄入量时,人体热量需要量必须充分满足。如果热能供给不足,则膳食中蛋白质不能有效地被利用,甚至不能维持平衡状态,则人体中原有蛋白质将分解燃烧并给能量,弥补其他能量来源不足。所以必须对人体供给充足的能量,才能发挥蛋白质应有的作用。

（二） 氨基酸需要量

随着营养学研究的不断深入,除已确定具体对蛋白质的需要和摄入量外,关于人体对各种必需氨基酸的需要已有不少研究。目前,人体必需氨基酸需要量的确定在成人是以维持氮平衡(0 ±5%)为指标,儿童则以能保证正常生长、发育为指标。一般说来,成人对必需氨基酸以及蛋白质的需要量相对比儿童低,按每千克体重计算对蛋白质需要量儿童却比成人高。此种需要与所需各种必需氨基酸之间应该具有相对比例。此种需要量以及构成比例表示成人能维持氮平衡和婴幼儿能保证生长发育所需各种必需氨基酸的数量。各年龄之间,所需必需氨基酸的构成比例,有些地方是一致的,但也有些很不一致。

1985 年 FAO/WHO/UNU 专家委员会对不同研究资料进行了归纳,提出了不同年龄

组人群对必需氨基酸需要量的估计值(见表1-5)。关于组氨酸,过去认为只是婴幼儿的必需氨基酸,但近年研究认为组氨酸也是成人的必需氨基酸,而且经实验证实,其需要量为8~12mg/(kg·d)。

表1-5 必需氨基酸需要量的估计值

必需氨基酸	估计值/[mg/(kg·d)]			
	婴儿	2岁幼儿	10~12岁	成人
组氨酸	28	?	?	(8~12)
异亮氨酸	70	31	30	10
亮氨酸	161	73	45	14
赖氨酸	103	64	60	12
蛋氨酸+胱氨酸	58	27	27	13
苯丙氨酸+酪氨酸	125	69	27	14
苏氨酸	87	37	35	7
色氨酸	17	12.5	4	3.5
缬氨酸	93	38	33	10
合计	714	352	261	84

(三)膳食中蛋白质的来源

蛋白质广泛存在于动植物性食物之中。肉类、鱼类其蛋白质含量一般为10%~30%;奶类1.5%~3.8%;蛋类11%~14%;干豆类20%~49.8%之间;坚果类如花生、核桃、莲子等含有15%~26%的蛋白质;而薯类2%~3%,谷类含蛋白质一般为7%~10%。动物性食物的蛋白质含量高于植物性食物,而且动物性蛋白质质量好、利用率高。绝大多数动物蛋白质的必需氨基酸的种类齐全,含量和模式与人体蛋白质较接近。虽然谷类蛋白质含量和生理价值不如动物性蛋白质和豆类蛋白,但因中国居民每日摄入的谷类数量相对较大,因此谷类食物仍是膳食中重要的蛋白质来源。

我国居民所需要的蛋白质主要来源于植物,机体所需蛋白质的一半是由粮谷类提供。从营养学的角度来讲,单纯摄入谷类蛋白是很不合理的,为改善膳食蛋白质质量,在膳食中应保证有一定数量的优质蛋白质,应注意充分利用蛋白质的互补作用,注意食物多样化,适当提供动物性蛋白、大豆类蛋白等优质蛋白质,以提高蛋白质利用率,使机体更有效地利用氨基酸合成体内蛋白质。动物性蛋白质如能争取达到占蛋白量的20%~30%,则对蛋白质的利用与效果将会有更大的好处。大豆可提供丰富的优质蛋白质,目前大豆蛋白的营养价值和保健功能也越来越被人们所认识。牛奶也是优质蛋白质的重要食物来源,我国人均牛奶的年消费量很低,应大力提倡我国各类人群增加牛奶和大豆及其制品的消费。另外微生物蛋白也越来越受到重视,如螺旋藻的蛋白质含量可达60%(干重)。还有一些昆虫蛋白质含量也非常丰富,有待开发和利用。

第二节　脂　　类

脂类是当今谈论最多的营养素之一，其名声不是很好。它被认为是所谓西方病（western diseases）的罪魁祸首，包括从冠心病、高血压到糖尿病以及某些肿瘤。其中有些说法有一定道理，脂肪是能量密度最高的营养素（9kcal/g）。过度摄入时易使人发胖，继而使以上各类疾患的发病率增高。

然而，脂类是人体必需的一类营养素，是人体的重要成分。在强调其负面作用的同时不应忽略其积极作用。与碳水化合物相同，脂肪也是由碳（C）、氢（H）、氧（O）三种元素构成。然而，与碳水化合物相比，脂肪中碳含量多些，氧少些。这就是脂肪所含的能量（9kcal/g）多于碳水化合物（4kcal/g）的原因。

营养学上重要的脂类（lipids）主要有甘油三酯（triglycerides）、磷脂（phospholipid）和固醇类（sterols）物质。食物中的脂类95%是甘油三酯，5%是其他脂类。人体储存的脂类中甘油三酯高达99%。

日常的食用油即脂肪与油脂，两者唯一的区别在于常温下脂肪是固态的，而油脂是液态的。

类脂是与脂和油很类似的物质，种类很多，主要有：卵磷脂、神经磷脂、胆固醇和脂蛋白等。

一、脂类的分类

脂类（lipids）包括脂肪（fat，oil）和类脂（lipoids）。

（一）脂肪

脂肪又称甘油三酯（triglyceride），是由一分子甘油和三分子脂肪酸结合而成。膳食脂肪主要为甘油三酯。组成天然脂肪的脂肪酸种类很多，由不同脂肪酸组成的脂肪对人体的作用也有所不同。通常 4 碳 ~ 12 碳的脂肪酸都是饱和脂肪酸，碳链更长时可出现 1 个甚至多个双键，称为不饱和脂肪酸。不饱和脂肪酸中由于双键的存在可出现顺式及反式的立体异构体。天然的不饱和脂肪酸几乎都是以不稳定的顺式异构体形式存在。脂肪酸中顺反构型对熔点有一定的影响，如顺式油酸熔点为14℃，而反式油酸则为44℃。

（二）类脂

类脂包括磷脂（phospholipids）和固醇类（sterols）。

1. 磷脂

磷脂按其组成结构可以分为两类：一类是磷酸甘油酯，包括：磷脂酸（phosphatidic acid）、磷脂酰胆碱（卵磷脂，lecithin）、磷脂酰乙醇胺（脑磷脂，cephalin）、磷脂酰丝氨酸（phosphatidyline serine）和磷脂酰肌醇（phosphatidyl inositol）；另一类是神经鞘脂，机体主要的神经鞘脂是神经鞘磷脂(sphingomyelin),其分子结构中不含甘油,但含有脂肪酰基、磷酸胆碱和神经鞘氨醇。

2. 固醇类

固醇类为一些类固醇激素的前体,如7－脱氢胆固醇即为维生素D_3的前体。胆固醇(cholesterol)是人体中主要的固醇类化合物。人体内的胆固醇有些已酯化,即形成胆固醇酯。膳食中的总胆固醇是胆固醇和胆固醇酯的混合物。

胆固醇酯中的脂肪酸通常含有16～20个碳原子,且多属单烯酸或多烯酸。人体组织内最常见的胆固醇酯为胆固醇的油酸酯和胆固醇的亚油酸酯。这些酯类在血浆脂蛋白、肾上腺皮质和肝中都大量存在。在动脉粥样硬化病灶中,堆积在动脉壁的脂类以胆固醇酯最多。

植物中不含胆固醇,所含有的其他固醇类物质统称为植物固醇,其固醇的环状结构和胆固醇完全一样,仅侧链有所不同。

二、 脂类的生理功能

脂类是人体必需营养素之一,其主要生理功能如下。

(一) 供给能量

脂肪是最理想的能量存储形式,这不仅仅是因为1g脂肪在体内氧化可产能37.56kJ,相当于9kcal的能量,是碳水化合物与蛋白质的两倍多(4～9kcal/g),还因为脂肪组织含水量极少,仅含有约13%的水,而其他大多数器官的水含量在60%～75%。同样的能量以脂肪的形式存储时,与碳水化合物及蛋白质相比,不会使体重明显增加。

一般合理膳食的总能量有20%～30%由脂肪提供。储存脂肪常处于分解(供能)与合成(储能)的动态平衡中。哺乳类动物一般含有两种脂肪组织,一种是含储存脂肪较多的白色脂肪组织,另一种是含线粒体、细胞色素较多的褐色脂肪组织,后者较前者更容易分解供能。初生婴儿上躯干和颈部含褐色脂肪组织较多,故呈褐色。褐色脂肪组织即可及时分解生热以补偿体温的散失。在体脂逐渐增加后,白色脂肪组织也随之增多。

(二) 构成身体成分

正常人按体重计算含脂类约14%～19%,胖人约含32%,过胖人可高达60%左右。绝大部分是以甘油三酯形式储存于脂肪组织内。脂肪组织所含脂肪细胞,多分布于腹腔、皮下、肌纤维间。这一部分脂肪常称为储存脂肪(stored fat),在正常体温下多为液态或半液态。皮下脂肪因含不饱和脂肪酸较多,故熔点低而流动度大,有利于在较冷的体表温度下仍能保持液态,从而进行各种代谢。机体深处储脂的熔点较高,常处于半固体状态,有利于保护内脏器官,防止体温丧失。

类脂包括磷脂和固醇类物质,是组织结构的组成成分,约占总脂的5%,这类脂类比较稳定,不太受营养和机体活动状况影响。类脂的组成因组织不同而有差异。

生物细胞膜包括细胞膜、内质网膜、线粒体膜、核膜、神经髓鞘膜以及红细胞膜等，是由两层脂质组成的，因此称为脂质双层膜。在此双层膜内嵌合了多种蛋白质（酶及转运蛋白等）、磷脂以及胆固醇。生物膜按重量计，一般含蛋白质约20%，含磷脂50%～70%，含胆固醇20%～30%，糖脂和甘油三酯的含量极低或无。磷脂中的不饱和脂肪酸有利于膜的流动性，饱和脂肪酸和胆固醇则有利于膜的坚性。所有生物膜的结构和功能与所含脂类成分有密切关系，膜上许多酶蛋白均与脂类结合而存在并发挥作用。

人体脂类的分布受年龄和性别影响较显著。例如，中枢神经系统的脂类含量，从胚胎时期到成年时期可增加一倍以上。又如，女性的皮下脂类高于男性，而男性皮肤的总胆固醇含量则高于女性。

（三）供给必需脂肪酸

必需脂肪酸是磷脂的重要成分，而磷脂又是细胞膜的主要结构成分，故必需脂肪酸与细胞的结构和功能密切相关；亚油酸是合成前列腺素的前体，前列腺素在体内有多种生理功能；必需脂肪酸还与胆固醇代谢有密切关系。

必需脂肪酸缺乏，可引起生长迟缓、生殖障碍、皮肤受损（出现皮疹）等；另外，还可引起肝脏、肾脏、神经和视觉等多种疾病。

（四）供给脂溶性维生素

脂肪还可提供脂溶性维生素并促进脂溶性维生素A、维生素D、维生素E、维生素K的吸收；脂肪还可增加膳食的美味和增加饱腹感。

三、脂肪的消化吸收

（一）脂肪的消化

膳食中的脂类主要为长链甘油三酯，少量磷脂及胆固醇。脂肪在胃内几乎不能被消化。胃的蠕动能促使食入的脂肪被磷脂乳化成细小油珠而排入小肠腔内，与肝脏分泌的胆汁结合成胆汁酸盐微团。小肠蠕动可使微团中的脂肪油珠乳化成脂肪小滴，增加了酶与脂肪分子的接触面，然后被激活的胰脂肪酶水解为甘油和脂肪酸。食入的甘油三酯约70%被水解为单酰甘油和二分子脂肪酸；其余约20%的甘油三酯被小肠黏膜细胞分泌的肠脂肪酶继续水解为脂肪酸及甘油，未被消化的少量脂肪则随胆汁酸盐由粪便排出。

（二）脂肪的吸收和转运

一旦被吸收后，游离脂肪酸在肠细胞内被重新装配成甘油三酯，然后以乳糜微粒的形式，少量以极低密度脂蛋白的形式经淋巴从胸导管进入血循环，被带到不同的靶组织，主要是脂肪组织，肌肉和肝脏中。

乳糜微粒属于一类名为脂蛋白的化合物。这类化合物都有一个脂质核心和一个由蛋白质、胆固醇和磷脂组成的外壳。此外壳作为乳化剂使其中所携带的脂质可以在水相液体（如血液或淋巴液）内转运。表1－6列出了血液中主要脂蛋白的组成及其各自的密度。

表 1-6 血液中主要脂蛋白的组成及其各自的密度

脂蛋白	高密度(HDL)	低密度(LDL)	极低密度(VLDL)	乳糜微粒
蛋白质/%	45~50	25	5~10	1~2
甘油三酯/%	5	10	55~65	80~90
胆固醇/%	20	45	10~15	2~7
磷脂/%	30	22	15~20	3~6
密度/(g/mL)	1.210~1.063	1.063~1.006	1.000	<1.006

中链脂肪酸(6 碳~12 碳)组成的甘油三酯则不需胆盐不经消化,即可完整地被吸收到小肠黏膜细胞的绒毛上皮或进入细胞内,催化其分解的是细胞内的脂酶,而不是分泌到肠腔的胰脂酶。最后,产生的中链脂肪酸是以脂肪酸形式直接扩散入门静脉,与血浆清蛋白呈物理性结合,并以脂肪酸形式由门脉循环直接输送到肝脏。

四、脂肪酸

(一)脂肪酸的分类与命名

脂肪酸的化学式为 R—COOH,式中的 R 为由碳原子所组成的烷基链。脂肪酸的分类方法之一是按链上所含碳原子数目来分类。碳原子数 2~5 为短链脂肪酸;6~12 为中链脂肪酸;14 以上为长链脂肪酸。人体血液和组织中的脂肪酸大多数是各种长链脂肪酸。自然界中的脂肪酸几乎都是含双数碳原子的脂肪酸。

脂肪酸从结构形式上可分为饱和脂肪酸(saturated fatty acid,SFA)和不饱和脂肪酸(unsaturated fatty acid,USFA)。饱和脂肪酸不含双键,即每个碳原子价数是满的;不饱和脂肪酸中含有一个不饱和键的称为单不饱和脂肪酸(monounsaturated fatty acid,MUFA);具有两个或多个不饱和键的称为多不饱和脂肪酸(polyunsaturated fatty acid,PUFA)。

脂肪酸命名规则:脂肪酸分子上的碳原子用阿拉伯数字编号定位通常有两种系统。△编号系统从羧基碳原子算起;n 或 ω 编号系统则从离羧基最远的碳原子算起。

示例:	CH_3—	CH_2—	CH_2—	CH_2—	CH_2—	CH_2—	CH_2—	CH_2—	CH_2—	COOH
△编号系统	10	9	8	7	6	5	4	3	2	1
n 或 ω 编号系统	1	2	3	4	5	6	7	8	9	10

根据链长、双键数目(饱和度)以及第一个双键所在的位置等对不同脂肪酸进行命名时,营养学上有一套通用的简易命名法,在 C(表示碳原子)后以数字表示链长(碳原子数目),第二个数字表示分子中双键的个数。双键以后 n 加数字表示时,意指此脂肪酸属于哪一族。例如

硬脂酸 = C18∶0

油酸 = C18∶1,n-9

亚油酸 = C18∶2,n-6

亚麻酸 = C18∶3,n-3

一般来说，人体细胞中不饱和脂肪酸的含量至少是饱和脂肪酸的两倍，但各种组织中二者的组成有很大差异，并在一定程度上与膳食中脂肪的种类有关。

（二）必需脂肪酸

机体仅能合成自 n－端数 C9 位置上的双链，人体细胞无法合成 n－3 和 n－6 位置上的双键，因此 n－3 和 n－6 脂肪酸就成为必需脂肪酸，即它们必须从膳食中获取。如亚油酸（1inoleic acid，C18∶2，n－6）和 α－亚麻酸（1inolenic acid，C18∶3，n－3）。

n－3 和 n－6 家族的脂肪酸参与数项重要功能。例如，它们是一系列名为烷类激素样物质（如前列腺激素）的前体。烷类是一类具有较强生物活性的化合物，参与机体生命体征如血压、血凝状态、免疫反应以及炎症反应的调控。

α－亚麻酸可衍生为二十碳五烯酸（eicosapentaenoic acid，EPA，C20∶5，n－3）和二十二碳六烯酸（docasa hexaenoic acid，DHA，C22∶6，n－3）；花生四烯酸（arachidonic acid，AA，C20∶4，n－6）是由亚油酸衍生而来，但在合成数量不足时，也必须由食物供给，故花生四烯酸也曾被称为必需脂肪酸。

长期摄取不含必需脂肪酸的膳食，就会发生必需脂肪酸缺乏症。例如：婴儿缺乏亚油酸可出现湿疹，长期摄入不含脂肪膳食的人会发生皮炎和伤口难于愈合，由于缺乏亚油酸而导致前列腺素合成不足会出现有关的临床表现。亚油酸缺乏对维持膜的正常功能和氧化磷酸化的正常偶联均会发生一定影响。

二十二碳六烯酸（DHA，C22∶6，n－3）是视网膜光受体中最丰富的多不饱和脂肪酸，它由食物中的 α－亚麻酸衍生而来。DHA 是维持视紫红质正常功能所必需，所以亚麻酸对增强视力有良好作用。此外，长期缺乏亚麻酸（n－3）时对调节注意力和认知过程有不良影响，这可能与大脑皮质额叶中的多巴胺和 5－羟色胺发生改变有关。DHA、EPA 在体内具有降血脂、改善血液循环、抑制血小板凝集、阻抑动脉粥样硬化斑块和血栓形成等功效，对心脑血管病有良好的防治效果等等。DHA 亦可提高儿童的学习机能，增强记忆。

花生四烯酸（AA，C20∶4，n－6）是合成前列腺素的主要成分。前列腺素 D，是花生四烯酸在脑中的主要代谢产物，它在脑内涉及有关睡眠、热调节和疼痛反应等功能。

DHA 和 AA 是大脑中最丰富的两种长链多不饱和脂肪酸，从出生前至出生后两岁在婴儿脑中持续增加，从妊娠第 26 周开始在胎儿大脑中积累，到妊娠末期 3 个月中持续增加，但早产儿由于缩短了积累时间，故胎龄小于 28 周的早产儿脑组织中的 DHA 和 AA 的总量和累积量都远远低于足月儿；同时由于早产儿体内△－4 去饱和酶活力较低，自身由亚麻酸和亚油酸合成 DHA 和 AA 的能力下降，又因早产儿生长发育快使必需脂肪酸多数氧化用于供能，所以早产儿应及时补充 DHA 和 AA。一般母乳中 AA 的含量为 0.5%～0.7%，DHA 为 0.3%。

当膳食亚油酸占膳食能量的 3%～5%，α－亚麻酸（C18∶3，n－3）占 0.5%～1% 时，可使组织中 DHA 达最高水平和避免产生任何明显的缺乏症。至于二者比例不当时是否可产生不良的生理学作用尚待研究。

（三）多不饱和脂肪酸

n－3、n－6 和 n－9 系统都有多不饱和脂肪酸（PUFA），但有重要生物学意义的是 n－3和 n－6PUFA。这两种多不饱和脂肪酸互不相干，在体内不能互相转化。

必需脂肪酸 n－6 家族的母体脂肪酸是亚油酸。植物种子油（如葵花籽油、棉籽油、大豆油）中富含亚油酸。

必需脂肪酸 n－3 家族的母体脂肪酸是 α－亚麻酸，从它可以生成此类脂肪酸的其他各成员，α－亚麻酸也存在于某些植物油中（如芸苔油、大豆油等）但含有大量 n－3 类脂肪酸如 DHA（二十二碳六烯酸、C22∶6、n－3）的主要来源是鱼油。

多不饱和脂肪酸的另一重要生理作用即形成类二十烷酸（eicosanoids）。C 20∶3，n－6、C 20∶4，n－6 和 C 20∶5，n－3 脂肪酸经环氧化酶和脂氧合酶的酶代谢作用可生成一系列的类二十烷酸。这些类二十烷酸为很多生化过程的重要调节剂，在协调细胞间生理的相互作用中起着重要作用。

不饱和脂肪酸对人体健康虽然有很多益处，但易产生脂质过氧化反应，因而产生自由基和活性氧等物质，对细胞和组织可造成一定的损伤；此外，n－3 多不饱和脂肪酸还有抑制免疫功能的作用。因此在考虑脂肪需要量时，必须同时考虑饱和脂肪酸、多不饱和脂肪酸和单不饱和脂肪三者间的合适比例。

（四）单不饱和脂肪酸

Keys 等在七国心血管病的流行病学调查中发现，在地中海地区的一些国家居民，其冠心病发病率和血胆固醇水平皆远低于欧美国家，但其每日摄入的脂肪量很高，供热比 40%。究其原因，主要是该地区居民以橄榄油为主要食用油脂，而橄榄油富含单不饱和脂肪酸（MUFA），由此引起了人们对单不饱和脂肪酸的重视。

食用油脂中所含单不饱和脂肪酸主要为油酸（C18∶1），茶油和橄榄油油酸含量达 80% 以上，棕榈油中含量也较高，约 40% 以上。据多数研究报道，单不饱和脂肪酸降低血胆固醇、甘油三酯和低密度脂蛋白胆固醇（LDL－C）的作用与多不饱和脂肪酸相近，但大量摄入亚油酸在降低 LDL－C 的同时，高密度脂蛋白胆固醇（HDL－C）也降低，而大量摄入油酸则无此种情况。同时单不饱和脂肪酸不具有多不饱和脂肪酸潜在的不良作用，如促进机体脂质过氧化、促进化学致癌作用和抑制机体的免疫功能等。所以在膳食中降低饱和脂肪酸的前提下，以单不饱和脂肪酸取代部分饱和脂肪酸有重要意义。

（五）食物中的脂肪酸

（1）天然食物中含有各种脂肪酸，多以甘油三酯的形式存在。动物性脂肪一般约含 40%～60% 的饱和脂肪酸，30%～50% 的单不饱和脂肪酸，多不饱和脂肪酸含量极少。相反，植物性脂肪约含 10%～20% 的饱和脂肪酸和 80%～90% 的不饱和脂肪酸；且多数植物脂肪主要为多不饱和，也有少数植物脂肪为单不饱和：如茶油和橄榄油中油酸（C18∶1）含量达 79%～83%；红花油含亚油酸（C18∶2）75%；葵花籽油、豆油、玉米油中的亚油酸含量也达 50% 以上。椰子油主要由饱和脂肪酸组成，仅含有 5% 的单不饱和脂肪酸和1% ~2%的多不饱和脂肪酸(见表1－7)。

一般食用油中亚麻酸(C18∶3)的含量很少。

表1－7　常用食用油脂中主要脂肪酸的组成

食用油脂	饱和脂肪酸含量/%	不饱和脂肪酸含量/%			其他脂肪酸含量/%
		油酸(C18∶1)	亚油酸(C18∶2)	α－亚麻酸(C18∶3)	
椰子油	92	0	6	2	
橄榄油	10	83	7		
菜籽油	13	20	16	9	42*
花生油	19	41	38	0.4	1
茶油	10	79	10	1	1
葵花籽油	14	19	63	5	
豆油	16	22	52	7	3
芝麻油	15	38	46	0.3	1
玉米油	15	27	56	0.6	1
棕榈油	42	44	12		
可可油	93	6	1		
猪油	43	44	9	3	
牛油	62	29	2	1	7
羊油	57	33	3	2	3
黄油	56	32	4	1.3	4

*注：主要为芥酸。

(2)n－3系多不饱和脂肪酸由寒冷地区的水生植物合成，以这些食物为生的鱼类组织中含有大量的n－3系多不饱和脂肪酸，如鲱鱼油和鲑鱼油富含二十碳五烯酸(C20∶5，n－3)和二十二碳六烯酸(C22∶6，n－3)。n－3系多不饱和脂肪酸具有降低血脂和预防血栓形成的作用。

(3) 反式脂肪酸(trans－fatty acid)

不饱和脂肪酸因为有碳与碳之间的双链，可以有两种存在形式。这两种形式分别被称为“顺式”和“反式”。区别在于在两者的分子中，与双链相连的氢原子的相对空间位置不同(R1和R2即脂肪酸分子的其余部分，见图1－3)。

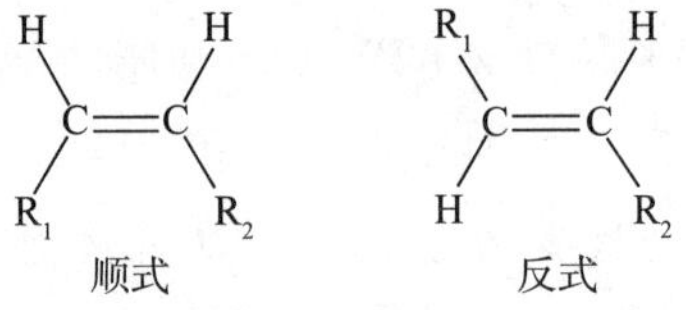

$$\underset{\text{顺式}}{\begin{matrix} H & & H \\ & C{=}C & \\ R_1 & & R_2 \end{matrix}} \qquad \underset{\text{反式}}{\begin{matrix} R_1 & & H \\ & C{=}C & \\ H & & R_2 \end{matrix}}$$

图1－3　脂肪酸构型

“顺式”脂肪酸是机体以及食物中最为常见的形式，工业氢化加工则是“反式”主要的来源。从代谢观点来看，反式脂肪酸代谢特点更类似于饱和脂肪酸，人体摄入这些食物后反式脂肪酸或被氧化掉，或掺合到人体结构脂类中去。近期有报道，反式脂肪酸摄入量多时可使血浆 LDL－C 上升，HDL－C 下降，增加了冠心病的危险性。

五、磷脂及胆固醇

（一）磷脂

磷脂不仅是生物膜的重要组成成分，而且对脂肪的吸收和运转以及储存脂肪酸、特别是不饱和脂肪酸起着重要作用。磷脂主要含于蛋黄、瘦肉、脑、肝和肾中，机体自身也能合成所需要的磷脂。磷脂按其组成结构可以分为两类：磷酸甘油酯和神经鞘磷脂。前者以甘油为基础，后者以神经鞘氨醇为基础。

1. 磷酸甘油酯

红细胞膜的脂类约40%为磷脂，线粒体膜的脂类约95%为磷脂。磷酸甘油酯通过磷脂酶水解为甘油、脂肪酸、磷酸及含 N 碱物质。磷酸甘油酯的合成有两条途径：一为全程合成途径，是从葡萄糖起始经磷脂酸合成磷脂的整个途径。卵磷脂和脑磷脂主要经全程途径合成。另一个合成磷脂的途径称为磷脂酸途径或半程途径，这一途径是从糖代谢的中间产物磷脂酸开始的。磷脂酸途径主要是生成心磷脂和磷脂酰肌醇。

必需脂肪酸是合成磷脂的必要组分，缺乏时会引起肝细胞脂肪浸润。在大量进食胆固醇的情况下，由于胆固醇竞争性地与必需脂肪酸结合成胆固醇酯，从而影响了磷脂的合成，是诱发脂肪肝的原因之一。食物中缺乏卵磷脂、胆碱，或是甲基供体如蛋氨酸等，皆可引起脂肪肝。这是由于胆碱缺乏影响了肝细胞对卵磷脂的合成，而增加了甘油三酯的合成，因此促进了肝细胞的脂肪浸润。

2. 神经鞘磷脂

神经鞘磷脂的分子结构中含有脂肪酰基、磷酸胆碱和神经鞘氨醇，但不含甘油。神经鞘氨醇是由软脂酰 CoA 和丝氨酸合成。神经鞘磷脂是膜结构的重要磷脂，它与卵磷脂并存于细胞膜外侧。神经髓鞘含脂类约为干重的97%，其中11%为卵磷脂，5%为神经鞘磷脂。人红细胞膜的磷脂中约20%～30%为神经鞘磷脂。

3. 食物中的磷脂

人体除自身能合成磷脂外，每天从食物中也可以得到一定量的磷脂，含磷脂丰富的食物有蛋黄、瘦肉、脑、肝、肾等动物内脏，尤其蛋黄含卵磷脂最多，达9.4%。除动物性食物外，植物性食物以大豆含量最丰富，磷脂含量可达1.5%～3%，大豆磷脂在保护细胞膜、延缓衰老、降血脂、防治脂肪肝等方面具有良好效果。

（二）胆固醇

固醇类是一类不含甘油或脂肪酸的脂类，其中的碳原子形成复杂的环状结构。

人体各组织中皆含有胆固醇，每千克体重含胆固醇2g。在细胞内除线粒体膜及内质网膜中含量较少外，它是许多生物膜的重要组成成分，又是类固醇激素、维生素 D 及胆汁酸的前体。

1. 胆固醇的消化吸收

人们从每天膳食中可摄入约 300 ~ 500mg 的外源性胆固醇，主要来自肉类、肝、内脏、脑、蛋黄和奶油等。食物中胆固醇酯不溶于水，不易与胆汁酸形成微胶粒，不利于吸收，必须经胰液分泌的胆固醇酯酶将其水解为游离胆固醇后，方能吸收。未被吸收的胆固醇在小肠下段被细菌转化为粪固醇，由粪便排出。

影响胆固醇吸收的因素：

（1）胆汁酸是促进胆固醇吸收的重要因素，胆汁酸缺乏时，明显降低胆固醇的吸收。

（2）食物中脂肪不足时，也会影响胆固醇的吸收；因为高脂肪膳食不仅具有促进胆汁分泌的作用，脂肪水解产物还有利于形成混合微胶粒，并能促进胆固醇在粘膜细胞中进一步参与形成乳糜微粒，转运入血，所以高脂肪膳食易于导致血胆固醇升高；

（3）食物胆固醇含量：胆固醇在肠道中的吸收率与食物胆固醇成反比；

（4）膳食中饱和脂肪和不饱和脂肪：饱和脂肪酸过高，可使血浆胆固醇升高，摄入较多不饱和脂肪酸，如亚油酸，血浆胆固醇即降低，这是由于不饱和脂肪酸能促进卵磷脂的合成和提高卵磷脂胆固醇脂肪酰转移酶（LCAT）活性，生成较多胆固醇酯，由高密度脂蛋白转运至肝，再经肠道排出体外；

（5）植物食物中的谷固醇和膳食纤维可减少胆固醇的吸收，从而可降低血胆固醇；

（6）年龄、性别及激素的影响：随着年龄的增长，血浆胆固醇有所增加；60 岁后，女性胆固醇水平显著升高，超过男性，在 65 岁左右达到高峰。这是因为女性绝经后雌性激素水平下降，LDL 浓度升高，致使血胆固醇升高。

2. 胆固醇的合成

胆固醇除来自食物外，还可由人体组织合成。人体组织合成胆固醇主要部位是肝脏和小肠。肝脏是胆固醇代谢的中心，合成胆固醇的能力很强，同时还有使胆固醇转化为胆汁酸的特殊作用，而且血浆胆固醇和多种脂蛋白所含的胆固醇的代谢，皆与肝脏有密切的关系。此外，产生类固醇激素的内分泌腺体，如肾上腺皮质、睾丸和卵巢，也能合成胆固醇。

人体每天约可合成胆固醇 1 ~ 1.2g，而肝脏占合成量的 80%。

六、脂肪参考摄入量、食物来源和健康问题

（一）膳食参考摄入量

脂肪最重要的功能之一就是供能，从这个意义上说，饱和、单不饱和（或）多不饱和脂肪之间并无区别。这三种脂肪酸氧化后均能提供 9kcal/g 的能量，且都可以作为脂肪形式存储于脂肪组织中。因此，如果摄入的能量超过能量需求量，这三种脂肪酸均可以使体重增加。

2000 年中国营养学会在制定《中国居民膳食营养素参考摄入量》时，参考各国不同

人群脂肪 RDA，结合我国膳食结构的实际，提出成人脂肪适宜摄入量（AI），见表 1－8。

表 1－8　中国成人膳食脂肪适宜摄入量（AI）

脂肪能量占总能量的百分比/%					
脂肪	SFA	MUFA	PUFA	n－6∶n－3	胆固醇/mg
20～30	<10	10	10	4∶1～6∶1	<300

注：SFA 饱和脂肪酸，MUFA 单饱和脂肪酸，PUFA 多饱和脂肪酸。

举例来说，2000kcal/d 的膳食，依据这一原则可量化如下：

SFA：　22g（200kcal）/d

PUFA：　22g（200kcal）/d

MUFA：　22g（200kcal）/d

总脂肪量：　66g（600kcal）/d

2013 版 DRIS 里　中国营养学会推荐 n－6PUFA 的 AI 为 4% E，增加反式脂肪酸的 UL（<1% E），并决定暂不设定膳食胆固醇的宏量营养素可接受范围。

（二）食物来源

1. 部分食物的脂肪含量

除食用油脂含约 100% 的脂肪外，含脂肪丰富的食品为动物性食物和坚果类。动物性食物多为饱和脂肪酸，猪肉含脂肪量为 30%～90%（腿肉和瘦猪肉脂肪含量在 10% 左右）；如牛肉（瘦）脂肪含量仅为 2%～5%，羊肉（瘦）多数为 2%～4%。禽肉一般含脂肪量较低，多数在 10% 以下，但北京烤鸭和肉鸡例外，其含量分别为 38.4% 和 35.4%。鱼类脂肪含量基本在 10% 以下，且其脂肪含不饱和脂肪酸多。蛋类的脂肪主要集中在蛋黄，含脂肪量约为 30%，其组成以单不饱和脂肪酸为多（见表 1－9）。

除动物性食物外，植物性食物中以坚果类（如花生、核桃、瓜子、榛子、葵花子等）含脂肪量较高，最高可达 50% 以上，不过其脂肪组成多以亚油酸为主，所以是多不饱和脂肪酸的重要来源。

表 1－9　食物的脂肪含量

食物名称	脂肪含量/（g/100g）	食物名称	脂肪含量/（g/100g）
猪蹄爪尖	20.0	鸡腿	13.0
猪肝	3.5	鸭	19.7
鸡蛋	11.1	鸭（北京填鸭）	41.3
鸡蛋黄	28.2	鲅鱼	3.1
鸭蛋	18.0	鳊鱼	6.3
核桃	58.8	草鱼	5.2
花生（炒）	48.0	带鱼	4.9

表 1－9（续）

食物名称	脂肪含量/（g/100g）	食物名称	脂肪含量/（g/100g）
葵花子（炒）	52.8	大马哈鱼	8.6
南瓜子仁	48.1	大黄鱼	2.5
松子（炒）	58.5	海鳗	5.0
西瓜子仁	45.9	鲤鱼	4.1
猪肉（脖子）	60.5	牛肉（瘦）	2.3
猪肉（肥）	90.4	牛肉（肥瘦）	13.4
猪肉（肥瘦）	37.0	牛肝	3.9
猪肉（瘦）	6.2	羊肉（瘦）	3.9
猪肉（后臀尖）	30.8	羊肉（肥瘦）	14.1
猪肉（后蹄膀）	28.0	羊肉（冻，山羊）	24.5
猪肉（里脊）	7.9	鹌鹑	9.4
猪肉（肋条肉）	59.0	鸡	2.3
猪肉（奶脯）	35.3	鸡翅	11.8

2. 食物中脂肪的作用

食物只有在被吃下去后才能成为营养，食物中脂肪的存在使其可口性有了显著改变，首先是改善了食物的口感，其次是使食物味道怡人。

脂肪的物理性决定了进食过程中食物的质感。例如，绝大多数人都不会喜欢吞下纯油脂的感觉，而乳剂如全脂奶，则有一种怡人的奶油口感。其中和所含的脂肪酸也会影响脂肪的熔点。例如，通过选取含不同脂肪酸的可可油可以制出“入口即融的”或略呈“蜡质的”巧克力（适于热带国家食用）。

食品中的脂肪还具有其他技术性功能，如改变或改善生面团、奶酪甚至焦糖的质地。脂肪还有助于维持如奶油冻、冰激凌以及巧克力等食物结构的稳定性。

3. 与脂肪相关的健康问题

最近研究的结果显示，与一般的流行观点正好相反，脂肪较碳水化合物及蛋白质更不易产生饱腹感。这意味着与富含碳水化合物或蛋白质的同样能量的膳食相比，摄入高脂肪的饮食后至下次感受饥饿的时间间隔较短。

肥胖问题近50年来波及面日趋广泛，无论是在发达国家或一部分发展中国家。

尽管在决定一个人的体重时，基因也发挥着重要影响，然而造成多种社会环境下的体重超常及肥胖的基本原因主要有两个：第一是体力活动量的减少（生活方式日趋以静坐为主），第二就是膳食中脂肪摄入量增加（与碳水化合物、蛋白质的趋势正好相反）。事实上，控制脂肪摄入量是控制现有体重或减肥最为简单有效的方法。

脂肪摄入量对体重有如此决定性影响的原因在于，脂肪是继碳水化合物、蛋白质之后最后才用来燃烧（氧化）供能的能源物质。另外，脂肪也是机体唯一的有效能源储备形式，机体直接存储碳水化合物或蛋白质的能力十分有限。与流行的错误观点相反的事实还有，将膳食中的碳水化合物转化成脂肪的过程实际上相当困难，而将一定量的蛋白质转化为机体脂肪则近乎不可能。

第三节 碳水化合物

碳水化合物(carbohydrate)是一大类有机化合物，也称糖类或醣。1812 年，俄罗斯化学家 Kjrchoff 报告，植物中碳水化合物存在的形式主要是淀粉，在稀酸中加热可水解为葡萄糖。1844 年，Schmidt 指出，碳水化合物含有一定比例的 C、H、O 三种元素，其中 H 和 O 的比例恰好与水相同为 2∶1，好像碳和水的化合物，故称此类化合物为碳水化合物。1900 年左右，德国化学家 E. Fisher 最早测定了单糖的化学结构，从此，奠定了碳水化合物结构和功能研究的化学基础。

一、 碳水化合物的分类

早年，德国化学家 E. Fisher 对葡萄糖结构和碳原子周围的氢氧根的精确排列方式的研究，使我们了解到现在葡萄糖的 16 种性质不同的旋光异构体。以上的化学研究基础奠定了科学界对碳水化合物的生理、营养学的认识。根据 FAO/WHO 的最新报告，综合化学、生理和营养学的考虑，碳水化合物根据聚合度(Degree of polymerization，DP)可分为糖、寡糖和多糖三类，如表 1－10 所示。

表 1－10 碳水化物分类

分类(糖分子 DP)	亚组	组成
糖(1～2)	单糖	葡萄糖、半乳糖、果糖
	双糖	蔗糖、乳糖、麦芽糖、海藻糖
	糖醇	山梨醇、甘露糖醇
寡糖(3～9)	异麦芽低聚寡糖	麦芽糊精
	其他寡糖	棉子糖、水苏糖、低聚果糖
多糖(≥10)	淀粉	直链淀粉、支链淀粉、变性淀粉
	非淀粉多糖	纤维素、半纤维素、果胶、亲水胶物质(hydrocolloids)

引自 FAO/WHO 1998。

(一) 单糖、双糖和糖醇

1. 单糖

单糖是最简单的糖，通常条件下不能再被直接水解为分子更小的糖。

单糖是构成各种寡糖和多糖的基本组成单位，食物中的单糖主要为葡萄糖(glucose)、果糖(fructose)和半乳糖(galactose)。

(1) 葡萄糖

葡萄糖是构成食物中各种糖类的最基本单位，如淀粉；有些则是由葡萄糖与其他糖化合而成，如蔗糖（sucrose）。葡萄糖一单糖的形式存在于天然食品中是比较少的。葡萄糖有D型和L型，人体只能代谢D型葡萄糖而不能利用L型，D－葡萄糖又名右旋糖。

存在于血液、脑脊液、淋巴液、水果、蜂蜜、以及多种植物中，都以游离形式存在，是构成多种寡糖和多糖的基本单位。

(2) 果糖

D－果糖通常与蔗糖共同存在于水果和蜂蜜中，苹果及番茄中含量亦较多。果糖吸收后，经肝脏转变成葡萄糖被人体吸收利用，有一部分转变为糖原、乳糖和脂肪。

甜度比蔗糖高10%，是天然碳水化合物中甜度最高的糖。

(3) 半乳糖

以结合形式存在于乳糖中。半乳糖在人体中也是先转变成葡萄糖后才能被利用，母乳中的半乳糖是在体内重新合成的，而不是由食物中直接获得。

(4) 其他单糖

除上述三种重要的单糖外，食物中还有少量的戊糖，如核糖（ribose）、脱氧核糖（deoxyribose）、阿拉伯糖（arabinose）和木糖（xylose）；前两种糖可在动物体内合成，后两种主要存在于水果和根、茎类蔬菜中。

2. 双糖

双糖是由两个相同或不相同的单糖分子上的羟基脱水生成的糖苷。自然界最常见的双糖是蔗糖及乳糖。此外还有麦芽糖、海藻糖、异麦芽糖、纤维二糖、壳二糖等。

(1) 蔗糖

蔗糖（sucrose）俗称白糖、砂糖或红糖。它是由一分子D－葡萄糖的半缩醛羟基与一分子D－果糖的半缩醛羟基彼此缩合脱水而成。蔗糖几乎普遍存在于植物界的叶、花、根、茎、种子及果实中。在甘蔗、甜菜及槭树汁中含量尤为丰富。

(2) 乳糖

乳糖（1actose）由一分子D－葡萄糖与一分子D－半乳糖以β－1,4－糖苷键相连而成。乳糖只存在于各种哺乳动物的乳汁中，其浓度约为5%。人体消化液中乳糖酶可将乳糖水解为其相应的单糖。

(3) 麦芽糖

麦芽糖（maltose）由二分子葡萄糖以α－1,4－糖苷键相连而成，大量存在于发芽的谷粒，特别是麦芽中。麦芽糖是淀粉和糖原的结构成分。

(4) 麦芽异糖

麦芽异糖（isomaltose）由二分子D－葡萄糖以α－1,6－糖苷键相连而成，是多糖支链淀粉及糖原的结构组成单位，代表此类多糖链的分枝点。

(5) 海藻糖

海藻糖（trehalose）又名蘑菇糖、蕈糖，1858年从海藻中分离获得名。除海藻外，还广泛存在于蘑菇、酵母、真菌、细菌等中。海藻糖的甜度为蔗糖的45%，为还原性双糖，化学性质稳定，是一种非特异性保护剂，可保护生物膜及敏感细胞壁免受干旱、冷冻、渗透压的变化等造成的损害。同时，还可作为保鲜剂用于食品、蔬菜、果品、生物品的保护。海藻糖由二分子葡萄糖通过半缩醛羟基缩合而成。

3. 糖醇

在天然的水果、蔬菜中，还存在少量的糖醇类物质。糖醇是单糖的重要衍生物，常见有山梨醇、甘露醇、木糖醇、麦芽糖醇等。这些糖醇类物质因其在体内消化、吸收速度慢，且提供能量较葡萄糖少已被用于食品加工业，目前常使用的糖醇类有甘露醇（mannitol）、山梨醇（sorbitol）、木糖醇（xylitol）和麦芽醇（maltitol）。

（1）山梨醇和甘露醇

二者互为同分异构体。山梨醇存在于许多植物的果实中，甘露醇在海藻、蘑菇中含量丰富。山梨醇可氢化葡萄糖制得，由于它含有多个醇羟基，亲水性强，所以临床上常用20%，或25%的山梨醇溶液作脱水剂，使周围组织及脑实质脱水，从而降低颅内压，消除水肿。甘露醇可从一些海草中抽提，也可氢化甘露糖获得。甘露醇的作用与山梨醇相似，亦为渗透性利尿剂，还可作食品的改进剂。

（2）木糖醇

存在于多种水果、蔬菜中的五碳醇。工业上可氢化木糖制得，其甜度与蔗糖相等。其代谢不受胰岛素调节，因而可被糖尿病人接受。木糖醇常作为甜味剂用于糖尿病人的专用食品及许多药品中。

（3）麦芽糖醇

由麦芽糖氢化制得，可作为功能性甜味剂用于心血管病、糖尿病等患者的保健食品中。不能被口腔中的微生物利用，有防龋齿作用。

（二）寡糖

寡糖又称低聚糖，由3~9个单糖分子通过糖苷键构成的聚合物，目前已知的几种重要寡糖有棉籽糖、水苏糖、异麦芽低聚糖、低聚果糖、低聚甘露糖、大豆低聚糖等。其甜度通常只有蔗糖的30%~60%。

1. 棉籽糖

棉籽糖（raffinose）又称蜜三糖，是一种三碳糖。几乎和蔗糖一样广泛分布于多种植物的种子、果实、花及根茎中。甘蔗和棉籽中含量尤多。棉籽糖由D-半乳糖、D-葡萄糖、D-果糖各1分子而组成。

2. 水苏糖

水苏糖（stachyose）是一种四糖，通常多与蔗糖及棉籽糖共存。水苏糖由2分子D-半乳糖、1分子D-葡萄糖及1分子D-果糖组成。

这两种糖都不能被肠道消化酶分解而消化吸收，但在大肠中可被肠道细菌代谢，产生气体和其他产物，造成胀气，因此必须进行适当加工以其不良影响。

3. 低聚果糖

低聚果糖（fuctooligosaccharide）又称寡果糖或蔗果三糖族低聚糖，是由蔗糖分子的果糖残基上结合 1 ~3 个果糖而组成。低聚果糖主要存在于日常食用的水果、蔬菜中，如洋葱、大蒜、香蕉等。低聚果糖的甜度约为蔗糖的 30% ~60%，难以被人体消化吸收，被认为是一种水溶性膳食纤维，但易被大肠双歧杆菌利用，是双歧杆菌的增殖因子。此外，低聚果糖不提供口腔微生物沉淀、产酸、腐蚀的场所，故可作为防龋齿甜味剂。

4. 大豆低聚糖

大豆低聚糖（soybean oligosaccharide）是存在于大豆中的可溶性糖的总称，主要成分是水苏糖、棉籽糖和蔗糖。除大豆外，在豇豆、扁豆、豌豆、绿豆和花生等中均有存在。其甜味特性接近于蔗糖，甜度为蔗糖的 70%，但能量仅为蔗糖的 50% 左右。大豆低聚糖也是肠道双歧杆菌的增殖因子，可作为功能性食品的基料，能部分代替蔗糖应用于清凉饮料、酸奶、乳酸菌饮料、冰淇淋、面包、糕点、糖果和巧克力等食品中。

（三）多糖

多糖是由大于或等于 10 个单糖分子脱水缩合并借糖苷键彼此连接而成的高分子聚合物。多糖在性质上与单糖和低聚糖不同，一般不溶于水，无甜味，不形成结晶，无还原性。在酶或酸的作用下，水解成单糖残基不等的片断，最后成为单糖。根据营养学上新的分类方法，多糖可分为淀粉和非淀粉多糖。

1. 淀粉

淀粉（starch）是人类的主要食物，存在于谷类、根茎类等植物中。淀粉由葡萄糖聚合而成，因聚合方式不同分为直链淀粉和支链淀粉。为了增加淀粉的用途，淀粉经改性处理后获得了各种各样的变性淀粉。

（1）直链淀粉

直链淀粉（amylose）又称糖淀粉，由几十个至几百个葡萄糖分子残基以 α－1,4－糖苷键相连而成的一条直链，并卷曲成螺旋状二级结构，相对分子质量为 1 万 ~10 万。直链淀粉在热水中可以溶解，与碘产生蓝色反应，一般不显还原性。天然食品中，直链淀粉含量较少，一般仅占淀粉成分的 19% ~35%。

（2）支链淀粉

支链淀粉（amilopectin）又称胶淀粉，分子相对较大，一般由几千个葡萄糖残基组成，其中每 25 ~30 个葡萄糖残基以 α－1,4－糖苷键相连而形成许多个短链，每两个短链之间又以 α－1,6－糖苷键连接，如此则使整个支链淀粉分子形成许多分枝再分枝的树冠样的复杂结构。支链淀粉难溶于水，其分子中有许多个非还原性末端，但却只有一个还原性末端，故不显现还原性。支链淀粉遇碘产生棕色反应。在食物淀粉中，支链淀粉含量较高，一般占 65% ~81%。支链淀粉含量与食物的品质有很大关系，含支链淀粉越多，糯性越大。不同品种的大米，所含的支链和直链淀粉的比例各不相同。

（3）改性淀粉

改性淀粉（modified starch）又称变性淀粉，指普通淀粉经过物理或化学方法处理后，使其某些性质改变的淀粉。如预糊化淀粉（α－淀粉）、高黏度淀粉、低黏度淀粉、氧化淀粉、交联淀粉、糊精、阳离子淀粉、淀粉衍生物等。这些淀粉仍保持原有颗粒结构，外观与原淀粉无差别，但其黏度、黏度的稳定性、色泽、凝沉性、胶黏性等性质发生了明显改变。这些改性淀粉在食品工业中可用于增稠、保型、稳定冷冻食品内部结构、改善食物的风味、除却异杂味等；在制药工业可用作平衡物质兼黏合剂；在化妆品行业中可用来制作爽身粉、护肤粉等。

（4）抗性淀粉

抗消化淀粉（resist starch，RS）这一术语最早是由英国科学家 Englyst 提出的，当时指 α－淀粉酶作用于淀粉后剩余的未被降解的部分；而后概念扩展到包括不被肠道酶降解消化的部分。1991 年，欧洲的工作会议将 RS 定义为健康人小肠内不被消化吸收的淀粉及其水解物的总称，1998 年这一概念得到 FAO/WHO 碳水化合物专家组的认可。近年来，Englyst 的研究使得淀粉的分类在生理意义又有了一个全新的认识。Englyst 的方法是根据 α－淀粉酶水解时间长短来分类不同的淀粉，在模拟胃肠道内环境的前提下，将 20min 时已水解的淀粉称为快消化淀粉（readily digestible starch，RDS）；20～120min 水解的淀粉称为慢消化淀粉（slowly digestible starch，SDS），120min 后仍没有水解的淀粉称为抗性淀粉（RS）。RS 也并非是一类完全相同的物质，因其天然来源或加工方法不同，其抗消化性会有很大的差别，一般可将其分为 3 种（表 1－11），其消化吸收上的差别主要是由于直链和支链淀粉的比例不同而形成的。

表 1－11 淀粉的类型和消化吸收

类型	结构	食物形式	小肠中消化
快消化淀粉 RDS	分散性淀粉	新鲜煮熟的食物	迅速完全吸收
慢消化淀粉 SDS	结晶体淀粉，带有 X－射线 A 图谱	多数为生的谷类或高温糊化干燥淀粉	缓慢但完全吸收
抗性淀粉 RS1	生理上不接受的淀粉形式	整的或部分研磨的谷类和豆类	部分消化
抗性淀粉 RS2	结构 X－射线的 B 或 C 图谱	未煮的土豆和青香蕉	部分消化
抗性淀粉 RS3	带有变性的支链淀粉分子或回生的直链淀粉	放冷的熟土豆谷类和食物	部分消化

2. 糖原

糖原（glycogen）是多聚 D－葡萄糖，几乎全部存在于动物组织，故又称动物淀粉。糖原结构与支链淀粉相似，分子中各葡萄糖残基间通过 α－1，4－糖苷键相连，链与链之间以 α－1，6－糖苷键连接。糖原的分枝多，支链比较短。每个支链平均长度相当于 12～18 个葡萄糖分子。糖原的分子很大，一般由几千个至几万个葡萄糖残基组成。

3. 非淀粉多糖

80%～90% 的非淀粉多糖（nonstarch polysaccharides，NSP）由植物细胞壁成分组成，包括纤维素、半纤维素、果胶等，即以前概念中的膳食纤维。其他是非细胞壁物质如植物胶质、海藻胶类和菊粉等。

（1）纤维素

纤维素（cellulose）一般由 1000～10000 葡萄糖残基借 β－1，4－糖苷键相连，形成一条线状长链。相对分子质量约为20万~200万，不溶于水及一般溶剂，无还原性，遇碘不起任何颜色反应。纤维素在植物界无处不在，是各种植物细胞壁的主要成分，也是许多木质植物的结构成分和骨架。人体和动物组织不含纤维素，但它与人生活有极其密切的关系，人类日常膳食中必须有足够的纤维素。人体消化液及消化道中缺乏能水解纤维素的β-1,4-糖苷键的酶，故纤维素不能被人体消化吸收，但它可刺激和促进胃肠道的蠕动，有利用于其他食物的消化吸收及粪便的排泄。

（2）半纤维素

半纤维素（hemicellulose）绝大多数的半纤维素都是由2~4种不同的单糖或衍生单糖构成的杂多糖，这些杂多糖以多种形式存在，主要有L-阿拉伯糖木聚糖、戊聚糖、半乳聚糖等。半纤维素的相对分子质量相对较小，一般由50~200个单糖或衍生单糖分子聚合而成，是谷类纤维的主要成分。

半纤维素也是组成植物细胞壁的主要成分，一般与纤维素共存。半纤维素既不是纤维素的前体或衍生物，也不是其生物合成的中间产物。

纤维素和半纤维素在麸皮中含量较多。有些半纤维素也是可溶的。

（3）果胶类

果胶类（pectins）亦称果胶物质（pectinc substance）。一般指以D-半乳糖醛酸为主要成分的复合多糖之总称，果胶类普遍存在于陆地植物的原始细胞壁和细胞间质层。在一些植物的软组织中含量特别丰富，例如在柑橘类水果的皮中约含30%，甜菜中约含25%，苹果中约15%。

果胶物质均溶于水，与糖、酸在适当的条件下能形成凝冻，一般用作果酱、果冻及果胶糖果等的凝冻剂，也可用作果汁、饮料、冰淇淋等食品的稳定剂。

二、碳水化合物的生理功能

碳水化合物是生命细胞结构的主要成分及主要供能物质，并且有调节细胞活性的重要功能。机体中碳水化合物的存在形式主要有三种：葡萄糖、糖原和含糖的复合物，碳水化合物的生理功能与其摄入食物的碳水化合物种类和在机体内存在的形式有关。

（一）储存和提供能量

膳食碳水化合物是人类获取能量的最经济和最主要的来源。每克葡萄糖在体内氧化可以产生16.7kJ(4kcal)的能量。在维持人体健康所需要的能量中，55%~65%由碳水化合物提供。糖原是肌肉和肝脏碳水化合物的储存形式，肝脏约储存机体内1/3的糖原。一旦机体需要，肝脏中的糖原即将分解为葡萄糖以提供能量。碳水化合物在体内释放能量较快，供能也快，是神经系统和心肌的主要能源，也是肌肉活动时的主要燃料，对维持神经系统和心脏的正常供能，增强耐力，提高工作效率都有重要意义。

（二）构成组织及重要生命物质

碳水化合物是构成机体组织的重要物质，并参与细胞的组成和多种活动。每个细胞都有碳水化合物，其含量约为2%~10%，主要以糖脂、糖蛋白和蛋白多糖的形式存在。

分布在细胞膜、细胞器膜、细胞浆，以及细胞间基质中，糖和脂形成的糖脂是细胞与神经组织的结构成分之一。结缔组织的细胞间基质，主要是胶原和蛋白多糖所组成。核糖核酸和脱氧核糖核酸两种重要生命物质均含有 D－核糖，即 5 碳醛糖；一些具有重要生理功能的物质，如抗体、酶和激素的组成成分，也需碳水化合物参与。

（三）节约蛋白质作用

机体需要的能量，主要由碳水化合物提供，当膳食中碳水化合物供应不足时，机体为了满足自身对葡萄糖的需要，则通过糖原异生（gluconegenesis）作用产生葡萄糖，供给能量；而当摄入足够量的碳水化合物时则能预防体内或膳食蛋白质消耗，不需要动用蛋白质来供能，即碳水化合物具有节约蛋白质作用（sparing protein action）。碳水化合物供应充足，体内有足够的 ATP 产生，也有利于氨基酸的主动转运。

（四）抗生酮作用

脂肪在体内分解代谢，需要葡萄糖的协同作用。脂肪酸被分解所产生的乙酰基需要与草酰乙酸结合进入三羧酸循环，而最终被彻底氧化和分解产生能量。当膳食中碳水化合物供应不足时，草酰乙酸供应相应减少；而体内脂肪或食物脂肪被动员并加速分解为脂肪酸来供应能量。这一代谢过程中，由于草酰乙酸不足，脂肪酸不能彻底氧化而产生过多的酮体，酮体不能及时被氧化而在体内蓄积，以致产生酮血症和酮尿症。膳食中充足的碳水化合物可以防止上述现象的发生，因此称为碳水化合物的抗生酮作用（antiketogenesis）。

（五）解毒作用

经糖醛酸途径生成的葡萄糖醛酸，是体内一种重要的结合解毒剂，在肝脏中能与许多有害物质如细菌毒素、酒精、砷等结合，以消除或减轻这些物质的毒性或生物活性，从而起到解毒作用。

最近的研究证实，不消化的碳水化合物在肠道菌的作用下发酵所产生的短链脂肪酸（short chain fatty acid，SCFA）有着广泛的解毒或者保健作用。非离子化酸性 SCFA 的生成可促进 Na^+-H^+ 交换，刺激 Na^+ 的吸收；丁酸还通过产能提供 ATP 增加细胞内 CO_2，经碳酸酐酶作用产生 H^+ 而促进 Na^+-H^+ 交换；Na^+ 的吸收也刺激了 SCFA 的吸收。结肠黏膜上皮细胞对 Na^+ 吸收增加，继之增加水的吸收，这正是由膳食性纤维生成的 SCFA 具有抗腹泻作用这一假设的理论依据。

与对正常结肠上皮细胞的增殖刺激作用相反，SCFA（尤其是丁酸）住体外抑制结肠、直肠肿瘤细胞的生长。丁酸还抑制由 1,2 二甲肼（DMH）致癌物诱导的大鼠结肠肿瘤的生长，明显降低结肠癌的发生。对于蛋白质和脂肪的分解产物如各种胺、氨和胆酸等有抑制作用。

（六）增强肠道功能

非淀粉多糖类如纤维素和果胶、抗性淀粉、功能性低聚糖等抗消化的碳水化合物。虽不能在小肠消化吸收，但刺激肠道蠕动，增加了结肠的发酵，发酵产生的短链脂肪酸和肠道菌群增殖，有助于正常消化和增加排便量。

大多数不消化的碳水化合物如膳食纤维、抗性淀粉都有促进肠道蠕动、增多粪便量的作用。

三、碳水化合物的代谢

近年来，人们对碳水化合物的生理功能的理解有了很大的改变，主要是由于对其消化吸收机制的认识和发展。例如，非淀粉多糖和膳食纤维不只是影响粪便量和排便行为；根据消化吸收速率，淀粉可分为快消化、慢消化和抗消化几种形式；寡糖可以选择性的刺激肠道菌生长等。

（一）碳水化合物的消化与吸收

人类食物中含量最多的碳水化合物是淀粉，此外还有少量纤维素、果胶、蔗糖、乳糖、麦芽糖、葡萄糖及一些戊糖等。淀粉不易溶于水，不能被人体直接吸收利用。蔗糖、乳糖及麦芽糖虽易溶于水，但也不能被直接吸收进入体内，都必须在消化道内在消化腺分泌的水解酶作用下，变成葡萄糖和相应的其他单糖才能被吸收。非淀粉多糖，如纤维素、果胶等，人体消化液缺乏消化它们的水解酶，不能使之变成单糖而被吸收利用，但肠道中存在多种非致病性细菌，它们含有水解纤维素和果胶的各种酶，可将其分解被人体间接吸收。但人体肠道中含此类细菌不多，靠这种作用利用纤维素及果胶的能力微乎其微。

碳水化合物的消化自口腔开始。口腔分泌的唾液中含有 α－淀粉酶（α－amylase），又称唾液淀粉酶（ptyalin），唾液中还含此酶的激动剂氯离子，而且还具有此酶最合适pH6～7 的环境。由于食物在口腔停留时间短暂，以致唾液淀粉酶的消化作用不大。当口腔内的碳水化合物食物被唾液所含的黏蛋白黏合成团，并被吞咽而进入胃后，其中所包藏的唾液淀粉酶仍可使淀粉短时继续水解，但当胃酸及胃蛋白酶渗入食团或食团散开后，pH 下降至 1～2 时，不再适合唾液淀粉酶的作用，同时该淀粉酶本身亦被胃蛋白酶水解破坏而完全失去活性。胃液不含任何能水解碳水化合物的酶，其所含的胃酸虽然很强，但对碳水化合物也只可能有微少或极局限的水解，故碳水化合物在胃中几乎完全没有什么消化。

碳水化合物的消化主要是在小肠中进行。小肠内消化分肠腔消化和小肠黏膜上皮细胞表面上的消化。极少部分非淀粉多糖可在结肠内通过发酵消化。

碳水化合物经过消化变成单糖后才能被细胞吸收。糖吸收的主要部位是在小肠的空肠。单糖首先进入肠黏膜上皮细胞，再进入小肠壁的门静脉毛细血管，并汇合于门静脉而进入肝脏，最后进入大循环，运送到全身各个器官。在吸收过程中也可能有少量单糖经淋巴系统而进入大循环。

单糖的吸收过程不单是被动扩散吸收，而是一种耗能的主动吸收。目前普遍认为，在肠黏膜上皮细胞刷状缘上有一特异的运糖载体蛋白，不同的载体蛋白对各种单糖的结合能力不同，有的单糖甚至完全不能与之结合，故各种单糖的相对吸收速率也就各异。

（二）糖原的合成和分解

消化吸收的葡萄糖或体内其他物质转变而来的葡萄糖进入肝脏和肌肉后，可分别合成肝糖原和肌糖原,此种过程称为糖原的合成作用。肝糖原可在肝脏分解为葡萄糖,此种过程称为糖原的分解作用。肌肉中因缺乏葡萄糖－6－磷酸酶,故肌糖原不能直接分解为葡萄糖,但可通过糖酵解作用分解为乳酸,后者随血流入肝脏后,可通过糖异生作用而间接转变为葡萄糖。糖原的合成作用在体内多种组织中存在,但主要是在肝脏和肌肉中进行。饥饿12～18h,肝糖原几乎全部分解而消耗。肌糖原只有在长时间剧烈运动后才趋于耗尽。肝糖原的分解可大量释放出葡萄糖,以维持血糖浓度和供应其他组织消耗利用;而肌糖原的分解仅限于本身提供糖酵解所需要的原料。

1. 糖异生

由非碳水化合物转变为葡萄糖或糖原的过程成为糖异生。非碳水化合物主要是乳酸、丙酮酸、甘油、丙酸盐及生糖氨基酸。糖异生的主要场所是肝脏。肾皮质也能进行糖异生,但其量共微,总量不到肝异生而来的十分之一,只是在严重饥饿情况下,其功能才明显增强。

2. 糖异生的生理意义

(1) 保持饥饿时血糖相对稳定

饥饿时,血糖趋于下降,此时除了肝糖原大量分解外,糖异生作用开始加强。当肝糖原耗尽时,机体组织蛋白质分解而来的大量氨基酸以及由体脂分解而来的甘油等非糖物质加速转变成葡萄糖使血糖保持相对稳定,这对于主要依赖葡萄糖供能的组织维持其生理功能十分重要。如人体大脑、肾髓质、血细胞、视网膜等。

(2) 促进肌乳酸的充分利用

当人体剧烈运动时,肌肉经糖酵解作用生成大量的乳酸,通过骨骼肌细胞扩散至血液,并被运送到肝脏。通过肝中强大的糖异生能力,乳酸转变为葡萄糖,又返回肌肉供肌肉糖酵解产生能量。如果糖异生途径障碍,则乳酸利用受限,可使得人体运动能力明显下降。

(3) 有利于肾脏排 H^+ 保 Na^+

在长期禁食或糖尿病晚期可出现代谢性酸中毒,使血液pH降低,促使肾小管细胞中磷酸烯醇式丙酮酸羧激酶的合成加速,从而促进了糖异生作用,由此可引起谷氨酰胺脱氨。脱下的氨由肾小管细胞分泌进入管腔的肾小球滤液中,与 H^+ 结合形成 NH^+,随尿排出,从而降低了肾小球滤液中 H^+ 浓度,同时替换回了 Na^+,如此则有助于缓解酸中毒。

(三) 血糖及其调节

血糖主要指血中葡萄糖。正常情况下,血糖含量总是保持在一定的恒定范围内,其浓度为3.9～6.1mmoL/L(700～1100mg/L)。血糖浓度保持相对恒定,是细胞进行正常代谢、维持器官正常功能的重要条件之一。特别是脑组织,因为糖原含量少,又主要靠糖氧化供能,因此保持正常的血糖浓度更显得重要。

1. 血糖的来源与去路

血糖的来源主要为肠道吸收、肝糖原的分解和糖异生作用;去路主要为有氧和无氧分解、合成糖原、转变为非糖物质及随尿排出。

2. 血糖浓度的调节

血糖来源与去路的控制，在高等动物中主要靠激素。参与血糖降低的激素有胰岛素；使血糖升高的激素主要是胰高血糖素、糖皮质激素和肾上腺素。

食物对于血糖的调节作用主要在于食物消化吸收速率和利用率。但食物中碳水化合物的含量、类型等也是影响血糖的主要因素。

（1）食物碳水化合物

食物碳水化合物总量摄入多，血糖上升的高，因此以往糖尿病人膳食管理中都是控制总碳水化合物的量在总能量的40%左右，随着对碳水化合物分类和功能的认识，对这一看法已有转变。不同类型的碳水化合物，即使摄入的总量相同，也不产生相同的血糖反应。如前所述的淀粉。淀粉食物中的快消化的成分如游离葡萄糖、蔗糖中的葡萄糖和20min保温后淀粉释放出的葡萄糖可以很快在小肠吸收并升高血糖水平。而一些抗性淀粉、寡糖或其他形式的膳食纤维，可以进入结肠经细菌发酵后再吸收，对血糖的应答缓慢而平稳。

（2）食物血糖生成指数

食物血糖生成指数由Jenkins在1981年提出，用以衡量某种食物或某种膳食组成对血糖浓度影响的一个指标。血糖指数高的食物或膳食，表示进入胃肠后消化快、吸收完全，葡萄糖迅速进入血液；反之则表示在胃肠内停留时间长，释放缓慢，葡萄糖进入血液后峰值低，下降速度慢。食物血糖生成指数（Glycemic Index，GI）简称血糖指数是指含50g碳水化合物的食物与相当量的葡萄糖在2h血浆葡萄糖糖耐量曲线下面积之比值。

食物的血糖生成指数是评价食物碳水化合物的一个生理学参数。在人体内，所有碳水化合物都被降解成为单糖经由血液进入细胞，这种转运过程受人体所分泌胰岛素的量控制，当食品中的碳水化合物被消化后，导致血糖升高并诱导人体产生饱足感。胰岛素的分泌使血糖转运至细胞以恢复正常的血糖浓度，降低过快产生饥饿感则越快。因此，无论对健康人还是糖尿病人来说，保持一个稳定的血糖浓度、没有大的波动才是理想状态，而达到这个状态就是合理地利用低GI的食物。而高GI的食物，进入胃肠后消化快、吸收率高，葡萄糖进入血液后峰值高、释放快。GI反映该食物被利用的程度，给出了富含碳水化合物食物的一个新的营养学评价方法。食物血糖指数可作为糖尿病患者选择多糖类食物的参考依据，也可广泛用于高血压病人和肥胖者的膳食管理、居民营养教育，甚至扩展到运动员的膳食管理、食欲等研究中。表1－12、表1－13是常见某些食物的血糖指数。

表1－12　常见糖类的血糖生成指数

食物	GI	食物	GI
葡萄糖	100	麦芽糖	105.0±5.7
蔗糖	65.0±6.3	白糖	83.8±12.1
果糖	23.0±4.6	蜂蜜	73.0±13.3
乳糖	46.0±3.2	巧克力	49.0±8.0

表 1-13 常见食物的血糖生成指数

食物名称	GI	食物名称	GI	食物名称	GI
馒头	88.1	玉米粉	68.0	葡萄	43.0
熟甘薯	76.7	玉米片	78.5	柚子	25.0
熟土豆	66.4	大麦粉	66.0	梨	36.0
面条	81.6	菠萝	66.0	苹果	36.0
大米	83.2	闲趣饼干	47.1	藕粉	32.6
烙饼	79.6	荞麦	54.0	鲜桃	28.0
苕粉	34.5	甘薯(生)	54.0	扁豆	38.0
南瓜	75.0	香蕉	52.0	绿豆	27.2
油条	74.9	猕猴桃	52.0	四季豆	27.0
荞麦面条	59.3	山药	51.0	面包	87.9
西瓜	72.0	酸奶	48.0	可乐	40.3
小米	71.0	牛奶	27.6	大豆	18.0
胡萝卜	71.0	柑	43.0	花生	14.0

3. 其他食物因素

食物中其他组分和含量、物理状况和加工制作过程等因素,对食物的 GI 也产生显著的影响。如富含膳食纤维、抗性淀粉或其他不消化的碳水化合物食物,因淀粉酶的抗性增强,胃肠的消化吸收率变小而且缓慢,GI 较低。食物加工时,如果时间过长,糊化程度高,使消化吸收加快,GI 就高。水果中的果酸可使胃肠排空时间延长,吸收缓慢,使血糖生成指数低。富含脂肪、蛋白质的食物血糖生成指数也低,如豆类和油炸的食品等。但对于糖尿病人而言,脂肪高的低 GI 食品不是好的选择。

(四) 糖耐现象

在正常情况下,人体一次摄入大量糖时,其血糖浓度仅暂时升高,而且很快恢复正常值,这种现象称为糖耐现象或称糖耐量。观察人体糖耐现象,可以推知机体内糖代谢过程是否正常,血糖浓度调节的各种机构是否健全,机体是否可能存在某种疾病。为此,临床上常用糖耐量试验鉴定机体利用糖的能力。

四、 碳水化合物的需要量与食物来源

(一) 碳水化合物的需要量

人体对碳水化合物的需要量,常以可提供能量的百分比来表示。由于体内其他营养素可转变为碳水化合物,因此其适宜需要量尚难确定。根据 FAO 的资料,1964 年和

1994 年,发达国家碳水化合物占能量摄入量分别为 58.7% 和 49.8%;发展中国家分别为 73.8% 和68.1%。我国 1992 年全国营养调查的资料显示,如果按标准人,城市居民碳水化合物占能量摄入的 57.7%,农村居民占 69.7%,全国平均为 65.5%;按年龄分段,全国平均值为:3 岁 79%,7 岁 67%,11 岁 67.5%,14 岁 69.6%,17 岁 69.4%。膳食中碳水化合物过少,可造成膳食蛋白质浪费,组织蛋白质和脂肪分解增强以及阳离子的丢失等。膳食中碳水化合物比例过高,势必引起蛋白质和脂肪的摄入减少,也能对机体造成不良后果。研究证明,膳食碳水化合物所占总能量比值大于 80% 或小于 40% 都是不利于健康的两个极端。故此,国外许多国家都把碳水化合物的供应量定在 50% ~60%。

在 1988 年,中国营养学会曾建议我国健康人群的碳水化合物供给量为总能量摄入的 60% ~70%。根据目前我国膳食碳水化合物的实际摄入量和 FAO/WHO 的建议,于 2000 年重新修订为 55% ~65%(AI)。对碳水化合物的来源也作出要求,即应包括复合碳水化合物淀粉、不消化的抗性淀粉、非淀粉多糖和低聚糖等碳水化合物;限制纯能量食物的摄入量,提倡摄入营养质量指数高的食物,以保障人体能量和营养素的需要及改善胃肠道环境和预防龋齿的需要。

（二）碳水化合物的食物来源

膳食中淀粉的来源主要是粮谷类和薯类食物。粮谷类一般含碳水化合物 60% ~80%,薯类含量为 15% ~29%,豆类为 40% ~60%。

单糖和双糖的来源主要是蔗糖、糖果、甜食、糕点、甜味水果、含糖饮料和蜂蜜等。

碳水化合物是最早发现的营养素之一。碳水化合物的化学结构和组成、消化吸收、在体内代谢、生理功能等现已非常明确。随着研究的不断深入,分子生物学技术的应用,碳水化合物的一些特殊功用也逐步被发现,例如,膳食纤维在预防慢性疾病中的作用,真菌多糖调节免疫功能及抗肿瘤中的作用,功能性单糖(果糖)及低聚糖预防龋齿、促进肠道益生菌的生长繁殖等作用。这些特殊作用日益受到人们的重视,并广泛应用于保健食品的开发和应用。由于碳水化合物在体内可由其他营养素转变而来,因此给需要量的研究带来很多困难,这些还有待于以后的工作研究解决。

第四节　能量

新陈代谢是生命活动的基本特征。人体在生命活动过程中不断从外界环境中摄取食物,从中获得人体必需的营养物质,其中包括碳水化合物、脂类和蛋白质,一般称之为三大营养素。三大营养素经消化转变成可吸收的小分子营养物质而被吸收入血,这些被吸收的小分子营养物质在细胞内经过合成代谢,构成机体组成成分或更新衰老的组织;人体每日能量的消耗主要由基础代谢、体力活动和食物热效应构成。能量平衡不但受外界环境的影响,也受到内环境因素(如多种细胞因子、受体、激素以及神经—体液系统等)的影响,一旦能量平衡失调将会引起一系列的健康问题。

一、能量来源

人体在生命过程中，不仅在活动中需要能量，在安静状态时也需要能量来维持体温、心跳、呼吸等各项基本生命活动。而这些能量主要来源于食物，生物的能量来源于太阳的辐射能。其中，植物借助叶绿素的功能吸收利用太阳辐射能，通过光合作用将二氧化碳和水合成碳水化合物；植物还可以吸收利用太阳辐射能合成脂肪、蛋白质。而动物在食用植物时，实际上是从植物中间接吸收利用太阳辐射能，人类则是通过摄取动、植物性食物获得所需的能量。

（一）能量单位

按照能量守恒定律，能量既不能创造也不能消失，但可以从一种形式转变为另一种形式。为了计量上的方便，对各种不同存在形式的“能”需要制定一个统一的单位，即焦耳（Joule，J）或卡（calorie）。营养学上所使用的能量单位，多年来一直用卡（calorie）或千卡（kilocalorie，kcal）。1kcal 指 1000g 纯水的温度由 15℃上升到 16℃所需要的能量。国际上和我国通用的能量单位是焦尔（Joule，J）。1J 指用 1N 力把 1kg 物体移动 1m 所需要的能量。1000J 等于 1kJ（kilo Joule，kJ），1000kJ 等于 1MJ（mega. Joule，MJ）。两种能量单位的换算如下：

1kcal = 4.184kJ　　　1kJ = 0.239kcal

1000kcal = 4.184MJ　1MJ = 239kcal

（二）产能营养素

1. 碳水化合物

碳水化合物是机体的重要能量来源。我国人民所摄取的食物中，碳水化合物的比重最大。一般说来，机体所需能量的 55% ~65% 是由食物中的碳水化合物提供的。食物中的碳水化合物经消化产生的葡萄糖等被吸收后，有一部分以糖原的形式储存在肝脏和肌肉中。肌糖原是骨骼肌中随时可动用的储备能源，用来满足骨骼肌在紧急情况下的需要。肝糖原也是一种储备能源，储存量不大，主要用于维持血糖水平的相对稳定。体内很多组织、细胞储存的糖原很少，必须经常从血液中摄取葡萄糖以满足代谢和各种功能活动的需要。脑组织消耗的能量较多，在通常情况下，脑组织消耗的能量均来自碳水化合物的有氧氧化，因而脑组织对缺氧非常敏感。另外，脑组织细胞贮存的糖原又极少，代谢消耗的碳水化合物主要来自血糖，所以脑功能对血糖水平有很大的依赖性，血糖水平过低可引起昏迷甚至抽搐。

2. 脂肪

机体内的脂质分为组织脂质和储存脂质两部分。组织脂质主要包括胆固醇、磷脂等，是组织、细胞的组成成分，在人体饥饿时也不减少，但不能成为能源。储存脂质主要是脂肪，也称甘油三酯或中性脂肪。在全部储存脂质中，脂肪约占 98%，其中一部分是来自食物的外源性脂肪，另一部分是来自体内碳水化合物和氨基酸转化成的内源性脂肪。

脂肪是体内各种能源物质的主要储存形式，脂肪也是重要的能源物质，但它不能在机体缺氧条件下供给能量。脂肪通常储存在皮下组织、内脏周围器官、胃肠系膜、肌间等处，储存量很大，成年男子一般为体重的10% ~20%，女子更多一些。

3. 蛋白质

蛋白质是由氨基酸构成的，在机体蛋白质代谢中，也主要是利用氨基酸进行合成和分解代谢。体内氨基酸有两个来源，一是来自食物蛋白质消化所产生的氨基酸，由小肠吸收入血；二是在机体新陈代谢过程中，组织、细胞蛋白质分解所产生的氨基酸。这两部分氨基酸主要用于合成细胞成分以实现自我更新，也用于合成酶、激素等生物活性物质。氨基酸也可以作为能源物质，但这是它的次要功能。

进食是周期性的，而能量消耗则是连续不断的，因而储备的能源物质不断被利用，又不断补充。当机体处于饥饿状态时，碳水化合物的储备迅速减少，而脂肪和蛋白质则作为长期能量消耗时的能源。

（三）食物的卡价

人体所需要的能量来源于动物性和植物性食物中的碳水化合物、脂肪和蛋白质三种产能营养素。每克产能营养素在体内氧化所产生的能量值称为“食物的热价”（thermal equivalent of food）或“食物的能量卡价”（caloric value of food），亦称“能量系数”。食物的卡价是经体外燃烧实验推算而得。

1. 食物在体外的燃烧

热物质燃烧时所释放出的热，称为燃烧热。食物可在动物体外燃烧，也可在动物体内氧化。体外燃烧和体内氧化的化学本质是一致的，食物在体内氧化亦可放出燃烧热。每克产能营养素在体外燃烧时所产生的能量值称为“物理卡价”。

2. 食物在体内的燃烧热

产能营养素在体内的燃烧生物氧化过程和在体外燃过程不尽相同，体外燃烧是在氧作用下完成的，化学反应激烈，伴随着光和热；体内氧化是在酶的作用下缓慢进行的，比较温和；特别是最终产物不完全相同，所以产生的热量（即能量）也不完全相同。据用“弹式热量计”测定，1g碳水化合物在体外燃烧时平均生产能量17.15kJ（4.1kcal）；1g脂肪平均产能39.54kJ（9.45kcal）；1g蛋白质平均产能23.64kJ（5.65kcal）。但在体内氧化时，碳水化合物和脂肪与体外燃烧时的最终产物为二氧化碳和水，所产生的能量相同。蛋白质在体内氧化时的最终产物为二氧化碳、水、尿素、肌酐及其他含氮有机物；而在体外燃烧时的最终产物则为二氧化碳、水、氨和氮等，体内氧化不如体外燃烧完全。若将1g蛋白质在体内氧化的最终产物收集起来，继续在体外燃烧，还可产生能量5.44kJ（1.3kcal）。如果用“弹式热量计”体外燃烧试验推算体内氧化产生的能量值应为：1g碳水化合物17.15kJ（4.1kcal），1g脂肪39.54kJ（9.45kcal），1g蛋白质则为23.64 - 5.44 = 18.2kJ（4.35kcal）。

另外，食物中的营养素在消化道内并非100%吸收。一般混合膳食中碳水化物的吸收率为98%、脂肪为95%、蛋白质为92%。所以，三种产能营养素在体内氧化实际产生能量则为：

1g 碳水化合物：17.15kJ ×98% =16.81kJ(4.0kcal)

1g 脂肪：39.54kJ ×95% =37.56kJ(9.0kcal)

1g 蛋白质：18.2kJ ×92%，=16.74kJ(4.0kcal)

营养学上把营养素体内氧化产生的能量值称之为生热系数(calorific coefficient/calorific value)。

二、能量转化及储存

（一）能量转化

人体唯一能够利用的能量是食物中的能源物质(碳水化合物、脂肪和蛋白质)所蕴藏的化学能。这些能源物质分子结构中的碳氢键蕴藏着化学能，在氧化过程中碳氢键断裂，生成 CO_2 和水，同时释放出所蕴藏的化学能，其中 50% 以上转化为能量；其余不足 50%，是可以作功的“自由能”。这部分自由能的载体就是三磷酸腺苷(ATP)。

（二）能量储存

碳水化合物、脂肪、蛋白质被消化、吸收后即储存在体内，成为机体活动的能量来源。碳水化合物被吸收后，大部分以糖原形式储存在肝脏和肌肉。如果饥饿超过 48h，体内不再有储存的糖原，此时糖原要通过糖原异生作用生成。机体蛋白质储存量较易准确测定，常用的方法有氮平衡、同位素示踪等方法；机体储存的脂肪主要来自食物中的脂肪和碳水化合物，此外也可来自蛋白质的转化，但其量有限。

机体能量储备涉及一系列生物化学过程，如糖原的合成和储存、脂肪和蛋白质的合成和储存。这些生物化学过程还受到很多激素的影响。例如，蛋白质合成受到胰岛素、生长素、甲状腺素和性激素的调节；而碳水化合物的储存则受到胰岛素、胰高糖素、生长素、糖皮质激素和肾上腺素的调节；这些激素也作用于脂肪组织，影响脂肪合成和储存。一般认为，正常人的能量储备有以下特点：①从幼年到成年，主要是蛋白质的合成增加；②成年期间，体重和身体组织相对稳定；③成年以后，随着年龄的增加，脂肪储存量增多。肌体脂肪组织是能量的巨大储备库。

三、能量消耗

在理想的平衡状态下，个体的能量需要量等于其消耗量。成年人的能量消耗主要用于维持基础代谢、体力活动和食物生热效应；孕妇还包括子宫、乳房、胎盘、胎儿的生长及体脂储备；乳母则需要合成乳汁；儿童、青少年则应包括生长发育的能量需要；创伤病人康复期间等也需要能量。

（一）基础代谢

1. 基础代谢与基础代谢率

基础代谢(basal metabolism，BM)是指人体在基础状态下的能量代谢。即在清晨而又极端安静状态下，不受精神紧张、肌肉活动、食物和环境温度等因素影响时的能量代谢。而单位时间内的基础代谢，称为基础代谢率（basal metabolic rate，BMR）。基础代谢的测量一般都在清晨未进餐以前进行，距离前一天晚餐 12～14h，而且测量前的最后一次进餐不要吃得太饱，膳食中的脂肪量也不要太多，这样可以排除食物热效应作用的影响。测量前不应做费力的劳动或运动，而且必须静卧半小时以上，测量时采取平卧姿势，并使全身肌肉尽量松弛，以排除肌肉活动的影响。测量时的室温应保持在 20～25℃之间，以排除环境温度的影响。在这种状态下所测得的能量代谢，比一般休息时低，但高于熟睡时的能量代谢率。

2. 基础代谢的测量

（1）直接计数法

可根据体重、身高、年龄直接计算基础代谢。

男　BMR = 66.4730 + 13.571 × 体重（kg）+ 5.0033 × 身高（cm）− 6.7550 × 年龄（岁）

女　BMR = 655.0955 + 9.463 × 体重（kg）+ 1.8496 × 身高（cm）− 4.6756 × 年龄（岁）

临床上粗略地估计基础代谢还可按每千克体重、每小时、男性 4.184kJ（1.0kcal）和女性 4.0kJ（0.95kcaJ）计算。

（2）气体代谢法（间接测热法）

能量代谢始终伴随着氧的消耗和二氧化碳的产生。故可根据氧的消耗量推算能量消耗量。其基本方法是准确地收集和分析被测对象在一定时间（通常为 6min）内呼出气的氧含量，再根据氧的消耗量（V_{O_2}）计算出 BMR。目前临床常用的是一种特制的代谢车。

（3）用体表面积计算

基础代谢一般以每小时、每平方米体表面积的产热量为单位。传统以 kcal/（m^2·h）表示，现按国际制单位则以 kJ/（m^2·h）表示。基础代谢消耗的能量常根据体表面积或体重和基础代谢率计算。

$$\text{基础代谢} = \text{体表面积}(m^2) \times \text{基础代谢率}[kJ/(m^2 \cdot h)\text{或}kcal/(m^2 \cdot h)] \quad (1-1)$$

20 世纪 80 年代赵松山等测量了 56 名 18～45 岁成年人的体表面积，提出更适合中国人的体表面积计算公式：

$$S = 0.00659 \times H(cm) + 0.0126 \times W(kg) - 0.1603 \quad (1-2)$$

根据式（1－2），一个体重 60kg，身高 175cm 的成年人，其体表面积为 1.75m^2。

有了体表面积，即可按式（1－1）求出基础代谢的能量消耗。例如，某体重 60kg，身高 175cm 的成年人，按公式（1－2）计算，体表面积为 1.75m^2。其年龄为 30 岁，男性，查表 1－14，基础代谢率为 36.8kcal，则该成年男子基础代谢为：

1.75 × 154.0kJ（36.8kcal）× 24 = 6092kJ（1546kcal）

人体每小时基础代谢率，见表 1－14；中国人正常基础代谢率平均值［kJ/（m^2·h）］，见表 1－15。

表 1-14 人体每小时基础代谢率

年龄/岁	男		女		年龄/岁	男		女	
	kJ/m²	kcal/m²	kJ/m²	kcal/m²		kJ/m²	kcal/m²	kJ/m²	kcal/m²
1	221.8	53	221.8	53	30	154	36.8	146.9	35.1
3	214.6	51.3	214.2	51.2	35	152.7	36.5	146.9	35
5	206.3	49.3	202.5	48.4	40	151.9	36.3	146	34.9
7	197.9	47.3	200	45.4	45	151.5	36.2	144.3	34.5
9	189.1	45.2	179.3	42.8	50	149.8	35.8	139.7	33.9
11	179.9	43	175.7	42	55	148.1	35.4	139.3	33.3
13	177	42.3	168.5	40.3	60	146	34.9	136.8	32.7
15	174.9	41.8	158.8	37.9	65	143.9	34.4	134.7	32.2
17	170.7	40.8	151.9	36.3	70	141.4	33.8	132.6	31.7
29	14	39.2	148.5	35.5	75	138.9	33.2	131	31.3
20	161.5	38.6	147.7	35.3	80	138.1	33	129.3	30.9
25	156.9	37.5	147.3	35.2					

自 Fleison A:Hed Med. Acta 18:2

表 1-15 中国人正常基础代谢率平均值

年龄/岁	代谢平均值/[kJ/(m² · h)]	
	男	女
11~15	195.5(46.7)	172.5(41.2)
16~17	193.4(46.2)	181.7(43.4)
18~19	166.2(39.7)	154.1(36.8)
20~30	158.7(37.9)	146.5(35.1)
31~40	158.6(37.7)	146.4(35.0)
41~50	154.1(36.8)	142.4(34.0)
51 以上	149.1(35.6)	138.6(33.1)

注:()内数值单位为 kcal/h。

3. 影响基础代谢的因素

(1) 体表面积

基础代谢率的高低与体重并不成比例关系,而与体表面积基本上成正比。体表面积越大,向外环境散发越热,基础代谢亦越高。同等体重情况下瘦高者基础代谢高于矮胖者。因此,用每平方米体表面积为标准来衡量能量代谢率是比较合适的。

（2）年龄

在人的一生中，婴幼儿阶段是整个代谢最活跃的阶段，其中包括基础代谢率，以后到青春期又出现一个较高代谢的阶段。成年以后，随着年龄的增加代谢缓慢地降低，其中也有一定的个体差异。在基础代谢率的改变同时，老年人的身高会变矮，体内的去脂组织或代谢活性组织也会减少，相反，脂肪组织随之相对地增加，血液的总容量与体力活动则减少等，这些都是构成基础代谢或能量消耗减少的因素。此外，内分泌的改变和更年期等的影响，能量消耗有下降的趋势。

（3）性别

在同一年龄、同一体表面积的情况下，女性基础代谢率低于男性；尽管年龄和体表面积相同，女性体内的脂肪组织的比例高于男性，而去脂组织则相反；此外，对于生育年龄的妇女，在两次月经之间的排卵前期和后期，其基础体温有波动，对基础代谢率也有微小的影响。

（4）激素

激素对细胞的代谢及调节都有较大影响。例如，甲状腺素对细胞的氧化过程具有十分重要的作用，它可以使细胞氧化过程加快；在异常情况下，如甲状腺功能亢进可使基础代谢率明显升高；相反，患黏液水肿时，基础代谢率低于正常。肾上腺素对基础代谢率也有影响，但其作用低于甲状腺素。去甲肾上腺素可使其基础代谢率下降25%。垂体激素能调节其他腺体的活动，其中包括对甲状腺的影响，因而也间接影响基础代谢率。

（5）季节与劳动强度

基础代谢率在不同季节和劳动强度人群中存在一定差别，说明气候和劳动强度对基础代谢率有一定影响。例如，寒季基础代谢高于暑季；劳动强度高者高于劳动强度低者。

4. 静息代谢

静息代谢是一种与基础代谢很接近的代谢状态，是在测定中仅省略摄入食物的这个条件，测定过程要求全身处于休息状态，与测定基础代谢相同，但不是空腹而是在进食的3～4h后测量。此时机体仍在进行着若干正常的消化活动，这种状态比较接近于人们正常生活中处于休息的状态，在这种条件下测出的代谢率，称为静息代谢率（resting metabolism rate，RMR）。人体24h静息代谢参考值，见表1－16。美国在第10版《推荐的膳食营养素供给量》（recommended dietaly allowances，RDA）中提出，RMR与BMR相差低于10%，故在实际工作中可以通用。RMR一般占总能量消耗的大部分（60%～75%）。

表1－16　人体24h静息代谢参考值

年龄/岁	体重/kg								
	40	50	57	64	70	77	84	91	100
	参考值/kcal								
男性									
10～18	1351	1526	1648	1771	1876	1998	2121	2243	2401

表 1－16（续）

年龄/岁	体重/kg								
	40	50	57	64	70	77	84	91	100
	参考值/kcal								
男性									
18～30	1291	1444	1551	1658	1750	1857	1964	2071	2209
30～60	1343	1459	1540	1621	1691	1772	1853	1935	3039
＞60	1027	1162	1256	1351	1423	1526	1621	1716	1837
女性									
10～18	1234	1356	1441	1527	1600	1685	1771	1856	1966
18～30	1084	1231	1334	1437	1525	1682	1731	1833	1966
30～60	1177	1264	1325	1386	1438	1499	1560	1621	1699
＞60	1016	1121	1195	1268	1331	1404	1478	1552	1646

（二）体力活动

除了基础代谢外，体力活动是影响人体能量消耗的主要因素。因为生理情况相近的人，基础代谢消耗的能量是相近的，而体力活动情况却相差很大。机体任何轻微活动都可提高代谢率，人在运动或劳动时耗氧量显著增加。机体耗氧量的增加与肌肉活动的强度呈正比关系。耗氧量最多可达到安静时的 10～20 倍。通常各种体力活动所消耗的能量约占人体总能量消耗的 15%～30%。

影响体力活动能量消耗的因素①肌肉越发达者，活动能量消耗越多；②体重越重者，能量消耗越多；③劳动强度越大、持续时间越长，能力消耗越多；④与工作的熟练程度有关。其中劳动强度是主要影响因素，而劳动强度主要涉及劳动时牵动的肌肉多少和负荷的大小。关于劳动强度的划分 Buskirk 根据每分钟氧耗量、每分钟能量消耗量等划分为 6 级（表 1－17）。

表 1－17 体力作业的分级

分级	每分钟通气量/L	每分钟的耗氧量/L	心率/（b/min）	每分钟的能量消耗/kcal
很轻	＜10	＜0.5	＜80	＜2.5
轻	10～20	0.5～1.0	80～100	2.5～5.0
中等	20～35	1.0～1.5	100～120	5.0～7.5
重	35～50	1.5～2.0	120～140	7.5～10.0
很重	50～65	2.0～2.5	140～160	10.0～12.5
过重	60～85	2.5～3.0	160～180	12.5～15.0

实际上同一工种的工人，因为业余活动不同，能量消耗可能有很大差异。

（三）食物热效应

食物热效应(thermic effect of food,TEF)是指由于进餐后几小时内引起的额外的能量消耗。过去称为食物的特殊动力作用(specific dynamic action,SDA)。

食物热效应对于人体是一种损耗而不是一种利益。因此,为了保存体内的营养储备,进食时必须考虑食物热效应额外消耗的能量,使摄入的能量与消耗的能量保持平衡。食物热效应作用所引起的能量额外消耗平均为627.6kJ(150kcal)－836.8kJ(200kcal),约相当于总能量的10%,食物中不同产能营养素的食物热效应不同。

消化食物本身是需要能量的,这是摄入食物后能量消耗额外增加的一个重要的部分,其中包括消化液的分泌,胃肠道肌肉的张力和吸收等过程的能量消耗。而另一主要的部分是在中间代谢过程所需要的能量,包括低能的化合物合成为较高能的物质,例如葡萄糖转变为糖原,脂肪酸合成为脂肪;此外,还可包括氨基酸的脱氨基作用,以及蛋白质用于氧化过程而形成ATP等。例如,蛋白质的食物热效应作用最大,为本身产生能量的30%以上,脂肪4%～5%,碳水化合物5%～6%。

摄食越多,能量消耗也越多;进食快者比进食慢者食物热效应高,进食快时中枢神经系统更活跃,激素和酶的分泌速度快、数量多,吸收和储存的速度更高,其能量消耗也相对更多。

（四）生长发育对能量的需求

生长发育过程中的儿童,其一天的能量消耗还应包括生长发育所需要的能量。每增加1g的体内新组织约需4.78kcal的能量。新生儿按千克体重计算,相对比成人的消耗多2～4倍的能量。在幼儿及儿童阶段,因为机体仍在发育过程中,也有类似的情况。

成年人可能有类似情况,主要是怀孕的妇女,由于子宫内胎儿的发育,孕妇间接地承担并提供其迅速发育所需的能量,加上自身器官及生殖系统的进一步发育需要特殊的能量,尤其在怀孕后半期。

（五）影响能量消耗的其他因素

除前述影响基础代谢的几种因素对机体能量消耗有影响之外,对于机体的总能量消耗还有不容忽略的因素。

1. 情绪和精神状态

脑的重量只占体重的2%,但在安静状态下,却有5%左右的循环血量进入脑循环系统。人在平静地思考问题时,能量代谢受到的影响也不大,产热量增加一般不超过4%。但在精神处于紧张状态时,能量代谢可以显著增高。一方面,由于精神紧张时,骨骼肌紧张性也加强,这时尽管没有明显的肌肉活动,但产热量已经提高很多;另一方面,由于精神紧张,特别是情绪激动,将引起肾上腺素、肾上腺皮质激素、甲状腺素等激素分泌增加。由于这些激素的作用,机体代谢加速,产热量也就明显增加。例如,成年人在较高的应激状态下,BMR可以提高25%,婴儿的哭啼和挣扎甚至可提高100%。

2. 环境的气象条件与机体的热调节

机体维持体温在37℃,在正常的条件下,仅有极小的变动,机体自身的调节可使其处于正常,而不致影响基础代谢及能量的消耗。

在外界温度低、高温条件下(30～40℃),能量的需要增加,当机体发热时,体内的代谢过程加快,基础代谢升高,估计从37℃升高体温至39℃时,机体的基础代谢消耗增加28%,亦即一个中等体重的人一天约多消耗400kcal的能量。

四、 人体一日能量需要量及参考摄入量

人体能量代谢的最佳状态是达到能量消耗与能量摄入的平衡。这种能量平衡(energy balance)能使机体保持健康并能胜任必要的社会经济生活。能量代谢失衡,即能量缺乏或过剩都对身体健康不利。若人体每日摄入的能量不足,机体会运用自身储备的能量甚至消耗自身的组织以满足生命活动的能量需要。人长期处于饥饿状态,在一定时期内机体会出现基础代谢降低、体力活动减少和体重下降以减少能量的消耗,使机体产生对于能量摄入的适应状态,此时,能量代谢由负平衡达到新的低水平上的平衡。其结果引起儿童生长发育停滞,成人消瘦和工作能力下降。相反,能量摄入过剩,则会在体内贮存起来。人体内能量的贮存形式是脂肪,脂肪在体内的异常堆积,会导致肥胖和机体不必要的负担,并可成为心血管疾病、某些癌症、糖尿病等退行性疾病的危险因素。因此,维持机体能量摄入与消耗的动态平衡是健康的基础。确定人群或个体的能量需要量,对于指导人们合理膳食、提高生活质量是非常重要的。

评价成年人能量营养状况常用的指标是体质指数(body mass index,BMI)。BMI的公式为:

BMI＝体重(kg)/[身高(m)]^2

WHO建议BMI＜18.5为营养不良,18.5～25为正常,＞25为超重或肥胖。

(一) 能量需要量

能量需要量(energy requirement)是指维持机体正常生理功能所需要的能量,低于这个数量将会对机体产生不利的影响。FAO/WHO/UNU(1985年)对能量需要量的定义是指能长期保持良好的健康状态,具有良好的体型、机体构成和活动水平的个体达到能量平衡,并能胜任必要的经济和社会活动所需的能量摄入量。在儿童、孕妇和乳母,能量需要量还应包括满足组织生长和分泌乳汁的能量储备的需要。

在正常情况下,人体的总能量消耗量是估算能量需要量的基础和依据,故应从实际测量或合理估计的能量消耗量来确定能量需要量。1985年FAO/WHO/UNU能量和蛋白质专家委员会认为能量的推荐摄入量(RDA)即是人群能量需要量的平均值。与其他营养素的RDA不同,不需增加安全量。10多年后国际膳食能量顾问组(International Dietary Energy Consultative Group,IDECG)(1996年)分析了大量有关人体能量需要量的资料,并系统研究不同水平的膳食能量摄入对人体健康和社会福利的影响,专家们仍同意上述制定能量RDA的观点。许多国家均以此理论为基础,制定本国的能量RDA。人体能量需

要量受年龄、性别、生理状态和劳动强度等因素的影响而有所不同。

（二）能量需要量的确定

由于 BMR 约占总能量消耗的 60% ~70%，所以它是估算成年人能量需要量的重要基础。WHO(1985)、美国(1989)、日本(1990)修订推荐摄入量时均采用了“要因加算法”(factorial approach)估算成年人的能量需要量。即以 BMR 乘以体力活动水平(physical activity level，PAL)计算人体的能量消耗量或需要量。即能量需要量 = BMR × PAL。对儿童、孕妇、乳母等特殊生理情况下尚需考虑其特殊需要。

1. 成年人 BMR 的计算

Schofield 推算 BMR 公式已被 WHO(1985)采纳，现已成为估算人群能量需要量的重要依据(表 1-18)。按 Schofield 公式计算亚洲人的 BMR 可能偏高，亚洲人的 BMR 可能比欧洲人低 10%。据我国以往实测成年人的 BMR 也呈现这种偏低的趋势。在南京，用气体代谢法测定 17 名 22 ~25 岁男子的 BMR 为 103kJ[24.6kcal/(kg · d)]，8 名 19 ~29 女子为 84.1kJ[20.1kcal/(kg · d)]。分别比 WHO 建议的 18 ~30 岁 BMR 公式计算出的结果低 12% 和 14%。在广东用气体代谢法测定 18 ~20 岁成年女子的 BMR 为 98.3kJ[23.5kcal/(kg · d)]，比 WHO 建议的 BMR 计算结果低 6%。为此，我国在应用 WHO BMR 计算公式时，采取减 5% 的办法作为计算 18 ~44 岁和 45 ~59 岁两个人群的 BMR。

表 1-18 按体重计算 BMR 的公式

年龄/岁	能量需要量			
	男		女	
	kcal/d	MJ/d	kcal/d	MJ/d
0 ~	60.9*	0.2550* -0.226	61.0* -51	0.2550* -0.214
3 ~	22.7* +495	0.0949* +2.07	22.5* +499	0.9410* +2.09
10 ~	17.5* +651	0.0732* +2.72	12.2* +746	0.0510* +3.12
18 ~	15.3* +679	0.0640* +2.84	14.7* +496	0.0615* +2.08
30 ~	11.6* +879	0.0485* +3.67	8.7* +820	0.0364* +3.47

*表示该数字为体重(kg)。

2. 成年人的 PAL

不同职业的劳动强度是影响能量需要量的重要因素。劳动过程的能量消耗取决于单位时间内的劳动强度和劳动的持续时间。单项活动的劳动强度以单位时间内的能量消耗率作为强度的标准，并以 BMR 的倍数 PAL 表示，所有职业按表 1-19 划分为轻、中、重三种类型。

表1－19　职业单项活动强度分级

PAL值	活动强度
1.0～2.5	轻
2.6～3.9	中
4.0～	重

随着经济的发展，人民生活水平的提高，劳动条件的改善，以往的极重劳动已罕见，而向重劳动转移；以往的极轻劳动，随着运动和娱乐活动的增加，而向轻劳动转移；WHO也建议从事轻体力劳动的成年人每天应有20min时间进行体育活动，以保持心血管和肌肉的功能。因此，中国居民膳食营养素参考摄入量（dietary reference intakes，DRIs）专家委员会在制定中国居民膳食营养素参考摄入量时，将劳动强度分级由过去的五级调整为三级。见表1－20。

表1－20　中国成年人活动水平分级

活动水平	职业工作分配时间	工作内容举例	PAL	
			男	女
轻	75%时间坐或站立 25%时间站着活动	办公室工作、修理电器钟表、售货员、酒店服务员、化学实验操作、讲课等	1.55	1.56
中	25%时间坐或站立 75%时间特殊职业活动	学生日常活动、机动车驾驶、电工安装、车船操作、金工切割等	1.78	1.64
重	40%时间坐或站立 60%时间特殊职业活动	非机械化农业劳动、炼钢、舞蹈、体育活动、装卸、采矿等	2.10	1.82

（三）中国居民膳食能量推荐摄入量

根据上述BMR和PAL的计算方法，并按BMR×PAL＝能量推荐摄入量计算公式，推算中国居民成年人膳食能量需要量，见表1－21。

表1－21　中国成人能量推荐摄入量估算

BMR及活动水平	18～49岁成人能量摄入量				BMR及活动水平	50～59岁成人能量摄入量			
	RNI/（kcal/d）		RNI/［kcal/（kg·d）］			RNI/（kcal/d）		RNI/［kcal/（kg·d）］	
	男	女	男	女		男	女	男	女
BMR	1561	1253	25	22	BMR	1551	1267	24	22
轻	2420	1955	38	35	轻	2404	1976	37	34
中	2779	2055	44	37	中	2761	2079	42	36
重	3278	2280	52	41	重	3257	2306	50	40

表中，BMR计算公式：18～49，男＝（15.3m＋679）×95%；女（14.7m＋496）×95%

50～59，男＝（11.6m＋879）×95%；女（8.7m＋829）×95%

参考体重：18～49岁，男63kg，女56kg；50～59岁，男65kg，女58kg。

表1－22　中国居民膳食能量推荐摄入量

年龄/岁	RNI/(MJ/d)		RNI/(kcal/d)	
	男	女	男	女
婴儿0～	0.38MJ/(kg·d)		90[kcal/(kg·d)]*	
0.5～	0.38MJ/(kg·d)		80[kcal/(kg·d)]*	
1～	3.77	3.35	900	800
2～	4.60	4.18	1100	1000
3～	5.23	5.02	1250	1200
4～	5.44	5.23	1300	1250
5～	5.86	5.44	1400	1300
6～				
轻	5.86	5.23	1400	1250
中	6.69	6.07	1600	1450
重	7.53	6.90	1800	1650
7～				
轻	6.28	5.65	1500	1350
中	7.11	6.49	1700	1550
重	7.95	7.32	1900	1750
重	12.55	10.04	3000	2400
孕妇			早期	
轻		+0		+0
中		+0		+0
重		+0		+0
孕中期				
轻		+1.26		+300
中		+1.26		+300
重		+1.26		+300
孕晚期				
轻		+1.88		+450
中		+1.88		+450
重		+1.88		+450
乳母				
轻		+2.09		+500
中		+2.09		+500
重		+2.09		+500
50～				
轻	8.79	7.32	2100	1750
中	10.25	8.58	2450	2050
重	11.72	9.83	2800	2350

表 1 -22(续)

年龄/岁	RNI/(MJ/d)		RNI/(kcal/d)	
	男	女	男	女
8 ~				
轻	6.90	6.07	1650	1450
中	7.74	7.11	1850	1700
重	8.79	7.95	2100	1900
9 ~				
轻	7.32	6.49	1750	1550
中	8.37	7.53	2000	1800
重	9.41	8.37	2250	2000
10 ~				
轻	7.53	6.90	1800	1650
中	8.58	7.95	2050	1900
重	9.62	9.00	2300	2150
11 ~				
轻	8.58	7.53	2050	1800
中	9.83	8.58	2350	2050
重	10.88	9.62	2600	2300
14 ~				
轻	10.46	8.37	2500	2000
中	11.92	9.62	2850	2300
重	13.39	10.67	3200	2550
18 ~				
轻	9.41	7.53	2250	1800
中	10.88	8.79	2600	2100

年龄/岁	RNI/(MJ/d)		RNI/(kcal/d)	
	男	女	男	女
65 ~				
轻	8.58	7.11	2050	1700
中	9.83	8.16	2350	1950
80 ~				
轻	7.95	6.28	1900	1500
中	9.20	7.32	2200	1750

注:表中“轻”表示轻劳动;“中”表示中度劳动;“重”表示重劳动。数据来源于 chinese DRIS Handbook(2013 版)

婴儿、儿童和青少年、孕妇和乳母、老年人各自的生理特点不同,能量需要也不堪相同。营养学会 2016 年提出了中国居民膳食能量参考摄入量(RNI),见表 1 -22。与 1988 年推荐的能量供给量(RDA)相比:成年男子、轻劳动 RNI,由 1988 年的 2600kcal/d 下调至 2250kcal/d;中等劳动由 3000kcal/d 下调至 2600kcal/d;重劳动由 3400kcal/d 下调至 3000kcal/d,各下降近 400kcal/d。成年女子也有类似的下调。轻劳动由 2300kcal/d 下调至 1800kcal/d;中劳动由 2100kcal/d 下调至 2300kcal/d;重劳动由 3000kcal/d 下调至 2400kcal/d。这与美国修订 RDA 的趋势是一致的,有利于预防因营养过剩导致的某些慢性病。

五、能量的食物来源

人体的能量来源是食物中的碳水化合物、脂类和蛋白质。这三类营养素普遍存在于各种食物中。粮谷类和薯类食物含碳水化合物较多，是膳食能量最经济的来源；油料作物富含脂肪；动物性食物一般比植物性食物含有更多的脂肪和蛋白质；但大豆和硬果类例外，它们含丰富的油脂和蛋白质；蔬菜和水果一般含能量较少。据1992年全国营养调查资料，我国居民的能量来源仍以谷类为主：城市居民来自谷类的能量为57.4%；农村居民71.7%。常见食物能量含量见表1－23。

三类产能营养素在体内都有其特殊的生理功能又能相互影响，如碳水化物与脂肪的相互转化及它们对蛋白质有节约作用。因此，二者在总能量供给中应有一个恰当的比例。根据我国的饮食习惯，成人碳水化合物占总能量供给量的55%～65%，脂肪占20%～30%，蛋白质占10%～15%为宜。年龄越小，蛋白质及脂肪供能占的比例适当增加。成人脂肪摄入量一般不宜超过总能量的30%。

随着经济的发展，人民生活水平的提高，我国人民的膳食结构正在发生明显的变化，特别是在一些大城市这种变化更为明显。据在上海市调查，近半个世纪以来，上海居民的膳食结构发生了明显变化。变化特点是粮食消费量逐年下降，动物性食物成倍增长；于是碳水化合物摄入量逐年下降，脂肪摄入量逐年上升。例如，20世纪50年代初期，来源于碳水化合物的能量为70%～75%，80年代降至60%～65%，90年代降至59%；来源于脂肪的能量50年代为15%～20%，80年代为25%，90年代增至28%，市区高收入居民已达31.2%，超过30%。膳食结构的变化既对改善膳食质量带来好的作用；但也增加了患某些慢性病的危险因素。迫切需要调整膳食结构。

表1－23　常见食物能量含量

食物	能量		食物	能量	
	kcal/100g	kJ/100g		kcal/100g	kJ/100g
小麦粉(标准粉)	344	1439	蚕豆	335	1402
粳米(标一)	343	1435	绿豆	316	1322
籼米(标一)	346	1448	赤小豆(小豆)	309	1293
玉米(黄、干)	335	1402	花生仁(生)	563	2356
玉米面(黄)	341	1427	猪肉(肥瘦)	395	1653

第五节　矿物质

人体组织中几乎含有自然界存在的各种元素，而且与地球表层元素组成基本一致。在这些元素中，已发现有20种左右的元素是构成人体组织、维持生理功能、生化代谢所必需,称为必需元素,计有 20 多种。体内含量较多的有氢、碳、氧、氮、磷、硫、氯、钠、镁、钾、钙等,约占体重的 99.95%。这些生命必需元素中,除碳、氢、氧、氮主要以有机物质形式存在外,其余各元素均为无机的矿物质,称为常量元素。

每天需要量小于 100mg 的为微量元素(microelements),它们是人体内的生理活性物质、有机结构中的必需成分;必须通过食物摄入,当从饮食中摄入的量减少到某一低限值时,即将导致某种或某些重要生理功能的损伤。据一般资料认为维持人体生命活动不可缺少的必需微量元素为铁(Fe)、碘(I)、锌(Zn)、硒(Se)、铜(Cu)、钼(Mo)、铬(Cr)、钴(Co)八种;锰(Mn)、硅(Si)、镍(Ni)、硼(B)、钒(V)五种为人体可能必需的微量元素;而氟(F)、铅(Pb)、镉(Cd)、汞(Hg)、砷(As)、铝(A1)、锂(Li)、锡(Sn)有潜在的毒性,但低剂量可能具有功能作用。

矿物质是人体必需营养素,每一种都具有独特的、通常也是多方面的功能。矿物质的生理功能主要有:(1)构成人体组织的重要成分,如骨骼和牙齿中的钙、磷和镁;(2)在细胞内外液中,与蛋白质一起调节细胞膜的通透性、控制水分,维持正常的渗透压、酸碱平衡,维持神经肌肉兴奋性;(3)构成酶的辅基、激素、维生素、蛋白质和核酸的成分,或参与酶系的激活。

例如:钙、磷参与构筑并维持强壮的骨骼和牙齿;铁是红细胞内血红蛋白的成分,碘是甲状腺激素的成分,对于机体的生长发育和代谢率调控非常重要。

在体内,营养素之间的相互作用(见表 1-24),其元素之间存在拮抗与协同作用、吸收与利用相互作用。各种矿物质在人体新陈代谢过程中,每天都有一定剂量随各种途径如粪、尿、汗、头发、指甲、皮肤及粘膜的脱落排出体外,因此必须通过膳食补充。

表 1-24 营养素之间的相互作用

营养素	相互作用机理
微量元素与维生素	
钙—维生素 D	具有相互协同作用,促进骨骼的矿化
铁—维生素 C	促进植物性食物中的铁吸收
硒—维生素 E	具有相互协同作用,促进细胞膜和细胞质的抗氧化保护
碘—维生素 A	维生素 A 缺乏伴随严重碘缺乏时,甲状腺肿块的尺寸可能会增大,但是可能防止甲状腺功能低下的发生
铁—维生素 A	适宜的维生素 A 水平有助于红细胞合成过程中铁的有效利用
铁—核黄素	适宜的核黄素水平有助于红细胞合成过程中铁的有效利用
微量元素之间	
铁—锌	二者在小肠的吸收过程中存在相互竞争
钙—铁	钙干扰食物中的铁(无论是无机铁还是元素铁)吸收
钙—磷	磷的摄入过多或者缺乏都可能影响钙磷平衡的调节

一、钙

钙(calcium)是人体含量最多的一种无机元素，成年人体内含钙总量相当于体重的1.5% ~2.0%，其中99%存在于磷灰石微晶 $Ca_5(PO_4)OH$ 中；其余1%，有一半与柠檬酸螯合或与蛋白质结合；另一半以离子状态存在于软组织、细胞外液和血液中。

（一）生理功能与缺乏

1. 生理功能

(1) 构成机体的骨骼和牙齿

钙是构成骨骼的重要组分，骨骼中的钙占瘦体重的25%和总灰分的40%，钙对保证骨骼的正常生长发育和维持骨健康起着至关重要的作用。占骨重2/3的为矿物质，其中钙占39.9%。钙在矿物质中以两种形式存在，一为晶状的羟磷灰石 $Ca_{10}(PO_4)_6(OH)_2$，呈六角形管状，另一种为无定形的磷酸钙 $Ca_3(PO_4)_2$，也是磷灰石的前体。在成熟骨中，晶状羟磷灰石含量较多，而新沉积的骨矿物质中，则无定形磷酸钙含量较多。骨骼通过成骨作用(osteogenesis)即新骨不断生成和溶骨作用(osteolysis)即旧骨不断吸收，使其各种组分与血液间保持动态平衡，这一过程称为骨的重建(remodeling)。这种骨钙的更新速率，因年龄而变化。

牙齿的结构：牙本质是牙的主体，化学组成类似骨，但组织结构和骨差别很大，牙齿中的矿物质则无此更新转换过程。

(2) 维持多种正常生理功能

血液中的钙可分为扩散性和非扩散性钙两部分。非扩散性钙是指与血浆蛋白(主要是白蛋白)结合的钙，它们不易透过毛细血管壁，也不具有生理活性。在扩散性钙中，一部分是与有机酸或无机酸结合的复合钙，另一部分则是游离状态的钙离子。只有离子钙才具有生理作用。离子钙的生理功能涉及诸多方面：Ca^{2+} 参与调节神经、肌肉兴奋性，并介导和调节肌肉以及细胞内微丝、微管等的收缩；Ca^{2+} 影响毛细血管通透性，并参与调节生物膜的完整性和质膜的通透性及其转换过程；Ca^{2+} 参与调节多种激素和神经递质的释放，Ca^{2+} 的重要作用之一是作为细胞内第二信使——介导激素的调节作用，Ca^{2+} 能直接参与脂肪酶、ATP 酶等的活性调节。还能激活多种酶(腺苷酸环化酶、鸟苷酸环化酶及钙调蛋白等)调节代谢过程及一系列细胞内生命活动；Ca^{2+} 与细胞的吞噬、分泌、分裂等活动密切相关；Ca^{2+} 是血液凝固过程所必需的凝血因子，可使可溶性纤维蛋白原转变成纤维蛋白。

2. 钙缺乏

就我国现有膳食结构的营养调查表明，居民钙摄入量普遍偏低。仅达推荐摄入量的50%左右。因此钙缺乏症是较常见的营养性疾病。主要表现为骨骼的病变，即儿童时期的佝偻病(rickets)；成年人的骨质疏松症(osteoporosis)。

（二）吸收与代谢

1. 吸收

吸收的途径与机制：在食物的消化过程中，钙通常由复合物中游离出来，大部分被释放成为一种可溶性的和离子化状态，以便于吸收，少部分低分子量的复合物，可被原样完整吸收。

主动吸收：当机体对钙的需要量高，或摄入量较低时，肠道对钙的主动吸收机制最活跃。这是一个需要能量的主动吸收过程。这一过程需要钙结合蛋白的参与，也需要 $1,25-(OH)_2D_3$ 作为调节剂。

被动吸收：当钙摄入量较高时，则大部分由被动的离子扩散方式吸收，主要取决于肠腔与浆膜间钙浓度的梯度。

2. 影响钙吸收的因素

因素很多，主要包括机体与膳食两个方面。

（1）机体因素：因钙的吸收与机体的需要程度密切相关，所以生命周期的各个阶段钙的吸收情况不同，钙吸收率随年龄增加而渐减。婴儿时期因需要量大，吸收率可高达60%，儿童约为40%。年轻成人保持在25%上下，成年人仅为20%左右。

（2）膳食因素：膳食中钙的摄入量高则吸收量相应也高，但并不成正比——摄入量增加时，吸收率相对降低；膳食中维生素D的存在与量的多少，对钙的吸收有明显影响；糖与钙形成可溶性低分子物质，以及在糖被肠道菌分解发酵产酸时，肠道pH降低，均有利于钙吸收；适量的蛋白质和一些氨基酸，如赖氨酸、精氨酸、色氨酸等可与钙结合成可溶性络合物，而有利于钙吸收；高脂膳食可延长钙与肠黏膜接触的时间，可使钙吸收有所增加，但脂肪酸与钙结合形成脂肪酸钙，则影响钙吸收；低磷膳食可提高钙的吸收率，而食物中碱性磷酸盐可与钙形成不溶解的钙盐而影响钙吸收；谷类中的植酸会在肠道中形成植酸钙而影响吸收；某些蔬菜如菠菜、苋菜、竹笋中的草酸与钙形成草酸钙亦可影响吸收；膳食纤维中的糖醛酸残基与钙螯合而干扰钙吸收。另据报告，一些药物如青霉素和新霉素能增加钙吸收，而一些碱性药物如抗酸药、肝素等可干扰钙吸收。

3. 排泄

钙的排泄主要通过肠道和泌尿系统，经汗液也有少量排出。人体每日摄入钙的10%～20%从肾脏排出，80%～90%经肠道排出。

（三）过量危害与毒性

1. 过量危害

（1）肾结石：钙摄入量增多，与肾结石患病率增加有直接关系。

（2）奶碱综合征：奶碱综合征的典型症候群包括高血钙症（hypercalcemia）、碱中毒（alkalosis）和肾功能障碍（renal dysfunction），但症状表现可有很大差异，其严重程度决定于钙和碱摄入量的多少和持续时间。急性发作者呈现为高血钙和碱中毒的毒血症，在钙和碱摄入后发展很快（2～30d之内），碳酸钙持续摄入量为20～60g/d，临床特征是易兴奋、头疼、眩晕、恶心和呕吐，虚弱、肌痛和冷漠，如再继续摄入钙和碱，则神经系统症状加重（记忆丧失、嗜睡和昏迷）。

（3）钙和其他矿物质的相互干扰作用：高钙摄入能影响这些必需矿物质的生物利用率。

① 铁：钙可明显抑制铁的吸收，并存在剂量－反应关系，只要增加过量的钙，就会对膳食铁的吸收产生很大的抑制作用。

② 锌：一些代谢显示，高钙膳食对锌的吸收率和锌平衡有影响。认为钙与锌相互有拮抗作用。

③ 镁：试验表明，高钙摄入时，镁吸收低，而尿镁显著增加。

④ 磷：已知醋酸钙和碳酸钙在肠腔中是有效的磷结合剂，高钙可减少膳食中磷的吸收，但尚未见有高钙引起磷耗竭或影响磷营养状况的证据。

2. 毒性

因无明显毒性作用，其急、慢性等一般毒性资料缺乏，也无动物实验的结果可以利用作为安全性评价的证据。

（四）营养状况评价

1. 生化指标

总的认为钙的生化指标不是反映机体营养状况的合适指标。因为血钙浓度受严格调控而相对稳定。一般血钙浓度变化往往小于测定误差。

2. 钙平衡测定

测定钙平衡的方法是目前实际用于评价人体钙营养状况，并据此制定人体钙需要量的方法。钙的摄入量与排出量（粪钙＋尿钙＋汗液钙）的差值为0时，则呈现平衡状态。为负值则为负平衡，为正值则为正平衡。

3. 骨质的测量

测量骨质可直接反映机体的钙营养状况。

（1）骨矿物质含量（BMC）指在一特定骨骼部位中矿物质的含量，例如股骨颈、腰椎或全身。

（2）骨密度（BMD）是BMC除以扫描部位的骨面积。单位为g/cm。

4. 流行病学方法

采用流行病学方法，在人群中调查不同水平的钙摄入量，与骨质疏松和骨折发生率的关系。

（五）需要量与膳食参考摄入量

根据中国营养学会2013年制定的《中国居民膳食营养素参考摄入量》DRIs（除特别注明外，以下同），男子钙的RNI定为800mg/d。成年人及1岁以上儿童钙的可耐受最高摄入量（UL）定为2000mg/d。

（六）食物来源

奶和奶制品应是钙的重要来源，因为奶中含钙量丰富吸收率也高。另外，豆类、硬果类，可连骨吃的小鱼小虾及一些绿色蔬菜类也是钙的较好来源（见表 1－25）。硬水中含有相当量的钙，也不失为一种钙的来源。

表 1－25　常见食物中钙含量

食物名称	含量/（mg/100g）	食物名称	含量/（mg/100g）	食物名称	含量/（mg/100g）
牛奶	104	豌豆（干）	67	蚌肉	190
干酪	799	花生仁	284	大豆	191
蛋黄	112	荠菜	294	豆腐	164
大米	13	苜蓿	713	黑豆	224
标准粉	31	油菜	108	青豆	200
猪肉（瘦）	6	海带（干）	348	雪里蕻	230
牛肉（瘦）	9	紫菜	264	苋菜	178
羊肉（瘦）	9	木耳	247	大白菜	45
鸡肉	9	虾皮	991	枣	80

二、磷

正常人体内含磷 600～700g，每千克无脂肪组织约含磷 12g。体内磷的 85.7% 集中于骨和牙，其余散在分布于全身各组织及体液中，其中一半存在于肌肉组织中。

（一）生理功能与缺乏

1. 生理功能

（1）构成骨骼和牙齿：磷在骨及牙齿中的存在形式主要是无机磷酸盐，主要成分是羟磷灰石［$Ca_{10}(PO_4)_6(OH)_2$］。构成机体支架和承担负重作用，并作为磷的储存库，其重要性与骨、牙齿中钙盐作用相同。

（2）组成生命的重要物质磷是组成核酸、磷蛋白、磷脂、环腺苷酸（cAMP）、环鸟苷酸（cGMP）、多种酶的成分。

（3）参与能量代谢。高能磷酸化合物如三磷酸腺苷及磷酸肌酸等为能量载体，在细胞内能量的转换、代谢中，以及作为能源物质在生命活动中起有重要作用。

（4）参与酸碱平衡的调节磷酸盐缓冲体系接近中性，构成体内缓冲体系。

2. 缺乏

一般不会由于膳食原因引起营养性磷缺乏，只有在一些特殊情况下才会出现。如早产儿若仅喂以母乳，因人乳含磷量较低，不能满足早产儿骨磷沉积的需要，可发生磷缺乏，出现佝偻病样骨骼异常。

（二）吸收与代谢

磷的代谢过程与钙相似。体内磷的平衡取决于体内和体外环境之间磷的交换，即磷的摄入、吸收和排泄三者之间的相对平衡。吸收部位在小肠，其中以十二指肠及空肠部位吸收最快，在回肠吸收较差。磷的主要排泄途径是经肾脏，70% 经由肾以可溶性磷酸盐形式排出，未经肠道吸收的磷从粪便排出，约占机体每日摄磷量的 30%，其余少量也可由汗液排出。

（三）过量危害与毒性

一般情况下，不易发生由膳食摄入过量磷的问题，在某些特殊情况下，如医用口服、灌肠或静脉注射大量磷酸盐后，可引起血清无机磷浓度升高 1.67mmol/L（50mg/L），形成高磷血症（hyperphosphatemia）。

（四）营养状况评价

磷食物来源丰富，罕见营养性缺磷的问题发生，可以考虑的磷营养状况的评价指标为血清无机磷水平。成人血清无机磷正常值为 1.15mmol/L。

（五）需要量与膳食参考摄入量

成人磷推荐摄入量（RNI）为 720mg/d。

（六）食物来源

磷在食物中分布很广，无论动物性食物或植物性食物，在其细胞中都含有丰富的磷，动物的乳汁中也含有磷。磷是与蛋白质并存的，瘦肉、蛋、奶、动物的肝、肾含量都很高，海带、紫菜、芝麻酱、花生、干豆类、坚果粗粮含磷也较丰富。但粮谷中的磷为植酸磷，不经过加工处理，吸收利用率低。

三、镁

正常成人身体总镁含量约 25g，其中 60% ～65% 存在于骨、齿，27% 分布于软组织。镁主要分布于细胞内，细胞外液的镁不超过 1%。

（一）生理功能与缺乏

1. 生理功能

（1）激活多种酶的活性。镁作为多种酶的激活剂，参与 300 余种酶促反应。

（2）维护骨骼生长和神经肌肉的兴奋性：镁是骨细胞结构和功能所必需的元素，对促进骨骼生长和维持骨骼的正常功能具有重要作用；镁与钙使神经肌肉兴奋和抑制作用相同，不论血中镁或钙过低，神经肌肉兴奋性均增高；反之则有镇静作用。但镁和钙又有拮抗作用，有与某些酶的结合竞争作用，在神经肌肉功能方面表现出相反的作用。由镁引起的中枢神经和肌肉接点处的传导阻滞可被钙拮抗。

（3）维护胃肠道和激素的功能：对胃肠道的作用：低度硫酸镁溶液经十二指肠时，可使 Oddi 括约肌松弛，短期胆汁流出，促使胆囊排空，具有利胆作用；碱性镁盐可中和胃酸;镁离子在肠道中吸收缓慢,促使水分滞留,具有导泻作用。对激素的作用:血浆镁的变化直接影响甲状旁腺激素的分泌,但其作用仅为钙的 30% ~40% 。

2. 缺乏

镁缺乏可致血清钙下降,神经肌肉兴奋性亢进;对血管功能可能有潜在的影响,有人报告低镁血症患者可有房室性早搏、房颤以及室速与室颤,半数有血压升高;镁对骨矿物质的内稳态有重要作用,镁缺乏可能是绝经后骨质疏松症的一种危险因素;少数研究表明镁耗竭可以导致胰岛素抵抗。

(二) 吸收与代谢

食物中的镁在整个肠道均可被吸收,但主要是在空肠末端与回肠部位吸收,吸收率一般约为 30% 。

影响镁吸收的因素很多,首先是受镁摄入量的影响,摄入少时吸收率增加,摄入多时吸收率降低。膳食中促进镁吸收的成分主要有氨基酸、乳糖等;抑制镁吸收的主要成分有过多的磷、草酸、植酸和膳食纤维等。另外,镁的吸收还与饮水量有关,饮水多时对镁离子的吸收有明显的促进作用。

肾脏是维持机体镁内稳态的重要器官,肾脏对镁的处理是一个滤过和重吸收过程,滤过的镁大约 65% 在亨勒袢重吸收。粪便只排出少量内源性镁。汗液也可排出少量镁。

(三) 过量危害与毒性

在正常情况下,肠、肾及甲状旁腺等能调解镁代谢,一般不易发生镁中毒。只有在肾功能不全者、糖尿病酮症的早期、肾上腺皮质功能不全、黏液水肿、骨髓瘤、草酸中毒、肺部疾患及关节炎等发生血镁升高时方可见镁中毒。

腹泻——评价镁毒性的敏感指标。过量镁摄入,血清镁在 1.5 ~2.5mmol/L 时,常伴有恶心、胃肠痉挛等胃肠道反应;当血清镁增高到 2.5 ~3.5mmol/L 时则出现嗜睡、肌无力、膝腱反射弱、肌麻痹;当血清镁增至 5mmol/L 时,深腱反射消失;血清镁超过 5mmol/L 时可发生随意肌或呼吸肌麻痹;血清镁 7.5mmol/L 或更高时可发生心脏完全传导阻滞或心搏停止。

(四) 营养状况评价

临床上血清镁低于 0.7mmol/L 时可诊断为低镁血症。

(五) 需要量与膳食参考摄入量

成人镁适宜摄入量 RNI 定为 330mg/d,可耐受最高摄入量(UL)目前未制定。

(六) 食物来源

绿叶蔬菜中的叶绿素是镁卟啉的螯合物,富含镁。食物中诸如糙粮、坚果也含有丰富的镁,而肉类、淀粉类食物及牛奶中的镁含量属中等。

四、钾

正常成人体内钾总量约为 50mmol/kg。体内钾主要存于细胞内,约占总量的 98% ,

其他存在于细胞外。

（一）生理功能与缺乏

1. 生理功能

（1）参与碳水化合物、蛋白质和能量的代谢：葡萄糖和氨基酸经过细胞膜进入细胞合成糖原和蛋白质时，必须有适量的钾离子参与。估计1g糖原的合成约需0.6mmol钾，合成蛋白质时每1g氮需要3mmol钾。三磷酸腺苷的生成过程中也需要一定量的钾。

（2）维持细胞内正常渗透压和维持细胞内外正常的酸碱平衡。

（3）维持神经肌肉的应激性和正常功能：细胞内的钾离子和细胞外的钠离子联合作用，可激活 Na^+-K^+-ATP酶，产生能量，维持细胞内外钾钠离子温度梯度差，发生膜电位，使膜有电信号能力，膜去极化时在轴突发生动作电位，激活肌肉纤维收缩并引起突触释放神经递质。当血钾降低时，膜电位上升，细胞膜极化过度，应激性降低，发生松弛性瘫痪。当血钾过高时，可使膜电位降低，可致细胞不能复极而应激性丧失，其结果也可发生肌肉麻痹。

（4）维持心肌的正常功能：心肌细胞内外的钾浓度对心肌的自律性、传导性和兴奋性有密切关系。钾缺乏时，心肌兴奋性增高；钾过高时又使心肌自律性、传导性和兴奋性受抑制；两者均可引起心律失常。

2. 钾缺乏

人体内钾总量减少可引起钾缺乏症，可在神经肌肉、消化、心血管、泌尿、中枢神经等系统发生功能性或病理性改变。主要表现为肌肉无力或瘫痪、心律失常、横纹肌肉裂解症及肾功能障碍等。

体内缺钾的常见原因是摄入不足或损失过多。由于疾病或其他原因需长期禁食或少食，而静脉补液内少钾或无钾时，易发生摄入不足。损失过多的原因比较多，可经消化道损失，如频繁的呕吐、腹泻、胃肠引流、长期用缓泻剂或轻泻剂等；经肾损失，如各种以肾小管功能障碍为主的肾脏疾病，可使钾从尿中大量丢失；经汗丢失，见于高温作业或重体力劳动者，因大量出汗而使钾大量丢失。

（二）吸收与代谢

成人每日从膳食中摄入的钾为60～100mmol，儿童为0.5～0.3mmol/kg（体重），摄入的钾大部分由小肠吸收，吸收率为90%左右。摄入的钾约90%经肾脏排出，肾脏每日滤过钾约有600～700mmol/L，每日排出量约70～90mmol/L，因此，肾是维持钾平衡的主要调节器官。经粪和汗也可排出少量的钾。

（三）过量危害与毒性

体内钾过多，血钾浓度高于5.5mmol/L时，可出现毒性反应，称高钾血症。钾过多可使细胞外 K^+ 上升，心肌自律性、传导性和兴奋性受抑制。神经肌肉表现为极度疲乏软弱，四肢无力，下肢沉重。心血管系统可见心率缓慢，心音减弱。

（四）营养状况评价

尽管血清钾不能准确反映体钾的水平，但目前仍是了解体钾储备的一个重要指标。正常血清钾浓度为3.5～5.3mmol/L（140～210mg/L），低于3.5mmol/L，表明体钾缺乏。血清钾超过5.5mmol/L时，可出现高钾血症和明显钾中毒症状。

（五）需要量与膳食参考摄入量

成人膳食钾的适宜摄入量（AI）为2000mg/d。

（六）食物来源

食物中钾含量见表1－26。

表1－26 常见食物中钾含量

食物名称	含量/（mg/100g）	食物名称	含量/（mg/100g）	食物名称	含量/（mg/100g）
紫菜	1796	黄豆	1503	韭菜	247
赤豆	860	绿豆	787	黑木耳	757
花生仁	587	枣（干）	524	毛豆	478
扁豆	439	小米	284	牛肉（瘦）	284
带鱼	280	黄鳝	278	鲢鱼	277
猪肝	235	鸡	251	羊肉（肥瘦）	232

五、钠

钠是人体中一种重要无机元素，一般情况下，成人体内钠含量大约为3200mmol（女）～4170mmol（男）（分别相当于77～100g），约占体重的0.15%，体内钠主要在细胞外液，骨骼中含量次之，细胞内液含量较低。

（一）生理功能与缺乏

1. 生理功能

（1）调节体内水分与渗透压，维持酸碱平衡：钠主要存在于细胞外液，约占细胞外液中阳离子总量的90%，与对应的阴离子构成渗透压。钠对细胞外液渗透压调节与维持是极其重要的。钠、钾含量的平衡，是维持细胞内外水分恒定的根本条件。钠离子总量影响着缓冲系统中碳酸氢盐的比例，因而对体液的酸碱平衡也有重要作用。

（2）钠泵：钠钾离子的主动运转，由$Na^{+}-K^{+}$－ATP酶驱动。钠对ATP的生成和利用、肌肉运动、心血管功能、糖代谢、氧的利用都有关系。

（3）增强神经肌肉兴奋性：钠、钾、钙、镁等离子的浓度平衡，对于维护神经肌肉的应激性都是必需的，满足需要的钠可增强神经肌肉的兴奋性。

2. 缺乏

人体内钠在一般情况下不易缺乏。但在某些情况下，如禁食、少食，膳食钠限制过严时，或在高温、重体力劳动、过量出汗、胃肠疾病、反复呕吐、腹泻（泻剂应用）使钠过量排出丢失时，肾不能有效保留钠时，胃肠外营养缺钠或低钠时，利尿剂的使用而抑制肾小管重吸收钠时均可引起钠缺乏。

钠的缺乏在早期症状不明显，倦怠、淡漠、无神、甚至起立时昏倒。失钠达 0.75～1.2g/kg（体重）时，可出现恶心、呕吐、视力模糊、心率加速、脉搏细弱、血压下降、肌肉痉挛、疼痛反射消失，甚至淡漠、木僵、昏迷、外周循环衰竭、休克，终因急性肾功能衰竭而死亡。

（二）吸收与代谢

人体钠的主要来源为食物。钠在小肠上段几乎可全部被吸。被吸收的钠，部分通过血液输送到胃液、肠液、胆汁及汗液中。每日从粪便中排出的钠不足 10mg。如果出汗不多，也无腹泻，98% 以上摄入的钠自尿中排出，排出量约在 2300～3220mg。钠与钙在肾小管内的重吸收过程发生竞争，故钠摄入量高时，会相应增加尿钙排泄，而故高钠膳食对骨丢失有很大影响。

钠还从汗中排出，不同个体汗中钠的浓度变化较大，在热环境下，中等强度劳动 4h，可使人体丢失钠盐 7～12g。

（三）过量危害与毒性

钠摄入量过多、尿中 Na^+/K^+ 比值增高，是高血压的重要因素。研究表明，Na^+/K^+ 比值与血压呈正相关，而尿钾与血压呈负相关。在高血压家族人群较普遍存对盐敏感的现象。急性中毒，可出现水肿、血压上升、血浆胆固醇升高、脂肪清除率降低、胃黏膜上皮细胞受损等。

（四）营养状况评价

可通过平衡试验或测定其尿中钠量评价钠营养状况。儿童、成人血清钠水平正常值，均在 136～146mmol/L，24h 钠为 3000～6000mg。

（五）需要量与膳食参考摄入量

钠的适宜摄入量（AI）成人为 1500mg/d。

（六）食物来源

人体钠来源主要为食盐（钠）、以及加工、制备食物过程中加入的钠或含钠的复合物（如谷氨酸、小苏打即碳酸氢钠等），以及酱油、盐渍或腌制肉或烟熏食品、酱咸菜类、发酵豆制品、咸味休闲食品等。

六、氯

氯是人体必需常量元素之一，在人体含量平均为 1.17g/kg，总量约为 82～100g，占体重的 0.15%，广泛分布于全身。主要以氯离子形式与钠、钾化合存在。其中氯化钾主要在细胞内液，而氯化钠主要在细胞外液中。

（一）生理功能与缺乏

1. 生理功能

（1）与钠离子共同维持细胞外液的容量与渗透压和酸碱平衡。

（2）作为人体中主要的阴离子参与红细胞对 CO_2 的转运。

（3）其他氯离子还参与胃液中胃酸形成，氯还有稳定神经细胞膜电位的作用等。

2. 缺乏

由饮食引起的氯缺乏很少见，但不合理配方膳食（含氯量 1 ~ 2mmol/L）的应用、患先天性腹泻（再吸收障碍）的婴儿，可致氯缺乏。大量出汗、腹泻、呕吐、或肾病肾功能改变、或使用利尿剂等引起的氯的大量丢失，均可造成氯的缺乏。氯的缺乏常伴有钠缺乏，此时，造成低氯性代谢性碱中毒，常可发生肌肉收缩不良，消化功能受损，且可影响生长发育。

（二）吸收与代谢

饮食中的氯多以氯化钠形式被摄入，并在胃肠道被吸收。吸收的氯离子经血液和淋巴液运输至各种组织中。氯化物主要从肾脏排出，但经肾小球滤过的氯，约有 80% 在肾近曲小管被重吸收，10% 在远曲小管被重吸收，只有小部分经尿排出体外，并在肾小管以铵换钠，将钠重新吸收。

氯和钠除主要从肾排出体外，也从皮肤排出，在高温、剧烈运动、汗液大量排出时，也相应促使了氯化钠的排出。利尿剂的应用使钠的重吸收减少。腹泻时，食物及消化液中氯可随粪便排出。

（三）过量危害与毒性

人体摄入氯过多引起对机体的危害作用并不多见。仅见于严重失水、持续摄入高氯化钠（如食盐）或过多氯化铵；临床上可见于输尿管—肠吻合术、肾功能衰竭、尿溶质负荷过多、尿崩症以及肠对氯的吸收增强等，以上均可引起氯过多而致高氯血症。此外，敏感个体尚可致血压升高。

（四）需要量与膳食参考摄入量

中国成人膳食氯适宜摄入量（AI）为 2300mg/d。

除婴儿外所有年龄的氯需要量基本上与钠相同。由于人乳中所含的氯化物（1mmol）高于钠浓度，美国儿科学会（AAP）因此建议，氯在类似浓度 10.4mmol 时，其 Na^+、K^+ 与 Cl^- 比例为 1.5 ~ 2.0，可维持婴儿体内的正常酸碱平衡调节水平。

（五）食物来源

食盐及其加工食品酱油，盐渍、腌制食品，酱咸菜以及咸味食品等都富含氯化物。

七、铁

铁（iron）是一种有两面性的营养元素。一方面，铁是很多基本生理功能的重要组成成分，如 DNA 复制、细胞代谢和氧气运输。生长发育过程中出现铁缺乏会影响红细胞生成、神经发育、心脏和骨骼肌的功能以及胃肠道的功能。另一方面，铁也是对人体毒性最大的物质之一。铁在游离状态（未与蛋白结合）下，与氧气反应产生氧自由基干扰细胞膜的代谢，最终导致细胞死亡。

人体内铁总量约为4～5g，铁在体内的含量随年龄、性别、营养状况和健康状况而有很大的个体差异。

（一）生理功能

“功能性铁”，是铁的主要存在形式，其中血红蛋白含铁量占总铁量的60%～75%，3%在肌红蛋白，1%为含铁酶类（细胞色素、细胞色素氧化酶、过氧化物酶与过氧化氢酶等），这些铁参与体内氧与二氧化碳的转运、交换和组织呼吸过程；铁与红细胞形成和成熟有关，缺铁时，新生的红细胞中血红蛋白量不足，甚至影响DNA的合成及幼红细胞的分裂增殖，还可使红细胞寿命缩短、自身溶血增加；铁与免疫关系，大多数人认为许多有关杀菌的酶成分、淋巴细胞转化率、吞噬细胞移动抑制因子、中性粒细胞吞噬功能等，均与铁水平有关。当感染时，过量铁往往促进细菌的生长，对抵御感染不利；铁还有催化促进β－胡萝卜素转化为维生素A、嘌呤与胶原的合成、抗体的产生、脂类从血液中转运以及药物在肝脏的解毒等功能。

（二）铁缺乏及缺铁性贫血

当体内缺铁时，铁损耗可分3个阶段。第一阶段为铁减少期（ID），此时贮存铁耗竭，血清铁蛋白浓度下降；第二阶段为红细胞生成缺铁期（IDE），此时除血清铁蛋白下降外，血清铁也下降，同时铁结合力上升（运铁蛋白饱和度下降），游离原卟啉浓度（FEP）上升；第三阶段为缺铁性贫血期（IDA），血红蛋白和红细胞比容（hematocrite）下降以及明显的小细胞低色素性红细胞。铁缺乏的儿童易烦躁，对周围不感兴趣，成人则冷漠呆板。当血红蛋白继续降低，则出现面色苍白，口唇黏膜和眼结膜苍白，有疲劳乏力、头晕、心悸、指甲脆薄、反甲等。儿童少年身体发育受阻，体力下降、注意力与记忆力调节过程障碍，学习能力降低现象。

流行病学研究表明，早产、低出生体重儿及胎儿死亡与孕早期贫血有关。铁缺乏尚可损害儿童的认知能力，且在以后补充铁后，也难以恢复。铁缺乏也可引起心理活动和智力发育的损害及行为改变。

铁缺乏可出现抵抗感染的能力降低，经铁治疗能恢复正常反应。

（三）吸收与代谢

1. 铁的吸收

铁的吸收主要在小肠的上段，且吸收效率最佳，但铁吸收在小肠的任何一段都可逆行。血红素与肠黏膜上血红素受体结合，将血红素铁中的含铁卟啉复合物整个吸收，并由血红素加氧酶裂解成卟啉和铁，随后与脱铁铁蛋白（aoferritin）结合形成铁蛋白，一部分铁蛋白的铁可在以后解离，以便进入血流，但大部分却可能留在黏膜细胞内直至此种细胞破坏死亡而脱落。而非血红素铁则需先被还原成二价铁，才被吸收。

2. 铁吸收的影响因素

铁在食物中主要以三价铁形式存在，少数食物中为还原铁(亚铁或二价铁)。肉类等食物中的铁约一半左右是血红素铁(约40%)，而其他为非血红素铁，后者则明显受膳食因素的影响。

(1) 蛋白质与"肉因子"肉、禽、鱼类食物中铁的吸收率较高，除与其中含有一半左右(约40%)血红素铁有关外，也与动物肉中一种叫肉因子(meat factor)或肉鱼禽因子(MFPfactor)有关。此种"因子"能促进非血红素铁的吸收。动物组织蛋白质的铁吸收率较高可达15%～20%。动物的非组织蛋白质却如牛奶、乳酪、蛋或蛋清等，却不高。纯蛋白质，如乳清蛋白、面筋蛋白、大豆分离蛋白等对铁的吸收还有抑制作用。

氨基酸，如胱氨酸、半胱氨酸、赖氨酸、组氨酸等有利于铁的吸收。

(2) 脂类与碳水化合物研究表明，膳食中脂类适量对铁吸收有利，过高或过低均降低铁的吸收。各种碳水化合物对铁的吸收与存留有影响，正作用最大的是乳糖，其次为蔗糖、葡萄糖，以淀粉代替乳糖或葡萄糖，则明显降低铁的吸收率。

(3) 矿物元素钙含量丰富，可部分减少植酸、草酸对铁吸收的影响，有利于铁的吸收。但大量的钙不利于铁的吸收，原因尚不明确。无机锌与无机铁之间有较强的竞争作用，当一种过多时，就可干扰另一种的吸收。

(4) 维生素：维生素A、维生素B_2、维生素C有利于铁的吸收、转运与储存。

其他如枸橼酸、乳酸、丙酮酸、琥珀酸等具有弱的螯合性质的有机酸，也都可提高铁的吸收。

(5) 粮谷类及蔬菜水果中膳食纤维、植酸盐(肌醇六磷酸盐)与草酸盐以及多酚类化合物摄入过多时可干扰铁的吸收。

(6) 卵黄高磷蛋白：蛋类中存在一种卵黄高磷蛋白(phosvitin)，可干扰铁的吸收，使蛋类铁吸收率降低。

(7) 机体状况可左右铁的吸收：血红素铁与非血红素铁吸收，都受体内铁贮存量的影响，缺铁越严重吸收越多；造血系统活跃(如出血、溶血时)虽然铁贮存状况正常，但吸收明显增加。

3. 体内代谢的铁来源

一种为膳食铁，另一种来源是红细胞衰老解体释放的血红蛋白铁(20mg左右)。人体内每天参与周转的35～40mg铁中，来自肠道吸收者仅为0.5～1.5mg。"储存铁"是铁代谢的"补给库"，以铁蛋白(ferritin)和含铁血黄素(hemosiderin)形式存在于血液肝、脾与骨髓中，约占体内总铁的25%～30%。体内储存铁在维持血浆铁水平稳定方面起重要作用。还有部分含量甚微的转运铁，以转铁蛋白形式存在。

成年男性体内贮存的铁约为1g，也有多达2g者。生育年龄的妇女，因月经或分娩，铁丢失增加，储存铁较少或没有。

(四) 过量危害与毒性

通过各种途径进人体内的铁量的增加，可使铁在人体内储存过多，因而可引致铁在体内潜在的有害作用与多种疾病，如：肝铁过载导致：肝纤维化甚至肝硬化；肝细胞瘤；也有认为，含大量铁的肝细胞更易于被 HBV 感染，有利于病毒的复制，有可能增加肝细胞肿瘤发生的危险性。

铁过量与心脏疾病关系的探讨，已见诸多报道。铁通过催化自由基的生成、促进脂蛋白的脂质和蛋白质部分的过氧化反应、形成氧化 LDL 等作用，参与动脉粥样硬化的形成。

铁过多诱导的脂质过氧化反应的增强，导致机体氧化和抗氧化系统失衡，直接损伤 DNA，诱发突变，与肝、结肠、直肠、肺、食管、膀胱等多种器官的肿瘤有关。

（五）需要量与膳食参考摄入量

铁在体内代谢中，可被身体反复利用，一般除肠道分泌和皮肤、消化道、尿道上皮脱落损失少量外，排出铁的量很少。只要从食物中吸收加以补充，即可满足机体需要。

成人铁推荐摄入量（AI）：男子 12mg/d；女子为 20mg/d；可耐受最高摄入量（UL）男女均为 42mg/d。

（六）食物来源

膳食中的铁良好来源，主要为动物肝脏、动物全血、畜禽肉类、鱼类。

八、碘

（一）生理功能

碘在体内主要参与甲状腺激素的合成，其生理作用也是通过甲状腺激素的作用表现出来的：参与能量代谢；促进代谢和体格的生长发育；促进神经系统发育；参与下丘脑－垂体轴反馈调节。

（二）吸收、代谢和排出

人从食物、水与空气中每日摄取的碘总量约 100～300μg，主要以碘化物的形式由消化道吸收，其中有机碘一部分可直接吸收，另一部分则需在消化道转化为无机碘后，才可吸收。与氨基酸结合的碘可直接被吸收。而同脂肪酸结合的有机碘可不经肝脏，由乳糜管进入血液。被吸收的碘一部分进入血液循环，输送至甲状腺、心、肺、肾、肌肉、皮肤及其他组织；另一部分则由肝转入胆汁，再进入消化道，其中有的经再吸收重新进入门静脉到肝，谓之“肠肝循环”。余下部分经肠道排出体外。碘的排泄途径主要为肾脏，其次为肠，一般约有 80%～85% 的碘经肾排出，10% 碘经粪便排出，也有少量随汗液（占 5%）或通过呼吸排出。哺乳妇女从乳汁中排出一定量的碘（7.14μg/L）。

膳食钙、镁以及一些药物如磺胺等，对碘吸收有一定阻碍影响。蛋白质、能量不足时，也妨碍胃肠道内碘的吸收。

血液中碘更新很快，正常情况下血浆碘清除的半衰期约为 10h，甲状腺激素的更新较慢，一般情况下甲状腺激素的半衰期约为 7d，而 L 的半减期仅为 1.5～3d。碘缺乏病表现见表 1－27。

（三）碘缺乏

表 1－27　碘缺乏病的疾病谱带

发育时期	碘缺乏病的表现
胎儿期	1. 流产、死胎、先天畸形、围生期死亡率增高、婴幼儿期死亡率增高； 2. 地方性克汀病神经型：智力落后、聋哑、斜视、痉挛性瘫痪、不同程度的步态和姿态异常，黏肿型：黏液性水肿、侏儒、智力落后； 3. 神经运动功能发育落后； 4. 胎儿甲状腺功能减退
新生儿期	甲状腺功能减退、新生儿甲状腺肿
儿童期和青春期	1. 甲状腺肿、青春期甲状腺功能减退、亚临床型克汀病、智力发育障碍； 2. 体格发育障碍、单纯聋哑
成人期	甲状腺肿及其并发症、甲状腺功能减退、智力障碍、碘致性甲状腺功能亢进

（四）过量危害与毒性

高碘、低碘与甲状腺肿的关系为 U 形曲线，低碘时碘越少甲状腺肿患病率越高；高碘时碘越多患病率也越高。

（五）营养状况评价

1. 垂体－甲状腺轴系激素水平

T3 及 T4 或 FT4（游离四碘甲腺原氨酸）的下降，TSH 升高是碘缺乏的指征，新生儿 TSH 筛查是评估婴幼儿碘营养状况的敏感指标。

2. 尿碘（群体）

儿童尿碘低于 100μg/L，孕妇、乳母尿碘低于 150μg/L 提示该人群碘营养不良。根据一些调查研究结果，尿碘测定宜用 24h 尿样本，其次空腹晨尿并以尿碘与尿肌酐比值表示，较其他时段接近 24h 的结果。

3. 其他指标

儿童生长发育指标如身高、体重、性发育、骨龄等的检测，可反映过去与现在的甲状腺功能是否低下的状况；智商、神经运动功能的检测，以及地方性克汀病发病的情况，以了解胚胎期和婴幼儿期碘缺乏所造成的脑发育落后或神经损伤。

（六）需要量与膳食参考摄入量

成人碘推荐摄入量（RNI）为 120μg/d；可耐受最高摄入量（Ul）为 600μg/d。

WHO/UNICEF/ICCIDD（国际控制碘缺乏病理事会）建议正常人每日碘摄入量在 1000μg/d 以下是安全的。根据我国高碘性甲状腺肿的发病情况，当人群（儿童）尿碘达 800μg/L，则可造成高碘性甲状腺肿流行。补碘时碘摄入量不宜过高、不宜过快提高剂量。补碘后其尿碘水平应低于 300μg/L。

（七）食物来源

食物碘含量的高低取决于各地区的生物地质化学状况。海洋生物含碘量很高，如海带、紫菜、鲜海鱼、蚶干、蛤干、干贝、淡菜、海参、海蜇、龙虾等，其中干海带含碘可达240mg/kg；而远离海洋的内陆山区或不易被海风吹到的地区，土壤和空气中含碘量较少，这些地区的食物含碘量不高。为了防止IDD的发生，目前采用的有食盐加碘、碘油以及其他措施，已被证明是可行、有效的。

九、锌

按单位重量计算人体含锌以视网膜、脉络膜、前列腺为最高，其次为骨骼、肌肉、皮肤、肝、肾、心、胰、脑和肾上腺等。锌对生长发育、免疫功能、物质代谢和生殖功能等均有重要作用。

（一）生理功能与缺乏

锌（zinc）是一种亚细胞代谢所必需的普遍存在的微量元素，扮演了催化、协同催化或合成的角色。在6种酶系统中，每个系统至少存在一种含锌酶，参与了糖和蛋白质代谢，核酸合成，亚铁血红素合成和其他重要功能。碳酸酐酶、碱性磷酸酶和DNA\RNA聚合酶是300多种含锌酶中重要的几种。细胞的分裂和分化都需要锌的参与。生长刺激激素，如胰岛素和胰岛素样生长因子，生物活性的发挥都需要锌的参与。锌在细胞凋亡中也起调控作用。

儿童缺乏锌可导致生长迟缓、食欲不振、性成熟延迟、第二性征发育障碍、味觉异常，成人可导致皮肤创伤不易愈合、性功能减退、精子产生过少、免疫功能下降等。

（二）吸收与代谢

1. 吸收和转运

锌的吸收主要在十二指肠和近侧小肠处，吸收率为20%～30%，仅小部分吸收在胃和大肠。锌先与小分子的肽构成复合物，主要经主动转运机制被吸收，转运至门静脉循环和内源性锌分泌返回肠细胞。

2. 影响锌吸收利用的因素

植物性食物中含有的植酸、鞣酸和纤维素等均不利于锌的吸收，而动物性食物中的锌生物利用率较高，维生素D可促进锌的吸收。

3. 排泄与丢失

锌在体内代谢后，主要通过胰腺分泌排出，粪是锌排泄的主要途径，约90%摄入的锌由粪中排出，其余部分由尿、汗、头发中排出或丢失。

（三）过量危害与毒性

职业中毒虽不多见也曾有发生，医疗中口服或静脉注射大剂量的锌，或误服导致的锌急性中毒。

成人一次性摄入2g以上的锌会发生锌中毒,其主要特征之一是锌对胃肠道的直接作用,导致上腹疼痛、腹泻、恶心、呕吐。长期服用25mg/d锌,可引起铜缺乏。

（四）营养状况评价

边缘性的或者轻度锌缺乏常常被忽视,主要因为没有任何临床症状。

1. 锌耐量

在流行病学调查和临床诊断中,曾提出以锌耐量试验作为检查低锌营养状况的指标,此测定方法的依据是口服锌(2～50mg)数小时后血浆锌浓度升高,但并不认为可以此方法作为优先选择的锌营养状况的评价方法。

2. 功能指标

评价锌的功能性效果,如酶活性(金属硫蛋白活性或锌依赖酶)、味觉等的变化等。

（五）需要量与膳食参考摄入量

成年男子的锌推荐摄入量(RNI)定为12.5mg/d,成年男子锌的可耐受最高摄入量(UL)为40mg/d。

（六）食物来源

一般来说贝壳类海产品、红色肉类、动物内脏类都是锌的极好来源;干果类、谷类胚芽和麦麸也富含锌。一般植物性食物含锌较低。干酪、虾、燕麦、花生酱、花生、玉米等为良好来源。精细的粮食加工过程可导致大量的锌丢失。如小麦加工成精面粉大约80%锌被去掉;豆类制成罐头比新鲜大豆锌含量损失60%左右。

十、硒

1979年我国发表克山病防治研究成果,即发现克山病地区人群均处于低硒状态,补硒能有效地预防克山病,揭示了硒缺乏是克山病发病的基本因素,也证明了硒是人体必需微量元素。据美国、新西兰、德国与我国的测定,成人体硒总量在3～20mg。

（一）生理功能与缺乏

1. 生理功能

(1) 构成含硒蛋白与含硒酶的成分

目前认为,只有含硒蛋白与含硒酶有生物学功能,主要有:四种谷胱甘肽过氧化物酶(glutathione peroxidase,GSH－Px,GPX);三种硫氧还蛋白还原酶(thioredoxin reductase,TR)它们通过对过氧化物解毒,阻断活性氧和自由基的损害,而起到延缓衰老乃至预防某些慢性病的发生。碘甲腺原氨酸脱碘酶(iodothyronine deiodinase,IDD1,IDD2,IDD3)对全身代谢及相关疾病产生影响,如碘缺乏病、克山病、衰老等。

(2) 抗肿瘤作用

在硒具有抗癌作用的人体流行病学干预研究中,目前报道的较有说服力的有三项。一是,在我国江苏省启东县肝癌高发区的6年补硒(含亚硒酸钠15mg/kg食盐)干预试验，结果肝癌发病率显著下降。二是，河南省林县的干预试验，结果发现，同时补充β－胡萝卜素（15mg）、硒酵母（50μg 硒）和维生素 E（30mg）的总死亡率下降 9%；总癌死亡率下降 13%；胃癌死亡率下降 20%，但对食管癌无效。三是，美国为期 13 年的补硒双盲干预试验，受试者为有皮肤癌史的患者，结果未能得到原先预期阻止皮肤癌复发效果，但发现服硒组总癌发生率和死亡率下降；肺癌、前列腺癌和结直肠癌的发生率有明显降低。分析发现，个体原先硒水平越低，补硒效果越好。干预试验还发现，每天硒剂量为 200μg，平均服用 4.5 年，没有出现任何不良反应。

（3）抗艾滋病作用

调查发现 HIV 感染病人血浆硒水平与 CD4 细胞数和 CD4/CD8 比值呈正相关，而与 B2－微球蛋白（B2－microglobulin）和胸苷激酶（thymidine. kinase）活性呈负相关。给艾滋病儿童补充硒（4μg/kg）可改善其出现的心脏合并症状。

（4）硒是能影响认知发育的多种营养素中的一种（包括铁、锌、碘、能量和维生素 A），能影响脑中甲状腺素的水平和甲状腺反应基因的表达、髓鞘形成和神经递质的合成。

2. 硒缺乏

硒缺乏是克山病的病因之一。在中国硒缺乏流行地区，克山病是主要影响儿童和年轻妇女的致死性心肌病。在美国已经有报道发现，硒缺乏病人具有和克山病相似的心肌和骨骼病变。

（二）吸收与代谢

硒在体内的吸收、转运、排出、储存和分布会受许多外界因素的影响。主要是膳食中硒的化学形式和量。另外性别、年龄、健康状况，以及食物中是否存在如硫、重金属、维生素等化合物也有影响。

在测定不同形式硒生物利用率时，主要影响因素不是吸收率，而是参入转化为组织中硒的生物活性形式的效力。

经尿排出的硒占总硒排出量的 50%～60%，在摄入高膳食硒时，尿硒排出量会增加，反之减少，肾脏起着调节作用。人体平衡实验表明，在很大幅度膳食硒摄入范围内（8.8～226μg/d），粪硒排出量总是恒定在 40%～50% 范围，呼气和汗液中排出的硒极少。

从膳食摄入的各种形式硒（包括直接从膳食中摄入的硒半胱氨酸 Sec）通过不同代谢途径均转化为负二价硒化物（Se^{-2}）。经硒代磷酸盐合成酶（SPS）催化，形成硒代磷酸盐（$SePO_3^{-3}$）置换为 Sec 的 tRNA，最后形成硒蛋白。

（三）过量危害与毒性

由于硒在地壳中的分布的不均匀性，出现地域性的高硒或低硒，食物中硒含量受当地水土中硒含量影响很大，导致硒的摄入量过高或过低，形成与硒相关的“地方病”。

若水土中硒含量过高，可使当地粮食、蔬菜和水果含高硒，导致中毒。20 世纪 60 年代，我国湖北恩施地区和陕西紫阳县发生过吃高硒玉米而引起急性中毒病例。病人 3～4d 内头发全部脱落。中毒体征主要是头发脱落和指甲变形。

（四）营养状况评价

1. 硒含量

测定外环境硒含量（水、土、食物等），以估计人体硒营养状态；测定内环境硒含量（血、发、尿等），以评价人体硒营养状态。一般认为，红细胞硒反映的是远期膳食硒摄入情况；血浆（血清）硒反映的是近期膳食硒摄入情况；血小板硒反映的是最近期膳食硒摄入情况。发硒和指（趾）甲硒与血硒有很好的相关性，采集样品也方便，它能反映较远期硒状态。

2. GPX 活性

与血硒相似，红细胞、血浆、血小板 GPX 活性分别代表远期、近期、最近期的硒状态变化。对于评价硒营养状态来说，组织中的硒含量与 GPX 活性有较好的线性相关时，才能用。

目前还没有适用于高硒营养状态的灵敏评价指标，头发脱落和指甲变形被用来作为硒中毒的临床指标。

（五）需要量与膳食参考摄入量

我国制定成年人硒的推荐摄入量 RNI 为 60μg/d，可耐受最高摄入量 UL 为 400μg/d。

（六）食物来源

食物中硒含量测定值变化很大，例如（以鲜重计）：内脏和海产品 0.4～1.5mg/kg，瘦肉 0.1～0.4mg/kg；谷物 0.8～1mg/kg；奶制品 <0.1～0.3mg/kg；水果蔬菜 <0.1mg/kg。

影响植物性食物中硒含量的主要因素是其栽种土壤中的硒含量和可被吸收利用的量。即使是同一品种的谷物或蔬菜，由于产地不同而硒含量不同。例如低硒地区大米硒含量可少于 0.02mg/kg，而高硒地区大米硒含量可高达 20mg/kg，有上万倍差距。

十一、铜

铜是人体必需的微量元素，据估计人体内含铜总量范围为 50～120mg，有报道人体含铜 1.4～2.1mg/kg，幼儿以千克体重计是成人的 3 倍，胎儿和婴儿铜水平与成人不同。出生后头两个月的婴儿铜浓度是以后的 6～10 倍，这种铜的储存可能为渡过婴儿期所需。

人血液中铜主要分布于细胞和血浆之间，在红细胞中约 60% 的铜存在于 Cu－Zn 金属酶中（超氧化物歧化酶，SOD），其余 40% 与其他蛋白质和氨基酸松弛地结合。

（一）生理功能与缺乏

1. 生理功能

（1）铜的重要性在于它存在于很多蛋白质中发挥氧化还原活性。例如：促进结缔组织形成，铜主要是通过赖氨酰氧化酶促进结缔组织中胶原蛋白和弹性蛋白的交联，是形成强壮、柔软的结缔组织所必需；促进正常黑色素形成及维护毛发正常结构，酪氨氧化酶能催化酪氨酸羟基化转变为多巴胺，并进而转变为黑色素，为皮肤、毛发和眼睛所必需；

保护机体细胞免受超氧阴离子的损伤，超氧化物歧化酶（SOD）、铜蓝蛋白和铜硫蛋白等含铜酶具有抗氧化作用；细胞色素氧化酶能促进髓鞘的形成，维护中枢神经系统的健康。

（2）铜参与铁的代谢和红细胞生成：铜蓝蛋白是血浆中铜转运的载体，同时具有亚铁氧化酶活性，是从肝脏释放储存铁并与转铁蛋白结合的生理过程所必需的。

2. 铜缺乏

缺铜可致脑组织萎缩，灰质和白质变性，神经元减少，精神发育停滞，运动障碍等。铜对脂质和糖代谢有一定影响，缺铜动物可使血中胆固醇水平升高，但过量铜又能引起脂质代谢紊乱。铜对血糖的调节也有重要作用。缺铜后葡萄糖耐量降低，对某些用常规疗法无效的糖尿病患者，给以小剂量铜离子治疗，常可使病情明显改善，血糖降低。

（二）吸收与代谢

铜主要在小肠被吸收，少量由胃吸收。胃肠道对一般食物中铜吸收率很高，且受膳食中铜水平强烈影响，在每天摄入铜少于1mg时，其吸收率为50%以上；当每天摄入量增加到5mg时，吸收率则下降为20%以下，每天摄入铜为2mg时吸收率约为35%。

膳食中铜被吸收后，通过门脉血运送到肝脏，掺入到铜蓝蛋白，然后释放到血液，传递到全身组织，大部分内源性铜排泄到胃肠道与从食物中来而未被吸收的铜一起排出体外，少量铜通过其他途径排出。

铜的吸收可能受机体对铜的需要所调节。膳食中其他营养素摄入量对铜的吸收利用产生影响，但所需含量都比较高，这包括锌、铁、钼、维生素C、蔗糖和果糖。

（三）过量与中毒

人体急性铜中毒主要是由于误食铜盐或食用与铜容器或铜管接触的食物或饮料。大剂量铜的急性毒性反应包括：口腔有金属味、流涎、上腹疼痛、恶心、呕吐及严重腹泻。摄入100g或更多硫酸铜可引起溶血性贫血、肝衰竭、肾衰竭、休克、昏迷或死亡。

慢性中毒可以在长期摄入过多或胆汁排泄减少后出现，以及葡萄园用铜化合物作为杀虫剂的工作者。经口摄入而引起慢性中毒尚未确定。

（四）营养状况评价

1. 血清中铜浓度

是铜缺乏的可靠指标，用于个体则要慎重。正常人血清铜范围为10.0～24.4μmol/L（640～1560μg/L）。女性比男性约高10%。女性妊娠期血清铜可高出一倍。

2. 红细胞中超氧化物歧化酶（SOD）

是评估铜营养状况的一个可靠指标，认为有时更敏感。

3. 血小板中铜浓度和细胞色素C氧化酶

能更快地反映膳食中铜的含量。

（五）需要量与膳食参考摄入量

中国营养学会于2013年修订了不同年龄各人群铜的RNI值，成年人为每人每天

0.8mg。可耐受最高摄入量值(UL)成年人为8mg/d。

（六）食物来源

铜广泛存在于各种食物中,牡蛎,贝类海产品食物以及坚果类是铜的良好来源(含量约为0.3～2mg/100g)其次是动物的肝、肾,谷类胚芽部分,豆类等次之(含量约为0.1～0.3mg/100g),植物性食物铜含量受其培育土壤中铜含量,及加工方法的影响。

十二、铬

铬是"葡萄糖耐量因子"(glucosetolerance factor,GTF)的一部分或是必需的,具有刺激脂肪细胞摄取葡萄糖和潜在的胰岛素作用。

（一）生理功能与缺乏

1. 生理功能

(1) 加强胰岛素的作用

糖代谢中铬作为一个辅助因子对启动胰岛素有作用,添加铬能刺激葡萄糖的摄取。给葡萄糖耐量受损的营养不良儿童口服三氯化铬补充物,发现其葡萄糖清除率有所改善。此后,又发现加入250μg氯化铬后,其外源性胰岛素需要明显降低,血液循环中葡萄糖和游离脂肪酸水平降低。

(2) 预防动脉粥样硬化,促进蛋白质代谢和生长发育

铬可能对血清胆固醇的内环境稳定有作用。某些氨基酸合成蛋白质受铬的影响。在DNA和RNA的结合部位发现有大量的铬,提示铬在核酸的代谢或结构中发挥作用。

铬对最适生长也是需要的,缺铬动物生长发育停滞。对营养不良的儿童进行铬补充与对照组进行比较,观察到补铬组的生长速率显著地增加。两名接受缺铬的全胃肠外营养的病人,表现为体重下降,在补充铬后体重恢复。

(3) 其他

许多动物试验研究结果,发现补充铬可以提高应激状态下的动物体内免疫球蛋白,显著减少其血清皮质醇;或良好的体液和细胞免疫功能;增强RNA合成;此外还有人认为妊娠期间铬的需要可能增加。

2. 铬缺乏

铬缺乏的原因主要是摄入不足或消耗过多。食物缺铬的原因主要是食品精制过程中铬被丢失,此外,饮用水的低铬也有一定影响。缺铬的另一主要原因是人体对铬消耗增加。如烧伤、感染、外伤和体力消耗过度,可使尿铬排出增加。成年人随年龄的增长,体内铬含量逐渐减少,因此老年人常有缺铬现象。

在蛋白质－能量营养不良和完全肠外营养情况下,易发生铬缺乏症,主要表现为不明原因的体重下降,周围神经炎,血浆对葡萄糖的清除受损和胰岛素抵抗。

（二）吸收与代谢

无机铬化合物在人体的吸收很低,其范围为0.4%～3%或更少。当膳食摄入铬大于

40μg/d，铬的吸收恒定在 0.4%左右。

许多研究认为铬自粪便中排泄。有人通过平衡试验发现粪便中平均含有 98.1%的膳食铬。成年人每日补充 200μg 铬，尿中排出率约为 0.4%。在不同类型应激过程中，如剧烈锻炼、身体受伤、感染及高温或寒冷时，葡萄糖代谢发生很大改变，因而也使铬的代谢改变。有研究表明，创伤病人和高强度锻炼的人尿铬排出量升高。

（三）过量危害与毒性

铬的毒性与其存在的价态有极大的关系，六价铬的毒性比三价铬高约 100 倍，但不同化合物毒性不同。六价铬化合物在高浓度时具有明显的局部刺激作用和腐蚀作用，低浓度时为常见的致癌物质。在食物中大多为三价铬，其口服毒性很低，可能是由于其吸收非常少。

（四）营养状况评价

目前铬的营养状况评价尚缺乏可靠的指标，仅能依靠铬摄入量调查和病史及临床表现。长期 TPN 的成人应预防性添加铬 0.3μg/(kg·d)。

（五）需要量与膳食参考摄入量

我国制定成年人铬适宜摄入量 AI 为 30μg/d。

（六）食物来源

铬以小剂量广泛分布在食物中，膳食铬主要来源是谷类(3461μg/kg)、肉类及鱼贝类(4581μg/kg)。全谷类食物中含有的铬高于水果和蔬菜。精制糖和面粉中的铬低于未加工过的农产品。

十三、钼

（一）生理功能与缺乏

钼作为 3 种钼金属酶的辅基而发挥其生理功能。黄嘌呤氧化酶催化次黄嘌呤转化为黄嘌呤，然后转化成尿酸。醛氧化酶催化各种嘧啶、嘌呤、蝶啶及有关化合物的氧化和解毒。亚硫酸盐氧化酶催化亚硫酸盐向硫酸盐的转化。

成年人只有在长期进行 TPN 而没有补充此类特殊营养素时，以及对亚硫酸盐氧化酶的需要量增大的病人有可能出现钼缺乏问题。成人钼缺乏时出现心脏和神经症状，包括昏迷，心动过速，尿酸水平升高。

（二）吸收与代谢

经口摄入的可溶性钼酸铵约 88%～93%可被吸收。动物对钼的吸收是在胃及小肠。膳食中的各种含硫化合物对钼的吸收有相当强的阻抑作用，硫化钼口服后只能吸收 5%左右。钼酸盐被吸收后仍以钼酸根的形式与血液中的巨球蛋白结合，并与红细胞有松散的结合。血液中的钼大部分被肝、肾摄取。在肝脏中的钼酸根一部分转化为含钼酶，其余部分与蝶呤结合形成含钼的辅基储存在肝脏中。

人体主要以钼酸盐形式通过肾脏排泄钼,人体主要是通过肾脏排泄而不是通过控制吸收来保持体内钼平衡。

(三) 过量危害与毒性

人和动物机体对钼均有较强的内稳定机制,经口摄入钼化物不易引起中毒。

在钼水平高的中性或碱性土壤上生长的谷物及牧草中钼浓度高。据报告,生活在亚美尼亚地区的居民每日钼摄入量高达10~15mg;当地痛风病发病率特别高被认为与此有关。钼冶炼厂的工人也可因吸入含钼粉尘而摄入过多的钼。据调查,这些工人的血清钼水平、黄嘌呤氧化酶活性、血及尿中的尿酸水平均显著高于一般人群。

(四) 营养状况评价

评价钼营养状况的指标包括血液黄嘌呤氧化酶水平、血钼和尿钼。常采用负荷试验测定含钼酶水平,即给予受试者一定剂量的一磷酸腺苷(adenosine monophosphate,AMP)然后根据其尿中的代谢产物数量推测黄嘌呤氧化酶的活性。

(五) 需要量与膳食参考摄入量

中国成年人钼的适宜摄入量AI为100μg/d;可耐受最高摄入量UL为900μg/d。

(六) 食物来源

钼广泛存在于各种食物中。动物肝、肾中含量最丰富,谷类、奶制品和干豆类是钼的良好来源。蔬菜、水果和鱼类中钼含量较低。

十四、 氟

氟是人体所必需的微量元素,过量又可引起中毒。目前已知与氟化物相关联的组织为骨与牙釉质。氟已被证实是惟一能降低儿童和成年人龋齿患病率和减少齿病情的营养素。人体内约有0.007%的氟。

(一) 生理功能与缺乏

氟在骨骼与牙齿的形成中有重要作用。氟是牙齿的重要成分,氟被牙釉质中的羟磷灰石吸附后,在牙齿表面形成一层抗酸性腐蚀的、坚硬的氟磷灰石保护层,有防止龋齿的作用。缺氟时,由于釉质中不能形成氟磷灰石而得不到保护,牙釉质易被微生物、有机酸和酶侵蚀而发生龋齿。

人体骨骼固体的60%为骨盐(主要为羟磷灰石),而氟能与骨盐结晶表面的离子进行交换,形成氟磷灰石。骨盐中的氟多时,骨质坚硬,而且适量的氟有利于钙和磷的利用及在骨骼中沉积,可加速骨骼成长,促进生长,并维护骨骼的健康。水中含氟较高(4~9mg/L)的地区居民中,骨质疏松症较少。

罕见单纯或直接由于氟摄入量不足而引起的缺乏症。

(二) 吸收与代谢

膳食和饮水中的氟摄入人体后,主要在胃部吸收。氟的吸收很快,吸收率也很高。

饮水中的氟可完全吸收，食物中的氟一般吸收75%～90%。氟的吸收还受几种膳食因素的影响。铝盐、钙盐可降低氟在肠道中吸收，而脂肪水平提高可增加氟的吸收。

氟一旦被吸收，即进入血液，分布到全身，并有部分排出体外，从血浆来的氟与钙化的组织形成复合物，此外还分布于软组织的细胞内外间隙。绝大多数保留在体内的离子氟进入钙化组织（骨骼和发育中的牙齿），或者在晶体表面的水合外壳内进行离子交换。每天吸收的氟约有50%于24h内沉积在钙化组织中，机体中的氟约99%存在于钙化的组织。

氟与骨骼结合是一种可逆的螯合代谢池。根据生理需要骨骼中的氟可通过间隙中的离子交换快速地动员或由不断进行的骨再建过程而缓慢地动员释放。年轻人的再建过程比较活跃，这就是为什么氟在骨中的沉积与年龄呈反比关系。

肾脏是无机氟排泄的主要途径。每天摄入的氟约有50%通过肾脏清除。氟可自由滤过肾小球毛细管，而肾小管的重吸收率则高低不等。肾对氟的清除率与尿液pH有直接关系。

（三）过量危害与毒性

1. 急性毒性

按毒性分级，氟化钠属于中等毒性。急性氟中毒的症状和体征为恶心、呕吐、腹泻、腹痛、心功能不全、惊厥、麻痹以及昏厥。

2. 亚急性毒性

氟对动物与人的毒害最灵敏部位为牙齿。

3. 慢性毒性

长期摄入低剂量的氟（1～2mg/L）所引起的不良反应为氟斑牙，而长期摄入高剂量的氟则可引起氟骨症。

（四）营养状况评价

对氟的营养状况评价指标摄入量估计一般在1～3mg/d。高于此值有氟过量倾向，低于此值则龋齿发生率可能增加。

（五）需要量与膳食参考摄入量

美国FNB于1980年及1989年分别制定和修订了安全适宜摄入量，6个月以下婴儿为0.01～0.23mg/d，成年人为1.5～3.5mg/d。我国制定DRIs时，氟亦仅可制订适宜摄入量（AI），即成年人AI订为1.5mg/d，UL订为3.5mg/d。

儿童摄入氟如超过2.5mg/d可引起斑釉齿。

（六）食物来源

一般情况下，动物性食品中氟高于植物性食品，海洋动物中氟高于淡水及陆地食品，鱼（鲱鱼28.50mg/kg）和茶叶（37.5～178.0mg/kg）氟含量很高。

十五、钴

钴是中等活泼的金属元素，有二价和三价二种化合价。钴可经消化道和呼吸道进入人体，一般成年人体内含钴量为 1.1～1.5mg。

（一）生理功能

钴是维生素 B_{12}组成部分，现在还不能确定钴的其他的功能，但体内的钴仅有约 10%是维生素的形式。已观察到无机钴对刺激红细胞生成有重要的作用。钴对红细胞生成作用的机制是影响肾释放促红细胞生成素，或通过刺激胍循环（形成环形 GMP）。还观察到供给钴后可使血管扩张和脸色发红，这是由于肾释放舒缓激肽，钴对甲状腺的功能可能有作用，动物实验结果显示，甲状腺素的合成可能需要钴，钴能拮抗碘缺乏产生的影响。

（二）吸收与代谢

经口摄入的钴在小肠上部被吸收，吸收率可达到 63%～93%，并部分地与铁共用一个运载通道，在血浆中无机钴附着在白蛋白上，它最初储存于肝和肾，然后储存于骨、脾、胰、小肠以及其他组织。体内钴 14%分布于骨骼，43%分布于肌肉组织，43%分布于其他软组织中。铁缺乏时可促进钴的吸收。钴主要通过尿液排出，少部分由肠、汗、头发等途径排出，一般不在体内蓄积。尿钴含量为 16.6nmol/L（0.98μg/L），由于钴在体内的生物半衰期较短，因此测定尿中钴的含量可以了解短期内钴进入体内的状况。

目前尚无钴缺乏症的病例，从膳食中可能每天摄入钴 5～20μg。经常注射钴或暴露于过量的钴环境中，可引起钴中毒。儿童对钴的毒性敏感，应避免使用每千克体重超过1mg 的剂量。在缺乏维生素 B_{12}和蛋白质以及摄入酒精时，毒性会增加，这在酗酒者中常见。

（三）需要量与膳食参考摄入量

我国未制定钴的参考摄入量。

（四）食物来源

食物中钴含量较高者（20μg/100g）有甜菜、卷心菜、洋葱、萝卜、菠菜、西红柿、花果、荞麦和谷类等，蘑菇含量可达 61μg/100g。

十六、锰

成年人体内锰的总量约为 200～400μmol，分布在身体各种组织和体液中。锰在线粒体中的浓度高于在细胞浆或其他细胞器中的浓度，所以线粒体多的组织锰浓度较高。

（一）生理功能与缺乏

锰在体内一部分作为金属酶的组成成分，一部分作为酶的激活剂起作用：（1）是糖异生途径中丙酮酸羧化酶和异柠檬酸脱氢酶的活化因子；（2）含锰的酶—超氧化物歧化酶能保护线粒体膜；(3)活化糖基转移酶，参与粘多糖的合成。

锰缺乏的临床症状包括生长缓慢、胶原形成受损、糖不耐受和异常的脂质代谢。

（二）吸收与代谢

人体内锰的吸收很少。大于90%锰几乎完全通过胆道、胰腺和肠液分泌排泄，仅有微量经尿排泄。如果锰营养状况良好，则锰很快从血中清除，成人摄入锰10d后仅残留1.5%。

（三）过量危害与毒性

最近有人报告在肝功能受损、胆道不通畅或兼有两者的病人中发现锰中毒，病人的脑MRI检查呈现明显异常，中毒减轻后此种异常亦随之改善。

此外，关于口服毒性问题虽然还没有肯定的结论，但已经有一些报告提示这一问题值得充分重视与研究。例如，有人曾发现神经系统功能障碍者脑中锰浓度高于正常；有暴力行为的人发锰高于正常。

（四）营养状况评价

目前尚未找到可用来评价锰营养状况的可靠的生物学标志物。

（五）需要量与膳食参考摄入量

有人曾估计安全的锰摄入量约为每日每千克体重0.14mg；对体重70kg的成人来说是每日接近10mg。

中国成年人的锰的AI值定为4.5mg/d，将UL值定为11mg/d。目前还没有足够的依据可以拟订婴儿、儿童、青少年、孕妇和乳母的锰的DRIs。

（六）食物来源

茶叶内锰含量最丰富。谷类、坚果、叶菜类富含锰。精制的谷类、肉、鱼、奶类中锰含量比较少。动物性食物虽然锰含量不高，但吸收和存留较高，仍不失为锰的良好来源。

第六节　维生素

维生素(vitamin)是维持人体正常生理功能所必需的一类低分子有机化合物，其在机体的代谢和生长发育过程中起着重要作用。

维生素的种类很多，化学结构、性质各不相同，营养学上一般按照维生素溶解性的不同将其分为脂溶性维生素和水溶性维生素两大类。脂溶性维生素包括维生素A、维生素D、维生素E、维生素K。该类维生素溶于脂肪及脂溶剂，而不溶于水，在食物中常与脂类共存；在肠道随脂肪经淋巴系统吸收，大部分贮存在脂肪组织中，摄入过多，易引起中毒；缺乏症状出现缓慢；通过胆汁缓慢排出体外。水溶性维生素包括B族维生素和维生素C，B族维生素包括维生素B_1、维生素B_2、维生素B_6、维生素B_{12}、烟酸、叶酸、泛酸和生物素等。水溶性维生素溶于水，而不溶于脂肪及脂溶剂；在体内仅有少量储存，较易自尿中排出（维生素 B_{12}例外）；若摄入过少，可较快地出现缺乏症状；大多数水溶性维生素以辅酶的形式参与机体的物质代谢。通常利用负荷试验和血液检测来评价水溶性维生素的营养水平。

维生素的化学结构与性质虽不相似，但有共同特点：①维生素既不是构成各种组织的主要原料，也不是体内的能量来源；②一般是以其本体形式或前体形式（如维生素 A 原）存在于天然食物中；③在体内含量极微（以 mg 或μg 计），且不能靠自身合成或合成量不足，必需由食物供给；④少部分的维生素可由肠道细菌合成，如维生素 K 和生物素（biotin），尼克酸（niacin）和维生素 D，但合成的量并不能完全满足机体的需要，必须从食物中获得；⑤缺少会引起维生素缺乏病，过量则导致中毒。

体内维生素缺乏往往是一个渐进的过程，初始储备量降低，继之则是与其代谢有关的生化异常，生理功能改变，然后才是组织病理变化，出现临床症状。维生素缺乏与不足的原因很多，常见的有：

① 维生素摄入不足：可由膳食中供给不足与人体摄入不足引起。常见于食物储藏、运输、加工、烹调不当使维生素遭受破坏和丢失或选择食物不当。

② 人体吸收利用能力降低：某些原因造成消化系统功能障碍，如肝、胆疾病患者胆汁分泌减少会影响脂溶性维生素的吸收，老年人胃肠道功能降低对营养素的吸收利用均降低。

③ 维生素需要量相对增加：如妊娠、哺乳期妇女、生长发育期儿童以及在特殊生活、劳动环境条件下的人群，以及某些疾病时都可使机体对维生素的需要量增加。药物的使用如异烟肼、青霉胺及避孕药等均增加人体对维生素 B_6的需要量；当妇女孕期服用大量的维生素 C 与维生素 B_6时，其婴儿对这两种维生素的需要量也相应提高。

一、脂溶性维生素

（一）维生素 A

维生素 A 类是指含有视黄醇（retinol）结构，并具有其生物活性的一大类物质，它包括维生素 A（preformed vitamin A）、维生素 A 原（provitamin A）及其代谢产物。

类维生素 A（retinoids）是指视黄醇和其代谢产物以及合成的类似物。动物体内具有视黄醇生物活性的类维生素 A 称为已形成的维生素 A，包括视黄醇（retinol）、视黄醛（retinal）、视黄酸（retinoic acid）和视黄基酯复合物。其中视黄酸是维生素 A 在体内吸收代谢后最具有生物活性的产物，而视黄基酯复合物要在肠道中水解成视黄醇才能表现维生素 A 的生物活性。可在小肠和肝细胞内转变成视黄醇和视黄醛的类胡萝卜素称为维生素 A 原，如 α－胡萝卜素（alpha－carotene）、β－胡萝卜素（beta－carotene）、γ－胡萝卜素（gamma－carotene）等，目前已经发现的类胡萝卜素约 600 种，仅有约十分之一是维生素 A 原，其中 β－胡萝卜素最为重要，吸收利用率约为维生素 A 的六分之一。

1. 理化性质与体内分布

视黄醇为淡黄色晶体，相对分子质量 286.46，是由 β－白芷酮环的头部和脂肪酸的尾部组成，其尾部有顺式(cis)和反式(trans)变化，以全-反式视黄醇为维生素A类物质的最基本形式。维生素A及其衍生物溶于脂肪、油和多数有机溶剂，不溶于水；很容易被氧化，在无氧条件下，对碱比较稳定，但在酸中不稳定，可发生脱氢、异构化或发生聚合。有氧条件、紫外线和高温会促进氧化过程的发生，密闭、低温、在暗处保存则可稳定很长时间。在维生素A的衍生物中，视黄酸和视黄酯的稳定性最好。维生素A在体内主要储存于肝脏中，约占总量的90%~95%，少量存在于脂肪组织中。

2. 吸收与代谢

食物中的维生素A主要以视黄基酯(retinyl easters)和β-胡萝卜素两种形式存在，其中视黄基酯是由维生素A与长链脂肪酸结合而成，视黄基酯和β-胡萝卜素又常与蛋白质结合成复合物。

维生素A与胡萝卜素在吸收方面的差别是维生素A主要以主动吸收方式被吸收，吸收率高，约为70%~90%；而胡萝卜素则以被动扩散方式被吸收，吸收率较低，一般为20%~50%，且胡萝卜素的吸收较维生素A更依赖于胆盐的存在。胆盐不仅促进胡萝卜素与肠黏膜上皮细胞表面的结合，而且在肠细胞内还促进胡萝卜素的裂解。视黄基酯和β-胡萝卜素的吸收部位在小肠，但过程不同，它们首先在蛋白酶的作用下游离出来，前者在小肠中胆汁、胰脂酶或小肠细胞刷状缘中的视黄基酯水解酶的作用下，释放出游离的视黄醇后被主动吸收，需要能量，但吸收速率较快。而β-胡萝卜素及其他类胡萝卜素被肠内黏膜细胞质中的胡萝卜素-15,15′-二加氧酶和视黄醛还原酶裂解成两分子的视黄醇，以物理性扩散的方式被吸收，吸收率较低，且β-胡萝卜素的吸收随其摄入量的增加而降低。理论上说，一分子β-胡萝卜素能够生成两分子视黄醇，但在体内这种情况难以实现，其原因是β-胡萝卜素-15,15′-二加氧酶活性相当低，大部分的β-胡萝卜素没有被氧化。据估计大约6mg的β-胡萝卜素可产生1mg视黄醇的活性，而12mg的其他维生素A原类胡萝卜素(如α-胡萝卜素、γ-胡萝卜素)才能产生1mg视黄醇的活性。没有转变为视黄醇的类胡萝卜素可被吸收并转运至血液和组织。被吸收的视黄醇最终被氧化为视黄酸并与视黄酸结合蛋白结合，发挥其生物活性。

在小肠黏膜细胞内，视黄醛和视黄醇可以相互转化，但视黄醛转变成视黄酸的反应却不可逆；结合的视黄醇重新酯化成视黄基酯，并与少量未酯化的视黄醇、胡萝卜素和叶黄素以及其他的类胡萝卜素一同掺入乳糜微粒进入淋巴，经胸导管进入血液循环，然后转运到肝脏储存。在正常生理条件下，肝星状细胞能含80%~90%的维生素A，肝细胞含10%~20%，而其他只含少量。贮存在脂细胞和肝细胞中食物视黄酯很容易移动并被机体利用。当机体组织需要维生素A时，肝脏中的视黄基酯经酯酶水解为视黄醇，以1:1的比例与视黄醇结合蛋白结合，再与转甲状腺蛋白形成三种物质结合的复合体释放入血液，经血液循环进入靶组织。肝脏具有巨大的储存能力，因而机体可以长时间耐受缺乏维生素A的食物，肾脏维生素A的储存量仅为肝脏的1%左右。

大约有5%~20%摄入的维生素A和大部分类胡萝卜素不能被小肠吸收，而从粪便中排出，约有10%~40%吸收的维生素A在肝中被氧化或结合，然后分泌到胆汁中。有些胆汁代谢物如视黄酰葡糖甘酸可以经肠-肝循环再吸收入肝脏，而大部分胆汁代谢物由粪便排出。在各种组织中已氧化和链变短的衍生物则全部从尿排出。最后维生素 A 的侧链裂解、氧化,并以 CO_2形式由呼吸道排出。视黄醇在体内的转变,从定量概念来说,由膳食中摄入的维生素 A 其中 10% 是不被吸收的,20% 可通过胆汁由粪便排出,17% 从尿排出,30% 以 CO_2形式释放,50% 储存在肝脏中。

3. 生理功能

(1) 维持正常视觉

维生素 A 与正常视觉能力有密切关系。眼的光感受器官是视网膜上的杆状细胞与锥状细胞。杆状细胞对暗敏感,锥状细胞对有颜色的强光敏感。人视网膜的杆状细胞内含有感光物质视紫红质(rhodopsin),它是由视蛋白上赖氨酸的 ε - 氨基与 11 - 顺式视黄醛通过形成西夫氏碱(Schiff base)键缩合而成,对暗视觉至关重要。当视紫红质被光照射时,光的质子攻击暗适应的视网膜,视紫红质中的 11 - 顺式视黄醛转变成全 - 反式视黄醛并与视蛋白分离,感光细胞超级化引发神经冲动,电信号上传到视神经,传入脑中即转变为影像,这一过程成为光适应。此时若进入暗处,由于对光敏感的视紫红质的削弱或消失而对光不敏感,故见不到事物。全 - 反式视黄醛又被色素上皮细胞中的视黄醛异构酶异构化成 11 - 顺式视黄醛,再与视蛋白结合重新生成视紫红质供下一次循环使用。

人从亮处进入暗处,因视紫红质消失,最初看不清楚任何物体,经过一段时间待视紫红质再生到一定水平才逐渐恢复视觉,这一过程称为暗适应。当维生素 A 充足时,视紫红质的再生快而且完全,暗适应时间短。若维生素 A 不足,则视紫红质的再生慢而不完全,暗适应时间延长,严重时可导致夜盲症(night blindness),即在暗处不能看到事物。所以可通过检查人的暗适应时间,大致了解维生素 A 的营养状况。但暗适应时间的延长不仅是由于维生素 A 的缺乏,还与其他营养因素有关,如蛋白质 - 能量营养不良可致肝脏维生素 A 释放量减少,血液视黄醇结合蛋白(RBP)和维生素 A 浓度降低;缺锌能加重维生素 A 缺乏对视觉器官与功能的影响。

(2) 维持皮肤黏膜的完整性

糖蛋白是细胞及细胞器膜中的重要成分,维生素 A 作为调节糖蛋白合成的一种辅酶,对上皮细胞的生物膜起稳定作用,维持上皮细胞的形态完整和健全功能。故缺乏维生素 A 会使上皮组织干燥,继而过度角化变性和腺体分泌减少。这种变化累及全身上皮组织,眼睛最早受到影响,表现为眼睛结膜、角膜干燥、泪腺分泌减少。皮肤、消化道、呼吸道、泌尿和生殖系统的上皮组织均会发生病变,影响其功能。

(3) 维持和促进免疫功能

维生素 A 对许多细胞功能活性的维持和促进作用,是通过其在细胞核内的特异性受体视黄酸受体实现的。已有研究证实抗体的分泌及淋巴细胞群的增殖有赖于维生素 A。视黄酸(RA)能够抑制外周血 B 淋巴细胞的活化,而对静止的 B 细胞又有抑制凋亡的作用。RA 还可以通过 T 细胞依赖的活化途径间接作用于 B 细胞,在抗 CD40 及 IL - 2 介导的培养环境中,RA 能促进 B 细胞分化成浆细胞(CD38 + /CD20 - /IgD -)。最近研究发现,RA 能够调节免疫球蛋白类别转换中的某些因素。

维生素 A 缺乏时人体内 Th1/Th2 平衡失调,表现为 Th1 细胞增强而 Th2 细胞不足。

而细胞免疫研究表明，Th1 和 Th2 细胞的比例在许多免疫病理过程中有重要作用。另外，维生素 A 对免疫功能的调节很大一部分是通过细胞因子网络来实现的。目前已发现受类维生素 A 调节表达的细胞因子有白介素 6（IL－6），IL－4，IL－2，IL－3，IL－1，IL－10，干扰素（IFN－γ），转化生长因子（TGF－β），肿瘤坏死因子（TNF－α）及黏附分子［如细胞间黏附分子（ICAM）－1］等。比较重要的有 IL－2，IL－2 是负责 T 细胞由 G1 期向 S 期过渡的主要细胞因子。当生理浓度维生素 A 与普通的 T 细胞刺激因子共同培养时可有效地促进 T 细胞增殖。生理浓度的 atRA 可以显著抑制人外周血 T 淋巴细胞的凋亡，而这种作用也是通过增加 IL－2 生成来介导。

在对小鼠的一系列研究表明，类维生素 A 是一种免疫球蛋白的同型转换调节剂，能够诱导 IgA 生成，抑制 IgG1 和 IgE 的生成。由于高分泌的 IgA 能够增强黏膜局部的抗感染作用，低分泌的 IgE 能降低过敏反应对黏膜的损伤作用，有学者提出类维生素 A 可能对肠黏膜免疫功能具有维持和促进表达的作用。RA 增强 IL－5，TGF－β 对 IgM 向 IgA 的转换，抑制 IL－4 对 IgM 向 IgG1 的转换。但 RA 的这种作用也呈剂量依赖性。

（4）促进生长发育

维生素 A 参与细胞 RNA、DNA 的合成，对细胞的分化、组织更新有一定影响。维生素 A 缺乏时，长骨形成和牙齿发育均受障碍。视黄酸及其代谢产物参与调节机体多种组织细胞的生长和分化，包括神经系统、心血管系统、眼睛、四肢和上皮组织等。缺乏维生素 A 的儿童生长停滞，发育迟缓，骨骼发育不良。缺乏维生素 A 的孕妇所生的新生儿体重减轻。

（5）抗氧化作用

正常生理水平维生素 A 能保护肝脏细胞线粒体免于被损害，且显示能抑制亚油酸氧化作用。维生素 A 缺乏会引起肝中 mtDNA 氧化损害，并伴随着线粒体膜脂改变和线粒体膜潜能降低。维生素 A 抗氧化作用与其具备多烯烃疏水链有关，其能灭活氧自由基、羟自由基、结合和稳定过氧化氢结构。一般意义上讲，烯烃链越长，其稳定自由基能力就越强。根据其结构特征，维生素 A 和胡萝卜素在氧分压增高时能发生自动氧化，且在氧分压低的情况下能十分有效地发挥抗氧化作用。

近年来研究表明，心脏形态早期对维生素 A 浓度很敏感，因为其影响心脏形成和原纤维形成。流行病学证据也证实维生素 A 摄入是降低心血管疾病主要膳食因素，因为细胞膜和亚细胞膜中均含有不饱和脂肪酸，对脂质氧化很敏感。

（6）对生殖的影响

一般认为维生素 A 在生理功能方面的作用与其对生殖系统上皮组织的影响有关。维生素 A 缺乏时，影响动物生殖能力的机制可能是维生素 A 缺乏会影响到合成类固醇所必需的一些酶，如 5，3－羟基类固醇脱氢酶的活性下降所致。此酶是催化形成黄体酮前体不可缺少的酶类，若它的活性下降将会削弱肾上腺、生殖腺和胎盘中类固醇激素的生成，从而影响生殖功能。视黄酸对胎盘的发育也必不可少，因为视黄酸对基因表达的作用决定机体各部分发育的顺序。但维生素 A 过量摄入对子宫内膜亦有一定损伤作用，表现为角质化、角化过度;并且对大鼠的性激素分泌造成了损伤,引起代谢失衡,动情周期显著延长。

(7) 对骨质代谢的影响

在成骨细胞和破骨细胞上均有视黄醇受体存在,故维生素 A 对维持骨质代谢的正常进行起着重要作用。维生素 A 缺乏可使破骨细胞数目减少,成骨细胞的功能失控,导致骨膜骨质过度增生,骨髓腔变小,并压迫周围的组织,产生神经压迫症状。但长期过量摄入维生素 A 会导致骨重吸收、软骨硬化和高钙血症。过量维生素 A 对骨骼发育的影响可能是通过维生素 A 代谢产物视黄酸而起作用的,视黄酸抑制成骨细胞活性而刺激破骨细胞的形成。

(8) 与贫血的关系

维生素 A 缺乏往往与缺铁性贫血同时存在。维生素 A 对铁剂存在协同作用,能改善机体铁的吸收、转运和分布。当维生素 A 缺乏症(vitamin A deficiency,VAD)时,运铁蛋白合成减少,使红细胞生成过程中铁从肝脏等组织的转运过程受阻,引起骨髓缺铁,使造血能力下降,VAD 时红系祖细胞膜表面 N2 糖链异常,增殖分化障碍而影响造血。对我国部分儿童调查发现,随着血清维生素 A 水平降低,血清铁蛋白和血红蛋白逐渐下降,红细胞游离原卟啉逐渐升高。

(9) 抑制肿瘤生长

维生素 A 促进胚胎发育和细胞分化的作用已经明确,因此维生素 A 缺乏对胚胎性肿瘤的影响显得更为重要。小儿恶性肿瘤多为胚胎性肿瘤,如白血病、神经母细胞瘤、肾母细胞瘤、淋巴瘤、恶性畸胎瘤等均来源于未成熟的胚胎细胞,也即是胚胎时期未分化的肝细胞向正常细胞分化过程中由于某些调控机制障碍,引起组织分化延滞或停顿、组织分化不良而导致肿瘤发生。因此在胚胎形成过程中补充适当的维生素 A,被认为对胎儿组织的分化和成熟有促进作用,对小儿恶性肿瘤的预防有积极的意义。

维生素 A 类抑制肿瘤生长的机制为:①作为抗氧化剂,通过清除自由基而发挥抗癌效应;②促纤维化作用,限制瘤体的生长;③通过与相应受体结合,调节基因的表达,影响肿瘤细胞的分化、增殖,而发挥抑癌作用;④通过影响细胞凋亡等机制产生抗癌效力。

(10) 与先天性心脏病的关联

维生素 A 不仅能在出生后影响机体的生长发育,还在胚胎时期参与心脏系统的形态构建,维生素 A 缺乏或过量均可造成不同程度或不同类型的先天性心脏病。原肠胚期是维生素 A 作用于心脏发育的特异性时段,它激活了一系列的基因调控途径,进而影响到随后的心脏发育事件。故人类妊娠的 2 ~ 3 周是 RA 作用于胚胎心脏形态构建的关键时间窗,该时期需要严格控制孕母维生素 A 的摄入量,否则极易导致先天性心脏病的发生。

RA 是维生素 A 在机体内代谢氧化过程的中间产物,系维生素 A 中活性最强的衍生物,也是脊椎动物胚胎心脏发育中所必须的内源性信号分子。研究结果显示 RA 拮抗物的剂量越大,即维生素 A 缺乏越严重,心脏形态形成停止越早。

4. 缺乏与过量的危害

维生素 A 缺乏是导致儿童严重视觉损害和失明的主要原因，同时也是增加儿童严重感染性疾病危险和死亡风险的主要原因之一，目前全世界范围内患维生素 A 缺乏症的学龄前儿童高达 2.5 亿，其中 120 万～300 万儿童因此而死亡，30 万儿童失明。维生素 A 缺乏被世界卫生组织确认为四大营养缺乏病之一。全世界半数以上的国家，维生素 A 缺乏仍是一个主要公共卫生问题，尤其是在非洲和东南亚低收入国家中，儿童和怀孕女性是维生素 A 缺乏主要受罹人群。

维生素 A 缺乏最早表现为暗适应能力下降，严重者可致夜盲症；还可引起干眼病，进一步发展可致失明。儿童维生素 A 缺乏最重要的临床诊断体征是毕脱氏斑（Bitot's spots），即贴近角膜两侧和结膜外侧因干燥而出现褶皱，角膜上皮堆积，形成大小不等的形状似泡沫的白斑。维生素 A 缺乏还会引起机体不同组织上皮干燥、增生及角化，出现皮肤干燥，毛囊角化过度，毛囊丘疹与毛发脱落等症状。另外，维生素 A 缺乏时，生殖功能受到影响，血红蛋白合成代谢障碍，免疫功能低下，儿童骨骼和牙齿生长发育迟缓。

维生素 A 易于吸收且清除速率较慢，半减期长，短期大剂量或长期低剂量摄入可引起急性、慢性及致畸毒性。急性维生素 A 中毒少见，成人一次超过 300mg、儿童超过 90mg 可能发生急性中毒，可出现嗜睡或过度兴奋，头痛、反复呕吐等症状。极大剂量（12g，RNI 的 13000 倍）的维生素 A 可以致命。维生素 A 使用剂量为其 RDA 的 10 倍以上时可发生慢性维生素 A 中毒，常见症状有皮肤干燥瘙痒、食欲减退、呕吐、出血、脱发、骨和关节疼痛、肌肉疼痛和僵硬、头痛、复视和昏迷等。孕妇摄入维生素 A 过量还可导致出现胚胎吸收、流产、出生缺陷。

由于胡萝卜素在体内向视黄醇转变的速率慢，大量摄入类胡萝卜素一般不会引起毒性作用，但会使血中胡萝卜素水平增高，致使黄色素沉着于皮肤和皮下组织，表现为皮肤黄染，以鼻尖、鼻唇皱襞、前额、手掌和足底部明显，称为高胡萝卜素血症（hyper－carotenemia），一旦停止食用类胡萝卜素后，症状会慢慢消失。

5. 机体营养状况评价

维生素 A 营养状况应根据生化指标、临床表现，结合生理情况、膳食摄入情况综合予以判定。

（1）血清维生素 A 水平

成人血清维生素 A 的正常浓度范围为 1.5～3 μmol/L。血清维生素 A 浓度反映近期膳食维生素 A 的摄入量和维生素 A 由肝脏的释出量，代表经血液运送到靶细胞的水平。血液维生素 A 浓度只有当肝脏维生素 A 储存量接近耗竭或机体在短时间内摄入大量维生素 A 时才有明显的降低或升高，并且受蛋白质、锌缺乏、妊娠、肾功能、肝病等因素的影响。故血清维生素 A 含量并不能完全反映全身组织维生素 A 的营养状况。

（2）血浆视黄醇结合蛋白

血浆视黄醇结合蛋白水平能比较敏感地反映体内维生素 A 的营养水平，成人正常值为≥23.1mg/L。

(3) 相对剂量反应试验(relative dose response test,RDR)

受试者口服视黄基酯(450～1000mg),测定口服前和口服5h后血浆视黄醇浓度,按公式计算RDR:

RDR(%)=(5h视黄醇浓度-基础视黄醇浓度)/5h视黄醇浓度,RDR值大于20%为阳性,存在亚临床状态维生素A缺乏,大于50%即判断为维生素A缺乏。

(4) 尿液脱落细胞检查

加1%龙胆紫于新鲜中段尿中,摇匀后计数尿中上皮细胞,如无尿道感染,超过3个/mm^3为异常,此法有助于维生素A缺乏诊断,找到角化上皮细胞具有诊断意义。

(5) 眼部症状检查

检查是否维生素A缺乏的有效体征,如角膜干燥、溃疡、角化,以及是否有夜盲症、眼干燥症即可诊断,儿童可检查是否有毕脱氏斑。

(6) 视觉暗适应功能测定

暗适应计测定适用于现场调查。维生素A缺乏者,暗适应时间延长。测定方法:让10名健康人每天摄入10000IU维生素A连续7d,然后测定暗适应时间,以95%上限值作为正常值。但有眼部疾患、血糖过低和睡眠不足等,暗适应功能也降低,应给予排除。此法不能真实反映维生素A营养水平,只协助诊断。

6. 食物来源及膳食参考摄入量

维生素A的主要天然来源是动物性食物,其中含量最为丰富的为肝脏、鱼卵、鱼肝油、乳制品、肾、禽蛋等;植物性食物只能提供类胡萝卜素,胡萝卜素主要存在于深绿色或红黄色的蔬菜和水果中,如西兰花、菠菜、空心菜、莴笋叶、芹菜叶、胡萝卜、豌豆苗、红心红薯、辣椒、芒果、杏子及柿子等。此外,维生素A强化食品(强化人造黄油、强化食用油等)、维生素A补充剂是维生素A的来源。服用维生素A补充剂时要注意维生素A的安全摄入量范围较小,大量摄入有明显的毒性作用。

膳食或食物中全部具有视黄醇活性的物质由常用当量(retinal equivalents,RE)来表示,包括已形成的维生素A和维生素A原的总量。它们常用的换算关系是:

1μg视黄醇=0.0035μmol视黄醇=1μg视黄醇当量(RE)

1μgβ-胡萝卜素=0.167μg视黄醇当量(RE)

1μg其他维生素A原=0.084μg视黄醇当量(RE)

膳食或食物中总视黄醇当量(μgRE)=视黄醇(μg)+β-胡萝卜素(μg)×0.167+其他维生素A原(μg)×0.084

根据我国成人维生素A推荐摄入量(RNI),男性为800μg视黄醇当量,女性为700μg视黄醇当量(见表1-28)。β-胡萝卜素是维生素A的安全来源。目前推荐的维生素A的UL值,成年人为3000μgRE/d、孕妇3000μgRE/d、0岁～1岁600μgRE/d、1岁～4岁700μgRE/d、4岁～7岁900μgRE/d、7岁～11岁1500μgRE/d、11岁～14岁2100μgRE/d、14岁～18岁2700μgRE/d。

表 1－28 脂溶性维生素的 RNIs 或 AIs

年龄/岁	维生素 A RNI/μg RE		维生素 D RNI/μg	维生素 E AI/mgα－TE*
0～	300(AI)		10(AI)	3
0.5～	350(AI)		10(AI)	4
1～	310		10	6
4～	360		10	7
7～	500		10	9
	男	女		
11～	670	630	10	13
14～	820	620	10	14
18～	800	700	10	14
50～	800	700	10	14
65～	800	700	15	14
80～	800	700	15	14
孕妇				
早期	700		10	14
中期	770		10	14
晚期	770		10	14
乳母	1300		10	17

摘自《中国居民膳食指南(2016)》中国居民膳食营养素参考摄入量表。

（二）维生素 D

1. 理化性质与体内分布

维生素 D(vitamin D)类是指含环戊氢烯菲环结构，并具有钙化醇生物活性的一大类脂溶性类固醇衍生物。目前已知的维生素 D 至少有 10 种，其中以维生素 D_2(ergocalciferol，麦角钙化醇)及维生素 D_3(cholecalciferrol，胆钙化醇)最为常见。维生素 D_2 是由酵母菌或麦角中的麦角固醇经日光或紫外光照射后形成的产物，并且能被人体吸收，维生素 D_3 则是由人表皮和真皮内含有的 7－脱氢胆固醇经日光中紫外线(波长 265～228nm)照射下转变而成。从膳食或由皮肤合成的维生素 D 必须到其他部位激活才具有生理作用，即它们是有活性作用维生素 D 的前体，又称为激素原。

维生素 D_2 和维生素 D_3 皆为白色晶体，溶于脂肪溶剂，不溶于水，在中性或碱性环境中耐高温和氧化，在酸性环境中稳定性降低，受光线照射容易氧化，烹调加工不会引起维生素 D 的损失，但脂肪酸败可引起维生素 D 破坏。维生素 D_3 的稳定性远比维生素 D_2 好。

维生素D在肝脏和各组织中均有分布，脂肪组织中浓度较高。由于代谢较慢，在组织中大约一半是以维生素D的形式存在，其余大部分以25－(OH)－D_3存在，约为总量的20%。一般认为维生素D的分布形式与相应组织的类脂含量和维生素D结合蛋白有关。

2. 吸收与代谢

食物中50%～80%的维生素D与脂肪一起通过胆汁作用形成胶体，在空肠和回肠中被动吸收入小肠黏膜细胞，吸收后的维生素D大部分掺入乳糜微粒经淋巴入血。部分维生素D与一种特异载体蛋白－维生素D结合蛋白(DBP)结合后进入肝脏。由皮肤中产生的维生素D_3则缓慢扩散入血，约60%的与DBP结合后转运至肝脏。部分与DBP结合的维生素D_3在被肝脏摄取之前，进入肝外组织(脂肪和肌肉)。进入肝脏的维生素D经肝细胞内质网维生素D－25－羟化酶催化生成25－(OH)－D_3，由DBP携载运输至肾脏，在肾脏近曲细管上皮细胞线粒体经1α羟化酶或24－羟化酶作用生成1,25－$(OH)_2$－D_3或24,25－$(OH)_2$－D_3，由肾脏释放入血，并运输至各个靶器官，产生生物学效应。1,25－$(OH)_2$－D_3受其自身合成的反馈调节，还受血浆钙、磷浓度和甲状旁腺激素及降钙素的调节。

维生素D分解代谢主要在肝脏进行，代谢产物如葡萄糖苷和亚硫酸盐等通过胆汁从粪便排出，2%～4%从尿液排出。

3. 生理功能

维生素D主要是通过其活性代谢产物1,25－$(OH)_2$－D_3(或D_2)作用于小肠、肾、骨等靶器官，调节钙、磷代谢；此外，1,25－$(OH)_2$－D_3(或D_2)还作用于其他很多器官，如心脏、肌肉、大脑、造血和免疫器官，参与细胞代谢或分化的调节。

(1) 促进肠道对钙、磷的吸收

1,25－$(OH)_2$－D_3可促进上皮细胞合成一种钙结合蛋白在小肠黏膜细胞促进钙的吸收，1,25－$(OH)_2$－D_3还能增加刷状缘碱性磷酸酶的活性，促进磷酸酯键的水解和磷的吸收。

(2) 促进肾近曲小管对钙、磷的重吸收

1,25－$(OH)_2$－D_3直接作用于肾近曲小管，促进肾小管对钙、磷的重吸收，以维持血液中钙、磷浓度。促进磷的重吸收作用比促进钙的重吸收明显。

(3) 对骨骼钙的动员和促进破骨细胞的分化

对骨有两种相反的作用：一方面，当血钙降低时，1,25－$(OH)_2$－D_3与甲状旁腺激素(parat hyroid hormone，PTH)协同作用，通过破骨细胞作用，使骨盐溶解，从骨回吸收钙、磷，以维持血浆钙、磷的正常浓度；另一方面，当细胞外钙、磷浓度超饱和时，1,25－$(OH)_2$－D_3可促进骺板软骨和类骨组织钙化，有利于骨盐的沉积。如果维生素D缺乏，受影响最明显的就是处于快速生长期的骨骼，可导致个体罹患佝偻病或骨软化病。

(4) 对心血管系统的影响

基础研究发现心肌细胞上除表达VDR外，还表达1,25－$(OH)_2$－D_3依赖性Ca^{2+}结合蛋白和1,25-$(OH)_2$-D_3介导的可快速激活的电压依赖性Ca^{2+}通道。而研究表明，维生素D缺乏可使罹患高血压、心血管疾病等的危险性大大增加。许多临床研究证实了1,25-$(OH)_2$-D_3具有调节血钙磷、改善心血管功能和提高慢性肾脏病患者生存率的作用。

流行病学研究发现，血压升高或高血压的检出率与纬度、季节及人种相关。在冬季或随纬度增加，高血压的发生率越高，分析发现这与冬季或高纬度的地理位置紫外光照射弱、血中1,25-$(OH)_2$-D_3浓度低有关；同样，黑色人种的血压较其他肤色人种的血压为高。临床研究亦证实，血1,25-$(OH)_2$-D_3浓度和血压呈负相关，临床应用紫外线和维生素D治疗能降低高血压患者的血压。维生素D参与高血压发病的可能机制是：①负性调节肾素-血管紧张素系统；②维生素D缺乏容易导致继发性甲状旁腺素分泌增多或继发性甲状旁腺功能亢进；③维生素D缺乏者有较高的胰岛素抵抗和代谢综合征发生风险，血清1,25-$(OH)_2$-D_3浓度和胰岛素敏感性呈正相关；④维生素D可减轻终末糖化产物对血管的损伤，保护血管内皮。

（5）抗肿瘤作用

1,25-$(OH)_2$-D_3通过降低CDK2-cyclinE复合物的活性及S期激酶相关蛋白2(S-phasekinase associated protein 2,SKP2)的表达，上调细胞周期依赖性激酶抑制因子(CDKI)p21Wafl和p27Kip1蛋白的表达，诱导肿瘤细胞停滞于G0/G1期，阻止其进入S期，从而调节肿瘤细胞的增殖和分化。1,25-$(OH)_2$-D_3及其类似物能引起结肠癌、白血病、骨肉瘤、前列腺癌等多种肿瘤细胞分化。另外，1,25-$(OH)_2$-D_3能够诱发某些肿瘤细胞凋亡。人乳腺癌细胞MCF-7受1,25-$(OH)_2$-D_3作用48h即有胞质凝缩、核固缩及染色质聚集表现；同时，原位杂交显示有凋亡特征性DNA链断裂，并且凋亡相关基因表达水平明显增加。

1,25-$(OH)_2$-D_3及其类似物还可通过上调胰岛素生长因子结合蛋白(IGFBP)的表达，降低胰岛素样生长因子(IGF)的活性，阻断胰岛素样生长因子1(IGF-1)有丝分裂作用，从而诱导肿瘤细胞凋亡。同时，1,25-$(OH)_2$-D_3可增加转化生长因子β(IGF-β)生成，改变细胞对表皮生长因子受体(EGFR)的敏感性，从而实现抑制肿瘤细胞生长。1,25-$(OH)_2$-D_3及其类似物还通过下调c-fos、c-myc等癌基因产生抑癌作用。

（6）促进免疫功能

$CD4^+$T细胞是1,25-$(OH)_2$-D_3作用的直接靶点。$CD4^+$T细胞在功能上，可分为Th1和Th2两个子集。Th1细胞主要分泌IL-2、IFN-γ和TNF-β，介导细胞免疫，诱导免疫排斥；Th2细胞主要分泌IL-4，IL-5，IL-6和IL-10，介导体液免疫，诱导免疫耐受。Th1和Th2互为抑制性T细胞。1,25-$(OH)_2$-D_3能调控Th1/Th2免疫偏移，当机体1,25-$(OH)_2$-D_3营养状况发生改变时，将处于Th1优势或Th2优势的漂移状态，从而出现各种病理反应，甚至发生肿瘤。1,25-$(OH)_2$-D_3除了直接作用于T细胞外，还通过各种机制调节抗原呈递细胞的表型和功能，尤其是树突细胞。基于以上免疫学特性，维生素D可预防感染、自身免疫性疾病(多发性硬化、类风湿性关节炎、系统性红斑狼疮等)及某些肿瘤和Ⅱ型糖尿病。

(7) 与糖尿病的关系

维生素 D 可以通过调节胰岛 B 细胞内的维生素 D 受体(VDR)以及胰腺组织中的维生素 D 依赖的钙结合蛋白(DBP)促进 B 细胞合成和分泌胰岛素。研究还发现,维生素 D 缺乏与胰岛素抵抗呈正相关。故维生素 D 缺乏不仅可以使胰岛 B 细胞功能紊乱、加重胰岛素抵抗,而且可以增加糖尿病心血管并发症的发病率。前瞻性观察研究结果显示,婴儿期和儿童早期补充维生素 D,可降低Ⅰ型糖尿病发病率。

4. 缺乏与过量的危害

维生素 D 缺乏病(Vitam D Deficiency,VDD)主要发生在气温偏低、日光照射不足并缺乏食物维生素 D 来源的地区人群中,孕妇、乳母和老人容易发生。维生素 D 缺乏导致肠道吸收钙、磷减少,肾小管对钙和磷的重吸收减少,影响骨钙化,造成骨骼和牙齿的矿物质异常。婴儿缺乏维生素 D 将引起佝偻病(rickets),形成“X”形或“O”形腿,胸骨外凸(“鸡胸”)等。成人维生素 D 缺乏使成熟骨矿化不全,表现为骨质软化症(osteomalacia)和骨质疏松症(osteoporosis),症状为骨痛、肌无力、发生骨折等。VDD 相关疾病及相应的临床表现(见表 1-29)。

表 1-29 VDD 相关疾病及临床表现

疾病	临床表现
子宫 VDD	严重可致骨盆挛缩,劳动力丧失。后代儿童时期骨矿化受限
营养性佝偻病	大婴儿和儿童时期 VDD 的典型表现。通过胎盘和乳汁从母体获得的 VD 不足,太阳辐射暴露少所致
青少年佝偻病	由于太阳辐射暴露少,含钙食物摄入少所致
肌肉疾病	主要发生于老年妇女,现认为是纤维肌痛的一种,表现为弥漫性肌痛和邻近部位肌无力,肌萎缩,以Ⅱ型肌纤维为甚,背部肌痛、肌无力,常跌倒
骨软化症	主要发生于老年妇女。常伴发骨软化,易跌倒而致骨折,尤其易致髋部骨折

通过膳食来源的维生素 D 一般不会引起中毒,但是摄入过量维生素 D,如在预防或治疗维生素 D 缺乏病时使用大剂量的维生素 D,或长期使用药理剂量的维生素 D 等也可引起维生素 D 中毒。中毒症状包括:食欲不振、体重减轻、恶心、呕吐、腹泻、头痛、多尿、烦渴;发热,血清钙磷增高,以致发展成动脉、心肌、肺、肾、气管等软组织转移性钙化和肾结石。目前认为维生素 D 每日摄入量不宜超过 25μg。

5. 营养状况评价

维生素 D 浓度不稳定,易受摄入量和太阳辐射的影响,因此不宜用维生素 D 浓度作为评价指标。循环中 1,25-$(OH)_2$-D_3 的水平也不能反映 VD 的营养状况,而 25-(OH)-D_3 的浓度稳定,因此 25-(OH)-D_3 是衡量维生素 D 营养状况的最佳指标,低于 50nmol/L 为维生素 D 缺乏。25-(OH)-D_3 的浓度依赖于皮肤产生的维生素 D 和膳食摄入量,血循环中 25-(OH)-D_3 的半衰期是 3 周,故它可特异地反映人体几周到几个月内维生素 D 的储存情况。

6. 食物来源及膳食参考摄入量

维生素 D 来源有两方面。

(1) 外源性:由食物提供,主要有鱼肝、鱼油、肝、蛋黄、沙丁鱼等动物性食品及鱼肝油制剂,蔬菜、谷物和水果几乎不含维生素 D。维生素 A、维生素 D 强化牛奶现在也比较常见,使得维生素 D 缺乏症得到了有效的控制。

(2) 内源性:通过阳光中紫外线照射由皮肤产生。所以经常晒太阳是人体廉价获得充足有效的维生素 D_3 的最好来源,特别儿童和老人应多进行户外活动。在阳光不足或空气污染严重的地区,也可采用紫外线灯作预防性照射。

因为维生素 D 既来源于膳食,又可由皮肤合成,故较难估计膳食维生素 D 的摄入量。中国营养学会制订的维生素 D 参考摄入量成人 RNI10μg/d,UL50μg/d。维生素 D 的量可用 IU 或 μg 表示,它们的换算关系为:

1 IU 维生素 D_3 = 0.025μg 维生素 D_3,即 1μg 维生素 D_3 = 40 IU 维生素 D_3。

（三）维生素 E

1. 理化性质与体内分布

维生素 E 又名生育酚,是指含苯并二氢吡喃结构,具有 α－生育酚生物活性的一类物质,包括 α、β、γ、δ 生育酚(tocopherols)和 α、β、γ、δ 生育三烯酚(tocotrienols)共 8 种化合物,生育酚和生育三烯酚的结构母环见(见图 1－4)。虽然这 8 种异构体化学结构相似,但生物活性却大不相同,其中以 α－生育酚分布最广、活性最高。人工合成的维生素 E 主要由石油化工产品加工合成,其主要成分是 dl－α－生育酚(即外消旋品),其生物活性只有 d－α－生育酚的 50%。

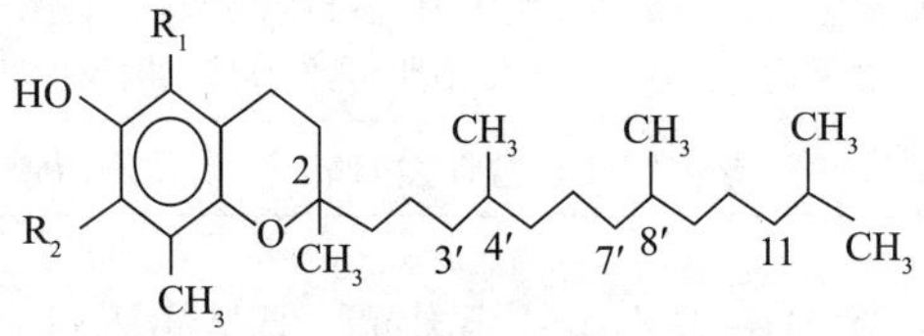

图 1－4 生育酚的化学结构

α－生育酚分子式为 $C_{29}H_{50}O_2$,是黄色油状液体,溶于酒精、脂肪和脂溶剂,对热及酸稳定,对碱不稳定,易于被氧化。当没有氧气存在时,加热到 200℃还能保持原来的状态,在盐酸中加热到 100℃也不起变化,但暴露于氧、紫外线、碱、铁盐和铅盐下则易受破坏,酯式比游离式稳定。一般烹调、加工、储存,特别是脂肪酸败时有一定损失,尤其是油炸时维生素 E 活性明显降低。

维生素 E 主要储存于脂肪组织、肝脏、肌肉中;在肾上腺、脑下垂体、睾丸以及血小板等处浓度最高;在细胞内,以线粒体含量最高;在血液中分布于各种脂蛋白中,成人血浆维生素 E 平均浓度为 10mg/L。

2. 吸收与代谢

机体对维生素 E 的吸收依赖于胆汁参与的脂肪吸收。维生素 E 的生育三烯酚经胰酯酶和肠黏膜酯酶水解，与游离的生育酚及其他脂类消化产物在胆汁的作用下以胶团的形式在肠上皮细胞被动扩散吸收，然后掺入乳糜微粒，经淋巴导管进入血液循环。维生素 E 的吸收率一般为 20% ~50%，摄入量大时吸收率减低。吸收后的维生素 E 主要经乳糜微粒途径转运至肝脏，在肝中与 VLDL 结合再次进入血循环。

维生素 E 排泄的主要途径是胆汁，还有部分代谢产物经尿排出。α - 生育酚在体内的主要氧化产物是 α - 生育醌，脱去醛基生成葡糖醛酸，葡糖醛酸可通过胆汁排泄，或进一步在肾脏中被降解产生 α - 生育酸从尿液排出，皮肤和肠道也是维生素 E 排泄的重要途径。

3. 生理功能

(1) 抗氧化作用

维生素 E 是迄今为止发现的唯一无毒的油脂类食品的天然抗氧化剂。维生素 E 是 O_2^- 的直接清除剂，与超氧化物歧化酶(SOD)、谷胱甘肽过氧化物(GP)一起构成体内的抗氧化系统，保护细胞膜及细胞内的核酸免受自由基的攻击。在大多数情况下，维生素 E 的抗氧化作用是与脂氧自由基或脂过氧自由基反应，向它们提供氢离子，使脂质过氧化链式反应中断，是最重要的脂溶性断链型抗氧化剂，其速度比 BHT 快 200 倍(BHT 是一种工业抗氧化剂，加到烤制食物中防止脂肪氧化酸败)。另外，维生素 E 不但有中断氧化游离基的作用，而且能够猝灭单线态氧，从而提高油的抗氧化能力，所以人体消耗的不饱和脂肪越多，所需的维生素 E 就越多，因为这些油需要维生素 E 提供抗氧化的保护。维生素 E 在体内外都具有强大的抗氧化作用，其抗氧化作用不仅有剂量依存关系，而且与不饱和脂肪酸的量和促化因子(如活性氧、铁等)的量有关。

维生素 E 与维生素 C、β - 胡萝卜素有抗氧化的协同作用，硒与维生素 E 也有协同抗氧化作用。维生素 E 预防衰老的机理也与抗氧化有关。

(2) 保护心血管系统

许多传染病学研究和临床实验已经证明维生素 E 在初级和二级预防动脉粥样硬化症中的具有保护性作用。维生素 E 还可抑制磷酯酶 A_2 的活性，减少血小板血栓素 A_2 的释放，从而抑制血小板的聚集，故维生素 E 缺乏时血小板聚集和凝血作用增强，增加心肌梗死及中风的危险性。

(3) 对胚胎发育和生殖的作用

维生素 E 缺乏时可出现睾丸萎缩和上皮细胞变性、孕育异常。临床上常用维生素 E 治疗先兆流产和习惯性流产，但在人类尚未发现有因维生素 E 缺乏而引起的不育症。补充适量的维生素 E，可改善怀孕期母体健康，降低胎儿先天性缺陷、早产及低体重的发生率。

(4) 对免疫系统的影响

维生素 E 可促进抗体的产生和抗体 - 抗原的应答反应，促进巨噬细胞的吞噬作用，增强 T 细胞介导的细胞免疫功能，促进淋巴细胞增殖、分化，使体内 T 细胞百分比和辅助性 T 细胞(Th)/抑制性 T 细胞(Ts)的比值升高。另外，PGE2 是 T 细胞的抑制剂，它能抑制 T 细胞的介导功能。维生素 E 的添加可使 PGE2 的分泌减少，从而增强 T 细胞的功能。

自由基是正常细胞代谢活动以及机体的各种应激过程产生的，应激物能导致自由基产生，从而对免疫细胞膜造成过氧化损伤，破坏免疫细胞的正常功能，添加维生素 E 则减少自由基形式，维持免疫细胞结构的完整性，使外因引起的机体免疫机能的下降得到恢复。机体免疫功能衰退、免疫调节障碍和细胞膜过氧化脂质生成速率增加等均被认为是导致衰老的重要原因，研究已证实，年龄的老化通常与 T 细胞、B 细胞免疫功能的下降是同步的，而维生素 E 能增强淋巴细胞的功能，且能起到延缓衰老的作用。

（5）对蛋白质代谢的影响

维生素 E 可通过促进核 RNA 更新的蛋白质合成而促进某些酶蛋白合成。缺乏维生素 E 可出现核酸和氨基酸代谢异常。维生素 E 缺乏时，脂质过氧化物及其产物能与蛋白质形成共价键而结合，或使蛋白质分子间交联或成聚合物，这些会导致膜结合酶功能的变化。

（6）抗肿瘤作用

氧自由基对处于生长和成熟期的细胞可造成氧化损害，使 DNA、蛋白质受损，导致肿瘤的发生。维生素 E 抑制氧自由基，减少氧化损害以降低肿瘤的发生。一般认为，抗氧化剂网络中的每一种抗氧化剂（尤其维生素 E）均在调节机体抗氧化系统方面具有重要作用；同时，研究显示，维生素 E 处在上调下调基因以及调节细胞生长的信号转导通路上。一些临床观察也发现，多食富含维生素 E 和其他抗氧化剂食物的人群，其患癌率常明显低于正常膳食人群，而低水平维生素 E 与各种肿瘤（尤其前列腺癌和肺癌）发生的危险性增加有关。最近研究显示，生育三烯酚可能是一种对抗乳腺癌的强有力的武器。另外，维生素 E 通过抑制血管内皮生长因子、干扰雌激素受体，抑制环氧化酶－Z，刺激依赖性 T 细胞免疫功能，对前列腺癌起到了一定的抑制作用。

4. 缺乏与过量的危害

维生素 E 缺乏可见于低出生体重的早产儿、脂肪吸收障碍的患者中。维生素 E 缺乏时，可引起神经－肌肉退行性变化，出现视网膜退变、蜡样质色素积聚、溶血性贫血、肌无力、神经退行性病变、小脑共济失调等。

维生素 E 的毒性相对较小，中毒症状可能有视觉模糊、头痛、极度疲乏、肌无力以及凝血机制损害导致某些个体的出血倾向。补充维生素 E 制剂，应以每天不超过 400mg 为宜。

5. 营养状况评价

维生素 E 的营养状况评价指标主要有以下几类。

（1）红细胞溶血试验

红细胞与 2% ~2.4% H_2O_2 溶液温育后出现溶血，测得的血红蛋白量（Hb_1）占红细胞与蒸馏水保温后测得的血红蛋白量（Hb_2）的百分比，可反映维生素 E 的营养状况。维生素 E 水平偏低者比值为 10% ~20%，缺乏者 >20%，<5% 可排除维生素 E 缺乏的可能。

（2）血清维生素 E 水平

血浆 α－生育酚浓度可直接反映人体维生素 E 的储存情况，健康成人若其血脂值正常，则血浆α－生育酚的范围为11.5～46μmol/L（50～200mg/L）。

6. 食物来源及膳食参考摄入量

维生素E广泛地分布于动植物组织中，一般情况下不会缺乏。维生素E良好的来源为：棉籽油、麦胚油、花生油、芝麻油、硬果、种子类、豆类及其他谷类；绿莴苣叶及柑橘皮含α－维生素E也很多；蛋类、肉类、鱼类、水果及一般蔬菜中含量甚少。动物性食品中维生素E以dd型为主，植物油中α型较少。食物加工、储存和制备过程可损失部分维生素E。

维生素E的需要量与膳食成分有关，当多不饱和脂肪酸摄入量增多时，其需要量增加。膳食中天然的维生素E仅有一个异构体，其3个旋光异构位的构型均为R型（用RRR表示），RRR异构体是α－生育酚的天然形式（又称d－α－生育酚）。机体组织和食物中维生素E的含量以RRR－α－生育酚当量（α－tocopherol equivalents，α－TEs）表示。估计混合膳食中维生素E的总α－TE，应按下列公式折算：

膳食中总α－TE当量（mg）＝（1×α－生育酚mg）＋（0.5×β－生育酚mg）＋（0.1×γ－生育酚mg）＋（0.02×δ－生育酚mg）＋（0.3×α－三烯生育酚mg）

中国营养学会制定的维生素E适宜摄入量（AI），成年男女为14mgα－TE/d，UL为700α－TE/d。

（四）维生素K

1. 理化性质与体内分布

维生素K是一类含有2－甲基－1,4－萘醌基团的一系列衍生物，是肝脏中凝血酶原和其他凝血因子合成必不可少的物质。天然的有维生素K_1（叶绿醌）、维生素K_2（甲萘醌），其3位碳上有一较长的烃链，人工合成的是维生素K_3和维生素K_4，含有多个异戊间二烯的同系物。体内部分维生素K可由肠道细菌合成。

天然维生素K在室温下是一种黄色油状物，人工合成的维生素K则是黄色结晶。几乎所有的维生素K均不溶于水，微溶于乙醇，可溶于醚、三氯甲烷、脂肪和油；维生素K对光和碱敏感，但对热和环境氧化剂相对稳定。

人体内维生素K储存很少，在肝脏可短期储存，细胞内维生素K主要存在于内质网和线粒体膜上，肾上腺、肺脏、骨髓、肾脏和淋巴结是它的富集器官。

2. 吸收与代谢

维生素K的吸收取决于正常的胰腺和胆道功能，故影响肠腔微团形成的因素（如胰脏内分泌功能紊乱、胆结石等）均可影响维生素K的吸收。维生素K在胰液和胆汁的作用下被小肠上段（十二指肠和空肠）吸收后进入淋巴系统，经胸导管进入血液循环，维生素K吸收后与乳糜微粒结合，依附在β－脂蛋白上并转运至肝和其他组织，部分存于肝脏，部分随粪便和尿液排出体外。

3. 生理功能

（1）促进血液凝固

维生素K是一种与血凝有关的营养素，血凝过程的许多凝血因子的生物合成有赖于维生素 K 的存在。凝血因子Ⅱ（凝血酶原）、凝血因子Ⅶ（转变加速因子前体）、凝血因子Ⅸ（Christmas 因子，血浆促凝血酶原激酶成分）和凝血因子Ⅹ（Stuart 因子）这 4 种凝血因子是依赖维生素 K 合成的，其功能是防止出血，并参与一系列连续不断的蛋白水解激活作用，最终使可溶性纤维蛋白转化为不溶性纤维蛋白，再与血小板交联形成血凝块。

（2）参与骨钙代谢

维生素 K 参与骨钙素中谷氨酸基的 C_2 羧基化反应，与骨骼的新陈代谢有关。维生素 K 作为骨内多种蛋白的依赖性维生素，能增加成骨细胞骨钙素的合成，对骨质疏松的预防和治疗有一定作用。

（3）抗肿瘤作用

国外研究发现，维生素 K_2 的抗癌谱广，能抑制多种肿瘤细胞增殖，可诱导肝癌、肺癌、口腔癌、卵巢癌、胃癌、神经胶质瘤、骨肉瘤等多种实体瘤和血液系统的白血病、骨髓增生异常综合征的细胞凋亡，且与多种抗肿瘤药有协同作用。此外，体外实验证实，维生素 K_2 能诱导多种血液肿瘤细胞株（HL－60，NB4，U937）及原代培养的白血病细胞、骨髓异常增生细胞发生凋亡，并且当诱导凋亡的功能受抑制时，能诱导细胞向单核细胞分化，对肿瘤细胞的增殖起抑制作用。

4. 缺乏与过量的危害

维生素 K 广泛分布于动植物组织中，肠道内微生物可部分合成，健康人群原发性维生素 K 缺乏并不常见。维生素 K 缺乏会引起低凝血酶原血症，且其他依赖维生素 K 的凝血因子浓度下降，表现为凝血功能障碍和出血。新生儿对维生素 K 有特殊的需求，新生儿如果出生后凝血酶原值低于 10% 以下，会产生新生儿出血病（HND）。故维生素 K 缺乏是世界范围内婴儿发病率和死亡率升高的原因之一。

天然的维生素 K_1、维生素 K_2 不产生毒性，甚至大量服用也无毒。然而维生素 K 前体 2－甲基萘醌（K_3）由于与巯基反应而有毒性，能引起婴儿溶血性贫血、高胆红素血症和核黄疸症。2－甲基萘醌不应用于维生素 K 缺乏。

5. 营养状况评价

传统方法为测定机体凝血功能来评价维生素 K 的营养状况。凝血酶原活性和其他维生素 K 依赖因子降低 50% 表明维生素 K 缺乏。也可通过高效液相色谱法测定血浆中叶绿醌的浓度，还可以用特异性抗体检测血浆为羧化凝血酶原进行判断。

6. 膳食参考摄入量及食物来源

成人维生素 K 的膳食适宜摄入量（AI）为 80μg/d，UL 指标未定。

维生素 K 广泛分布于动植物食品中，绿叶蔬菜如菠菜、甘蓝、生菜含量较高，母乳中含量低，甚至不能满足 6 个月婴儿的需要。

二、水溶性维生素

（一）维生素 B_1

维生素 B_1，又称硫胺素（thiamine）、抗脚气病因子、抗神经炎因子等，是由吡啶和噻唑环并通过亚甲基桥相连而成，是维生素中最早被分离出来的一种维生素。

1. 理化性质与体内分布

硫胺素呈白色针状结晶，易溶于水，微溶于乙醇，不溶于其他有机溶剂，在酸性环境下比较稳定，加热至120℃仍不分解，但在中性和碱性条件下遇热易破坏。铜离子存在可加快它的破坏，对紫外线敏感，紫外线可使其降解而失去生理作用。

成年人体内硫胺素总量约为25～30mg，主要分布在肌肉中，其次为心脏、大脑、肝脏和肾脏。硫胺素在体内80%约为焦磷酸硫胺素（thiamine pyrophosphate，TPP），10%为三磷酸硫胺素（thiamine triphosphate，TTP），其他以二磷酸硫胺素（thiamine diphosphate，TDP）和一磷酸硫胺素（thiamine monophosphate，TMP）形式存在。4种形式的硫胺素在体内可以相互转化。

2. 吸收与代谢

硫胺素吸收的部位主要在空肠和回肠，吸收总量为4～8mg。有主动运送与被动扩散两个过程，其浓度高时可由被动扩散吸收，浓度低时主要由主动转运系统吸收，吸收过程中需要Na^+和ATP存在。饮酒、饮茶和叶酸缺乏可导致吸收障碍。吸收后的硫胺素在空肠黏膜细胞内在三磷酸腺苷作用下被磷酸化成焦磷酸酯，后经门静脉被输送到肝脏，然后经血液转运到各组织。

硫胺素在肝脏中代谢，代谢产物主要由肾脏随尿排出体外，少量随汗液排出。

3. 生理功能

硫胺素与能量代谢有关，主要功能是维持碳水化合物的正常代谢，作为CHO氧化过程中的一种辅酶起作用。

（1）辅酶功能

维生素B_1在硫胺素焦磷酸激酶的作用下，与ATP结合形成TPP，TPP是硫胺素主要的辅酶形式，在体内参与两个重要的反应，即α－酮酸的氧化脱羧反应和磷酸戊糖途径的转酮醇酶反应。在三羧酸循环和ATP生成过程以及磷酸戊糖通路中起重要作用。

（2）抑制乙酰胆碱的活性，促进胃肠蠕动

乙酰胆碱有促进胃肠蠕动和腺体分泌的作用，硫胺素是胆碱酯酶的抑制剂，可减少和降低乙酰胆碱的水解，而当硫胺素缺乏时，胆碱酯酶的活性增强，使乙酰胆碱分解加速，导致胃肠蠕动变慢，消化液分泌减少，导致消化不良。

（3）对神经组织的作用

硫胺素在神经组织中可能具有一种特殊的非酶作用，TPP可能具有调控膜钠离子通道功能，当TPP缺乏时，渗透梯度无法维持，引起电解质与水转移。

（4）与心脏功能的关系

维生素B_1缺乏可引起心脏功能失调。

4. 缺乏与过量的危害

硫胺素缺乏症又称脚气病，主要损害神经－血管系统，常发生在以精白米面为主食的地区。谷类食品加工过程中加入过量的碱会造成硫胺素大量破坏，妊娠、哺乳期、高温环境下工作、神经精神高度紧张的人、引起代谢率增高的某些疾病都会增加对维生素 B_1 的需要量。在临床上脚气病一般分为三类：干性脚气病（dry beriberi）、湿性脚气病（wet beriberi）和婴儿脚气病（infant beriberi）。

由于摄入过量的硫胺素很容易从肾脏排出，硫胺素过量中毒很少见，超过 RNI 100 倍以上的剂量有可能出现头痛、惊厥、心律失常等。

5. 营养状况评价

临床检查可发现硫胺素缺乏的症状和体征，但生化检查的变化常先于临床症状和体征的出现，常用的生化指标如下。

（1）尿负荷试验

被测者口服硫胺素 5mg，然后收集 4h 内排出的尿液，测定尿液中硫胺素的含量。评价标准：4h 尿中排出硫胺素 $<100\mu g$ 为缺乏，$100\sim200\mu g$ 为不足，$>200\mu g$ 为正常。

（2）尿中硫胺素和肌酐含量比值

取清晨空腹一次尿样，测定其中硫胺素和肌酐的含量，计算硫胺素（μg）/肌酐（g）比值，用它来评定硫胺素的营养状况。其评定参考标准是：比值 <27 为缺乏，27 ~ 66 为不足，>66 为正常。

（3）红细胞转酮醇酶活力系数（erythrocyte transketolase activity coefficient，ETK－AC）或焦磷酸硫胺素效应（ETK－TPP 效应）

一般认为 ETK－AC >15% 为不足，>25% 为缺乏。由于硫胺素缺乏早期就可见转酮醇酶活力下降，故该指标是评价硫胺素营养状况较可靠的方法。

6. 膳食参考摄入量及食物来源

中国营养学会推荐硫胺素的参考摄入量见表 1－30。

表 1－30 水溶性维生素的 RNIs 或 AIs

年龄/岁	维生素 B_1 mg/d		维生素 B_2 mg/d		维生素 B_6 mg/d	维生素 B_{12} mg/d	维生素 C mg/d	泛酸 mg/d	叶酸/μg DFE/d	烟酸 RNI/mg NE/d		生物素 mg/d
0 ~	0.1(AI)		0.4(AI)		0.2(AI)	0.3(AI)	40(AI)	1.7	65(AI)	2(AI)		5
0.5 ~	0.3(AI)		0.5(AI)		0.4(AI)	0.6(AI)	40(AI)	1.9	100(AI)	3(AI)		9
1 ~	0.6		0.6		0.6	1.0	40	2.1	160	6		17
4 ~	0.8		0.7		0.7	1.2	50	2.5	190	8		20
7 ~	1.0		1.0		1.0	1.6	65	3.5	250	11	10	25
	男	女	男	女						男	女	
11 ~	1.3	1.1	1.3	1.1	1.3	2.1	90	4.5	350	14	12	35
14 ~	1.6	1.3	1.5	1.2	1.4	2.4	100	5.0	400	16	13	40
18 ~	1.4	1.2	1.4	1.2	1.4	2.4	100	5.0	400	15	12	40

表 1-30(续)

年龄/岁	维生素 B_1 mg/d		维生素 B_2 mg/d		维生素 B_6 mg/d	维生素 B_{12} mg/d	维生素 C mg/d	泛酸 mg/d	叶酸/ μg DFE/d	烟酸 RNI/ mg NE/d		生物素 mg/d
50 ~	1.4	1.2	1.4	1.2	1.6	2.4	100	5.0	400	14	12	40
65 ~	1.4	1.2	1.4	1.2	1.6	2.4	100	5.0	400	14	11	40
80 ~	1.4	1.2	1.4	1.2	1.6	2.4	100	5.0	400	13	10	40
孕妇												
早期	1.2		1.2		2.2	2.9	100	6.0	600	12		40
中期	1.4		1.4		2.2	2.9	115	6.0	600	12		40
晚期	1.5		1.4		2.2	2.9	115	6.0	600	12		40
乳母	1.5		1.5		1.7	3.2	150	7.0	550	15		50

摘自《中国居民膳食指南(2016)》中国居民膳食营养素参考摄入量表。

硫胺素广泛存在于天然食物中,受食物种类、收获、储存、加工、烹调条件等因素影响较大。谷类、豆类及干果类,动物内脏(肝、心、肾)、瘦肉、豆类、花生是其良好来源。日常膳食中硫胺素主要来自谷类食物,因它多存在于表皮和胚芽中,如米、面碾磨过于精细、过分淘米或烹调中加碱,均可造成硫胺素大量损失。蔬菜、水果中硫胺素含量较少。

(二) 核黄素

核黄素(riboflavin)又称维生素 B_2,是具有一个核糖醇侧链的异咯嗪类的衍生物。

1. 理化性质与体内分布

核黄素一般为黄色粉末状结晶体,味苦,水溶性较低,熔点高,为 275 ~ 282℃,在酸性及中性环境中对热稳定,在碱性环境中易被热和紫外线破坏。如牛奶暴露在日光下,其中的维生素 B_2就有很大损失。

2. 吸收与代谢

核黄素是黄素单核苷酸(fiavin, mononucleotide, FMN)和黄素腺嘌呤二核苷酸辅酶(fiavin adenine dinucleotide coenzyme, FAD)两种重要辅酶的组成成分。膳食中核黄素大部分是以 FMN 和 FAD 形式与蛋白质结合存在,进入消化道后,先在胃酸、蛋白酶的作用下,水解释放出黄素蛋白,然后在小肠上端磷酸酶和焦磷酸化酶的作用下,水解为游离维生素 B_2,在小肠上端以依赖钠离子的主动转运方式吸收。被吸收后的维生素 B_2 在肠道黏膜上皮的细胞中,被黄素激酶磷酸化为 FMN,再脱磷酸化成为游离的核黄素,并经门静脉运输到肝脏。在肝脏核黄素再转变成作为辅酶的 FMN 和 FAD,与血浆中的白蛋白等蛋白质结合,运输到各个组织器官。胃酸和胆盐可促进核黄素的吸收,而酒精、咖啡因、糖精、铜、锌、铁等离子可抑制其吸收利用。

体内多余的核黄素主要随尿液排出,食物中未被吸收的核黄素和胆汁中未被重吸收的部分核黄素随粪便排出,汗液亦可排出少量核黄素。

3. 生理功能

（1）参与体内生物氧化与能量代谢

核黄素在人体内为许多重要辅酶的组成成分，在细胞代谢呼吸链的重要反应中起控制作用，或参与更加复杂的电子传递系统。核黄素在体内以 FMN 和 FAD 的形式与特定蛋白结合形成黄素蛋白（flavoprotein），黄素蛋白是机体中许多酶系统中重要辅基的组成成分，通过三羧酸循环中的一些酶及呼吸链等参与体内氧化还原反应与能量代谢。从而维持蛋白质、脂肪和碳水化合物的正常代谢。

（2）参与维生素 B_6 和烟酸的代谢

FAD 和 FMN 分别作为辅酶参与色氨酸转变为烟酸、维生素 B_6 转变为磷酸吡哆醛的过程。

（3）FAD 作为谷胱甘肽还原酶的辅酶，参与体内的抗氧化防御系统，维持还原性谷胱甘肽的浓度。

（4）FAD 与细胞色素 P_{450} 结合，参与药物代谢；提高机体对环境应激适应能力等。

（5）生长发育

核黄素严重缺乏时会影响机体的生长发育过程。核黄素在促进三大营养素代谢过程中，具有维持皮肤黏膜完整性的作用。

4. 缺乏的危害

核黄素缺乏主要表现在，眼、口、唇、舌、皮肤和黏膜的炎症反应。呈现特殊的上皮损害、脂溢性皮炎、轻度弥漫性上皮角化并伴有脂溢性脱发和神经紊乱，眼、口腔、皮肤均有典型炎症反应。同时，与其相关的酶活性降低，导致氨基酸、能量、脂代谢受损。核黄素缺乏会影响其他营养素如烟酸和维生素 B_6 的代谢，还会使膳食铁的吸收降低，引起继发性铁营养不良和继发性贫血。妊娠期缺乏核黄素还可导致胎儿骨骼畸形。

维生素 B_2 的毒性未见报道。

5. 营养状况评价

（1）尿负荷试验

方法类似于维生素 B_1 的尿负荷实验。被测者口服核黄素 5mg，然后收集 4h 内排出的尿液，测定尿液中核黄素的含量进行评价，标准为 ≥1300μg 为正常，500 ~ 1300μg 为不足，<500μg 为缺乏。也可采用尿中硫胺素和肌酐含量比值进行评价。

（2）红细胞谷胱甘肽还原酶活性系数（erythrocyte glutathione reductase activation coefficient，EGRAC）

测定谷胱甘肽还原酶活性是评价核黄素营养状况的一个灵敏指标，酶的活性系数（activity coefficient，AC）为加入 FAD 前后谷胱甘肽还原酶活性的比值，评价标准为 AC < 1.2 为正常，1.2 ~ 1.5 为不足，>1.5 为缺乏。

6. 膳食参考摄入量及食物来源

人体对核黄素的需要取决于生长速度、创伤恢复、妊娠与哺乳等许多因素，会提高其需要量。我国成年人膳食核黄素的参考摄入量见表 1 - 30。

核黄素广泛存在于动植物性食品中，动物肝脏、肾脏、心脏、乳汁及蛋类中含量尤为丰富，植物性食品以绿色蔬菜、豆类含量较高，而谷类含量较少。

（三）维生素 B_6

维生素 B_6 是一组含氮化合物，主要以天然形式存在。

1. 理化性质与体内分布

维生素 B_6 基本结构为 2 - 甲基 - 3 羟基 - 5 甲基吡啶，包括吡哆醇（pyridoxine，PN）、吡哆醛（pyridoxa1，PL）、吡哆胺（pyridoxamine，PM）三种天然存在形式，均具维生素 B_6 活性。维生素 B_6 易溶于水及乙醇，微溶于有机溶剂，在空气和酸性条件下稳定，但易被碱破坏，各种形式对光均较敏感。最常见的市售维生素 B_6 形式是盐酸吡哆醇。

在肝脏、红细胞及其他组织中，维生素 B_6 的主要存在形式为吡哆醛和吡哆胺及其磷酸化形式的磷酸吡哆醛（PLP）和磷酸吡哆胺（PMP）。肝脏、脑、肾、脾和肌肉中与蛋白质结合，含量最高。

2. 吸收与代谢

维生素 B_6 主要通过被动扩散形式在空肠和回肠吸收，经磷酸化形成 PLP、PMP。大部分吸收的非磷酸化维生素 B_6 被运送到肝脏。组织中维生素 B_6 以 PLP 形式与多种蛋白结合，蓄积和储存，主要储存于肌肉组织，占储存量的 75% ~80% 。

肝脏中，维生素 B_6 的三种非磷酸化的形式通过吡哆醇激酶转化为各自的磷酸化形式，并参与多种酶的反应，血循环中 PLP 约占 60% 。PLP 分解代谢为 4 - 吡哆酸主要从尿中排出，少量从粪便排泄。

3. 生理功能

（1）以 PLP 辅酶形式参与许多酶系反应

PLP 作为氨基酸代谢中需要 100 多种酶的辅酶，参与所有氨基酸代谢；与维生素 C 协同作用，参与脂肪酸的代谢，预防脂肪肝；促进体内烟酸合成等。

（2）促进免疫功能

PLP 可能通过参与一碳单位代谢而影响免疫功能。

（3）维持神经系统功能

许多需要 PLP 参与的酶促反应均使神经递质水平升高。包括 5 - 羟色胺、多巴胺、去甲肾上腺素等。

（4）降低慢性病的作用

维生素 B_6 可降低血清中同型半胱氨酸含量，减少血管疾病的危险因素。

4. 缺乏与过量的危害

人体维生素 B_6 缺乏可致皮肤脂溢性皮炎、小细胞性贫血、癫痫样惊厥、忧郁和神经错乱。临床症状包括：口炎，唇干裂，舌炎，个别有神经精神症状，易受刺激等，生化改变有血浆 PLP 和尿 4 - 吡哆酸含量降低等。

维生素 B_6 的毒性相对较低，经食物来源摄入大量维生素 B_6 没有不良反应，营养补充剂中的高剂量维生素 B_6（500mg/d）可引起严重不良反应，表现为神经毒性和光敏感性反应。

5. 营养状况评价

评价维生素 B_6 营养状况的指标包括直接法和间接或功能评价法。

（1）色氨酸负荷试验

按0.1g/kg给予受试者色氨酸口服，测定24h尿中黄尿酸排出量，计算黄尿酸指数（xanthurenic acid index，XI）

$$XI=\frac{24h\text{尿中黄尿酸排出量(mg)}}{\text{色氨酸给予量(mg)}}$$

维生素 B_6 营养正常者XI为0~1.5，不足者可大于12。

（2）血浆PLP

可反映组织中的储存量。血浆浓度在14.6~72.9nmol/L为正常。

（3）尿中4-吡哆酸含量

4-吡哆酸是维生素 B_6 代谢的最终产物，故可反映近期膳食维生素 B_6 摄入量的变化。

6. 膳食参考摄入量及食物来源

正常情况下，维生素 B_6 不易缺乏，根据我国居民膳食模式，推荐摄入量（RNI），成人为1.4mg/d（见表1-30）。

维生素 B_6 食物来源广泛，在动植物性食物中分布相当广泛，白色肉类（如鸡肉和鱼肉），肝脏、豆类、坚果类和蛋黄等含量较高，香蕉、卷心菜、菠菜等水果和蔬菜中维生素 B_6 含量也较多，但生物利用率不及动物性食物。

（四）维生素 B_{12}

维生素 B_{12} 分子中含金属元素钴，因而又称钴胺素（cobalamin），是一种预防和治疗由于内因子缺乏以致吸收障碍而引起恶性贫血的维生素。常见的有氰钴胺素、羟钴胺素、甲基钴胺素、5-脱氧腺苷钴胺素几种形式。

1. 理化性质与体内分布

维生素 B_{12} 是一组含钴的类咕啉化合物。维生素 B_{12} 为红色结晶体，无臭无味，溶于水、乙醇和丙酮，不溶于三氯甲烷、丙酮和乙醚，结构性质相当稳定，pH4.5~5.0的弱酸条件下最稳定，在中性溶液中耐热，在强酸、强碱环境中易被破坏，日光、氧化剂和还原剂均能使其破坏。

2. 吸收与代谢

当含维生素 B_{12} 的食物进入消化道中，首先在胃酸的作用下从食物蛋白质复合物中释放出来，与一种胃黏膜细胞分泌的糖蛋白内因子（IF）结合。维生素 B_{12}-IF复合物对胃蛋白酶较稳定，进入肠道后附着在回肠内壁黏膜细胞的受体上，接着在肠道酶的作用

下释放出维生素 B_{12}，由肠黏膜细胞吸收。维生素 B_{12} 吸收进入血液循环后，与转移蛋白质结合成为维生素 B_{12} 运输蛋白，运输至细胞表皮具有其特异性受体的组织，如肝、肾、骨髓等。

体内维生素 B_{12} 的储存量约 2～3mg，主要储存在肝脏。主要由尿排出，部分从胆汁排出。维生素 B_{12} 的肝肠循环对其重复利用和体内稳定十分重要。

3. 生理功能

维生素 B_{12} 在体内以两种辅酶形式发挥生理作用，即甲基钴胺素（甲基 B_{12}）和腺苷基钴胺素（辅酶 B_{12}）参与体内生化反应。

（1）作为蛋氨酸合成酶的辅酶参与同型半胱氨酸甲基化转变为蛋氨酸。减少血液中同型半胱氨酸的浓度，维持嘌呤和嘧啶的合成和细胞分裂，防止产生巨幼红细胞贫血即恶性贫血。

（2）作为甲基丙二酰辅酶 A 异构酶的辅酶参与甲基丙二酸－琥珀酸的异构化反应。保证脂肪酸的合成。

4. 缺乏与过量的危害

膳食维生素 B_{12} 的缺乏较少见，多数缺乏症由于吸收不良引起，膳食缺乏见于素食者。缺乏表现主要现为巨幼红细胞贫血、高同型半胱氨酸血症、神经系统损害。

维生素 B_{12} 的毒性未见报道。

5. 营养状况评价

血清全转钴胺素Ⅱ（holo Tc Ⅱ）是反映维生素 B_{12} 负平衡的早期指标。一般以血清全转钴胺素Ⅱ29.6pmol/L（40pg/mL）定为维生素 B_{12} 负平衡；血清全结合咕啉可表示肝脏储存缺乏，血清全结合咕啉小于 110pmol/L（150pg/ml）时为维生素 B_{12} 缺乏进入第二期。另外，血清维生素 B_{12} 浓度、血清同型半胱氨酸及甲基丙二酸、脱氧尿嘧啶抑制试验也可反映维生素 B_{12} 的营养状况。

6. 膳食参考摄入量及食物来源

人体对维生素 B_{12} 的最低需要量为 0.1μg/d，我国提出维生素 B_{12} 的 RNI 值为成人 2.4μg/d（表 1－30）。

膳食中维生素 B_{12} 主要食物来源为肉类、动物内脏、鱼、禽及蛋类等动物性食品，乳及乳制品含量较少，植物性食品基本上不含维生素 B_{12}。

（五）烟酸

1. 理化性质与体内分布

烟酸又称尼克酸（niacin，nicotinic acid）、维生素 B_5、维生素 PP、抗癞皮病因子等。烟酸和烟酰胺是吡啶的衍生物。烟酸在体内也可以以具有相同活性的烟酰胺的形式存在。烟酸为稳定的白色针状结晶，味苦，烟酰胺为白色粉状，两者均易溶于水和酒精，不溶于乙醚，在酸、碱、光、氧或加热条件下不易被破坏，是维生素中最稳定的一种，一般烹调加工损失极小，但会随水流失。

烟酸主要以辅酶形式存在于体内各组织中，以肝脏含量最高，其次是心脏和肾脏，血中相对较少，主要存在于红细胞中。

2. 吸收与代谢

膳食中的烟酸主要以辅酶Ⅰ（nicotinamide adenine dinucleotide，NAD）和辅酶Ⅱ（nicotinamide adenine dinucleotide phosophate，NADP）的形式存在，经消化后于胃及小肠吸收。吸收后以烟酸的形式经门静脉进入肝脏，在肝内转化为辅酶Ⅰ和辅酶Ⅱ。在肝内未经代谢的烟酸和烟酰胺随血液流入其他组织，再形成含有烟酸的辅酶。肾脏也可直接将烟酰胺转变为辅酶Ⅰ。

多余的烟酸大部分被甲基化，以N－甲基烟酰胺的形式由尿中排出人体。少量烟酸和烟酸胺也可直接从尿液排出，烟酸还可随乳汁分泌和从汗液中排出。

3. 生理功能

（1）参与体内物质代谢与能量代谢

烟酸在体内以烟酰胺的形式构成脱氢辅酶Ⅰ和脱氢辅酶Ⅱ，在细胞生物氧化过程中起着传递氢和电子的作用。烟酸构成的辅酶Ⅰ和辅酶Ⅱ是葡萄糖磷酸戊糖代谢途径中氢的传递者，与核酸的合成有关。

（2）保护心血管

每天摄入1～2g的烟酸可降低血胆固醇水平，其原理还不太清楚，而烟酰胺无此作用。

（3）葡萄糖耐量因子的组成成分

葡萄糖耐量因子（glucose tolerance factor，GTF）是由三价铬、烟酸、谷胱甘肽组成的一种复合体，可能是胰岛素的辅助因子，有增加葡萄糖的利用及促进葡萄糖转化为脂肪的作用。

4. 缺乏与过量的危害

烟酸缺乏时即出现癞皮病，其典型症状是皮炎（dermatitis）、腹泻（diarrhea）、痴呆（dementia），即所谓"3D"症状。

过量使用烟酸的副作用会出现血管扩张和胃肠道反应，主要表现为皮肤发红、眼部不适、恶心、呕吐、高尿酸血症等，严重者可出现肝昏迷和脂肪肝等。

5. 营养状况评价

人体烟酸的营养状况，可通过营养调查、尿中烟酸代谢产物的排出量、血浆代谢产物水平和NADH、NADPH的含量等方法进行评价。

（1）尿中2－吡啶酮/N－甲基烟酰胺的比值

一般认为该比值1.3～4.0为正常，<1.3表示有潜在性缺乏；该指标受蛋白质摄入水平的影响较大，对边缘性烟酸缺乏不敏感。

（2）尿负荷试验

一次口服50mg烟酸，测定4h尿中N－甲基烟酰胺的排出量，<2.0mg为缺乏，2.0～2.9mg为不足，3.0～3.9mg为正常。

（3）N－甲基烟酰胺与肌酐比值

测定任一次尿中 N－甲基烟酰胺与肌酐比值（mg/g）进行评价，即 <0.5 为不足，0.5～1.59为偏低，1.6～4.2 为适宜，>4.3 为充足。

（4）红细胞 NAD 含量

红细胞 NAD 含量可作为烟酸缺乏的灵敏指标。红细胞 NAD/NADP 比值小于1.0 时表示有烟酸缺乏的危险。

6. 膳食参考摄入量及食物来源

烟酸摄入量应考虑以下影响因素：①能量消耗增加，烟酸供应也应增加；②蛋白质摄入增加时，一般色氨酸也增加，故烟酸可相应减少。膳食中烟酸的参考摄入量应以烟酸当量（niacin equivalence，NE）表示，平均约 60mg 色氨酸转化 1mg 烟酸。

烟酸当量（mg）＝烟酸（mg）＋1/60 色氨酸（mg）

中国居民膳食烟酸参考摄入量，成年男性 RNI 为 15mgNE/d，女性为 12mgNE/d（见表1－30）。

烟酸及烟酰胺广泛存在于各种动植物性食物中。植物性食物中存在的主要是烟酸，动物性食物中以烟酰胺为主。烟酸在动物肝、肾、瘦禽肉、鱼以及坚果类食物中含量丰富，每 100g 食物可达 10～20mg；乳和蛋中的烟酸含量虽低，但色氨酸含量较高，在体内可转化为烟酸。玉米中烟酸含量高于大米，但玉米中的烟酸是结合型的，不能被人体吸收利用，所以以玉米为主食地区的居民易发生癞皮病，但加碱能使玉米中结合型的烟酸变成游离型的烟酸，易被机体利用。

（六）泛酸

1. 理化性质与体内分布

泛酸（pantothenic acid）又名维生素 B_3，广泛存在于自然界，又称遍多酸。分子式为 $C_9H_{17}O_5N$，相对分子质量 219。泛酸是黄色的黏稠油状物，易溶于水和乙酸，不溶于有机溶剂，对酸、碱和热不稳定。泛酸常以钙盐的形式存在，为易溶于水的白色粉状结晶。

2. 吸收与代谢

泛酸是辅酶 A 的一个组成部分。膳食中的泛酸大多以辅酶 A（CoA）或酰基载体蛋白（acylcarrier protein，ACP）的形式存在，在肠内降解为泛酸而被吸收。血浆中的泛酸主要为游离型，红细胞内的泛酸则以辅酶 A 的形式存在。泛酸在人体内广泛分布于各组织，以肝、肾、肾上腺、脑等浓度最高。泛酸经肾随尿排出体外，也有部分被完全氧化为 CO_2后经肺排出。

3. 生理功能

泛酸的主要生理功能是构成辅酶 A 和酰基载体蛋白，并通过它们在代谢中发挥作用。泛酸作为辅酶 A 的组成部分参与体内碳水化合物、脂肪和蛋白质的代谢；而酰基载体蛋白作为脂肪酸合成酶复合体的组成部分参与脂肪酸的合成。泛酸缺乏可引起机体代谢障碍。

4. 缺乏与过量

泛酸广泛存在于自然界,人类因膳食因素引起的泛酸缺乏症很少会发生。泛酸缺乏会导致机体代谢受损,包括脂肪合成减少和能量产生不足。症状包括烦躁不安、头痛、抑郁、睡眠不良、恶心、呕吐和食欲减退、麻痹等、同时应激反应增强,对胰岛素敏感性增加和抗体产生减少等。泛酸毒性很低,摄入过多可能使生物素转运受阻。

5. 营养状况评价

泛酸的营养状况评价目前主要依据尿排出量及血中泛酸含量等指标。正常膳食的成年人,尿中泛酸排出量约2~7mg/d,若排出量<1mg/d,一般认为泛酸缺乏或不足。正常全血泛酸浓度为2mg/L左右,如果浓度<1mg/L,可认为泛酸摄入不足或缺乏。

6. 膳食参考摄入量及食物来源

我国所制定的泛酸膳食参考摄入量成人适宜摄入量为5.0mg/d,孕妇为6.0mg/d,乳母为7.0mg/d(表1-30)。

泛酸广泛分布于食物中,来源最丰富的食品是动物内脏(心、肝、肾特别丰富)、肉类、蘑菇、鸡蛋、坚果类;其次为大豆粉、小麦粉;蔬菜与水果中含量相对较少。

（七）叶酸

叶酸(folic acid,FA)即蝶酰谷氨酸(pteroylglutamic acid,PGA),由蝶啶、对氨基苯甲酸和谷氨酸结合而成。

1. 理化性质与体内分布

叶酸相对分子质量491,为亮黄色结晶状粉末,微溶于水,其钠盐易溶解于水,不溶于酒精、乙醚及其他有机溶剂。叶酸对热、光、酸性溶液均不稳定,在中性和碱性溶液中对热稳定。食物中的叶酸烹调加工后损失率可达50%~90%。

正常成人体内叶酸储存量为5~10mg,体内约50%的叶酸贮存于肝脏。血浆中的叶酸大多以5-甲基四氢叶酸的形式存在,转移到细胞内时又重新变为多谷氨酸型。

2. 吸收与代谢

膳食中叶酸多以与多个谷氨酸结合的形式存在。此种形式不易被小肠吸收,必须在小肠黏膜细胞分泌的酶作用下水解为单谷氨酸叶酸才能被小肠吸收。总吸收率为70%。叶酸在肠道中被叶酸还原酶还原为二氢叶酸、最终还原为具有生理作用的四氢叶酸,它是体内生化反应一碳单位的传递体。叶酸以携带一碳单位形成5-甲基四氢叶酸、亚甲基四氢叶酸等多种活性形式发挥生理作用。体内叶酸80%的形式为5-甲基四氢叶酸,大部分被转运至肝脏,在肝脏中通过合成酶作用重新转变成多谷氨酸衍生物储存。

体内一般可经胆汁、粪便和尿液排泄,少量可随汗与唾液排出,叶酸在尿中的主要代谢产物是乙酰氨基苯甲酰谷氨酸,成人叶酸的丢失量平均为60μg/d。叶酸在体内可以被重新吸收,胎儿可通过脐带从母体获得叶酸。

叶酸的生物利用率与食物中叶酸存在的形式有关,一般来说,还原型叶酸吸收率高,叶酸结构中谷氨酸分子越少吸收率越高。膳食中的抗坏血酸和葡萄糖以及锌可促进叶酸的吸收;而酒精及某些药物,如口服避孕药、抗惊厥药物可抑制叶酸的吸收。

3. 生理功能

叶酸的重要生理功能是体内生化反应中一碳单位转移酶系的辅酶，作为一碳单位的载体参加代谢。一碳单位是指在代谢过程中氨基酸或其他化合物分解生成的含一个碳原子的基团，如甲基、亚甲基、甲酰基、亚胺甲基等。叶酸携带一碳单位的代谢包括：参与嘌呤、嘧啶核苷酸的合成；参与氨基酸之间的相互转化；参与血红蛋白及重要的甲基化合物合成。叶酸缺乏则一碳单位传递受阻，影响核酸合成和氨基酸代谢，进而造成细胞增殖、组织生长和机体发育障碍。

4. 缺乏与过量的危害

叶酸缺乏的原因包括摄入不足、吸收不良、利用不良、需要增加、排泄增多和破坏增加。其缺乏可导致下列疾病和症状：

（1）巨幼红细胞贫血

叶酸缺乏时骨髓中幼红细胞分裂速度减慢，停留在巨幼红细胞阶段而成熟受阻，红细胞体积增大，核内染色质疏松，同时引起血红蛋白合成减少，形成巨幼红细胞性贫血。临床上表现为头晕、乏力、面色苍白、舌炎及胃肠功能紊乱。

（2）对孕妇和胎儿的影响

怀孕早期缺乏叶酸是引起胎儿神经管畸形（neuraltube defect，NTD）的主要原因。NTD 是指在胚胎发育的 3 ~4 周神经管未闭合造成的先天缺陷，主要表现为脊柱裂和无脑畸形等中枢神经系统发育异常。叶酸摄入不足还易导致孕妇流产率增高、胎儿宫内发育迟缓、早产及新生儿低出生体重等。因此，妇女在孕前至孕早期及时补充叶酸，可有效地预防大部分神经管畸形的发生。

（3）高同型半胱氨酸血症

膳食中缺乏叶酸使叶酸与蛋氨酸代谢途径发生障碍，使同型半胱氨酸向胱氨酸转化受阻，形成高同型半胱氨酸血症。高浓度同型半胱氨酸是动脉硬化和心血管疾病发病的一个独立危险因素。

叶酸过量的危害包括干扰抗惊厥药物的作用而诱发病人惊厥；干扰维生素 B_{12} 缺乏的早期诊断，导致神经系统受损；影响锌的吸收而导致锌缺乏，使胎儿发育迟缓，低出生体重儿增加。

5. 营养状况评价

叶酸营养状况评价指标主要包括：

（1）血清叶酸：可反映近期膳食叶酸摄入情况，< 3ng/mL 为缺乏，5 ~ 16ng/mL 为正常。

（2）红细胞叶酸：可反映肝脏叶酸的储存情况，< 140ng/mL 为缺乏，140 ~ 160ng/mL 为不足，> 160ng/mL 为正常。

（3）组氨酸尿负荷试验：受试者口服组氨酸 2 ~ 5g，测定 6h 尿中亚胺甲基谷氨酸（formiminoglutamic acid，FIGLU）排出量，该指标特异性较差。

（4）血浆同型半胱氨酸：叶酸缺乏者血中叶酸水平降低，而血浆同型半胱氨酸含量增高，一般以血浆同型半胱氨酸含量 >16 μmol/L 为高于正常。

6. 膳食参考摄入量及食物来源

叶酸的摄入量应以膳食叶酸当量（dietary folate equivalence，DFE）表示，食物叶酸的生物利用率为50%，而叶酸补充剂与膳食混合时的生物利用率为85%，比单纯来源于食物的叶酸的利用率高1.7倍，所以膳食叶酸当量的计算公式为：

DFE（μg）= 膳食叶酸（μg）+1.7×叶酸补充剂（μg）。

我国成人叶酸的 RNI 为 400μgDFE/d（见表1-30）。

叶酸广泛存在于动植物食品中，肝脏、肾脏、蛋、菠菜、花椰菜、莴苣等是其良好的食物来源。

（八）生物素

1. 理化性质

生物素（biotin）又名维生素 H、辅酶 R，其发现历经40余年。生物素由一个脲基环和一个带有戊酸侧链的噻吩环组成。现已知有8种异构体，天然存在的仅是有生物活性的α-生物素。生物素为无色无味的针状结晶，能溶于热水、乙醇，但不溶于有机溶剂。对热稳定，一般烹调损失不大，强酸、强碱、氧化剂和紫外线可使其破坏。

2. 吸收与代谢

生物素吸收的主要部位是小肠的近端，结肠也可吸收一部分。吸收的生物素经门静脉循环，运送到肝、肾内贮存。体内生物素主要储存于肝脏，血液中含量较低。生物素主要经尿排出，乳中排出较少。生蛋清中的抗生物素蛋白会降低生物素在肠道的吸收。胃酸缺乏者，生物素吸收也会减少。

3. 生理功能

生物素的主要功能是在脱羧-羧化反应和脱氨反应中起辅酶作用，在碳水化合物、脂类、蛋白质和核酸的代谢过程中发挥重要作用。

4. 缺乏与过量

生物素的缺乏主要由于长期生吃或开水冲吃鸡蛋或服用抗生素过多，肠道内细菌被抑制，不能合成人体所需要的生物素。生物素缺乏多数表现以皮肤炎症为主，早期表现为口腔周围皮炎、结膜炎、脱毛、舌乳头萎缩、黏膜变灰、皮肤干燥、麻木、精神沮丧、疲劳、肌肉痛，甚至出现共济失调等症状。婴儿可出现脂溢性皮炎。生物素的毒性很低，至今未见生物素毒性反应的报道。

5. 营养状况评价

可通过测定血、尿生物素含量，血浆奇数碳脂肪酸浓度及尿中有关代谢产物排出量来评价营养状况。目前认为，尿生物素和3-羟异戊酸排出量是评价生物素营养状况较为可靠的指标。

6. 膳食参考摄入量及食物来源

生物素毒性很低，至今未见生物素毒性反应的报告。中国营养学会建议生物素成人

AI值为40μg/d(见表1-30)。生物素广泛存在于天然食物中,含量相对丰富的食物有:肝、肾、大豆粉、奶类鸡蛋(蛋黄)等,在精制的谷类、多数水果中含量较少。

(九) 抗坏血酸

抗坏血酸(ascorbic cacid)又称维生素C,在维生素中供给量最大,是一种含有6个碳原子的酸性多羟基化合物,虽然不具有羧基,但具有有机酸的性质。

1. 理化性质与体内分布

抗坏血酸分子式$C_6H_8O_6$,相对分子质量176.1,自然界存在L-型、D-型两种,D型无生物活性。为无色无味的片状晶体,易溶于水,不溶于脂溶性溶剂,其水溶液极易氧化,遇空气、热、光和碱性物质,特别是当氧化酶及微量铜、铁等重金属离子存在时,可促进其氧化进程。

抗坏血酸有还原型与氧化型以及被进一步氧化或加水分解变成的二酮古洛糖酸三种形式,前两者可通过氧化还原互变,均具生物活性。后者则丧失其活性,血浆中抗坏血酸主要以还原形式存在。

正常情况下,体内可储存抗坏血酸1.2~2.0g,浓度最高的组织是垂体、眼晶状体、血小板和白细胞。储存量最多的器官是骨骼肌、脑和肝脏。

2. 吸收与代谢

食物中维生素C一般在小肠上段被吸收,摄入量越高,吸收率越低。抗坏血酸通过扩散或者以钠依赖的主动转运形式由肠道吸收进入血液循环。在吸收前,抗坏血酸可被氧化成脱氢型抗坏血酸,它比抗坏血酸以更快的速度通过细胞膜。脱氢抗坏血酸一旦进入小肠黏膜细胞或其他组织细胞,在脱氢型抗坏血酸还原酶的作用下很快还原成抗坏血酸。

抗坏血酸可直接由尿排出,或在体内代谢分解为草酸或与硫酸结合生成维生素C-2硫酸后随尿排出,汗和粪便也可排出部分维生素C。

3. 生理功能

抗坏血酸在体内作为酶激活剂、物质还原剂,参与激素合成等,发挥其作用。

(1) 抗氧化作用

抗坏血酸是机体内一种很强的抗氧化剂,在体内许多氧化还原反应中发挥重要作用。可清除自由基,保护组织细胞免受氧化损伤;可还原超氧化物、羟基、次氯酸以及其他活性氧化剂,以免影响DNA的转录或损伤DNA、蛋白质或膜结构;作为还原剂保持氧化型谷胱甘肽和还原型谷胱甘肽之间的平衡。

(2) 参与羟化反应

① 通过影响脯氨酸和赖氨酸的羟基化过程促进胶原蛋白的合成;②参与类固醇的羟化反应,促进代谢进行,从而预防动脉粥样硬化的发生;③大脑中两种神经递质去甲肾上腺素和5-羟色胺的合成需要通过抗坏血酸参与的羟化反应进行,如果抗坏血酸缺乏,则神经递质的形成受阻;④促进有机药物或毒物羟化解毒。

(3) 还原作用

① 改善铁的利用。可将三价铁还原为二价铁,二价铁再与肝脏铁蛋白结合,提高了

铁的利用率；②可将叶酸还原成有生物活性的四氢叶酸，防止发生巨幼红细胞贫血。③使酶分子中的巯基保持还原状态，从而维持巯基酶的活性。④使胱氨酸还原为半胱氨酸，提供二硫键，促进抗体合成。

（4）其他

其他作用包括解毒、阻断致癌物 N－亚硝基化合物合成，预防癌症、清除自由基等。

4. 缺乏与过量的危害

膳食摄入减少或机体需要增加又得不到及时补充时，可使体内抗坏血酸贮存减少，引起抗坏血酸缺乏，最终导致坏血病。一般起病缓慢，历时 4～7 个月，症状为全身乏力、食欲减退、齿龈肿胀，间或有感染发炎。婴幼儿会出现生长迟缓、烦躁和消化不良。还可能全身出现点状出血，甚至形成血肿或瘀斑。维生素 C 缺乏还可引起胶原蛋白合成障碍，骨有机质形成不良而导致骨质疏松。

抗坏血酸毒性很低。但是一次口服 2～8g 时可能会出现腹泻、腹胀；患有草酸结石的病人，摄入量过多时可能增加尿中草酸盐的排泄，增加尿路结石的危险。儿童长期服用过量，易患骨骼疾病。

5. 营养状况评价

（1）尿负荷试验

晨起空腹时被检者口服 500mg 抗坏血酸（成人量），然后收集 4h 或 24h 的尿液，测定尿中抗坏血酸含量，若 4h 尿中排出抗坏血酸 $>$10mg 为正常，24h 尿中排出抗坏血酸为口服量的 10% 以上也为正常。

（2）血浆中抗坏血酸含量测定

血浆中的抗坏血酸水平反映近期抗坏血酸摄入情况，不能反映体内的储备水平。一般低于 4mg/L 则为缺乏。

6. 膳食参考摄入量及食物来源

中国营养学会 2013 年制定的 DRIs 中，提出 18 岁以后成年人抗坏血酸的 RNI 值为 100mg/d（见表 1－30）。

抗坏血酸主要来源为新鲜蔬菜和水果，水果中柑橘、柠檬、余甘子、柚子、刺梨、沙棘、猕猴桃、酸枣和草莓等含量较多，而苹果和梨含量很少。蔬菜中辣椒、苋菜、油菜、卷心菜、菜花和芥菜等含量较丰富。

总之，维生素是重要的有机微量营养素，它们的需要量相对较少。然而，它们对于健康人和疾病患者都是必不可少的。维生素的功能和它们的缺乏状况总结于见表 1－31。

表 1－31 维生素的功能和它们的缺乏状况

维生素	功能	生化作用	缺乏对机体的影响	评价方法	注解
维生素 A	维持视觉功能，抗氧化，生长和发育，免疫功能	参与构成紫红质，自由基清除剂，诱导 DNA 转录	干眼病，夜盲症，患某些肿瘤的危险性增加	血浆视黄醇，血浆视黄醇结合蛋白	因为视黄醇结合蛋白降低，在急性期反应水平降低

表 1－31(续)

维生素	功能	生化作用	缺乏对机体的影响	评价方法	注解
维生素 D	钙吸收,巨噬细胞分化	受体调节的转录	骨软化(成人),佝偻病(儿童)、免疫状态下降	血清 Ca/P/碱性磷酸酶、血清 25－OH,维生素 D,1,25－$(OH)_2$,维生素 D	
维生素 E	膜抗氧化	自由基清除剂	溶血性贫血、动脉硬化、某些肿瘤	血浆生育酚/胆固醇	维生素 E 在 LDL 中转运
维生素 K	血液凝固、骨钙化	参与谷氨酰羧化,凝结蛋白和维生素 K 依赖的骨蛋白	出血异常,骨异常	凝血酶原时间,血浆叶绿醌检测	耗时
维生素 B(硫胺素)	碳水化合物和脂肪代谢	以 TPP 形式参与脱羧反应	脚气病(神经和心脏症状),韦尼克－科尔萨科夫综合征,免疫功能下降	红细胞酮糖转移酶	通过补充可以迅速扭转缺乏症状
维生素 B(核黄素)	氧化代谢	作为 FAD 或者 FMN 的辅酶	嘴唇、舌头、皮肤损伤,免疫功能可能降低	红细胞转氨基酶	
维生素 B(吡哆醇)	氨基酸代谢	转氨基反应	贫血(儿童),嘴唇、皮肤损伤、月经前症状	红细胞转氨基酶	
烟酸(尼克酸)	氧化代谢	NAD/NADP 的辅酶	糙皮病、虚弱、腹泻	尿 N－甲基尼克酰胺	很少检测
维生素 B_{12}	DNA 代谢	参与叶酸再循环和辅酶、缬氨酸代谢	巨幼红细胞性贫血、神经元脱髓鞘	血清维生素 B_{12}	
钙酸	嘌呤/嘧啶代谢	碳单位载体	巨幼红细胞性贫血	血清叶酸细胞叶酸	反应近期摄入情况,全身水平
生物素	脂肪形成,糖异生	羧化酶反应	磷状皮炎,脱发	血清生物素,尿生物素	很少检测
维生素 C(抗坏血酸)	胶原全盛抗氧化剂,铁吸收	羟脯氨酸/羟赖氨酸合成,Fe^{3+}/Fe^{2+} 还原反应	坏血病,伤口愈合延迟、免疫功能受损,氧化损伤	白细胞维生素 C,血浆维生素 C	受伤或感染时下降

注:摘自《临床营养基础》,复旦大学出版社,2007。

第七节　其他膳食成分

食物除了含有碳水化合物、脂类、蛋白质、矿物质和维生素等营养素外，尚含有数百种化学物，此类化学物对人类健康的作用日益受到研究者关注，是近年来营养学领域研究的热点之一。

一、水

水是生命之源，是人类赖以生存和发展不可缺少的重要物质之一。水是一种重要的宏量营养素，它对营养物质的消化、吸收、转运和代谢物排泄有着重要的作用，是机体最主要的组成成分。水是最廉价、最容易得到、也是最容易被忽视的。

（一）水在体内的分布

水是人体内含量最高的成分，占人体的50%～80%。广泛分布于细胞内外液，各组织器官含水量差异较大，一般代谢活跃的组织中含水量较高，如肌肉和内脏器官，反之则较少，如骨骼和脂肪组织。以单位重量计，血液中含水量最高（83%），脂肪组织最少（10%）。

人体内的水含量因年龄、性别、体型和职业不同而存在差异。随着年龄增加，体内水含量逐渐降低，新生儿水含量最高，约占体重的80%；女性体内脂肪含量高于男性，故其体内含水量低于男性；运动员体内肌肉组织含量高于普通人，故其体内含水量高于普通人。

（二）水的生理功能

1. 溶剂作用

营养物质只有溶解在水中才能被机体消化、吸收和转运；同时，代谢物的排出也需要在水中进行。人体代谢、生理、生化反应的顺利进行，都离不开水。

2. 调节体温

水的比热高于其他固体和液体，可吸收机体代谢过程产生的热量，避免体温显著升高。此外，水的蒸发较高，1g水在37℃时完全蒸发，需吸收2260kJ或549kcal的热量，因此，在高温下，机体可通过汗液蒸发散热，使体温维持恒定。

3. 润滑作用

机体关节腔内、体腔内和各器官间隙都有一定量的水分，以减少关节和器官间的摩擦力，起到润滑作用。

4. 机体的主要组成成分

水是构成机体细胞和体液的主要成分。早期发育的胎儿，水含量高达90%以上，成年人体内水分占体重的65%左右。水广泛的分布于组织细胞内外，构成人体的内环境。

（三） 水的缺乏与过量

1. 水缺乏

人失水是连续的，饮水则是间断的。为维持正常生理功能，人不得不通过饮水来弥补，水摄入不足或丢失过多，可使体重下降，肾脏对氮和电解质（Na^{+}、Cl^{-}）排泄量增加，脉搏加快，血液浓稠，严重的可导致衰竭而死。机体失水有三种类型。

（1）高渗性脱水　以水分的丢失为主，电解质丢失相对较少。一般将高渗性缺水分为三度：缺水量为体重的2% ~4%时，为轻度缺水，除有口渴外，多无其他症状。缺水量为体重的4% ~6%时，为中度缺水，有极度口渴，伴乏力、尿少、尿比重高。唇干舌燥、皮肤弹性差、眼窝凹陷，常有烦躁。缺水量为体重的6%以上时，为重度缺水：除上述症状外，出现躁狂、幻觉、谵语、甚至昏迷等脑功能障碍的症状。

（2）低渗性脱水　以电解质丢失为主，水分丢失较少。

（3）等渗性脱水　水和电解质按比例丢失，体液渗透压不变，临床上较常见。

2. 水过量

水摄入量超出人体排水量的能力，以致水在体内潴留，引起水过量。正常人较少发生水过量，多见于疾病状态，如肝、肾和心脏疾病，及严重脱水后补水不当也可发生。

（四） 来源和需要量

人体每日水的需要量随年龄、体力活动、膳食、疾病及气温等因素影响，而有很大不同。人体内水分主要来自饮用水及饮料、食物中的水分和体内代谢水。普通人每天最低需水量为1500mL；水的需要量按能量计算每天0.24 ~0.36mL/kJ或1 ~1.5mL/kcal。乳母因泌乳，每天需额外增加1000mL水量。人体每千克体重需水量随年龄增加而降低，婴儿的需水量是最高的。

二、 膳食纤维

膳食纤维（dietary fiber DF）是指一组各种植物性物质的混合物，它们一般能够抵抗哺乳动物消化酶的水解。既包括植物细胞壁的物质，如纤维素、半纤维素和木质素，也包括细胞内的多糖物质，如树胶和植物黏液。膳食纤维常被给予更广泛的含义，还包括了食物中其他不被消化的成分，主要为碳水化合物，一般为植物性食物来源。如蜡质、角质和不能被消化的细胞壁蛋白质。以及其他非细胞壁化合物包括：抗性淀粉、美拉德反应的产物、低聚糖及动物来源的抗消化物质（如壳聚糖）。尽管有许多研究专门针对纯化膳食纤维，相区分膳食纤维的作用和富纤维食物的作用，但纯化有可能改变纤维的物理形式和性质。因此，美国医学科学院食物与营养委员会（the Food and Nutrition Board of the US Institute of Medicine）召集了一个膳食纤维定义专家组为膳食纤维的定义提出了新的建议。新的定义如下：

膳食纤维包括植物中固有的和原存的不能被消化的碳水化合物和木质素。

功能性膳食纤维（functional fiber）包括能够对人体产生有益生理效应的分离提取的、

不能被消化的碳水化合物。

总纤维(total fiber)指膳食纤维和功能性纤维的总和。

（一） 膳食纤维的主要成分

1. 纤维素(cellulose)

不能被人体肠道的消化酶分解。可吸收肠道内的水分。

2. 半纤维素(hemi cellulose)

在人的大肠内半纤维素比纤维素易于被细菌分解。它有结合离子的作用。半纤维素中的某些成分是水溶性的。半纤维素大部分为非水溶性的。

3. 果胶(pectin)

一种无定形物质,存在于水果和蔬菜的软组织中,可在热溶液中溶解,在酸性溶液中遇热形成胶态。在食品加工中用作增稠剂。

4. 树胶(gum)和黏胶(mucilage)

存在于海藻和植物渗出液和种子中,具有凝胶性、稳定性和乳化等功能,在食品加工中用作增稠剂。

5. 抗性淀粉(resistant starch RS)

在人体小肠内不能被吸收的淀粉及其分解产物,包括改性淀粉和淀粉经过加热后又经冷却的淀粉,它们在小肠内不被吸收,具有水溶性膳食纤维的特点,是一种功能性淀粉,用于糖尿病人食品中。分为三种类型:

(1) RS1:此类淀粉被食物的一些成分包裹,影响了其与消化酶的接触,因此,此类淀粉不是不能被消化酶消化,而是未接触到消化酶,如全谷粒、种子和豆粒中的部分淀粉。

(2) RS2:此类淀粉是一些生淀粉,不能被 α 淀粉酶消化,但糊化后可被 α 淀粉酶消化,如马铃薯、青香蕉中所含淀粉。

(3) RS3:此类淀粉是变性淀粉,由直链和支链淀粉经烹饪或糊化处理而来。

（二） 膳食纤维的生理作用

我们食用的纤维具有很多生理效应,目前,其中仅有降低血浆胆固醇水平、调节血糖反应、改善大肠功能三种生理效应被人们普遍接受。现在还不能确定纤维具有降低营养素吸收的作用。

1. 降低血浆胆固醇浓度

大量人体和动物研究显示,某种类型的膳食纤维可降低血浆胆固醇的浓度。在人体中,这种作用是通过降低 LDL 来实现的,而 HDL 几乎不变。黏度与胆固醇的降低一致,大部分黏性分离纤维都可降低血浆胆固醇,这种类型的纤维包括果胶、车前草、各种树胶如瓜儿豆胶和角豆胶以及改性纤维如羧甲基纤维素。不具有黏性的分离纤维或纤维源,如纤维素、木质素、玉米麸和小麦麸很少被发现能改变血浆胆固醇的水平。此外,当各种纤维的黏度降低,其降低胆固醇的能力也下降。进食燕麦麸、大麦(含有混合键 β－葡聚糖)、荚豆类等富含黏性多糖的膳食纤维后,可使血浆总胆固醇浓度下降。膳食纤维降低胆固醇的机制尚不清楚,但黏度是其发挥作用的关键特性。

2. 调节血糖反应

研究发现当食用高黏性的瓜尔豆胶时,长期血糖控制也会得到改善。膳食纤维减缓胃排空率、延迟淀粉在小肠内的消化或减缓葡萄糖在小肠的吸收。麦麸或纤维素等无黏性,对餐后血糖或胰岛素曲线无显著影响。黏性膳食纤维可改善餐后血糖。

3. 改善大肠功能

膳食纤维可通过缩短肠道转运时间、增加粪便量及排便次数、稀释大肠内容物以及为肠道内菌群提供可发酵底物等影响大肠的功能。所有这些作用均受膳食中纤维类别和量的影响。补充麦麸及膳食中添加水果和蔬菜可缩短肠道转运时间,其他纤维来源未见此效果。一般来说,难于发酵的纤维来源(如麦麸)使粪便重量增加最多。

4. 降低营养素的生物利用率

在体外,各种纤维来源均能抑制消化碳水化合物、脂质和蛋白质的胰酶的活性。此外,植物性食物中存在的细胞壁可阻碍消化作用,减缓消化酶向食物中渗透。膳食纤维对大部分维生素吸收的影响非常小,而其对矿物质的影响尚不清楚。天然来源的纤维,如谷类和水果中的纤维,一般可抑制矿物质如钙、铁、锌和铜的吸收,部分是由于食物中植酸或其他螯合剂所致。目前,已有充分证据表明膳食纤维对矿物质的吸收或平衡并无有害影响,但菊粉型果聚糖可促进小肠对镁也可能对钙的吸收。

(三) 膳食纤维的来源和需要量

1. 食物来源

膳食纤维存在于各类植物性食物中。如蔬菜、水果、粮谷、豆类和坚果。蔬菜水果中水分含量较高,因此所含膳食纤维的量较少。膳食中膳食纤维的主要来源是谷物;全谷粒、麸皮和糠等富含膳食纤维,精加工的粮谷类食品则较少。同种蔬菜的边皮膳食纤维含量高于中心,同理水果的果皮含量高于果肉。一些常见食物中膳食纤维含量见表1-32。

除了食物中天然含有膳食纤维外,还有从食物中提取的膳食纤维产品供有需要的人群使用。

表1-32 常见食物中膳食纤维含量及折算系数(以干重计)

食物种类	总膳食纤维(TDF)/(g/100g)
谷类	5.0
薯类	12.0
蔬菜类	35.8
水果类	34.8
干豆类	22.0
鲜豆类	37.7

注:摘自中国营养学会(中国居民膳食营养素参考摄入量)2000年,中国轻工业出版社。

2. 供给量

美国FDA推荐的成人总膳食纤维摄入量为20～35g/d，中国营养学会于2000年根据“中国居民膳食指南和平衡膳食宝塔”提出中国居民膳食纤维摄入量：低能量膳食[7.5×10^3kJ(1800kcal)]需25g/d，中等能量膳食[1×10^4kJ(2400kcal)]需30g/d，高能量膳食[1.2×10^4kJ(2800kcal)]需35g/d。

膳食纤维是有益健康的食物成分，但过量摄入会影响机体健康。如会引起腹痛、腹泻、腹胀。此外，患有急慢性肠炎、消化道出血、肠道手术前后等疾病的人应控制膳食纤维的摄入量。

三、营养相关的有机化合物

天然食物中除了蛋白质、脂类、碳水化合物、维生素和矿物质外，还存在一些对人类营养有特定作用的有机化合物。如类胡萝卜素、肉碱、半胱氨酸、牛氨酸、谷氨酰胺、精氨酸和核苷酸等。除了类胡萝卜素，它们大多能在人体内合成，但在特定条件下它们的合成速度和数量不能满足机体需要，需要从食物补充，如婴儿和某些疾病状态的人群。

（一）类胡萝卜素（carotenoids）

类胡萝卜素包括600多种化合物，仅有40种常被人类摄入，膳食、血液和组织中发现的6种主要类胡萝卜素为：β-胡萝卜素、α-胡萝卜素、番茄红素、β-隐黄素、叶黄素和玉米黄素。大多数类胡萝卜素都是疏水的，它们在食物中主要以两种形式存在：在植物油中的真溶液状态以及在蔬菜、水果中与纤维、可消化多糖及蛋白质结合。故类胡萝卜素的生物利用率差异较大，从10%到50%不等。类胡萝卜素的吸收率随摄入量的增加而降低，类胡萝卜素之间可相互干扰影响彼此的吸收，这种作用是非竞争性的，如β-胡萝卜素可抑制角黄素和黄体素的吸收，但后者不影响β-胡萝卜素的吸收。几乎人体所有组织都含有类胡萝卜素，以番茄红素和β-胡萝卜素浓度最高。

1. 生理作用

（1）生成维生素A　部分类胡萝卜素在人体内可转变成维生素A，是维生素A原，如β-胡萝卜素。当膳食缺乏维生素A时，维生素A原类胡萝卜素就成为必须营养素。

（2）促进细胞间信息传递　维生素A原和非维生素A原、类胡萝卜素都可促进体外培养的细胞间信息传递，与能否形成维生素A无关。

（3）调节免疫反应　虾青素、角黄素、黄体素和β-胡萝卜素可增强体内的免疫反应。虾青素还能促进体外培养的脾细胞产生抗体。

（4）抗氧化作用　类胡萝卜素重要化学特征之一是猝灭单线态氧，与维生素E、维生素C、谷胱甘肽和硒一起被称为抗氧化营养素。

2. 食物来源

蔬菜水果是膳食中类胡萝卜素的主要来源。此外，棕榈油的类胡萝卜素含量也很丰富，主要含有β-胡萝卜素(4.7mg/100mL)、α-胡萝卜素(3.7mg/100mL)和少量其他类胡萝卜素。

3. 毒性

食物中的类胡萝卜素对人体无毒,大剂量口服β-胡萝卜素也未见显著毒性。

(二) 肉碱(carnitine)

肉碱易溶于水和热乙醇,化学性质稳定,是脂肪酸β氧化过程中不可缺少的促进因子。人体内可合成肉碱,蛋氨酸和赖氨酸是合成肉碱的前体物。天然肉碱存在于动物性食物中,有酰化和游离两种形式。在生理状态下,以酰化形式存在。膳食中的肉碱约有63%~75%可被小肠吸收,其余被细菌降解。人体内肉碱主要在肝脏和肾脏合成,骨骼肌中含量最高达95.5%。

1. 生理作用

(1) 参与脂肪酸氧化

在脂肪酸氧化过程中,长链脂肪酸必须和肉碱结合酰化肉碱才能进入线粒体,并在肉碱-酰化肉碱转移酶作用下,与线粒体内的COA反应重新生成长链脂酰COA,游离的肉碱回到线粒体外,在参与脂肪酸传递过程。

(2) 调节脂酰COA与COA的比例

COA是许多生化反应中重要的辅助因子。如果COA被完全酰化,会影响细胞内一些重要反应。肉碱可将过剩的酰化COA转化为酰化肉碱,释放COA,使其参与细胞内其他反应,这对细胞内能量代谢有重要意义,它减少脂肪酸对丙酮酸脱氢酶的抑制,促进心脏内葡萄糖氧化供能。酰化肉碱所储存的长链脂肪酸对细胞膜中脂肪酸的更新,修复过氧化损伤有重要作用。

(3) 与糖皮质激素受体的相互作用

在毫摩尔浓度时,肉碱可降低地塞米松与糖皮质激素受体α的结合,而其自身可触发受体的核转位,并刺激糖皮质激素受体-α-应答启动子的转录。肉碱能模拟糖皮质激素的多种免疫调节作用,如促进孕鼠体内胎鼠肺的发育等。

(4) 对高氨血症的减毒作用

在许多临床和实验诱导的高氨血症疾病中,补充肉碱可减缓高氨血症及其毒性作用。该作用可能源自对线粒体功能的稳定,或通过维持尿素循环的活度。

(5) 线粒体完整性及功能的维持

肉碱及其短链酰基酯类能阻断线粒体内活性氧发挥毒性作用或减轻其毒性作用。

2. 食物来源

人体内肉碱来自自身合成和食物。对儿童和成人,肉碱不是必需营养素,新生儿和婴儿肉碱合成能力不足,一般6个月~2岁才能逐步达到成人水平,故需要通过食物摄入补充。母乳中肉碱含量较高,约为28~95μmol/L。

肉类是膳食肉碱的主要来源,其次是奶类,植物性食物中肉碱含量极低。植物性食物中蛋氨酸和赖氨酸含量也较低,故严格素食者较大可能出现肉碱缺乏。

3. 毒性

成人大剂量口服肉碱(5g),可能引起腹泻或鱼臭综合征,尚未发现其他毒理学改变。

（三）牛磺酸（taurine）

牛磺酸是半胱氨酸的代谢产物，在小肠内的吸收依赖于氨基酸转运系统，通常不被肾小管完全重吸收，排泄量变化较大。

1. 生理作用

（1）结合胆汁酸

牛磺酸与胆汁酸结合，可增加其在肠道内的浓度。成人的胆汁酸既能与牛磺酸结合，也能与甘氨酸结合。胎儿和新生儿是专一牛磺酸结合者。

（2）抗氧化

牛磺酸是过氧化产物特别是含氧氯基的有效清除剂。在动物实验中牛磺酸能增强肝和脑内超氧化物歧化酶的活性，降低脑中单胺氧化酶的活性。

（3）参与大脑和视网膜的正常发育

牛磺酸在出生前后中枢神经和视觉系统发育中起关键作用。

2. 食物来源

牛磺酸广泛存在于动物性食物中，多数植物性食物缺乏牛磺酸或含量很低。对婴儿和某些特殊情况下的成人，牛磺酸是条件必需营养素。

3. 毒性

尚未发现牛磺酸毒性作用。

（四）核苷酸（nucleotide）

核苷酸是核酸的基本构成单位，可在人体内合成，人工喂养婴儿及放化疗病人适当补充核苷酸有助于提高机体免疫功能。膳食中的核苷酸或核酸经消化后，90% 以核苷吸收，其余以碱基、戊糖和核苷酸形式吸收。

1. 生理作用

（1）提高机体免疫功能

研究发现在早产儿膳食中加入核苷酸能提供血中 IgG 和 IgM 含量，在高危婴儿膳食中加入核苷酸降低了腹泻的发病率。

（2）调节肠道菌群

母乳中核苷酸含量显著高于牛奶。据报道，用添加核苷酸的配方奶粉喂养的婴儿，其粪便菌群与母乳喂养婴儿相似，双歧杆菌占优势，未添加核苷酸的配方奶粉喂养婴儿，其粪便中大肠杆菌占优势，核苷酸可能在体内促进双歧杆菌的生长。

（3）抗氧化作用

研究发现核苷酸碱基上的氮氧离子可捕获亚油酸氧化产生的自由基，可螯合铜等加速氧化作用的离子。

2. 食物来源

动物性食物特别是其内脏，核苷酸含量较高。某些干豆中含量也很丰富，如菜豆、豌豆、扁豆和豇豆等。

（五）半胱氨酸（cycsteine）

半胱氨酸是条件必需氨基酸，是体内合成谷胱甘肽、辅酶 A、牛磺酸和无机硫的前体，具有重要的生理功能。无论是从膳食摄入还是由蛋氨酸和丝氨酸合成的半胱氨酸都是蛋白质和氮平衡所必需。体内许多反应所需的无机硫主要从体内半胱氨酸代谢而来。

大剂量的半胱氨酸对一些动物具有兴奋性神经毒性。啮齿动物实验证实半胱氨酸影响体内脂质代谢，高剂量半胱氨酸可引起血胆固醇升高。

（六）谷氨酰胺（glutamine）和精氨酸（arginine）

近年来谷氨酰胺和精氨酸在临床营养学中受到极大的关注。外伤、癌症患者对谷氨酰胺的需求量可能比正常高，大量实验研究表明胃肠外供给谷氨酰胺能够支持肠道功能、改善氮平衡、缓解肌肉组织分解。

1. 谷氨酰胺功能

（1）合成谷胱甘肽，谷氨酰胺是细胞内合成谷胱甘肽所需谷氨酸的供体。

（2）细胞能量的重要来源，有相当部分谷氨酰胺参与细胞呼吸作用，在不含葡萄糖的培养基中，如有足够的谷氨酰胺和核酸前体，细胞能够存活。

（3）参与多种代谢，谷氨酰胺为细胞内的中间代谢产物及大分子物质合成提供碳、氮，调节组织或培养细胞的蛋白质合成。

（4）节约肌群功能，手术后给予谷氨酰胺，可节约肌肉内谷氨酰胺的储存，减少肌肉蛋白的分解，并刺激肌肉蛋白的合成。

（5）改善肠功能，谷氨酰胺通过促进肠黏膜生长和增强肠免疫监督支持肠功能。

精氨酸能改善肠道功能、促进其修复；加快伤口愈合；刺激内分泌；增强免疫力。精氨酸可以从任何含有蛋白质的食物中摄取，如肉类、家禽、奶酪产品、鱼类等。而含有大量精氨酸的食物则包括巧克力、花生及核桃。精氨酸除来自食物外，在成年哺乳动物体内还可由鸟氨酸循环合成，故对成年哺乳动物而言，精氨酸是非必需氨基酸。在幼儿生长期，精氨酸是一种必需氨基酸。

2. 精氨酸的功能

（1）体内 NO 的来源

精氨酸是体内生成 NO 的前体物，其在一氧化氮合成酶的作用下生成一氧化氮和瓜氨酸。

（2）增强免疫力

精氨酸通过增强淋巴细胞对促进有丝分裂刺激的反应，而缓解外伤后以淋巴细胞功能减退为特征的免疫力减退。

（3）促进肠功能恢复

精氨酸通过增加 NO 合成促进血循环，合成胺刺激黏膜生长，及提高血浆胃泌素水平等方式，帮助外伤或肠切除术后肠修复，恢复肠功能。

(4) 影响内分泌

精氨酸能增加儿茶酚胺、胰岛素、生长激素和催乳素的分泌。

四、植物化学物

植物化学物(phytochemicals)指植物中除蛋白质、脂类、碳水化合物、维生素和矿物质以外的活性成分,泛称为植物化学物。它们对人体健康也有非常重要的作用。尤其是在预防一些慢性非传染性疾病如肿瘤、心脑血管疾病,及增强免疫力、抗氧化和延缓衰老等方面,日益受到人们的关注,其中有些成分已被制成保健品供人们食用。

(一) 萜类化合物(terpenoids)

萜类化合物是以异戊二烯为基本单元,以不同方式首尾相连而成的聚合体。多存在中草药、水果、蔬菜和全谷类食物中。如柑橘类水果,伞形科蔬菜芹菜、胡萝卜、茴香,茄科的番茄、辣椒和茄子等,葫芦科的葫芦苦瓜、西葫芦,以及豆科的黄豆等。

1. d-苎烯

d-苎烯(d-limonene)又称萜二烯,柑橘果皮中含量较高。大麦油、米糠油、橄榄油和葡萄酒中含量也较丰富。d-苎烯溶于水,在消化道内可被完全吸收。

(1) 生理作用

① 抑制胆固醇合成　d-苎烯及其衍生物紫苏子醛主要通过抑制胆固醇合成限速酶羟甲基戊二酸单酰 CoA 还原酶的活性,抑制胆固醇合成。

② 抑制肿瘤　动物实验发现 d-苎烯可显著降低乳腺癌的发生率,对已发生的乳腺癌可显著使其消退。但其抑制机制尚不清楚。

(2) 食物来源

柑橘,特别是其果皮精油含量最多。食物调料、香料、部分植物油及葡萄酒含量也很丰富。

(3) 毒性

苎烯具有皮肤刺激性,属中等毒性敏化剂,人的致死剂量为 0.5~5.0g/kg。未见其显著的诱变性、致突变性。

2. 皂角苷

皂角苷(saponin)是一类具有三萜结构的化合物,是水溶性表面活性剂,也是一种强溶血剂,其中黄豆皂角苷与营养关系密切。黄豆和可食用的豆类含有三萜皂角苷和甾皂角苷。三萜皂角苷分齐墩果烷、达玛烷和环阿屯烷三种类型。黄豆中为齐墩果烷型。

(1) 生理作用

① 降低血中胆固醇水平　大部分皂角苷与胆酸和胆固醇形成大的混合胶束,而影响胆固醇的吸收。动物实验已证实皂角苷有降低血中胆固醇的作用。皂角苷可能影响脂溶性维生素的吸收。

② 抗氧化作用　研究发现皂角苷具有和超氧化物歧化酶相似的作用。

③ 调节免疫抑制肿瘤　研究发现皂角苷可增强自然杀伤细胞的活性,抑制肉瘤细胞

的DNA合成,人表皮癌和子宫颈癌细胞的增殖。

(2)食物来源

豆类及其制品含量丰富,其中黄豆是豆类中含量最高的。豆制品中的含量低于豆类。

3. 柠檬苦素类化合物

柠檬苦素类化合物(limonoids)是芸香料植物的一类三萜衍生物,是柑橘汁苦味成分之一,以葡萄糖衍生物形式存在于成熟果实中,葡萄籽中含量最高。它能诱导谷胱甘肽硫转移酶(glutathione－S－transferase GST)活性,抑制苯并[a]芘诱发的肺癌和皮肤癌。

(二) 有机硫化合物

植物性食物中的有机硫化合物(organic sulfur compound)有异硫氰酸盐、葱属含硫化合物和二硫醇硫酮等。

1. 异硫氰酸盐

异硫氰酸盐(isothiocyanates ITC)以葡萄糖异硫氰酸盐缀合物形式广泛存在十字花科蔬菜中,如西兰花、卷心菜、圆白菜、球茎甘蓝、芜青、芥菜和小萝卜等。苄基异硫氰酸酯(benzylisothiocyanate BITC)和苯乙基异硫氰酸酯(phenethylisothiocyanate PEITC)被认为是十字花科蔬菜两种主要的抗癌成分,其机制为诱导谷胱甘肽硫转移酶的合成及影响细胞色素P－450所调控的致癌物代谢活化过程。

2. 葱属含硫化合物

葱属含硫化合物存在于葱属蔬菜中,如大蒜、洋葱、大葱、小葱和韭菜等。研究发现存在于大蒜油中的二烯丙基二硫化合物(diallyl disulfide DADS),可抑制甲苄亚硝胺(NMBZA)诱发的大鼠结肠癌或食管癌。有9项流行病学调查显示食用大蒜使消化道癌减轻。大蒜没有毒性,但其中的DADS有一定的致敏性,过量摄入在口腔、食管和胃有烧灼感,持续时间不长。

3. 二硫醇硫酮

二硫醇硫酮(1,2－dithiolethione)是五环形含硫化合物。具有抗氧化剂特性和化疗防护和放射防护等作用。

(三) 酚和酚类化合物

植物性食物中酚类化合物有酚酸、类黄酮、木酚素、香豆素和单宁等。常见的酚酸是羟肉桂酸和咖啡酸,柑橘类和菠萝中是香豆酸。常见的类黄酮有单体黄烷醇(儿茶素和无色花青素)、原花青素、花青素、黄酮、黄酮醇、黄烷酮。

酚酸包括香豆酸、阿魏酸、咖啡酸和绿原酸。谷物中酚酸化合物为香豆酸和阿魏酸;豆类中酚酸化合物主要为单宁酸;油籽中酚酸化合物为芥子酸、P－羟苯甲酸、丁香酸和阿魏酸;葡萄酒中酚酸化合物为P－香豆酸、咖啡酸和阿魏酸等。

类黄酮包括黄酮、异黄酮、黄酮醇、黄烷醇和黄烷酮等。植物性食物中黄酮有:槲皮黄酮、柑橘黄酮和芹菜黄酮;黄烷酮有:橙皮素和柚配质;黄烷醇有:儿茶素和表儿茶素;

黄酮醇有:槲皮素和山萘酚;异黄酮有:黄豆苷原、葛根素、金雀异黄素、大豆苷原、大豆苷、染料木苷和大豆黄素苷等。

1. 大豆异黄酮

大豆异黄酮(Soy Isoflavones)的化学结构和分子量与雌二醇相似,能与其竞争雌激素受体,具有拟雌激素作用。大豆异黄酮对机体具有双向作用,即在一定剂量范围内表现为抗氧化、抗肿瘤、抗骨质疏松和防治妇女更年期综合征的作用,在较大剂量下表现为干扰内分泌、诱变和致肿瘤作用。在26项大豆摄入量与癌症危险性实验研究中,有17项研究结果显示大豆可预防癌症发生,未发现摄入大豆可增加癌症风险。大豆中的染料木苷元可延长癌症潜伏期。有流行病研究发现,与激素有关癌症的低危人群的尿和血浆中双酚的含量较高,而乳腺癌患者或乳腺癌高危人群尿中异黄酮化合物较少。大豆蛋白与血清胆固醇下降有关的38篇研究数据分析显示,大豆异黄酮可降低胆固醇。

2. 茶多酚

茶多酚(Tea polyphenols)约占茶叶干重的20% ~35%,由30多种酚类物质组成。按其化学结构分为四类:黄烷醇类、花色苷类、黄酮和黄酮醇类、酚酸和缩酚酸类等。表没食子儿茶素没食子酸酯(epigallocatechin - 3 - gallate EGCG)茶叶提取物中主要的活性成分,其次是表没食子儿茶素(epigallocatechin EGC)。它们在绿茶中的含量远高于红茶,具有降低血胆固醇和血压的作用。儿茶素能降低肠道内胆固醇的吸收,降低血压黏稠度。表没食子儿茶素没食子酸酯作用比表没食子儿茶素强。多项流行病研究发现,常饮用绿茶能降低总癌的相对危险度,有预防癌症发生的作用。茶多酚还具有抗氧化,截留致癌物,抑制亚硝化作用,抑制肿瘤起始和促进肿瘤发生的生化信号。此外,茶多酚可杀灭多种细菌,包括肉毒杆菌和其孢子,抑制细菌外毒素的活性,可促进益生菌的增殖。

儿茶素的抗氧化活性高于维生素E,儿茶素的抗氧化活性顺序为EGCG,EGC,ECG(表儿茶素没食子酸酯),EC(表儿茶素)。

3. 红酒中多酚化合物

红葡萄酒中含有的多酚类物质有:花色素、黄醇酮、酚酸、儿茶素、和原花青素和白藜芦醇等。红葡萄酒中多酚化合物的主要作用有:抗氧化、清除自由基,防治心血管疾病和促进血管内皮细胞释放血管松弛物质等。

4. 单宁

单宁(tannin)是高度聚合的多酚化合物,能与蛋白质、消化酶形成难溶于水的复合物,影响食物的消费吸收。单宁是强抗氧化剂,有抑制脂质过氧化的作用。可抗诱变、阻碍肿瘤进展。膳食中的单宁进入机体后可被水解为多酚化合物,是食物多酚的来源。全谷和豆类中的单宁含量较高,主要集中在外壳和种皮里。

5. 食物来源

① 水果　苹果、梨、杏、樱桃、红葡萄、石榴等。单宁也存在于少数水果中,如草莓、黑莓等蔷薇科水果中。

② 蔬菜　胡萝卜、紫皮茄子、西红柿、羽衣甘蓝、西兰花、菜豆等。类黄酮通常以糖苷

的形式存在于蔬菜中。

③ 谷类　谷物中以酚酸为主，玉米每 100g 含 30mg 总酚酸，是其他谷物的 3 倍多，高粱含单宁较多。

④ 豆类　豆类普遍含单宁，以儿茶素或单宁酸计，约占豆类干重的 2%，大豆中含异黄酮最多。

⑤ 茶　成品茶中含有槲皮黄酮、杨梅黄酮及糖苷、没食子酸、绿原酸、儿茶素、表儿茶素、表没食子儿茶素、表没食子儿茶素没食子酸酯等。

⑥ 葡萄酒、果酒和啤酒　啤酒中的多酚来自大麦和啤酒花。已从啤酒中分离出 76 中酚类化合物。果酒和葡萄酒中含酚酸、花色苷、黄醇酮和单宁等。葡萄酒中以红葡萄酒的总酚含量最高。

（四）植物多糖

植物多糖（phyto－polyshccharide）由 10 个以上单糖通过糖苷键连接而成的碳水化合物，具有生物活性和特殊保健功能的一类物质。植物多糖广泛存在于植物、动物和微生物中，特别是我国药用植物中的多糖物质，是其主要的功能成分。已有 300 多种多糖化合物从天然植物中被分离出来。如灵芝多糖、香菇多糖、人参多糖、枸杞多糖等。

1. 抗肿瘤作用

大多数植物多糖的抗肿瘤活性是通过提高机体的免疫功能而起作用，如从女贞子中提取的多糖可提高 T 淋巴细胞的增殖能力，增强 NK 细胞活性，对荷瘤小鼠实体瘤起抑制作用。少数植物多糖通过诱导肿瘤细胞凋亡，影响信号转导、膜蛋白及肿瘤细胞附着等直接抑制肿瘤细胞增殖。如云芝多糖可使结肠癌细胞周期阻滞于 S 期和 G2/M 期。

2. 调节免疫功能

植物多糖具有广谱的免疫调节活性，可影响机体的特异性和非特异性免疫功能，主要通过以下途径调节机体免疫功能：激活巨噬细胞、网状内皮系统、T 细胞、B 细胞、自然杀伤细胞；促进干扰素、白细胞介素和其他细胞因子的生成；调节机体补体和抗体的产生；提高免疫系统对抗原的识别能力。很多研究发现存在于香菇、黑木耳和金针菇等食用真菌中的某些多糖成分，可通过活化巨噬细胞刺激抗体产生，日益受到人们的重视。

第二章 Chapter 2　食物的营养价值

食物是人类获取能量和营养素的基本来源，是人类赖以生存、繁衍的物质基础，不但为人类提供能量和身体生长发育所必需的营养素，也提供了满足食欲和感官需求的物质。《中国居民膳食指南》(2016 版）将食物分为五大类：第一类为谷薯类，包括全谷物、杂豆和薯类，主要提供碳水化合物、蛋白质、膳食纤维和 B 族维生素；第二类为蔬菜水果类，主要提供膳食纤维、维生素、矿物质及植物化学物；第三类为禽畜肉、水产品和蛋类，主要提供蛋白质、脂肪、矿物质和脂溶性维生素；第四类为奶及奶制品、大豆及坚果类，主要提供膳食纤维、脂肪、蛋白质、矿物质和维生素 E；第五类为盐和油。

食物的营养价值（nutritional value）是指食品中所含的营养素和能量能够满足人体营养需要的程度。食物营养价值的高低，取决于食物中营养素的种类、数量、相互比例以及是否易被消化吸收。不同的食物因营养素的构成不同，其营养价值也就不同，各有其营养特点，即使是同一种食物由于其品种、产地、部位、成熟度、加工和烹调方法的不同，营养价值也存在一定差异。

第一节　食物营养价值的评定及意义

一、 食物营养价值的评定

（一） 营养素的种类及含量

在对某种食物进行评价时，应对其所含的营养素种类进行分析，并确定所含的每种营养素的含量。食物所提供的营养素的种类和数量越接近人体的需要或组成，该种食物的营养价值就越高。在实际工作中，除用化学分析法、仪器分析法、微生物法、酶分析法等来测定食物中营养素的种类及含量外，还可通过查阅《食物成分表》，评定食物的营养价值。

（二） 营养素的质量

在评价某食物的营养素价值时，营养素的质与量是同等重要的。其中质的优劣体现在营养素可被人体消化利用的程度上。

评定食物的营养价值主要通过动物喂养试验和人体试食临床观察，根据生长、代谢、生化等指标，与对照组进行分析比较得出结论后进行评价。

营养质量指数（Index of Nutrition Quality，INQ）是由 HansenR. G. 提出并推荐作为评

价食品营养价值的指标。INQ 即营养素密度(待测食品中某营养素占供给量的比)与热能密度(待测食物所含热能占供给量的比)之比,是评定食品营养价值的简明指标。其公式如下:

$$\text{INQ}=\frac{\text{营养素密度}}{\text{能量密度}}=\frac{\text{某营养素含量/该营养素参考摄入量}}{\text{所产生能量/能量参考摄入量}}$$

INQ = 1,表示该食品营养素与能量的供给平衡;INQ > 1,表示食物中该营养素的供给量高于能量,为营养价值高;INQ < 1,说明该食物中营养素的供给少于能量的供给,长期食用该种食物,可能发生该营养素的不足或热能过剩,为营养价值低。INQ 的优点在于它可以根据不同人群的营养需求来分别进行计算。

二、 评定食物营养价值的意义

评定食物的营养价值,一是可以全面了解各种食品的天然组成成分,包括营养素、非营养素类物质、抗营养因素等,提出现有主要食品的营养缺陷,并指出改造或创制新食品的方向,解决抗营养因素问题,充分利用食物资源;二是了解食物在加工烹调过程中食品营养素的变化和损失,采取相应的有效措施,以最大地限度保存食品中的营养素,提高食品营养价值;三是指导人们科学地选购食品和合理配制营养平衡膳食,以达到增强体质、促进健康及预防疾病的目的。

第二节 谷 类

谷物属于单子叶植物纲禾本科植物,常见的谷物类食物有稻谷、小麦、玉米、高粱、小米、燕麦等。我国居民的膳食以谷物类食物为主,50% ~70% 的能量和 50% ~55% 的蛋白质由谷类供给,一些无机盐及 B 族维生素也来源于谷类。

一、 谷类的结构和营养素分布

各种谷类除形态大小不一外,其结构基本相似,由谷皮、糊粉层,胚乳和谷胚四部分组成。

谷皮,位于谷粒最外层,主要由纤维素和半纤维素组成,并含有较多的矿物质、B 族维生素及其他营养素,因在碾磨加工过程中去除,故这些营养素不能被人体利用。

糊粉层,位于谷皮与胚乳之间的一层厚壁细胞,占谷粒重量的 6% ~7%。除含纤维素外,含有较丰富的 B 族维生素和无机盐,有重要营养意义,但在碾磨加工过程中,易与谷皮同时脱落,而混入糠麸中,使营养价值降低。

胚乳,是谷类的主要部分,占谷粒重量的 80% ~90%。含大量淀粉、相对较多的蛋白质及少量的油脂、矿物质和维生素。蛋白质越靠近胚乳周围部分含量越高,越向胚乳中心,含量越低。

谷胚,位于谷粒的一端,富含脂肪、蛋白质、无机盐、B 族维生素和维生素 E。谷胚质地比较松软而有韧性,不易粉碎,因而在加工碾磨过程中容易与胚乳分离而转入糠麸中,加工精度越高，损失越多。

二、谷类的营养成分

（一）蛋白质

谷类蛋白质含量因品种、气候、地区及加工方法不同而异，蛋白质含量一般为7%～16%，主要由谷蛋白、清蛋白、醇溶蛋白、球蛋白组成。不同谷类各种蛋白质所占比例不同，谷类蛋白质中主要是醇溶蛋白和谷蛋白，约占蛋白质总量的80%以上。这两种蛋白质中谷氨酸、脯氨酸和亮氨酸含量较高，赖氨酸含量较低，谷类蛋白质都不同程度地以赖氨酸为第一限制氨基酸。因此，谷类蛋白营养价值低于动物性食物，各谷类蛋白质生物价：大米77，小麦67，大麦64，高粱56，小米57，玉米60。

由于谷类食物在膳食中占比例较大，是膳食蛋白质的重要来源，为提高谷类蛋白质的营养价值，常采用赖氨酸进行强化或蛋白质互补的方法。如大米中用0.2%～0.3%赖氨酸强化后，其蛋白质生物价值可明显提高。此外，可用基因调控的科技手段改良品种，改善谷蛋白质的氨基酸组成，提高其营养价值。

（二）碳水化物

谷类碳水化物主要为淀粉，集中在胚乳的淀粉细胞内，含量在70%以上。此外为糊精、戊聚糖、葡萄糖和果糖等。淀粉是人类最理想、最经济的能量来源。

谷类中的淀粉因结构上与葡萄糖分子的聚合方式不同，可分为直链和支链淀粉，其含量因品种而异，可直接影响食用风味。籼米中含直链淀粉多，米饭胀性大而黏性差，较易消化吸收。糯米中绝大部分是支链淀粉，胀性小而黏性强，不易消化吸收，幼儿、老人及肠胃不好的人不宜多食。粳米居二者之间。与支链淀粉比较，直链淀粉使血糖升高的幅度较小。

（三）脂肪

谷类脂肪含量低，大米、小麦约为1%～2%，玉米和小米可达4%，主要集中在糊粉层和胚芽。在谷类加工时，易转入副产品中。谷物油脂成分中约80%以上为不饱和脂肪酸，其中亚油酸含量比较丰富。脂类物质中除甘油三酯外还含有植物固醇和卵磷脂，谷物胚芽中还含有维生素E，所以米糠油和胚芽油具有降低血清胆固醇，防止动脉粥样硬化作用和抗衰老功效。

谷类中的脂肪含量虽然很低，但它具有重要的作用。它能使制品在蒸煮后产生一种应有的香气。但在谷类的长期贮存中，由于空气中氧的作用，脂肪会发生氧化酸败现象，使谷类食品的香气逐渐减少或消失，并产生令人不快的游离脂肪酸气味。因此，游离脂肪酸值可作为粮食陈化的一个指标。

（四）矿物质

谷物矿物质以灰分计算含量为1.5%～3%，大部分集中在谷皮、糊粉层和谷胚中，胚乳中含量相对较低，所以糙米、标准面粉的矿物质含量都分别高于精白米、精白面。

矿物元素中，磷含量丰富，占谷类灰分50%～60%。钾、镁次之，钙含量较低，仅为磷含量的1/10。谷物中的磷、钙、镁有一部分是以植酸钙、镁盐的形式存在，难以被人体吸收利用，消化吸收率较差。谷物中含有植酸酶可分解植酸盐，该酶在55℃时活性最高。当米面在经过蒸煮或烘培时，约有60%的植酸被水解。此外，谷物发酵制成面包后，大部分的植酸盐也可以被水解，有利于矿物质的吸收利用。谷类含铁量少，通常为1.5～3mg/100g。

（五）维生素

谷类是膳食B族维生素的重要来源。维生素B族在谷类中的含量依次递减为泛酸、尼克酸、硫胺素及少量核黄素，主要集中在糊粉层、谷胚中。谷类加工的精度越高，谷胚和糊粉层保留越少，维生素损失就越多。小米和黄玉米含有少量的胡萝卜素；高粱中含有丰富的维生素A；小麦胚和玉米胚中含有较丰富的维生素E，是提取维生素E的良好来源。谷类一般不含维生素C、维生素D、维生素A。

玉米中的尼克酸主要以结合型存在，不易被人体利用。只有经过适当的烹调加工，如用碱处理，使之变成游离型尼克酸才能被吸收利用。若不经处理，以玉米为主食的人群就容易因发生尼克酸缺乏而患癞皮病。

三、加工、烹调及贮存对谷类营养价值的影响

（一）加工对谷类营养价值的影响

谷类加工的成品有米和粉两种。谷类通过加工，去除杂质和谷皮。不仅改善谷类感官性状，且有利于消化吸收。由于谷类所含矿物质、维生素、蛋白质、脂肪多分布在谷粒周围和胚芽内，并向胚乳中心逐渐减少，因此，加工精度与谷类营养素保留程度有密切关系。

加工精度越高，出米（粉）率越低，谷胚、糊粉层大部分或全部转入到副产品中，营养素损失越大，以B族维生素改变较为显著。

加工精度越低，出米（粉）率越高，虽然营养素损失减少，但感官性状差且消化吸收率也相应降低。由于植酸盐和纤维素含量较多，还影响其他营养素吸收，如植酸盐与钙、铁、锌等螯合成植酸盐，不能被机体利用。我国20世纪50年代初制造出的标准米（九五米）和标准粉（八五粉）比精白米、精白面保留较多B族维生素、食物纤维和矿物质，在节约粮食和预防某些营养缺乏病方面收到良好效果。近年来，随着人民生活水平的提高，对精白米、精白面的需求量日益增加。从米、面营养素角度考虑，为保留米、面中各种营养成分，其加工精度不宜过高。所以，应当根据我国居民膳食结构及饮食特点，制订相应的强化措施，改良谷类加工工艺，提倡粗细粮混食，克服精白米、精白面的营养缺陷，以保证消费者的健康。

（二）烹调对谷类营养价值的影响

为除去混在谷类中的沙石、谷皮和尘土等污染物，许多谷类在烹调前必须经过淘洗，

在淘洗时水溶性营养素和矿物质易流失，可使维生素 B_1 损失 30% ~60%，维生素 B_2 与维生素 PP 损失 23% ~25%，蛋白质损失 76%，脂肪损失 43%，糖损失 2%，矿物质损失 70%。营养素损失的程度与淘洗的次数、浸泡的时间、用水量和温度密切相关。淘米时水温越高，搓洗次数越多，浸泡时间越长，营养素的损失就越大。

不同烹调方式对米和面的营养素损失程度不同，主要是 B 族维生素，蛋白质和无机盐在烹调中损失不大。

制作米饭，蒸法较捞蒸方式（即先将大米在水中浸泡加热，然后从米汤中捞出再蒸）使 B 族维生素的保存率要高得多。米饭在电饭煲中保温，随时间延长，硫胺素损失可达剩余部分的 50% ~90%。煮稀饭时，加入碱可使米快熟，而米中 75% 的维生素被破坏。

制作发面食品加入适量碱类发面剂，会使面中维生素遭到破坏。如使用鲜酵母，虽破坏面中的植酸盐，但增加面中维生素含量，有利于人体对营养素的吸收。

在制作面食时，一般采用蒸、烤、烙等方法，B 族维生素损失较少，但用高温油炸时损失则较大。如制作油条时，因碱和高温作用，使维生素 B_2 和尼克酸被破坏达 50% 左右，维生素 B_1 几乎损失殆尽。面食在焙烤过程中，蛋白质中赖氨酸 ε－氨基与羧基化合物发生反应产生褐色物质，称为美拉德反应。其可使赖氨酸失去效能。为此，应注意焙烤温度和糖的用量。

煮面条时，部分营养素会转入汤中。如维生素 B_1、B_2 及尼克酸等物质，其中约有 30% ~40% 会融入汤中。

主食冷却后，因长时间放置再加热，淀粉已老化，不仅使主食味道变馊，营养素也会被破坏。

（三）储存对谷类营养价值的影响

谷类在储存期间，由于呼吸、氧化、酶的作用会导致许多化学变化，其变化的快慢程度、大小与储存条件有关。在适宜的储存条件下，蛋白质、维生素、无机盐等营养素的含量都变化不大。当储存条件改变，如相对湿度增大、温度升高时，谷类可吸收水分。当水分超过 15% 时，还原糖将氧化为二氧化碳与水；如果水分继续增加，糖将受到微生物的作用产生醇、醋酸而致使粮食出现酸味。谷粒蛋白质可在谷粒内酶以及外界微生物的酶作用下，逐渐被分解为氨基酸；谷粒脂肪可因酶的作用，分解为游离脂肪酸与甘油而发生酸败变质。在高温高湿条件下，维生素损失变大。总之，当相对湿度增大、温度升高时，谷粒内酶的活性变大，呼吸作用增强，使谷粒发热，促进霉菌生长，引起碳水化合物、蛋白质、脂肪分解产物的堆积而发生霉变。维生素的损失，不仅改变了谷类的感官性状，而且失去了食用价值。由于粮谷贮藏条件和水分含量不同，各类维生素在储存过程中变化不尽相同。如谷粒水分含量为 17% 时，储存 5 个月，维生素 B_1 损失 30%；水分含量为 12% 时，损失减少至 12%，谷类不去壳储存 2 年，维生素 B_1 几乎无损失。

玉米及其加工品中的类胡萝卜素在储存过程中损失较大，存放一年损失约达 70%。因此，谷类应在避光、通风、干燥和阴凉的环境下储存，才能抑制霉菌及昆虫的生长繁殖，减少氧气和日光对营养素的破坏，保持谷类的原有营养价值。

第三节　豆类及其制品

一、豆类及其制品的分类

豆类品种繁多,根据其营养成分含量,大致可以分为两类:一类是大豆即黄豆、青豆和黑豆;另一类是其他豆类即蚕豆、豌豆、绿豆、缸豆、小豆、芸豆等。以大豆及其他豆类为原料生产的豆类食品称为豆制品,是膳食中植物性优质蛋白的重要来源。

二、豆类的营养成分

(一)蛋白质

大豆含有35% ~40%的蛋白质,是植物性食品中含蛋白质最多的食品。大豆蛋白质主要以球蛋白为主,少量为白蛋白。它们的必需氨基酸组成除含硫氨基酸略偏低外,其他几乎与动物蛋白相似,与WHO氨基酸推荐值相近。氨基酸组成接近人体需要,具有较高的营养价值,故大豆蛋白为优质蛋白。此外,大豆蛋白富含谷类蛋白质较为缺乏的赖氨酸,其含量是谷类中的2.5倍,是谷类蛋白质互补的天然理想食品。

其他豆类蛋白质含量均低于大豆,一般在20% ~30%。

(二)脂肪

大豆含脂肪15% ~20%,其不饱和脂肪酸占85%,饱和脂肪酸仅为15%。其中亚油酸占55%,油酸占35%,亚麻酸约6%,此外还含1.64%的磷脂。大豆油易于消化吸收,并有降低血胆固醇和软化血管的作用,适宜老年人食用,其是我国重要食用油。黄豆中含有丰富的卵磷脂,卵磷脂是大脑细胞的组成成分,对增进和改善大脑机能均有重要作用。其他豆类脂肪含量仅为1%左右。

(三)碳水化合物

大豆含碳水化合物20% ~30%。其中50%是可供利用的淀粉、阿拉伯糖、半乳糖和蔗糖;而另外50%是人体不能消化吸收的棉籽糖和水苏糖,主要存在于大豆细胞壁,此类物质不能被人体胃肠消化,但能在肠道细菌作用下发酵产生二氧化碳和氨,引起腹胀。

其他豆类碳水化合物含量十分丰富,约占50% ~60%,它们主要形式是淀粉,可用于制作豆沙、粉丝等,而大豆中几乎不含淀粉。

(四)维生素

大豆中含较丰富的维生素,每100g中含胡萝卜素0.40mg,硫胺素0.79mg,核黄素0.25mg,尼克酸2.1mg。大豆中硫胺素、核黄素的含量约为米、面中含量的3 ~4倍。大豆和其他豆类不含维生素C,但用大豆或绿豆做成的豆芽,其维生素C的含量却很高。

其他豆类的B族维生素含量大大高于谷类。

（五）无机盐与微量元素

大豆中含丰富的无机盐，钙、磷、钾较其他大多数植物性食品含量较高，铁、铜、锌、锰、硒等微量元素含量也很丰富。

其他豆类的微量元素含量远远高于谷类。

（六）其他成分

大豆异黄酮是一种植物雌激素，能有效地延缓妇女更年期由于雌激素分泌减少而引起的骨质疏松。此外，还具有抗氧化、抗癌、降低胆固醇、预防心血管疾病的功效。大豆皂苷可清除自由基和减少过氧化脂质，具有延缓衰老、抗过敏、抗高血压的功效。大豆磷脂有激活脑细胞、提高记忆力以及降低血胆固醇的作用。

三、豆制品的营养价值

大豆制品分为非发酵性豆制品和发酵性豆制品。非发酵性豆制品，如豆腐、豆浆、豆腐干、干燥豆制品（如豆腐皮、腐竹等）；发酵性豆制品，如臭豆腐、豆豉、腐乳等。

大豆经过一系列加工制作成的豆制品，不仅除去了大豆内的有害成分，而且使大豆蛋白质的结构从密集状态变成疏松状态，从而使蛋白质分解酶容易进入分子内部，提高蛋白质的消化率，进而提高大豆的营养价值。

加工制成豆腐后蛋白质消化率由整粒大豆的65%提高到92%～96%。

豆腐脑、豆腐干、豆腐丝、千张、腐竹等制品均是将大豆经浸泡、磨细、过滤、加热等处理后制成。由此，减少膳食纤维，提高蛋白质及其消化率，但部分B族维生素会受到损失。

豆豉、黄酱、豆瓣酱、腐乳（酱豆腐、臭豆腐等）等发酵豆制品，是大豆经过发酵后谷氨酸游离出来的过程。发酵后的蛋白质被分解得更容易消化吸收，同时维生素B_2、B_{12}的含量均有所增加，如臭豆腐100g含有维生素B_{12}为1～10mg。

豆浆中铁的含量高于牛奶，同时含有不饱和脂肪酸而不含有胆固醇。

大豆和绿豆发制成豆芽，除含原有营养成分外，还可产生抗坏血酸物质。豆芽是抗坏血酸的良好来源。

此外，大豆及其他油料（如花生、葵花籽）是重要的榨油原料。榨油后，剩下的油渣或油饼都含有20%或更多的蛋白质。经加工成的蛋白质食品，有以下四种：①分离蛋白质：经处理，可得到蛋白质含量90%的制品，可用以强化和制成各种食品；②浓缩蛋白质：蛋白质含量约70%，其余为纤维素等不溶成分；③组织化蛋白质：将油粕、分离蛋白质和浓缩蛋白质除去纤维素，加入各种调料或添加剂，经高温高压膨化而成；④油料粕粉：用大豆或脱脂豆粕碾碎而成，有粒度大小不一，脂肪含量不同的各种产品。大豆及其他油料的蛋白质制品，其氨基酸组成和蛋白质功效比值较好，目前广泛应用于食品加工业。

四、豆类食品中的抗营养因素及其他物质

（一）蛋白酶抑制剂

蛋白酶抑制剂主要存在于大豆、棉籽、花生、油菜籽等植物中，是能抑制胰蛋白酶、糜蛋白酶、胃蛋白酶等物质的统称。存在最广泛的是胰蛋白酶抑制剂（称抗胰蛋白酶因子），胰蛋白酶抑制剂对人体胰蛋白酶的活性有部分抑制作用，妨碍人体对蛋白质的消化吸收，对动物有抑制生长的作用。动物实验证实，胰蛋白酶抑制剂可抑制动物体重的增加，并增重动物胰腺。采用常压蒸汽加热30min、1kPa压力加热10～25min，即可破坏生大豆中的抗胰蛋白酶因子。因此，豆类食品应彻底煮熟，忌食半生不熟的豆类及其制品。

大豆中尿酶的抗热能力较抗胰蛋白酶因子强且测定方法简单，故常用脲酶反应来判定大豆中抗胰蛋白酶因子是否已被破坏。我国食品卫生标准中明确规定，含有豆粉的婴幼儿代乳食品其尿酶试验必须是阴性。

（二）豆腥味

大豆及其制品有一定的豆腥味，影响产品的口感。大豆中含有很多酶，其中脂肪氧化酶是产生豆腥味及其他异味的主要酶类。采用95℃以上加热10～15min，或用乙醇处理后减压蒸发，以及纯化大豆脂肪氧化酶等方法，均可脱去部分豆腥味。

（三）胀气因子

占大豆碳水化合物50%的水苏糖和棉籽糖，在肠内微生物作用下均可产气。大豆加工制成豆制品时，胀气因子已除去。水苏糖和棉籽糖都是由半乳糖、葡萄糖和果糖组成的支链杂糖，又称大豆低聚糖，是产生浓缩和分离大豆蛋白时的副产品。由于人体内缺乏水苏糖和棉籽糖水解酶，故可不经消化、吸收，直接进入大肠，可为双歧杆菌所利用；而且具有活化肠内双歧杆菌，并促进其生长繁殖的作用，即大豆低聚糖是肠道双歧杆菌的增殖因子。目前已利用大豆低聚糖，作为功能性食品基料，可部分代替蔗糖用于清凉饮料、酸奶、面包等多种食品。日本已从大豆中提取该类低聚糖作为商品出售，添加在其他食品中。

（四）植酸

大豆中存在的植酸可与锌、钙、镁、铁等螯合，影响其吸收利用。大豆发芽时，植酸酶的活性增强，分解植酸，可提高大豆中铁、锌、镁等生物利用率。在pH4.5～5.5时，可得到含植酸很少的大豆蛋白，因为在此pH条件下，植酸可溶解35%～75%，而对蛋白质影响不大。

（五）皂苷和异黄酮

大豆皂苷曾被认为是有碍健康的物质，近年来研究认为皂苷具有降低血脂和血胆固醇的作用。大豆中含有黄酮类和以黄酮类为配基的糖甙，如黄豆甙和染料木甙等。此类物质具有降低血脂和血胆固醇，雌激素及抗氧化、抗溶血、抗真菌、抗细菌、抑制肿瘤等

作用。

（六）植物红细胞凝集素

植物红细胞凝集素是一种存在于豆类中含量很少的有毒蛋白质。它与人体红细胞上的某些糖分子有特殊的亲和力，它们一旦结合将引起红细胞凝集，可影响动物的生长。豆类浸泡后加热处理，即可被破坏。

（七）β－硫代葡糖糖苷、寡苷和酚糖苷

大豆中的β－硫代葡糖糖苷、寡苷和酚糖苷可致甲状腺肿大，主要是能够结合或夺取甲状腺中的碘，致使甲状腺素合成受到影响。

（八）抗维生素因子

生大豆中含有抗维生素因子，具有破坏多种维生素的作用，但加热可以除去。

大豆虽营养价值高，但由于以上抗营养因素的存在，其蛋白质消化率仅有65%，但通过水泡、磨浆、加热、发酵、发芽等方法，制成豆制品，其消化率明显提高，如豆腐消化率提高至92%～96%，豆浆消化率为85%。

第四节　蔬菜和水果

蔬菜和水果种类繁多，是人们日常生活中不可缺少的食物，是膳食的重要组成部分。新鲜的蔬菜、水果的水分含量大都在90%以上，蔬菜和水果中碳水化合物、无机盐和某些维生素（维生素C和胡萝卜素）的含量均很丰富。而蛋白质和脂类的含量却很低。此外，由于蔬菜水果中含有各种有机酸、芳香物质和色素等成分，使它们具有良好的感官性质，对增进食欲、促进消化、维持肠道正常功能、丰富膳食的多样化具有重要意义。

一、分类

蔬菜、水果的种类和品种很多。蔬菜可分为六大类：①叶菜类：如大白菜、小白菜、油菜、菠菜等；②根菜类：如萝卜、马铃薯、芋头、竹笋、鲜藕、蒜头等；③荚菜类：如毛豆、蚕豆、豌豆、四季豆、豇豆、扁豆等；④瓜果类：如黄瓜、冬瓜、丝瓜、笋瓜、茄子、西红柿、辣椒等；⑤花芽类：如花菜、黄花菜、菜苔、绿豆芽、黄豆芽、发芽豆等；⑥菌藻类：如鲜蘑菇、白木耳、发菜、海带、紫菜等。

水果有苹果、菠萝、猕猴桃、草莓、芒果、西瓜、哈蜜瓜、枣、橘、柚子、梨、葡萄、柿、桃、香蕉等。

虽然蔬菜、水果的种类和品种很多，但两者在化学组成和营养价值上却有许多类似的特点，含有丰富的维生素、矿物质和膳食纤维，如胡萝卜素、维生素B_2、维生素C和叶酸、矿物质（钙、磷、钾、镁、铁）、膳食纤维和天然抗氧化物。蔬菜、水果中的维生素含量因种类和品种的不同有很大的差异。红、黄、绿等深色蔬菜中的维生素含量超过浅色蔬菜和一般水果。

二、 蔬菜、水果的营养成分

（一） 水分

一般蔬菜中含有65%～95%的水分，鲜果含水分73%～90%，干果含水分3%～4%。正常的含水量是衡量新鲜蔬菜、水果鲜嫩程度的重要特征。蔬菜、水果新鲜无腐败时，营养价值高。

（二） 碳水化合物

蔬菜和水果所含的碳水化合物包括可溶性糖、淀粉及膳食纤维。可溶性糖主要有果糖、葡萄糖、蔗糖，其次为甘露糖、甘露醇和阿拉伯糖等，其所含种类及数量，因食物的种类和品种不同而有很大的差别。

蔬菜类中以胡萝卜、番茄、甜薯、洋葱、南瓜含糖量较高，为2.5%～12%；而一般蔬菜，如番茄、青椒、黄瓜、洋白菜等仅含糖1.5%～4.5%。含淀粉较多的蔬菜有藕、芋头、薯类等，马铃薯的淀粉含量可达24%，甘薯可达30%左右。块茎、块根蔬菜，其含糖量随着成熟度的增高而下降。

水果含糖较蔬菜多，但因其种类和品种不同，含糖种类和数量有较大差异，水果中仁果类（苹果、梨）以果糖为主，葡萄糖和蔗糖次之。浆果类（葡萄、草莓、猕猴桃）主要是葡萄糖和果糖。核果类（桃、杏）、柑橘类则蔗糖含量较多。葡萄的含糖量可高达20%以上，柠檬的含糖量仅0.5%，苹果含糖6%～10%，西瓜含糖5.5%～12%，甜瓜含糖2%～18%。未成熟的果品中一般都含有较高的淀粉，随着果品的成熟，淀粉逐渐水解为糖。葡萄、柑橘及核果类果品，成熟后淀粉完全消失；而苹果和梨，则至成熟后仍残存有1%～1.5%的淀粉，但经过一段时间储藏也会完全转变成糖；香蕉在成熟过程中淀粉由20%降到5%，而糖由8%增至17%。在果品中含淀粉最多的是生香蕉和栗子，分别为18%和44%。

蔬菜水果所含纤维素、半纤维素、木质素和果胶是人们膳食纤维的主要来源，在体内它不参与代谢，但可促进肠蠕动，利于通便，减少或阻止胆固醇等物质的吸收，有益于健康。水果中含果胶较多，对果酱、果冻的加工有重要意义。

（三） 维生素

新鲜蔬菜、水果是供给维生素C、胡萝卜素、维生素B_2和叶酸的重要来源。一般在代谢旺盛的蔬菜的叶、花、茎内维生素C含量丰富，与叶绿素的分布平行。一般深绿颜色蔬菜维生素C含量较浅色蔬菜高；叶菜中的维生素C含量较瓜菜中高，如苋菜中维生素C为47mg/100g，小白菜为28mg/100g，黄瓜9mg/100g。水果中维生素C含量丰富的为鲜枣，每100g含300mg左右，其次分别是猕猴桃为130mg、山楂为90mg、柑橘为40mg，苹果、梨、桃的维生素C含量不高。刺梨、沙棘等野生果，其维生素C含量比一般水果高10倍至数十倍。

胡萝卜素呈橙黄色，主要与叶绿素、叶黄素等共存于细胞的叶绿体有关。其主要存在于植物的块根、块茎和果实中，因此具有绿、黄、橙等色泽的蔬菜、水果，均含有较丰富的胡萝卜素，尤其是深色的蔬菜，如韭菜、苋菜、黄色胡萝卜、菠菜、莴笋叶等含量都在2mg/100g以上；红色水果，如芒果（8.0mg/100g）、沙棘（20mg/100g）、橘（5.1mg/100g）、李（1.8mg/100g）及枇杷（1.5mg/100g）等胡萝卜素含量都很高。

核黄素一般在绿叶蔬菜中含量较多，每100g菜含0.1mg左右，如雪里蕻、塌颗菜、油菜、蕹菜、菠菜、萝卜缨、苋菜、青蒜、四季豆和毛豆等。

维生素的含量既与蔬菜、水果的品种、栽培条件有关，也因其成熟程度和结构部位不同而异。例如野生蔬菜、水果维生素C的含量高于栽培的；而露地栽培的又高于保护地栽培的；在成熟的番茄中，维生素C和胡萝卜素的含量均高于未成熟的；苹果表皮中维生素C的含量要高于果肉中的含量；在胡萝卜直根的顶部和外围组织中的胡萝卜素高于髓部和直根的下部。

某些野菜含有丰富的胡萝卜素、维生素B_2、维生素C和叶酸。

野果的特点是富含维生素C及大量胡萝卜素。

（四）无机盐

蔬菜水果中含有丰富的无机盐，如钙、磷、铁、钾、钠、镁、铜等，是膳食中无机盐的主要来源。新鲜蔬菜中的叶菜花类为0.5%～2.3%，茎菜类为0.3%～2.8%，根菜为0.6%～1.1%，果菜为0.3%～1.7%。水果中浆果类为0.2%～2.9%，仁果、柑橘为0.2%～0.9%，坚果类为1.1%～3.4%，瓜类为0.2%～0.4%。

蔬菜水果中的无机盐对维持人体体液酸碱平衡十分重要。正常人血液的pH为7.35～7.45。人类膳食中许多食物如粮谷类、肉类、鱼类、蛋类等富含蛋白质、碳水化合物与脂肪。这些物质中含硫、磷、氯等元素较多，在人体内经过代谢后，最终产物呈酸性，故称为酸性食品。而蔬菜和水果中由于含有较多的钾、钠、钙、镁等金属元素，在人体内经过代谢后，最终产物成碱性，故称为碱性食品。每日膳食中成酸性和成碱性食品之间必须保持一定的比例，才能维持人体正常的pH。

多数绿叶菜含铁1～2mg/100g，含钙一般约在100mg/100g。某些绿叶蔬菜中的钙、铁等元素虽含量丰富，但由于同时含有草酸，影响本身所含钙和铁的吸收。因此，其吸收利用率均低于动物性食品。如在食用这类蔬菜的同时食用含钙和铁丰富的食物，不仅影响本身所含钙和铁的吸收，而且还影响其他食物中钙和铁的吸收，使钙和铁的吸收利用率降低。因此，在选择蔬菜时，不能只考虑其钙的绝对含量，还应注意其草酸的含量。

草酸是一种有机酸，能溶于水，故食用含草酸多的蔬菜时，可先在开水中焯一下，去除部分草酸，以利于钙、铁的吸收。

某些野菜含钙、铁也较多。

（五）芳香物质、色素和有机酸

蔬菜水果中常含有各种芳香物质和色素，使食品具有特殊香味和颜色，可赋予蔬菜水果以良好感官性状。

蔬菜和水果中的各种芳香物质，主要成分为醇、酯、醛、和酮等，一般是油状挥发性有机化合物,俗称精油。有些芳香物质是以糖苷或氨基酸状态存在,必须经酶作用、分解成油精才具有香味,如蒜氨酸本身是无味的,经蒜氨酸酶分解产生蒜油才有香味。芳香物质赋予食物香味,促进人们食欲。

果实中普遍含有挥发性芳香油。由于成分不同,表现出各种果实特有的芳香气味。柑橘中有柠檬醛、癸醛,松油醇,含油量1.2%~2.5%。香蕉的芳香则是含丁酸戊酯、2,5-二甲基-4-甲氧基-3-氢呋喃酮。苹果中含有醋酸戊酯和微量苹果油。姜中挥发性物质是姜酮,大蒜的气味是硫化二丙烯。

蔬菜水果中含有各种不同的色素物质,分为三大类:酚类色素、吡咯色素、多烯色素,表现出多种不同的颜色。主要有叶绿素、叶黄素、类胡萝卜素、花青色素、姜黄等。从中可以提取天然色素,但这些色素在加热、光照等条件下容易褪色或变色。果蔬本身固有的色泽是其品种的特征,是鉴定果实品质的重要指标。

蔬菜和水果中含有有机酸,一般蔬菜均含有草酸,如菠菜、竹笋、苋菜等含有较多的草酸。草酸有一定涩味可影响口感且不利于钙、铁的吸收。水果中的有机酸,以苹果酸、柠檬酸和酒石酸为主,此外还有乳酸、琥珀酸、延胡索酸,它们与所含的糖配合形成特殊的水果风味。有机酸因水果种类、品种和成熟度不同而异。柑橘类和浆果类柠檬酸含量丰富;未成熟果实琥珀酸和延胡索酸含量较多。

有机酸一方面刺激消化液的分泌,有助于事物的消化;另一方面具有保持食品适当的酸度,防止维生素C的分解破坏。

(六)其他

某些蔬菜和水果含有消化酶,如萝卜中含有淀粉酶,生食时有助于淀粉的消化;菠萝和无花果含有蛋白酶,生食可促进蛋白质的消化。

蔬菜和水果中含有多种生物类黄酮,如洋葱、大葱、芹菜、羽衣甘蓝含有丰富的槲皮黄酮;柑橘中含黄烷酮丰富;甜菜、茄子、红皮马铃薯、葡萄、杏、樱桃等食物中含有花青苷色素;桃、葡萄、苹果等含低聚儿茶素。它们均为天然抗氧化剂,能维持微血管的正常功能,保护维生素C、维生素A、维生素E等不被氧化破坏;并能抑制细菌繁殖,食后能增强人体抗病能力。

大蒜中含有植物杀菌素和含硫化合物,具有抗菌消炎、降低血清胆固醇作用。

大多数果实中都含有单宁物质。生柿子中的单宁含量很高,每100g果肉含单宁0.5g~2g,其他果实单宁含量为0.1%~0.4%。单宁极易氧化,产生褐色物质;单宁含量越高,与空气接触时间越长,变色就越深。单宁含量与果实的成熟度有关,未成熟的果实单宁含量高。蔬菜中单宁含量很少,但对风味却有很大影响。单宁对蛋白质的消化以及对钙、铁和锌等无机盐的吸收会产生不利影响。

三、储存、加工和烹调对蔬菜和水果营养价值的影响

(一)储存对蔬菜和水果营养价值的影响

蔬菜和水果收获后,在储存过程中,仍会不断发生生理、化学和物理变化,如呼吸、发

芽、抽苔、后熟、老化等。当储藏条件不当时，蔬菜、水果的鲜度和品质会发生改变，使营养价值和食用价值降低。

蔬菜和水果采收后，在储存过程中其组织仍在进行呼吸作用，实质是酶参与的缓慢氧化过程。旺盛的有氧呼吸会加速氧化过程，使蔬菜、水果中某些物质尤其是维生素C发生氧化分解而损失，从而降低蔬菜和水果的风味和营养价值。在储藏过程中应避免厌氧呼吸和过旺的有氧呼吸，以减少营养素的损失。

在储存过程中有些蔬菜会打破休眠期而发生发芽、抽苔变化，如洋葱的抽苔、马铃薯的发芽等。这将大量消耗蔬菜体内的营养成分，使其营养价值降低。

有些水果在脱离果树后会有一个成熟过程，称为后熟。水果经过后熟，进一步增加芳香和风味，果肉逐步软化且宜食用，对改善水果质量有重要作用。香蕉、菠萝蜜等水果只有达到后熟才有较高的食用价值，但后熟以后的水果不宜储藏。因此，水果需储藏时，应保证果实在未完全成熟期采收，并储藏在适宜温度和条件下，延缓其后熟过程，便于储藏和运输。

通常蔬菜和水果采用的储藏方法有：

① 低温储藏法：以不使蔬菜和水果受冻为原则，根据其不同特性进行储藏，如绿色香蕉（未完全成熟）应储藏在12℃以上，柑橘在2～7℃，而秋苹果可在－1～1℃久藏。

② 气调储藏法：利用一定浓度的二氧化碳（或其他气体）使蔬菜和水果的呼吸变慢，延缓其后熟过程，达到保鲜的效果。

（二）加工和烹调对蔬菜、水果营养价值的影响

蔬菜在烹调前需经过清洗，这会使一部分无机盐和水溶性维生素受到损失。清洗不合理，如先切后洗或泡在水中均会使维生素C严重丢失，合理的做法是：先洗后切，或现炒现切。

根据蔬菜的营养特点，在加工烹调中应注意水溶性维生素及矿物质的损失和破坏，特别是维生素C。烹调对蔬菜维生素及矿物质的影响与烹调过程中食物的切碎程度、切后放置的时间和条件、烹调方式、用水量及pH、加热温度及时间、烹调中所使用其他原辅料的性质、烹调用具的材料，以及烹调后放置的时间和条件有密切的关系。

为减少维生素C和矿物质的损失，蔬菜烹调时，应尽量采用急火快炒，加热时间不宜过长，尽量减少用水量，不放过多烹调油，现做现吃是保存蔬菜中维生素的有效措施。适宜生食的蔬菜尽可能凉拌生食，或在沸水中作短时间热烫，然后凉拌食用，这样既可达到卫生消毒，又能破坏酶的活性，软化组织，稳定色泽，改善风味，从而起到保护维生素C的作用。

烹调后的蔬菜，放置时间过长，不仅感官状态有改变，维生素也会有损失。

水果大都以生食为主，不受烹调加热影响，但在加工成制品时，如果脯、蜜饯、干果、罐头食品等，维生素及矿物质将有不同程度的损失。

除光照可促进胡萝卜素氧化外，胡萝卜素性质一般比较稳定，在通常储存、加工烹调条件下，不易遭受大量损失，保存率可达80%～90%以上。

第五节　水产类和肉类

作为食物资源利用的水产动物种类繁多,全世界仅鱼类就有近 3 万种,海产鱼类超过 1.6 万种。水产食用资源与人类饮食关系密切,从巨大的鲸鱼到小虾,许多都具有丰富的营养价值。这些丰富的海洋资源作为高生物价的蛋白、脂肪和脂溶性维生素来源,在人类的食物营养领域具有重要作用。可供人类食用、具有营养价值的水产品主要包括鱼类、鲸类、甲壳类、软体类和海龟类。

一、 鱼类营养价值

按照鱼类的生活环境,可以把鱼分为海水鱼(如鲱鱼、鳕鱼等)和淡水鱼(如鲤鱼、鲑鱼等);根据生活的海水深度,海水鱼又可以分为深水鱼和浅水鱼。按体形分,可简单把鱼分为圆形(如鳕鱼)和扁形(如普鳎、大菱鲆、太平洋鲽鱼)两种。

(一) 鱼类的主要营养成分

1. 蛋白质

海水鱼和淡水鱼类一般肌肉蛋白质含量为15% ~25% ,平均为18%左右,主要分布于肌浆和肌基质,肌浆主要含肌凝蛋白、肌溶蛋白、可溶性肌纤维蛋白、肌结合蛋白和球蛋白;肌基质主要包括结缔组织和软骨组织、含有胶原蛋白和弹性蛋白。鱼类肌纤维细短,间质蛋白少,组织中水分含量高,所以,鱼肉显得软而细嫩,较畜、禽肉更容易被人体消化。除蛋白质外,鱼类还含有较多的其他含氮化合物,主要有游离氨基酸、肽、胺类、胍、季胺类化合物、嘌呤类和脲等。氨基酸组成中,色氨酸含量偏低。存在于鱼类结缔组织和软骨中的含氮浸出物主要为胶原和黏蛋白,加水煮沸后溶出,冷却后易成为凝胶状物质。

2. 脂类

鱼类脂肪含量约为1% ~10% ,平均5%左右,主要存在于皮下和脏器周围,肌肉组织中含量较少。脂类含量与品种、生长季节、部位等有关。鱼的种类不同脂肪含量差别也较大,如鳗鱼、鲱鱼、金枪鱼达16% ~26% ,而鳕鱼仅为0.5% 。

鱼类脂肪多由不饱和脂肪酸组成(占 80%),熔点较低,常温下呈液态,消化吸收率达 95% ,是人体必需脂肪酸的重要来源。鱼类脂肪中不饱和脂肪酸碳链较长,碳原子数多在 14 ~22,不饱和双键有 1 ~6 个,多为 n－3 系列,如二十碳五烯酸(EPA)和二十二碳六烯酸(DHA),具有降低血脂、防治动脉粥样硬化的作用。EPA 和 DHA 在动物体内可以由亚麻酸转化而来,但是非常缓慢。而在一些海水鱼类和藻类中却可以大量转化。近代流行病学调查发现,格陵兰岛爱斯基摩人以及日本沿海地区居民的冠心病、脑血栓及动脉粥样硬化等循环系统的疾病发病率低。究其原因,与他们长期食用含有高度不饱和脂肪酸如 EPA、DHA 的鱼类有关。大量研究表明,EPA、DHA 之所以对动脉粥样硬化等循环系统疾病具有防治效果,其机理是它们抑制了内源性胆固醇及内源性甘油三酯的合成，从而降低了血清总胆固醇、甘油三酯、低密度脂蛋白及极低密度脂蛋白（它们均为致动脉硬化因子）。此外，它们能明显增加卵磷脂－胆固醇酰基转移酶、脂蛋白脂酶的活性和抑制肝内皮细胞脂酶的活性，从而使高密度脂蛋白（抗动脉硬化因子）升高。另外，EPA、DHA还可通过减少内源性胆固醇的合成，进而降低血液的黏度。

EPA和DHA在鱼体内的合成很少，主要是由海水中的浮游生物和海藻类合成的，经过食物链进入鱼体内，并以甘油三脂的形式储存。二者低温下呈液态，因此深海冷水鱼中含量较高。研究发现，大型洄游性鱼的眼窝脂肪中的DHA含量高，其含量占总脂肪酸的30%～40%。与不饱和脂肪酸的高含量相反，抗氧化物质维生素E的含量很低，因此鱼油在储藏过程中易于氧化。

3. 碳水化合物

鱼类碳水化合物的含量较低，约1.5%左右。有些鱼如鲢鱼、银鱼不含碳水化合物。碳水化合物主要以糖原形式储存于肌肉和肝脏中。糖原含量与致死方式有关，即捕即杀者糖原含量高，挣扎疲劳后死去的鱼类，糖原消耗，含量降低。除了糖原外，鱼体内还含有黏多糖类。这些黏多糖又分为有硫酸基的硫酸化多糖和无硫酸基的非硫酸化多糖，前者如硫酸软骨素、硫酸角质素等；后者如透明质酸、软骨素等。

4. 矿物质

鱼类矿物质含量为1%～2%，其中锌含量极为丰富，此外，钙、钠、氯、钾、镁等含量也较多，其中钙的含量多于禽肉，但钙的吸收率较低。海产鱼钙含量比淡水鱼高。海产鱼类富含碘（100～1000μg/kg），淡水鱼含碘仅为50～400μg/kg。

5. 维生素

鱼油和鱼肝油是维生素A、维生素D的重要来源，及维生素E的一般来源。多脂的海鱼肉中也含有一定数量的维生素A、维生素D。维生素B_1、维生素B_2、烟酸含量较高，维生素C含量很低。一些生鱼制品含硫胺素酶和催化硫胺素降解的蛋白质，大量食用生鱼可能造成维生素B_1的缺乏。

（二）鱼类的合理利用

1. 防止腐败变质

鱼类因水分和蛋白质含量高，结缔组织少，较畜禽肉更易腐败变质，特别是青皮红肉鱼，如鲐鱼、金枪鱼，组氨酸含量高，一旦变质，可产生大量组胺，能引起人体组胺中毒。鱼类的多不饱和脂肪酸含量高，所含双键极易氧化破坏，能产生脂质过氧化物，对人体有害。因此，打捞的鱼类需及时冷冻保存或加工处理，防止腐败变质。冷冻保存主要是冷却和冻结两种方式。冷却是用冰冷却鱼体温度至－1℃左右，一般可保存5～15d。冻结是使鱼冷冻在－25～－40℃的环境中，通过低温使鱼肉组织的酶和微生物处于休眠状态，保藏期可达半年以上。如果通过食盐保存海鱼，用盐量应不低于15%。

2. 防止食物中毒

有些鱼含有极强的毒素，如河豚鱼，虽其肉质细嫩，味道鲜美，但其卵、卵巢、肝脏和血液中甚至有些河豚鱼的肌肉中都含有剧毒的河豚毒素，若加工处理不当或误食，可引起急性中毒甚至死亡。

二、甲壳类及软体动物类的营养价值

甲壳类水产品主要有虾和蟹。虾、蟹的肉质结构同鱼类一样，为横纹肌。蟹肉营养丰富，内含蛋白质、脂肪、维生素 A、维生素 B_1、维生素 B_2、烟酸、钙、磷、铁及谷氨酸、甘氨酸、脯氨酸、组氨酸、精氨酸等多种氨基酸和微量的胆固醇。甲壳类特有的甘味主要来自于肌肉中较多的甘氨酸、丙氨酸、脯氨酸及甜菜碱等甜味成分。甲壳类水产品的壳中含有甲壳质。虾蟹甲壳中蛋白质为25%，碳酸钙为40% ~45%，甲壳质为15% ~20%。甲壳质是唯一的动物性膳食纤维物质，具有多方面的生理活性。研究发现，甲壳质不仅具有降低胆固醇，调节肠内代谢和调节血压的生理功效，还具有排除体内重金属毒素的作用。

软体动物水产品按其形态不同，可分为双壳类和无壳类两大类。双壳类软体动物现存种类 1.1 万种左右，其中 80% 生活于海洋中，如常见的蛤类、牡蛎、贻贝、扇贝等属于此类；无壳类软体动物包括章鱼、乌贼等。海洋软体动物的蛋白质含有全部必需氨基酸，酪氨酸和色氨酸的含量比牛肉和鱼肉都高。脂肪、碳水化合物含量普遍较低。矿物质含量丰富，以硒最为突出，其次是锌。在贝类肉质中还含有丰富的牛磺酸，贝类中牛磺酸的含量普遍高于鱼类，其中尤以海螺、毛蚶和杂色蛤最高，含量为 500 ~900mg/100g（见表 2 -1）。

表 2 -1　甲壳类及软体动物类主要营养素含量（每 100g）

食物名称	蛋白质/g	脂肪/g	碳水化合物/g	维生素 A/μg	维生素 B_1/mg	维生素 B_2/mg	烟酸/mg	维生素 E/mg	钙/mg	铁/mg	锌/mg	硒/μg
鲜贝	15.7	0.5	2.5	—	—	0.21	2.5	1.46	28	0.7	2.08	53.35
牡蛎	5.3	2.1	8.2	27	0.01	0.13	1.4	0.81	131	7.1	9.39	86.64
贻贝	11.4	1.7	4.7	73	0.12	0.22	1.8	14.02	63	6.7	2.47	57.77
鲜海参	16.5	0.2	0.9	—	0.03	0.04	0.1	3.14	285	13.2	0.63	63.93
蛏子	7.3	0.3	2.1	59	0.02	0.12	1.2	0.59	134	33.6	2.01	55.14
田螺	11.0	0.2	3.6	—	0.02	0.19	2.2	0.75	—	19.7	2.71	16.73
水浸鱿鱼	17.0	0.8	0	16	—	0.03	—	0.94	43	0.5	1.36	13.65
鲜乌贼	17.4	1.6	—	35	0.01	0.04	2.0	10.54	11	0.3	1.27	37.97
海虾	16.8	0.6	1.5	—	0.01	0.05	1.9	2.97	146	3	1.44	56.41
基围虾	18.2	1.4	3.9	—	0.02	0.07	2.9	1.69	83	2	1.18	39.7
蟹肉	11.6	1.2	1.1	—	0.03	0.09	4.3	2.91	231	1.8	2.15	33.3

肉类是指来源于热血动物且适合人类食用的所有部分的总称，主要包括畜肉和禽肉两种，是人们膳食中常见的动物性食物，具有很高的营养价值，它能提供给人体丰富的优质动物性蛋白质、脂肪、脂溶性维生素、B族维生素和矿物质，经适当加工烹调后味道鲜美，易于消化吸收，热量较高，饱腹作用强，是人类的重要食品。肉类不仅包括动物的骨骼肌肉，还包括许多可食用的器官和脏器组织，如心、肝、肠、肺、肾、舌、脑、血、皮和骨等。肉中的营养素分布因动物的种类、年龄、肥瘦程度及所用部位等不同而呈显著差异。畜肉包括猪肉、牛肉、羊肉和兔肉等，禽肉包括鸡肉、鸭肉和鹅肉等。

三、 畜肉类的营养价值

畜肉类是指猪、牛、羊等牲畜的肌肉、内脏、头、蹄、骨、血及其制品。主要提供蛋白质、脂肪、无机盐和维生素等营养素。畜肉因其种类、年龄、肥瘦程度及各部位不同营养素的分布而异。肥瘦不同的肉中脂肪和蛋白质的变动较大，动物内脏脂肪含量少，蛋白质、维生素、无机盐和胆固醇含量较高。

（一） 畜肉类的主要营养成分

1. 蛋白质

畜肉类蛋白质含量为10% ~20%，大部分存在于肌肉组织中。按照蛋白质在肌肉组织中存在的部位不同，又分为肌浆中的蛋白质（占20% ~30%）、肌原纤维中的蛋白质（占40% ~60%）、间质蛋白（占10% ~20%）。

畜肉类蛋白质为完全蛋白质，含有充足的人体必需氨基酸，而且在种类和比例上接近人体需要，易消化吸收，所以蛋白质营养价值很高，为利用率高的优质蛋白质。但存在于结缔组织中的间质蛋白，主要是胶原蛋白和弹性蛋白，由于其必需氨基酸组成不平衡，如色氨酸、酪氨酸、蛋氨酸含量很少，蛋白质的利用率低。

牲畜类动物的心、肝、肾等内脏器官的蛋白质含量较高，而脂肪含量较少。不同内脏的蛋白质含量也存在差异。肝脏含蛋白质较高，约为18% ~20%，心、肾含蛋白质13% ~17%。

畜肉的皮肤和筋腱主要由结缔组织构成。结缔组织的蛋白质含量为35% ~40%，而其中绝大部分为胶原蛋白和弹性蛋白。由于胶原蛋白和弹性蛋白缺乏色氨酸和蛋氨酸等人体必需氨基酸，为不完全蛋白质，因此以猪皮和筋腱为主要原料的食品，其营养价值较低，需要和其他食品搭配食用，以补充必需氨基酸。

骨是一种坚硬的结缔组织，其中的蛋白质含量约为20%，骨胶原占有很大比例，为不完全蛋白质。骨可被加工成骨糊添加到肉制品中，以充分利用其中的蛋白质。

此外，畜肉中含有可溶于水的含氮浸出物，包括肌凝蛋白原、肌肽、肌酸、肌苷、嘌呤、尿素和氨基酸等非蛋白含氮浸出物，是畜肉主要的呈味物质，可使肉汤具有鲜味，成年动物中含量较幼年动物高。

2. 脂肪

畜肉类脂肪含量因品种、年龄、肥瘦程度及部位不同有较大差异，肥瘦型畜肉脂肪含量一般为4%～37%，而肥肉高达90%。例如：在畜瘦肉中，猪瘦肉脂肪含量最高为6.2%，羊肉次之为3.9%，牛肉最低为2.3%。畜肉类脂肪以饱和脂肪酸为主，熔点较高。主要成分为甘油三酯，胆固醇、游离脂肪酸和少量卵磷脂。胆固醇多存在于肥肉和内脏。例如：肥肉中的胆固醇含量为109mg/100g，内脏约为200mg/100g，而脑中最高，约为2571mg/100g。

3. 碳水化合物

畜肉类中的碳水化合物主要以糖原的形式存在于肌肉和肝脏中，含量极少。其含量与动物的营养及健壮情况有关。瘦猪肉的含量为1%～2%，瘦牛肉为2%～6%，羊肉为0.5%～0.8%，兔肉为0.2%左右。屠宰前动物处于饥饿、疲劳状态，体内糖原的累积减少，动物宰后在放置过程中，会在酶的分解作用下，使糖原含量进一步下降，乳酸相应增高，pH逐渐降低，在正常情况下，宰后24h猪肉的pH可降至5.8。

4. 矿物质

畜肉矿物质含量一般为0.8%～1.2%，内脏中的含量高于瘦肉，瘦肉高于肥肉。畜肉类含铁和磷较多，铁多以血红素铁形式存在，不受食物其他因素的影响，生物利用率高达20%～25%，是膳食铁的良好来源。猪肝中铁含量最高，达22.6mg/100g，是最佳的补铁性食品之一。此外，畜肉还含有较多的磷、硫、钾、铜等。钙在畜肉中的含量较低，一般为7～11mg/100g，但吸收利用率较高。

5. 维生素

畜肉可提供多种维生素，其中B族维生素含量丰富，而内脏如肝脏中富含维生素A和维生素B_2。牛肝和羊肝中维生素A的含量最高，猪肝中维生素B_2含量最丰富（见表2－2）。

表2－2　畜禽肉主要营养素含量（每100g）

食物名称	蛋白质/g	脂肪/g	维生素A/μg	维生素B_1/mg	维生素B_2/mg	烟酸/mg	维生素E/mg	钙/mg	铁/mg	锌/mg	硒/μg
牛肉（肥瘦）	19.9	4.2	7	0.04	0.14	5.6	0.65	23	3.3	4.73	6.43
羊肉（肥瘦）	19.0	14.1	22	0.05	0.14	4.5	0.26	6	2.3	3.22	32.2
猪肉（肥）	2.4	88.6	29	0.08	0.05	0.9	0.24	3	1.0	0.69	7.78
猪肉（肥瘦）	13.2	37.0	18	0.22	0.16	3.5	0.35	6	1.6	2.06	11.97
猪肉（瘦）	20.3	6.2	44	0.54	0.10	5.3	0.34	6	3.0	2.99	9.50
鸡肉	19.3	9.4	48	0.05	0.09	5.6	0.67	9	1.4	1.09	11.75
鸭肉	15.5	19.7	52	0.08	0.22	4.2	0.27	6	2.2	1.33	12.25
鹅肉	17.9	19.9	42	0.07	0.23	4.9	0.22	4	3.8	1.36	17.68
牛肝	19.8	3.9	20220	0.16	1.30	11.9	0.13	4	6.6	5.01	11.99
羊肝	17.9	3.6	20972	0.21	1.75	22.1	29.93	8	7.5	3.45	17.68
猪肝	19.3	3.5	4972	0.21	2.08	15.0	0.86	6	22.6	5.78	19.21

表 2-2(续)

食物名称	蛋白质/g	脂肪/g	维生素 A/μg	维生素 B_1/mg	维生素 B_2/mg	烟酸/mg	维生素 E/mg	钙/mg	铁/mg	锌/mg	硒/μg
鸡肝	16.6	4.8	10414	0.33	1.10	11.9	1.88	7	12.0	2.40	38.55
牛肾	15.6	2.4	88	0.24	0.85	7.7	0.19	8	9.4	2.17	70.25
羊肾	16.6	2.8	126	0.35	2.01	8.4	0.13	8	5.8	2.74	58.90
猪肾	15.4	3.2	41	0.31	1.14	8.0	0.34	12	6.1	2.56	111.77

（二）畜肉的合理利用

畜肉蛋白质营养价值较高，含有较多的赖氨酸，宜与谷类食物搭配食用，以发挥蛋白质的互补作用。为了充分发挥禽肉的营养作用，还应注意膳食平衡，将畜肉分散到每餐膳食中，防止集中食用。畜肉的脂肪和胆固醇含量较高，脂肪主要由饱和脂肪酸组成，食用过多易引起肥胖和高脂血症等疾病。牲畜的内脏所含矿物质和维生素比肉类多，如猪肝因富含维生素 A、维生素 B_2 及较为丰富的铁和铜，因此是治疗夜盲症、预防维生素 A 缺乏和防治缺铁性贫血的良好食物。但内脏中脂肪和胆固醇较高，尤其是猪脑等，日常膳食不宜多吃。

四、禽肉类的营养价值

禽肉包括鸡、鸭、鹅、鸽、鹌鹑、鸵鸟、火鸡等的肌肉、内脏及其制品。禽肉的营养价值与畜肉相似，只是禽肉的脂肪含量相对较少，20% 左右为亚油酸，且熔点低（23～40℃），易于消化吸收。禽肉蛋白质含量较高，氨基酸组成接近人体需要，尤其是鸡肉中的赖氨酸含量比猪肉高 10% 以上，对于以谷类为主食的人群而言，鸡肉无疑是一种极好补充赖氨酸的天然食物。禽肉脂肪总含量低，但所含不饱和脂肪酸较多，且必需脂肪酸含量比畜肉高，肉质细嫩易消化，含氮浸出物多，加工烹调后汤味较畜肉鲜美，对体弱的老人及心血管疾病患者和儿童尤为适宜。

第六节 蛋 类

蛋类主要包括鸡、鸭、鹅、鹌鹑、火鸡、鸵鸟等的蛋及其加工制成的蛋制品，如皮蛋、咸蛋、糟蛋、冰蛋、干全蛋粉、干蛋白粉、干蛋黄粉等。蛋类的营养素含量丰富，营养价值高，是提供优质蛋白质的重要食物来源之一。各种蛋的结构基本相似，主要由蛋壳、蛋清和蛋黄三部分组成。以均重约 50g 的鸡蛋为例，蛋壳占全蛋重的 11% 左右，其成分主要是碳酸钙和少量碳酸镁、磷酸钙和黏多糖等。蛋壳的颜色因鸡的品种而异，而与蛋的营养价值无关。新鲜蛋壳在壳外有一层水溶性胶状黏蛋白薄膜，具有防止微生物进入蛋内和蛋内水分向外蒸发的保护作用。蛋壳内面紧贴一层间质薄膜。在蛋的钝端，间角质薄膜与蛋壳间分离成一气室。蛋清包括外层的稀蛋清和内层包围在蛋黄周围的稠蛋清。蛋黄表面包有蛋黄膜，有两条系带将蛋黄固定在蛋的中央。随着储藏时间的增加，蛋壳内的气室会随之增大，稠蛋清部分渐渐变稀，蛋黄系带脱落、消失，蛋黄从蛋的中央偏移开，蛋黄膜弹性逐渐减弱甚至破裂。

一、蛋类的主要营养成分

各种蛋的宏量营养素有共同之处，含量总体上基本稳定，但微量营养成分因受到品种、饲料、季节等多方面因素的影响而不同。

（一）蛋白质

蛋类蛋白质含量约为12%～14%。蛋清中的蛋白质为胶状水溶液，主要包括含磷的卵清蛋白和卵黏蛋白等。蛋黄中的蛋白质主要是与脂类结合的卵黄磷蛋白和卵黄球蛋白。鸡蛋的蛋白质含有人体所需的各种氨基酸，氨基酸组成模式与合成人体组织蛋白所需模式最接近，易消化吸收，因此其生物价高达94以上。全蛋蛋白质几乎能被人体完全吸收利用，是食物中最理想的优质蛋白质。在进行各种食物蛋白质的营养质量评价时，常以鸡蛋全蛋蛋白质作为参考蛋白。

（二）脂类

蛋类脂肪主要存在蛋黄中，大部分为中性脂肪占62%～65%；磷脂占30%～33%。蛋黄中性脂肪的脂肪酸50%左右是不饱和脂肪酸油酸，10%是亚油酸，其余是硬脂酸、棕榈酸和棕榈油酸，花生四烯酸含量甚微。蛋黄中富含卵磷脂和脑磷脂。卵磷脂能促进脂溶性维生素的吸收，是天然的优质亲油型乳化剂，可以乳化、分解油脂，能将附着在血管壁上的胆固醇和脂肪乳化成微粒子，使之溶于血液中运回肝脏而被代谢，起到软化血管、改善血清脂质，降低血胆固醇的效果，从而降低血液黏稠度，进而防治冠心病、高血压、心肌梗塞、脑血栓、脑溢血、动脉硬化等疾病。

蛋黄的胆固醇含量极高，其中在鹅蛋黄中含量最高，达1696mg/100g，其次是鸭蛋黄，鸡蛋黄略低，为1510mg/100g，其中鹌鹑蛋黄最低。加工成咸蛋或松花蛋后，胆固醇含量无明显变化。

（三）碳水化合物

蛋中碳水化合物含量较低，为1%～3%，其中一部分与蛋白质相结合而存在，含量为0.5%左右；另一部分游离存在，含量约0.4%，后者中98%为葡萄糖，其余为微量的果糖、甘露糖和核糖等，这些微量的葡萄糖是蛋粉制作中发生美拉德反应的原因之一，因此蛋粉在干燥之前须采用葡萄糖氧化酶除去蛋中的葡萄糖，使其在加工储藏过程中不发生褐变。

（四）矿物质

蛋中的矿物质主要存在于蛋黄部分，蛋清部分含量较低。蛋黄中含矿物质1.0%～1.5%，其中钙、磷、铁、锌、硒等含量丰富。蛋中含铁量较高，但由于卵黄高磷蛋白对铁的吸收具有干扰作用，因此蛋黄中铁的生物利用率较低，仅为3%左右。

蛋中的矿物质含量受饲料因素影响较大，因此通过调整饲料成分，就可使某种矿物质在蛋黄中积累，从而增加其含量。目前市场上已有富硒蛋、富碘蛋、高锌蛋、高钙蛋等特种鸡蛋或鸭蛋销售。

（五）维生素

蛋中维生素含量十分丰富，且品种较为齐全，包括所有的B族维生素，维生素A、维生素D、维生素E、维生素K和微量的维生素C。其中绝大部分的维生素A、维生素D、维生素E和大部分维生素B_1都存在于蛋黄中。鸭蛋和鹅蛋的维生素含量总体而言高于鸡蛋。蛋中的维生素含量受到品种、季节和饲料的影响（见表2－3）。

表2－3　禽蛋的主要营养素含量（每100g）

食物名称	蛋白质/g	脂肪/g	碳水化合物/g	维生素A/μg	维生素B_1/mg	维生素B_2/mg	烟酸/mg	维生素E/mg	钙/mg	铁/mg	锌/mg	磷/mg	硒/μg
鸡蛋	12.7	9.0	1.5	310	0.09	0.31	0.2	1.23	48	2.0	1.00	176	16.55
鸡蛋白	11.6	0.1	3.1	Tr	0.04	0.31	0.2	0.01	9	1.6	0.02	18	6.97
鸡蛋黄	15.2	28.2	3.4	438	0.33	0.29	0.1	5.06	112	6.5	3.79	240	27.01
鸭蛋	12.6	13.0	3.1	261	0.17	0.35	0.2	4.98	62	3.9	1.67	226	15.68
鸭蛋白	9.9	Tr	1.8	23	0.01	0.07	0.1	0.16	18	0.1	—	—	4.00
鸭蛋黄	14.5	33.8	4.0	1980	0.28	0.62	—	12.72	123	4.9	3.09	55	25.00
松花蛋（鸡）	14.8	10.6	5.8	310	0.02	0.13	0.2	1.06	26	3.9	2.73	263	44.32
松花蛋（鸭）	14.2	10.7	4.5	215	0.06	0.18	0.1	3.05	63	3.3	1.48	165	25.24
咸鸭蛋	12.7	12.7	6.3	134	0.16	0.33	0.1	6.25	118	3.6	1.74	231	24.04
鹅蛋	11.1	15.6	2.8	192	0.08	0.30	0.4	4.50	34	4.1	1.43	130	27.24
鹌鹑蛋	12.8	11.1	2.1	337	0.11	0.49	0.1	3.08	47	3.2	1.61	180	25.48

二、蛋类的合理利用

生食鸡蛋或不熟的鸡蛋不仅消化率比熟鸡蛋低，而且对身体很不利。一方面，生蛋清中含有抗生物素蛋白和抗胰蛋白酶，前者能与生物素在肠道内结合，影响生物素的吸收，经常食用者会出现食欲不振、全身无力、毛发脱落、皮肤发黄、肌肉疼痛等生物素缺乏症状；后者能抑制胰蛋白酶的活力，妨碍蛋白质消化吸收，故不可生食蛋清。但当蛋煮熟后，此两种酶即被破坏；另一方面，致病菌可通过比其要大几十倍至几百倍的鸡蛋外壳上的小孔侵入蛋内，如食用了这种被病原体感染的鸡蛋，人体就可能出现畏寒、发热、恶心、呕吐、腹痛、腹泻等症状，所以蛋必须煮熟后吃，以免发生疾病。但是蛋不宜过度加热，否则会使蛋白质过度凝固，甚至变硬变韧，影响口感，不利于消化吸收。

此外，蛋黄中的胆固醇含量较高，大量食用会引起高脂血症，是动脉粥样硬化、冠心病等疾病的危险因素,但蛋黄中含有大量的卵磷脂,对心血管疾病有防治作用。据研究表明,每人每天吃1~2个鸡蛋,不仅对血清胆固醇水平无明显影响,还可发挥禽蛋中其他营养成分的作用。

鲜蛋经过加工制成的皮蛋,咸蛋和糟蛋等,其蛋白质的含量变化不大。但是皮蛋由于在制作过程中加碱使蛋中的维生素 B_1 和维生素 B_2 受到较为严重的破坏,含硫氨基酸含量下降,镁、铁等矿物质生物利用率下降,但钠和配料中所含的矿物质含量上升。咸蛋的制作过程对蛋的营养价值影响不大,只有钠含量大幅度上升,不利于高血压、心血管疾病和肾病患者,故这些患者应注意不要经常食用咸蛋。

第七节　奶及奶制品

奶类是指哺乳动物的乳汁,是一种营养成分齐全,组成比例适宜、易消化吸收、营养价值高的天然食物。奶类食物主要提供优质蛋白质、维生素A、核黄素和钙,经常食用的是牛奶和羊奶。奶类经浓缩、发酵等工艺制成奶制品,如奶粉、酸奶、奶酪、炼乳等。

一、奶的营养价值

奶的成分十分复杂,含有上百种化学成分,主要是由水、蛋白质、脂肪、碳水化合物、各种矿物质、维生素等组成的一种复杂乳胶体。奶的水分含量为86%~90%,因此它的营养素含量与其他食物比较时相对较低。

(一)蛋白质

牛奶中的蛋白质含量比较恒定,约在3.0%~3.5%,羊奶1.5%,牦牛奶和水牛奶蛋白质含量>4%。牛奶的蛋白质主要由近80%的酪蛋白和约20%的乳清蛋白组成。酪蛋白属于结合蛋白,与钙、磷等结合,形成酪蛋白钙-磷酸钙复合胶粒,以胶体悬浮液的状态存在于牛奶中。酪蛋白对酸敏感,在20℃,pH4.6,其等电点时会凝结沉淀。乳清蛋白主要包括β-乳球蛋白和α-乳清蛋白,及少量血清清蛋白、免疫球蛋白、乳铁蛋白和转铁蛋白。乳清蛋白属热敏性蛋白,受热时易发生凝固。乳球蛋白与机体免疫有关。奶蛋白质消化吸收率为87%~89%,生物价为85,其必需氨基酸比例也符合人体需要,属于优质蛋白质。

(二)脂类

乳脂肪是乳的重要组成部分,乳中含量约为2.8%~4.0%。乳中磷脂含量约为20~50mg/100mL,胆固醇含量约为13mg/100mL。水牛乳脂肪含量在各种乳类中最高,为9.5%~12.5%。随饲料的不同、季节的变化,乳中脂类成分略有变化。与其他动物性食品相比,乳脂肪以微粒状的脂肪球分散在乳液中,其脂肪酸组成复杂,多达400多种,含有一定量的水溶性挥发性中短链脂肪酸(如丁酸、已酸、辛酸),丁酸是反刍动物特有的脂肪酸,这种组成特点赋予乳脂肪以柔润的质地和特有的香气,而且容易消化吸收,因此对患有消化道疾病，肝，肾疾病的患者，乳脂肪优于其他油脂。

（三）碳水化合物

乳类碳水化合物的含量为 3.4% ~7.4%，人乳含量最高，为 7.0%；羊乳居中，为 5.4%；牛乳最少，为 3.4%，主要以乳糖形式存在。由于乳糖能促进钙等矿物质的吸收，也为婴儿肠道内双歧杆菌生长所必需，所以对幼小动物的生长发育具有特殊的意义。但对于部分不经常饮奶的成年人来说，体内乳糖酶的活性过低，大量食用乳制品后可能引起乳糖不耐症的发生。用固定化乳糖酶将乳糖水解为半乳糖和葡萄糖可以解决乳糖不耐受的问题，同时增加牛奶的风味及甜度。

（四）矿物质

乳中的矿物质含量约为 0.7% ~0.75%，主要包括钠、钙、磷、铁、铜、锌、钾、碘、硫、镁等多种人体必需的矿物质，大部分与有机酸结合形成盐类，少部分与蛋白质结合或吸附在脂肪球膜上。乳中的矿物质含量因品种、饲料、泌乳期等因素而有差异，初乳中含量最高，常乳中含量略有下降。牛乳中钙含量丰富，达 104mg/100mL，而发酵酸奶中钙含量更高，达 118mg/100mL。成年人每人每日钙的推荐摄入量为 800mg，孕妇，乳母，老年人需要更多的钙。每天饮 250mL 牛奶可以获得大约 250mg 钙，相当于推荐摄入量的 1/3，同时乳中钙具有较高的生物利用率，为膳食中最好的天然钙来源。

（五）维生素

乳类是维生素的重要来源，含有几乎所有种类的维生素，包括维生素 A、维生素 D、维生素 E、维生素 K、及各种 B 族维生素和微量维生素 C。只是这些维生素含量差异大。总的来说，牛奶是 B 族维生素尤其是维生素 B_2 的良好来源。B 族维生素主要由牛瘤胃中的微生物产生，环境影响因素少。但叶酸含量受季节影响，维生素 D 与光照时间有关。维生素 A 和胡萝卜素含量与饲料关系密切。放牧期牛奶中维生素 A、维生素 D、胡萝卜素和维生素 C 含量较冬春季在栅内饲养有明显增多。

脂溶性维生素存在于牛奶的脂肪部分中，水溶性维生素则存在于水相即乳清（除去乳脂肪和酪蛋白后的水相称为乳清）中。乳清呈现的淡黄绿色即为维生素 B_2 的颜色。脱脂奶的脂溶性维生素含量随着脂肪的去除而显著下降，必要时需进行营养强化。

二、奶制品的营养价值

奶制品主要包括液态奶、奶粉、炼乳、酸奶、奶酪等。因加工工艺不同，乳制品营养成分有很大差异。

（一）液态奶

液体奶分为巴氏杀菌奶和灭菌奶。前者消毒温度在 100℃以下，只能短期存放；后者灭菌奶包括超高温灭菌乳（135℃保持 1 ~2s）和保持灭菌乳（灌装密闭后，110℃以上保持 15 ~40min）两类，达到商业无菌水平，可在室温保存 6 个月。两种纯牛奶的质量标准都要求蛋白质含量不低于2.9%。灭菌调味乳的蛋白质不低于2.3%，脂肪含量一般比纯牛奶低0.2%～0.5%。牛奶的消毒处理对营养价值影响不大,其蛋白质、乳糖、矿物质等营养成分基本上与原料乳相同,仅B族维生素和维生素C有所损失。

（二）奶粉

鲜奶经脱水干燥制成粉状物质即为奶粉。根据食用的目的,奶粉可分为全脂奶粉、脱脂奶粉和调制奶粉等。

一般来讲,全脂奶粉蛋白质等的成分是液态奶浓缩的7～8倍,调制奶粉是5倍左右。目前强化奶粉较多,均包括在此类。

脱脂奶粉是将鲜奶脱去脂肪,再经上述方法制成的奶粉。脂肪含量1.3%,脂溶性维生素损失较多,供腹泻婴儿及需要少油膳食的患者食用。

调制奶粉(母乳化奶粉)是以牛奶为基础,参照人乳组成的模式和特点,进行调整和改善,使其更适合婴幼儿的生理特点和需要的奶粉。主要是减少牛乳粉中酪蛋白、甘油三酯、钙、磷和钠的含量,添加了乳清蛋白、亚油酸和乳糖、强化维生素A、维生素D、维生素B_1、维生素B_2、维生素C、叶酸和微量元素铁、铜、锌等。

（三）炼乳

炼乳为浓缩奶的一种,种类较多,按其成分可分为淡炼乳、甜炼乳、全脂炼乳和脱脂炼乳,若添加维生素D等营养物质可制成各种强化炼乳。目前市场上炼乳主要是淡炼乳和甜炼乳。

淡炼乳是新鲜奶经低温真空条件下浓缩,除去约2/3水分,灭菌而成。因受加工的影响,维生素B_1受到一定损失,因此常用维生素加以强化,按适当比例稀释后,营养价值与鲜奶相同,适合婴儿和对鲜奶过敏者食用。

甜炼乳是在鲜奶中加约16%蔗糖后,经减压浓缩到原体积40%而制成。糖含量在45%左右,利用其渗透压的作用抑制微生物的繁殖。因糖分过高,需经大量水冲淡,造成蛋白质等营养成分相对降低,不宜供婴儿食用。

（四）酸奶

根据口味常分为三种:纯酸奶,是以鲜牛奶或奶粉为原料,经过预处理,然后接种入纯培养的保加利亚乳杆菌和嗜热链球菌作为发酵剂,并保温一定时间,因产生乳酸而使酪蛋白凝结的成品,乳酸菌含量一般在10^7以上;调味酸奶,指添加了糖或调味剂等辅料的酸奶;果味酸奶指添加了天然果料等辅料的酸奶。

牛奶经乳酸菌发酵后乳糖部分变成乳酸,游离氨基酸和肽增加,蛋白质凝固和脂肪不同程度的水解,形成独特的风味。酸奶中的维生素A、维生素B_1、维生素B_2、含量与鲜奶相似,但叶酸含量增加1倍。酸度增加,利于维生素保存。乳酸菌中的乳酸杆菌和双歧杆菌为肠道益生菌,在肠道生长繁殖,可抑制肠道腐败菌的生长繁殖,调整肠道菌群,防止腐败胺类对人体产生的不利影响,对维护人体的健康有重要作用。酸奶适合于消化功能不良的婴幼儿、老年人,并能使成人原发性乳糖酶缺乏者的乳糖不耐受症状减轻。

（五）奶酪

奶酪也称干酪，为一种营养价值很高的发酵乳制品，是在原料乳中加入适量的乳酸菌发酵剂或凝乳酶，使蛋白质发生凝固，并加盐、压榨排出乳清之后的产品。产品富含蛋白质和脂肪，品种超过2000种，著名品种达400多种。

奶酪是具有极高营养价值的乳制品，其中的蛋白质大部分为酪蛋白，经过凝乳酶或酸作用而形成凝块。但也有一部分白蛋白和球蛋白包含于凝块之中。经过发酵后，奶酪中还含有肽类、氨基酸和非蛋白氮成分。大部分品种的奶酪中的蛋白质包裹的脂肪成分较多，占奶酪固形物的45%以上，而脂肪在发酵中的分解产物使奶酪具有特殊的风味。奶酪制作过程中大部分乳糖随乳清流失，少量在发酵中起到促进乳酸发酵的作用，对抑制杂菌的繁殖很有意义。

奶酪含有原料中的各种维生素，其中脂溶性维生素大多保留在蛋白质凝块中，而水溶性维生素部分有所损失，但含量仍不低于原料牛奶。而原料奶中的微量维生素C几乎全部损失。奶酪的外皮部分B族维生素含量高于中心部分。

（六）乳饮料

包括乳饮料、乳酸饮料、乳酸菌饮料等。乳饮料、乳酸饮料和乳酸菌饮料均为蛋白质含量≥1.0的含乳饮料。其中配料为水、糖或甜味剂、果汁、有机酸、香精等。乳酸饮料中不含活乳酸菌，但添加有乳酸使其具有一定酸味；乳酸菌饮料中应含有活乳酸菌，由发酵乳加酸和其他成分配制而成。

总的来说，乳饮料的营养价值低于液态乳类产品，蛋白含量仅为牛乳的1/3，不宜作为儿童营养食品食用，但因其风味多样，味甜可口，故为儿童和青少年所喜爱。

三、奶类及奶制品的合理利用

奶类是自然界中唯一含有机体所需全部营养素的一种食物。奶类及奶制品具有很高的营养价值，特别是奶类含有丰富的优质蛋白质和钙，使其不仅在婴幼儿喂养中成为重要的辅食，而且也是老弱病患者常用的营养食品。

但由于鲜奶水分含量高，营养素种类齐全，十分有利于微生物生长繁殖，因此须经严格消毒灭菌后方可食用。消毒方法常用煮沸法和巴氏消毒法。煮沸法是将奶直接煮沸，达到消毒目的，多在家庭中使用，营养成分有一定损失。巴氏消毒常用两种方法，即低温长时（63℃，加热30min）和高温短时（90℃，加热1s）。巴氏消毒对奶的组成和性质均无明显影响，但维生素C约损失20%～25%。

母牛分娩一周内的牛乳称为牛初乳，黏度大，有异味和苦味。乳清蛋白含量高，乳糖低，矿物质含量高，含较多初生牛犊所需的各种免疫球蛋白。此后免疫球蛋白下降，乳糖含量上升到常态。泌乳期即将结束时分泌乳质量变劣。初乳和泌乳结束期乳都不适宜作为加工原料。患病乳牛所产乳也不应用于销售和加工。

奶类应避光保存，以保护其中的维生素。鲜牛奶日光照射1min，B族维生素和维生素C损失较大。即使在微弱的阳光下，经6h后，B族维生素仅剩一半，而在避光器皿中保存的牛奶不仅维生素损失很少，还能保持牛奶特有的鲜味。

表 2-4　奶类及奶制品主要营养素含量(每 100g)

食物名称	蛋白质/g	脂肪/g	维生素A/μg	维生素B_1/mg	维生素B_2/mg	烟酸/mg	维生素E/mg	钙/mg	铁/mg	锌/mg	硒/μg
牛奶	3.0	3.2	24	0.03	0.14	0.1	0.21	104	0.3	0.42	1.94
羊奶	1.5	3.5	84	0.04	0.12	2.1	0.19	82	0.5	0.29	1.75
人奶	1.3	3.4	11	0.01	0.05	0.2	—	30	0.1	0.28	—
全脂牛奶粉	20.1	21.2	141	0.11	0.73	0.9	0.48	676	1.2	3.14	11.80
全脂羊奶粉	18.8	25.2	—	0.06	1.60	0.9	0.20	—	—	—	—
酸奶	2.5	2.7	26	0.03	0.15	0.2	0.12	118	0.4	0.53	1.71
奶酪	25.7	23.5	152	0.06	0.91	0.6	0.60	799	2.4	6.97	1.50
奶油	0.7	97.0	297	—	0.01	0	1.99	14	1.0	0.09	0.70
甜炼乳	8.0	8.7	41	0.03	0.16	0.3	0.28	242	0.4	1.53	3.26

第三章 Chapter 3 合理营养

合理营养与平衡膳食的概念在人们探索饮食与健康关系的历史进程中不断积累。我国早在《黄帝内经·素问》中已提出饮食要以“五谷为养、五果为助、五畜为益、五菜为充,气味合而服之,以补精益气”。这是最早提出的膳食平衡理念。随着社会经济发展,一方面在一些经济发展较为落后的国家和地区,营养缺乏现象较为严重;另一方面在西方发达国家或经济增长较快的国家和地区,由营养过剩造成的心血管疾病、肿瘤等慢性非传染病对健康的威胁更为突出。怎样合理膳食,既能满足各类人群对各种营养素的生理需要,又能防止能量和营养素过剩引发的健康问题,是平衡膳食的重要内容。本章主要介绍了平衡膳食的基本要求、膳食营养素参考摄入量标准,以及我国膳食营养宏观调控政策和措施。对目前世界膳食结构模式以及中国居民膳食指南和平衡膳食宝塔做了详细介绍,同时也让大家对美国和日本的膳食指南有所了解。最后,把平衡膳食的知识应用到实际生活中,学习食谱的编制。

第一节　平衡膳食

一、 平衡膳食

平衡膳食、合理营养是健康饮食的核心。合理营养是科学合理地使机体摄取、消化、吸收和利用食物中的营养素,以维持生命活动的整个过程。合理营养要求膳食能供给机体所需的全部营养素,并不发生缺乏或过剩的情况。平衡膳食是指膳食中所含的营养素种类齐全、数量充足、比例适当,膳食中所供给的营养素与机体的需要能保持平衡。在实际应用中,除了需要考虑食物中含有营养素的种类和数量外,还必须考虑食物合理的加工方法、烹饪过程中如何提高消化率和减少营养素损失等问题。合理营养是健康的物质基础,平衡膳食是合理营养的唯一途径。

平衡膳食既要考虑“全面”,即膳食中营养素种类齐全,数量充足;又要考虑“均衡”,指各营养素之间保持适宜的比例关系,能有效地被人体吸收利用。平衡膳食的基本要求包括:

(一) 满足人体所需的能量和营养素比例适宜

膳食提供的各种营养素和能量达到相应的供给量标准,不同人群有不同的需求,可参照《中国居民膳食营养素参考摄入量》(DRIs)。营养物质的种类、数量、质量及相互间的配比必须适合人体不同生理状况的实际需要,食物供给的能量要与机体消耗的能量保持平衡。

食物中应保证热能、蛋白质、碳水化合物、脂肪、无机盐、维生素、膳食纤维、水分足够的供给。营养素适宜比例和平衡包括:碳水化合物、脂肪、蛋白质三大供能营养素比例适宜即碳水化合物50% ~65%,脂肪20% ~30%,蛋白质10% ~12%;必需氨基酸之间的平衡,即食物蛋白质中必需氨基酸种类齐全,符合氨基酸模式,必需氨基酸占氨基酸总量的40%;膳食脂肪中饱和脂肪酸、单不饱和脂肪酸与多不饱和脂肪酸的适宜比例为1∶1∶1,n-6与n-3比例为4∶1~6∶1;矿物质中钙、磷比例为1∶1~1.5∶1;另外,还包括维生素之间的平衡,可消化碳水化合物与膳食纤维之间的平衡,动植物性食品之间的平衡等。

(二) 科学合理的膳食制度

膳食制度包括每日餐次、用餐时间、食物数量和分配等。平衡膳食的实现必需依赖科学的膳食制度,即合理安排一天的餐次、两餐之间的间隔和每餐的数量和质量,使进餐与日常生活制度和生理状况相适应,与消耗过程相协调。

按照我国人民的生活习惯,一般每日三餐比较合理,两餐的间隔时间4~6h适宜。儿童、孕产妇、老人和特殊病人根据具体情况而定。三餐能量推荐比例为早餐占总热能的25% ~30%,午餐占30% ~40%,晚餐占30% ~40%。而且早餐应保证摄入足够的能量,午餐多食富含蛋白质和脂肪的食物。晚餐进食易消化的食物和避免能量过剩。

(三) 食物品种多样、加工烹调合理

食物类型应包括谷类、薯类及杂豆类,动物性食物,奶类、豆类及其制品,水果蔬菜以及纯热能食物等五类,各类食物有自己的营养特点,要尽可能选择多种食物搭配。谷类、薯类及杂豆类食物含丰富的碳水化合物、蛋白质和维生素,是我国膳食能量的主要来源,但由于赖氨酸的缺乏,限制了蛋白质质量;蔬菜水果类主要提供丰富的维生素、矿物质和膳食纤维,还可以提供具有保健功能的多种植物化合物,每天尽可能补充颜色各异的水果蔬菜;动物性食物包括畜禽肉类、鱼虾类、蛋类和奶类,主要提供优质蛋白质、脂肪、矿物质、维生素A和B族维生素,适量摄入脂肪利于脂溶性维生素的吸收;奶类、豆类及其制品赖氨酸含量丰富,蛋白质质量高,可与谷类薯类搭配,发挥蛋白质互补作用;对于油脂和食用盐,要注意油脂除提供能量外,还有人体所必需的脂肪酸,植物油的营养价值优于动物油,食盐的摄入要适量。

保持我国传统膳食中以植物性食物为主,动物性食物为辅,能量来源以粮食类为主的特点,粗细混食,荤素搭配,食物种类多样化,从而达到营养素供给均衡的目的。

注意食物色、香、味、型等感官性状的要求,食物在加工、烹调过程中,选择合理的加工烹调方式,多采用煮、蒸、炖、煨的烹调方式,少采用炸、炒、腌、熏等方法。要尽量减少营养素损失,通过良好的视觉、嗅觉和味觉促进消化液分泌,提高人体消化吸收和促进食欲。

（四）保证食物安全卫生

这是对食物最基本的要求之一，食物不应含有对人体造成危害的各种有害因素，食物中的天然成分、添加成分或食品污染物以及食品加工过程，必需符合食品卫生标准和相关法规，不会对人体造成健康危害。

另外，良好的进餐心情和协调的环境氛围是达到合理营养的重要保证。愉快的心情有利于消化液的分泌、食物的摄取和消化。餐桌、餐具的卫生，就餐场所的装饰布置，背景音乐的选择，都会对食欲和食物的消化吸收有影响。

二、膳食营养素参考摄入量（dietary reference intakes，DRIs）

为了帮助个体和人群安全地摄入各种营养素，保证合理营养、平衡膳食，避免可能产生的营养缺乏或营养过剩的危害，营养学家提出了适用于各类人群的膳食营养素参考摄入量（dietary reference intakes，DRIs）。膳食营养素参考摄入量既是衡量所摄入的营养素是否适宜的尺度，又是帮助个体和人群制定膳食计划的工具。膳食营养素参考摄入量不是一成不变的，随着社会经济的发展和营养学知识的积累不断丰富和更新。早期常用的概念是"推荐的膳食营养素供给量（recommended dietary allowance，RDAs），DRIs 是在 RDA 的基础上发展起来的一组每日平均膳食营养素摄入量的参考值。

（一）"膳食营养素参考摄入量（DRIs）的历史与发展"

美国第一个推荐的膳食营养素供给量（recommended dietary allowance，RDAs）于 1941 年由美国国家研究院（NRC）发布，直至 1989 年，在国家研究院食物与营养委员会（FNB）的领导下，RDAs 已修改了 10 版，成为美国评价膳食质量标准和计划膳食供应的科学依据。同时对许多国家制定 RDAs 产生了重要影响。但随着对某些营养素和人群组的研究有了新认识，RDAs 概念需要更新和扩展。英国 1991 年把"每日推荐量"（recommended daily amounts）扩展到用平均需要量、营养素参考摄入量、低营养素参考摄入量三个概念来表达不同营养水平的需要量。其他国家纷纷效仿，美国 FNB 于 1996 年与加拿大卫生和福利部合作，进一步发展 RDAs 的包容范围，第一个形成比较系统的新概念——膳食营养素参考摄入量（dietary reference intakes，DRIs）。

（二）中国从"推荐的每日膳食中营养素供给量（RDAs）"到"膳食营养素参考摄入量（DRIs）"的发展

我国最早的膳食营养素需要量标准于 1937 年制定。1952 年，中央卫生研究院营养学系出版《食物成分表》中附录有"营养素需要量表（每天膳食中营养素供给量标准）。"中国医学科学院营养学系 1955 年修改为"每日膳食中营养素供给量（RDA）"，作为营养素摄入的参考和依据。虽然在此期间曾对一些营养素的推荐量进行过修订、丰富和完善，但直至 1988 年中国营养学会最后一次修订，定名为"推荐的每日膳食中营养素供给量"，RDA 的概念和应用均未发生本质的变化。

作为由权威部门发布的对社会各人群一日膳食中应含有的热能和各种营养素的种

类、数量的建议，RDA 对制定食物发展计划和指导我国居民膳食发挥了积极作用。但过去在制定 RDA 的目标时，更多考虑的是要补充足量的营养素，预防营养缺乏病，而随着经济发展，膳食模式和生活方式的改变，与营养有关的慢性疾病的发病率逐年上升，营养素和膳食结构对某些慢性病的发生、发展的重要影响认识加深了，传统的 RDA 已不能满足防治慢性病的需要，美国和加拿大第一个合作进行 DRIs 的制定，以满足新的需要。

中国营养学会研究了这一领域的新进展，于 1998 年成立了“制定中国居民 DRIs 专家委员会”，着手制定“中国居民膳食营养素参考摄入量”，并于 2000 年 10 月出版《中国居民膳食营养素参考摄入量 Chinese DRIs》。由于 RDA 已不能适应多方面的应用需要，为了便于读者理解及避免在使用上与原 RDA 混淆，决定不再使用“推荐的每日膳食中营养素供给量（RDAs），而用“推荐营养素摄入量（recommended nutrient intakes，RNIs）”来表达推荐的每日营养素摄入量。

（三）DRIs 的概念和应用

中国营养学会于 2000 年制定了《中国居民 DRIs》，包括 4 项内容：平均需要量（EAR）、推荐摄入量（RNI）、适宜摄入量（AI）、可耐受最高摄入量（UL）；2013 年中国营养学会对 DRI 进行修订，修订版增加与 NCD 有关的三个参数：宏量营养素可接受范围、预防非传染性慢性病的建议摄入量和某些膳食成分的特定建议值。

1. 平均需要量（estimated average requirement，EAR）

EAR 是指某一特定性别、年龄及生理状况群体中个体对某营养素需要量的平均值。按照 EAR 水平摄入营养素，根据某些指标判断可以满足某一特定性别、年龄及生理状况群体中 50% 个体需要量的水平，但不能满足另外 50% 个体对该营养素的需要。EAR 是制定 RNI 的基础，由于某些营养素的研究尚缺乏足够的人体需要量资料，因此并非所有营养素都能制定出其 EAR。

2. 推荐摄入量（recommended nutrient intake，RNI）

RNI 是指可以满足某一特定性别、年龄及生理状况群体中绝大多数个体（97% ~ 98%）需要量的某种营养素摄入水平。长期摄入 RNI 水平可以满足机体对该营养素的需要，维持组织中有适当的储备以保障机体健康。RNI 相当于传统意义上的 RDA。RNI 的主要用途是作为个体每日摄入该营养素的目标值。RNI 是根据某一特定人群中体重在正常范围内的个体需要量而设定的。对个别身高、体重超过此参考范围较多的个体，可能需要按每公斤体重的需要量调整其 RNI。

3. 能量需要量（estimated energy requirement，EER）

EER 指能长期保持良好的健康状态、维持良好的体型、机体构成以及理想活动水平的个体或群体，达到能量平衡时所需要的膳食能量摄入量（WHO，1985）。群体的能量推荐摄入量直接等同于该群体的能量 EAR，而不是像蛋白质等其他营养素那样等于 EAR 加 2 倍标准差。所以能量的推荐摄入量不用 RNI 表示，而直接使用 EER 来描述。EER 的制定须考虑性别、年龄、体重、身高和体力活动的不同。成人 EER 的定义为：一定年龄、性别、体重、身高和身体活动水平的健康群体中，维持能量平衡所需要摄入的膳食能量。

儿童 EER 的定义为：一定年龄、体重、身高、性别(3 岁以上儿童)的个体，维持能量平衡和正常生长发育所需要的膳食能量摄入量。孕妇的 EER 包括胎儿组织沉积所需要的能量；对于乳母，EER 还需要加上泌乳所需的能量需要量。2013 年修订版提出 EAR 和 RNI 的营养素有蛋白质、总碳水化合物、维生素 A、D、B_1、B_2、B_6、B_{12}、C、烟酸、叶酸、钙、磷、镁、铁、锌、碘、硒、铜、钼、水、膳食纤维。

4. 适宜摄入量(adequate intake，AI)

当某种营养素的个体需要量研究资料不足而不能计算出 EAR，从而无法推算 RNI 时，可通过设定 AI 来提出这种营养素的摄入量目标。AI 是通过观察或实验获得的健康群体某种营养素的摄入量。例如纯母乳喂养的足月产健康婴儿，从出生到 4～6 个月，他们的营养素全部来自母乳，故摄入母乳中的营养素数量就是婴儿所需各种营养素的 AI。2013 年修订版提出 AI 的营养素有：亚油酸、亚麻酸、EPA + DHA、维生素 E、泛酸、生物素、钾、钠、氯、氟、锰、铬。

5. 可耐受最高摄入量(tolerable upper intake level，UL)

UL 是营养素或食物成分的每日摄入量的安全上限，是一个健康人群中几乎所有个体都不会产生毒副作用的最高摄入水平。对一般群体来说，摄入量达到 UL 水平对几乎所有个体均不致损害健康，但并不表示达到此摄入水平对健康有益。对大多数营养素而言，健康个体的摄入量超过 RNI 或 AI 水平并不会产生益处。因此，UL 并不是一个建议的摄入水平。目前有些营养素还没有足够的资料来制定 UL，所以没有提出 UL 的营养素并不意味着过多摄入这些营养素没有潜在的危险。2013 年修订版提出 UL 的营养素及膳食成分有：维生素 A、维生素 D、维生素 E、维生素 B_6、维生素 C、叶酸、烟酸、胆碱、钙、磷、铁、锌、硒、氟、锰、钼、叶黄素、大豆异黄酮、蕃茄红素、原花青素、植物甾醇、L－肉碱、姜黄素。

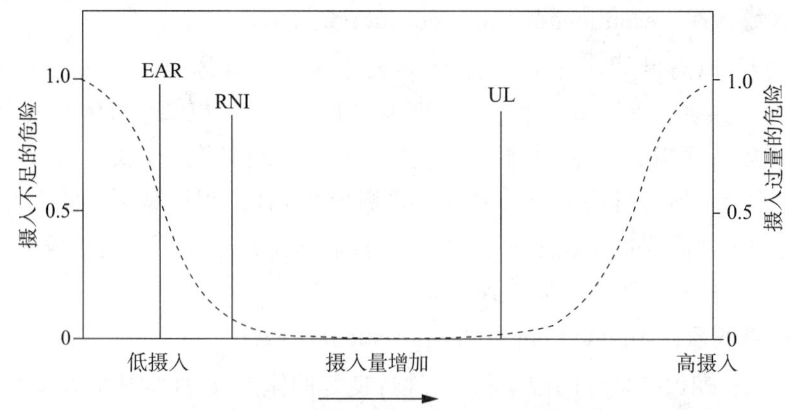

图 3－1　营养素摄入不足和过多的危险性

6. 宏量营养素可接受范围(acceptable macronutrient distribution ranges，AMDR)

AMDR 指蛋白质、脂肪、和碳水化合物理想的摄入量范围，该范围可以提供这些必需营养素的需要，并且有利于降低发生 NCD 的危险，常用占能量摄入量的百分比表示。蛋白质、脂肪和碳水化合物都属于在体内代谢过程中能够产生能量的营养素，因此被称为产能营养素(energy source nutrient)。它们属于人体的必需营养素，而且三者的摄入比例还影响微量营养素的摄入状况。另一方面，当产能营养素摄入过量时又可能导致机体能量储存过多，增加NCD的发生风险。因此有必要提出AMDR，以预防营养素缺乏，同时减少摄入过量而导致NCD的风险。传统上AMDR常以某种营养素摄入量占摄入总能量的比例来表示，其显著的特点之一是具有上限和下限。如果个体的摄入量高于或低于推荐范围，可能引起必需营养素缺乏或罹患NCD的风险增加。

7. 预防非传染性慢性病的建议摄入量(proposed intakes for preventing non-communicable chronic diseases,PI-NCD,简称建议摄入量,PI)

膳食营养素摄入量过高导致的NCD一般涉及肥胖、高血压、血脂异常、中风、心肌梗死以及某些癌症。PI-NCD是以NCD的一级预防为目标，提出的必需营养素的每日摄入量。当NCD易感人群某些营养素的摄入量达到PI时，可以降低发生NCD的风险。此次提出PI值的有维生素C、钾、钠。

8. 特定建议值(specific proposed levels,SPL)

近几十年的研究证明传统营养素以外的某些膳食成分，具有改善人体生理功能、预防NCD的生物学作用，其中多数属于植物化合物，特定建议值(SPL)是指膳食中这些成分的摄入量达到这个建议水平时，有利于维护人体健康。此次提出SPL值的有：大豆异黄酮、叶黄素、蕃茄红素、植物甾醇、氨基葡萄糖、花色苷、原花青素。

三、 我国膳食营养宏观调控政策和措施

我国政府对国民的身体健康和营养状况越来越重视，先后制定了一些政策和措施来保障或促进和加强人民的生活水平和营养健康状况。同时也为营养学的发展注入了巨大的推动力。

(一)《中国营养改善行动计划》

国务院1997年发出了有关《中国营养改善行动计划》的文件，这是根据1992年在罗马召开的全球性部长级营养会议通过了《世界营养宣言》和《世界营养行动计划》，包括中国在内的159个国家的代表作出承诺，要尽一切努力在2000年以前消除饥饿和营养不良。为实现这一目标，尽快改善我国居民的营养状况，特制定《中国营养改善行动计划》，这是建国以来由国务院发出的第一个有关营养的专门文件。由17个部门协同组织与领导实施，其日常管理工作由卫生部负责。

计划的总目标是通过保障食品供给，落实适宜的干预措施，减少饥饿和食物不足，降低热能-蛋白质营养不良的发生率，预防、控制和消除微量营养素缺乏症；通过正确引导食物消费，优化膳食模式，促进健康的生活方式的实现，全面改善居民的营养状况，预防与营养有关的慢性病。要求各级人民政府在财力、技术和物质方面给予必要的支持，要将提高居民的营养水平作为国家长期发展战略的一部分，动员社会各方面的力量支持营养改善工作；各地要因地制宜地制定具体的营养改善行动计划，各部门要结合相关的营

养目标制定工作规划；要重点解决贫困地区的营养改善工作。

（二）中国食物与营养发展纲要

1993 年，由国家食物与营养咨询委员会编制，国务院颁布实施了《九十年代中国食物结构改革与发展纲要》，是我国的第一个食物与营养发展纲要。根据 20 世纪 90 年代是我国人民消费水平向小康迈进的重要发展阶段，是调整食物结构的关键时期，提出了 2000 年我国人民食物消费和营养的基本目标以及实现食物发展目标的若干政策措施。

《中国食物与营养发展纲要（2001—2010 年）》在第一个纲要的基础上，总结了食物与营养发展中存在的问题和面临的新形势，确定了又一个 10 年食物与营养发展的指导思想、基本原则和目标。提出了保障合理的营养素摄入量、食物摄入量以及充足的食物供给，降低营养不良性疾病发病率的总目标，优先发展奶类产业、大豆产业和食品加工业三个重点食物领域，努力解决好农村和西部两个重点地区以及少年儿童、妇幼、老年三个重点人群的食物与营养发展问题。从调整结构，提高食物综合供给能力；加强法制建设，保护食物资源环境；依靠科技进步，提高全民营养意识；改善居民营养结构，保障我国食物安全；加强对食物与营养工作的领导等方面给予政策措施的保障。以上两个纲要均对促进我国食物生产、保障国家粮食安全与主要农产品有效供给、推动居民营养改善等起到了重要指导作用。

近年来，我国农产品综合生产能力稳步提高，食物供需基本平衡，食品安全状况总体稳定向好，居民营养健康状况明显改善，食物与营养发展成效显著。但是，我国食物生产还不能适应营养需求，居民营养不足与过剩并存，营养与健康知识缺乏，为保障食物有效供给，优化食物结构，强化居民营养改善，2014 年，国务院颁布《中国食物与营养发展纲要（2014—2020 年）》。该纲要从 5 个方面提出了 21 个具体可考核的指标，包括了食物生产、食品加工业发展、食物消费、营养素摄入、营养性疾病控制等。针对 5 项目标，《纲要》提出了 3 项主要任务：构建供给稳定、运转高效、监控有力的食物数量保障体系；构建标准健全、体系完备、监管到位的食物质量保障体系；构建定期监测、分类指导、引导消费的居民营养改善体系。纲要还提出发展重点“3 个 3”：3 个重点产品，优质食用农产品、方便营养加工食品、奶类与大豆食品；3 个重点区域，贫困地区、农村地区、流动人群集中及新型城镇化地区；3 类重点人群，孕产妇与婴幼儿、儿童青少年、老年人。提出加强儿童青少年营养保障和营养教育，开发老年人健康食品，科学补充营养。新纲要立足保障食物有效供给、优化食物结构、强化居民营养改善，绘制出 2014 ~ 2020 年我国食物与营养发展的新蓝图。

（三）《国民营养计划（2017—2030 年）》

近年来，我国人民生活水平不断提高，营养供给能力显著增强，国民营养健康状况明显改善。但仍面临居民营养不足与过剩并存、营养相关疾病多发、营养健康生活方式尚未普及等问题，成为影响国民健康的重要因素。为贯彻落实《“健康中国 2030”规划纲要》，提高国民营养健康水平，制定《国民营养计划（2017—2030 年）》。该《计划》提出，要坚持政府引导、科学发展、创新融合、共建共享的原则，立足现状、着眼长远，到 2020 年实现5个总目标：营养法规标准基本完善、营养工作制度基本健全，省、市、县营养工作体系逐步完善，基层营养工作得到加强；食物营养健康产业快速发展，传统食养服务日益丰富；营养健康信息化水平逐步提升；重点人群营养不良状况明显改善，吃动平衡的健康生活方式进一步普及，居民营养健康素养得到明显提高。到2030年实现6个总目标：营养法规标准体系更加健全；营养工作体系更加完善；食物营养健康产业持续健康发展；传统食养服务更加丰富；"互联网+营养健康"的智能化应用普遍推广；居民营养健康素养进一步提高，营养健康状况显著改善。《计划》部署了七项实施策略保障工作目标实现。一是完善营养法规政策标准体系，推动营养立法和政策研究，提高标准制定和修订能力。二是加强营养能力建设，包括提升营养科研能力和注重营养人才培养。三是强化营养和食品安全监测与评估，定期开展人群营养状况监测，强化碘营养监测与碘缺乏病防治。四是发展食物营养健康产业，加快营养化转型。五是大力发展传统食养服务，充分发挥我国传统食养在现代营养学中的作用，引导养成符合我国不同地区饮食特点的食养习惯。六是加强营养健康基础数据共享利用，开展信息惠民服务。七是普及营养健康知识，推动营养健康科普宣教活动常态化。提出六项重大行动提高人群营养健康水平。一是生命早期1000天营养健康行动，提高孕产妇、婴幼儿的营养健康水平。二是学生营养改善行动，包括指导学生营养就餐，超重、肥胖干预等内容。三是老年人群营养改善行动，采取多种措施满足老年人群营养改善需求，促进"健康老龄化"。四是临床营养行动，加强患者营养诊断和治疗，提高病人营养状况。五是贫困地区营养干预行动，采取干预、防控、指导等措施切实改善贫困地区人群营养现状。六是吃动平衡行动，推广健康生活方式，提高运动人群营养支持能力和效果。

《计划》指出，营养是人类维持生命、生长发育和健康的重要物质基础，国民营养事关国民素质提高和经济社会发展。要以人民健康为中心，以普及营养健康知识、优化营养健康服务、完善营养健康制度、建设营养健康环境、发展营养健康产业为重点，关注国民生命全周期、健康全过程的营养健康，将营养融入所有健康政策，提高国民营养健康水平。

第二节 膳食结构、膳食指南

膳食结构是指膳食中各类食物的数量及其在膳食中所占的比重。膳食结构的形成与当地生产力发展水平，文化、科学知识水平以及自然环境条件等多方面的因素有关。不同国家或地区、不同民族、不同发展阶段膳食结构往往有较大的差异但也相对稳定，在短期内不会发生重大改变。膳食结构的组成是否合理可以根据各类食物所提供的能量及各种营养素的数量和比例来衡量。

一、世界膳食结构模式

膳食结构类型的划分有许多方法，依据动物性和植物性食物在膳食构成中的比例以及能量、蛋白质、脂肪和碳水化合物的供给量作为标准，可以划分为4种膳食模式。

（一）东方膳食模式

以中国为代表的大多数发展中国家如印度、巴基斯坦、孟加拉和非洲一些国家等属此类型。其特点是：膳食构成以植物性食物为主，动物性食物为辅，谷物食品消费量大，动物性食品消费量小，动物性蛋白质一般占蛋白质总量的10%～20%，植物性食物提供的能量占总能量近90%。蛋白质、脂肪摄入量较低，来自于动物性食物的营养素如铁、钙、维生素A摄入不足。虽然膳食能量基本可满足人体需要，但营养缺乏病是这些国家人群的主要营养问题。另一方面，以植物性食物为主的膳食结构，膳食纤维充足，动物性脂肪较低，有利于冠心病和高脂血症的预防。但是，据卫生部的统计，我国居民死亡率较高的慢性疾病依然是心脑血管疾病和癌症。可能与中国居民所摄取的肉类主要为猪肉，而猪肉中的脂肪总量和饱和脂肪酸量都较高有关。所以，该膳食模式并非理性的膳食模式。

（二）西方膳食模式

是多数欧美发达国家如美国、西欧、北欧诸国的典型膳食结构。其特点是：膳食构成以动物性食物为主，粮谷类食物消费量小，动物性食物及食糖的消费量大。人均每年消费肉类100kg左右，奶和奶制品100～150kg，蛋类15kg，食糖40～60kg。人均日摄入蛋白质100g以上，脂肪130～150g，能量高达3300～3500kcal，以提供高能量、高脂肪、高蛋白质、低纤维即“三高一低”为主要特点。与植物性食物为主的膳食结构相比，营养过剩是这些国家人群的主要健康问题。这种膳食模式易造成肥胖、糖尿病、心脏病、脑血管病和恶性肿瘤等慢性疾病。

（三）地中海膳食模式

该膳食结构以地中海命名是因为居住在地中海地区的居民多以此膳食模式为主，意大利、西班牙、希腊可作为该种膳食结构的代表。膳食结构的主要特点是：膳食富含植物性食物，包括水果、蔬菜、土豆、谷类、豆类、果仁等；橄榄油是主要的食用油；脂肪提供能量占膳食总能量比值在25%～35%，饱和脂肪所占比例较低，占7%～8%；每天食用适量奶酪、酸奶和鱼、禽蛋；每月食用几次红肉（猪、牛和羊肉及其产品）；另外，大部分成年人有饮用葡萄酒的习惯，食物的加工程度低，新鲜度较高。此膳食结构的突出特点是饱和脂肪摄入量低，膳食含大量复合碳水化合物，蔬菜、水果摄入量较高。

地中海地区居民心脑血管疾病发生率很低，流行病学调查表明，地中海膳食结构模式者，平均寿命要比西方膳食结构模式者高17%，是一种较为理想的膳食模式。

（四）日本膳食模式

该类型以日本为代表。其特点是：膳食中动物性食物与植物性食物比例比较适当。海产品占动物性食品的比例达到50%，动物蛋白占总蛋白的42.8%；能量和脂肪的摄入量低于西方膳食模式，蛋白质、脂肪和碳水化合物的供能比例合理。每天能量摄入保持在2000kcal 左右。该类型的膳食能够满足人体需要,又不至于过剩。来自于植物性食物的膳食纤维和来自于动物性食物的营养素如铁、钙等均比较充足,同时动物脂肪又不高,有利于避免营养缺乏病和营养过剩性疾病。此类膳食结构已经成为世界各国调整膳食结构的参考。

二、 我国膳食结构现状及存在问题

中国居民的传统膳食属于东方膳食模式,以植物性食物为主,谷类、薯类和蔬菜的摄入量较高,肉类的摄入量比较低,奶类消费在大多地区不多。总体特点是高碳水化合物、高膳食纤维、低脂肪。随着社会经济发展,我国居民膳食结构有向西方膳食结构转变的趋势。

《中国居民营养与健康状况监测(2010—2013 年综合报告)》显示,10 年间我国居民的营养状况得到进一步改善。但因缺乏科学的营养指导,居民膳食结构仍然不尽合理,微量营养素缺乏和营养失衡并存的现象依然存在,高血压和糖尿病等慢性疾病的患病率较 2002 年明显增加。

1. 三大供能营养素充足,膳食质量较优,但结构不尽合理

2010—2012 年,我国居民平均每标准人日能量摄入量为 2172kcal,其中城市居民为2053kcal,农村居民为 2286kcal。蛋白质平均摄入量为 64.5g,其中城市居民为 65.4g,农村居民为 63.6g。脂肪平均摄入量为 79.9g,其中城市居民 83.8g,农村居民为 76.2g。碳水化合物平均摄入量为 300.8g,其中城市居民为 261.1g,农村居民为 338.8g。与 2002 年相比,在过去 10 年间,全国城乡居民膳食营养状况总体趋于稳定,能量需要已经得到满足,粮谷类食物和蔬菜摄入量基本稳定,猪肉摄入量增加明显,特别是农村居民猪肉摄入量增加了 27%。农村居民优质蛋白质摄入比例明显增加。农村居民水果摄入量有所增加。

膳食结构不合理的问题仍普遍存在。大豆类食物和奶类消费量较低,且没有增加的趋势;动物性食物中猪肉的比例较高且仍在增加,畜禽肉所占比例减少。全国平均膳食脂肪供能比已经超过 30%,大城市和中小城市均已超过了 35%。

2. 膳食中盐摄入量下降,部分微量营养素缺乏的现象依然存在

城乡居民平均每标准人日盐的摄入量为 10.5g,其中城市为 10.3g,农村为 10.7g;大城市居民盐的摄入量低于其他地区,为 9.0g。与 2002 年相比,全国盐的摄入量平均减少了 1.5g,其中农村居民下降明显,减少了 1.7g。鸡精和味精的摄入量为 3.8g,酱油的摄入量为 7.9g,城市高于农村。将调味品中钠的摄入量折算为盐的摄入量,全国盐的平均摄入量为 14.5g,城市为 14.9g,农村为 14.1g。全国城乡居民食用油的平均摄入量基本持平,但大城市居民的摄入量平均减少了 5.1g;中小城市居民的平均摄入量超过大城市居民,分别为 43.6g 和 40.9g。

膳食中维生素 A、维生素 C 和钙的摄入量继续呈下降趋势,微量营养素摄入不足的问题依然存在。

中国居民的膳食结构城市与农村相比存在较大的差异，应正确引导，充分利用当地资源，针对不同的特点进行合理的调整与改善。总体来讲，应保持以植物性食物为主的传统结构，增加蔬菜、水果、奶类和大豆及其制品的消费。城镇居民主要是调整消费比例，减少动物性食物和油脂过量消费，特别是减少猪肉的消费量。在贫困地区还应努力提高肉、禽、蛋等动物性食品的消费。注意食盐摄入量普遍偏高的问题，对于特定人群如老年人、孕妇、儿童及特殊职业人群应进行广泛的营养教育和分类指导，参照《中国居民膳食指南》所提供的膳食模式进行调整。

三、 中国居民膳食指南

膳食指南（dietary guidelines，DG）是针对各国、地区存在的问题及不同人群，依据合理膳食的基本要求，用通俗易懂的、简明扼要的语言，为人们提出合理选择与搭配食物的一组建议。它告诉人们每天吃什么食物，哪些应该吃，哪些应少吃。让人们易于记忆，便于操作。1968 年，瑞典第一次提出了膳食指南，1977 年美国提出了美国第一个膳食指南，20 世纪 70 ~ 80 年代，其他国家相继提出了本国的膳食指南。膳食指南作为卫生政策的一部分，一般随经济社会的发展，根据出现的人群营养的新问题和新趋势，每 5 ~ 10 年修订一次，并且不同人群有不同的膳食指南。

中国于 1989 年根据我国国情提出第一个膳食指南，之后针对我国经济发展和居民膳食结构的不断变化，于 1997 年和 2007 年分别进行了修订。中国居民膳食指南的核心是提倡平衡膳食与合理营养以达到促进健康的目的，也就是在现代生活中提倡均衡营养的概念。近年来，我国城乡居民的膳食状况明显改善，一方面膳食能量供给充足，体格发育与营养状况总体改善；另一方面部分人群膳食结构不合理及身体活动减少，引起肥胖、高血压、糖尿病、高脂血症等慢性疾病的患病率增加，成为威胁国民健康的突出问题。贫困农村一些营养素的缺乏问题仍然较为严重。为了更好地指导居民合理选择食物，科学搭配食物，中华人民共和国国家卫生和计划生育委员会结合中国居民膳食和营养摄入情况、营养素需求和营养理论的知识更新，于 2016 年再次对我国的膳食指南进行修订并发布《中国居民膳食指南（2016）》，指南由一般人群膳食指南、特定人群膳食指南和中国居民平衡膳食实践三个部分组成。针对一般健康人群提出 6 条核心推荐，针对孕妇、乳母、2 岁以下婴幼儿、2 ~ 6 岁学龄前儿童、7 ~ 17 岁儿童少年、老年和素食人群等特定人群的生理特点及营养需要，在一般人群膳食指南的基础上对其膳食选择提出特殊指导。同时推出修订版中国居民平衡膳食宝塔、中国居民平衡膳食餐盘和儿童平衡膳食算盘等三个可视化图形，指导大众在日常生活中进行具体实践。

（一） 一般人群膳食指南

1. 食物多样，谷类为主

平衡膳食模式是最大程度上保障人体营养需要和健康的基础，食物多样是平衡膳食模式的基本原则。每天的膳食应包括谷薯类、蔬菜水果类、畜禽鱼蛋奶类、大豆坚果类等食物。建议平均每天摄入 12 种以上食物，每周 25 种以上。谷类为主是平衡膳食模式的重要特征，每天摄入谷薯类食物 250～400g，其中全谷物和杂豆类 50～150g，薯类 50～100g；膳食中碳水化合物提供的能量应占总能量的 50% 以上。

2. 吃动平衡，健康体重

体重是评价人体营养和健康状况的重要指标，吃和动是保持健康体重的关键。各个年龄段人群都应该坚持天天运动、维持能量平衡、保持健康体重。体重过低和过高均易增加疾病的发生风险。推荐每周应至少进行 5d 中等强度身体活动，累计 150min 以上；坚持日常身体活动，平均每天主动身体活动 6000 步；尽量减少久坐时间，每小时起来动一动，动则有益。

3. 多吃蔬果、奶类、大豆

蔬菜、水果、奶类和大豆及制品是平衡膳食的重要组成部分，坚果是膳食的有益补充。蔬菜和水果是维生素、矿物质、膳食纤维和植物化学物的重要来源，奶类和大豆类富含钙、优质蛋白质和 B 族维生素，对降低慢性病的发病风险具有重要作用。提倡餐餐有蔬菜，推荐每天摄入 300～500g，深色蔬菜比例应占 1/2。天天吃水果，推荐每天摄入 200～350g的新鲜水果，果汁不能代替鲜果。吃各种奶制品，摄入量相当于每天液态奶 300g。经常吃豆制品，每天相当于大豆 25g 以上，适量吃坚果。

4. 适量吃鱼、禽、蛋、瘦肉

鱼、禽、蛋和瘦肉可提供人体所需要的优质蛋白质、维生素 A、B 族维生素等，有些也含有较高的脂肪和胆固醇。动物性食物优选鱼和禽类，鱼和禽类脂肪含量相对较低，鱼类含有较多的不饱和脂肪酸；蛋类各种营养成分齐全；吃畜肉应选择瘦肉，瘦肉脂肪含量较低。过多食用烟熏和腌制肉类可增加肿瘤的发生风险，应当少吃。推荐每周吃鱼 280～525g，畜禽肉 280～525g，蛋类 280～350g，平均每天摄入鱼、禽、蛋和瘦肉总量 120～200g。

5. 少盐少油，控糖限酒

我国多数居民目前食盐、烹调油和脂肪摄入过多，这是造成高血压、肥胖和心脑血管疾病等慢性病发病率居高不下的重要因素，因此应当培养清淡饮食习惯，成人每天食盐不超过 6g，每天烹调油 25～30g。过多摄入添加糖可增加龋齿和超重发生的风险，推荐每天摄入糖不超过 50g，最好控制在 25g 以下。水在生命活动中发挥重要作用，应当足量饮水。建议成年人每天 7～8 杯(1500～1700mL)，提倡饮用白开水和茶水，不喝或少喝含糖饮料。儿童少年、孕妇、乳母不应饮酒，成人如饮酒，一天饮酒的酒精量男性不超过 25g，女性不超过 15g。

6. 杜绝浪费，兴新食尚

勤俭节约，珍惜食物，杜绝浪费是中华民族的美德。按需选购食物、按需备餐，提倡分餐不浪费。选择新鲜卫生的食物和适宜的烹调方式，保障饮食卫生。学会阅读食品标签，合理选择食品。创造和支持文明饮食新风的社会环境和条件，应该从每个人做起，回家吃饭，享受食物和亲情，传承优良饮食文化，树健康饮食新风。

（二）中国居民平衡膳食实践

为了指导大众在日常生活中进行膳食指南的具体实践，《中国居民膳食指南(2016)》推出修订版中国居民平衡膳食宝塔、中国居民平衡膳食餐盘和儿童平衡膳食算盘等三个可视化图形。

1. 平衡膳食宝塔(balance diet pagoda)

《中国居民平衡膳食宝塔》(2016)(见图 3－2)是根据《中国居民膳食指南》(2016)的核心内容，直观地告诉居民每日应摄入的食物种类、合理数量及适宜的身体活动量，把平衡膳食的原则转化为各类食物的重量，帮助人们在日常生活中实践合理营养、平衡膳食。

(1) 平衡膳食宝塔说明

膳食宝塔分为5层，包含我们每天应吃的主要食物种类。膳食宝塔各层位置和面积不同，在一定程度上反映出各类食物在膳食中的地位和应占的比重。

第一层：全谷物、杂豆及薯类，应摄入250～400g(以下均为每人每天的摄入量)。

第二层：蔬菜和水果类，蔬菜应摄入300～500g，水果200～350g。

盐 <6g
油 25~30g
奶及奶制品 300g
大豆及坚果类 25~35g
畜禽肉 40~75g
水产品 40~75g
蛋 类 40~50g
蔬菜类 300~500g
水果类 200~350g
谷薯类 250~400g
全谷物和杂豆 50~150g
薯类 50~100g
水 1500~1700mL
每天活动6000步

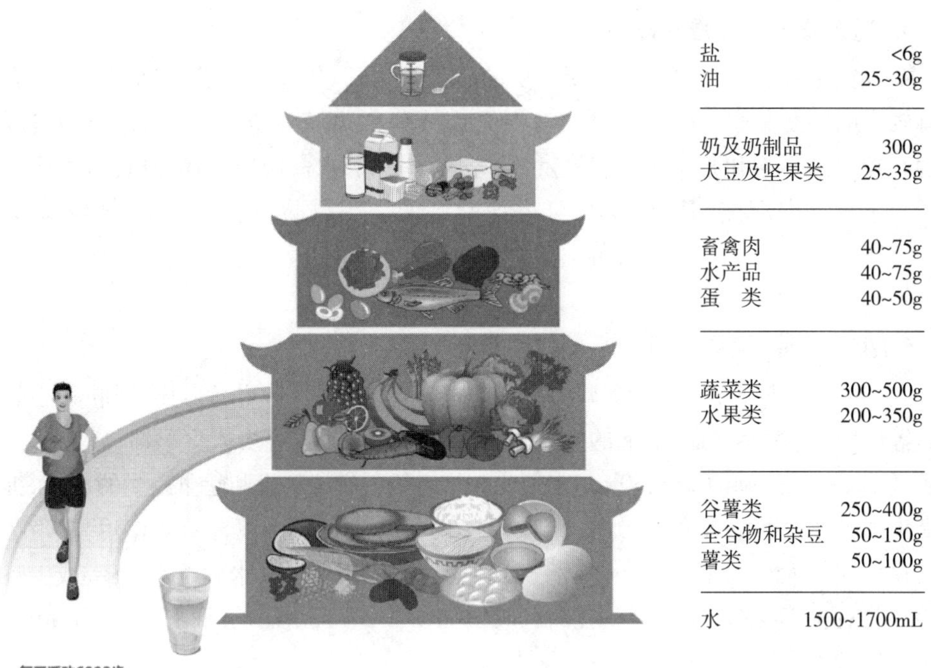

图 3－2　中国居民平衡膳食宝塔(2016)

第三层：畜禽肉、水产品、蛋等动物性食品，畜禽肉类应摄入40～75g，水产品40～75g，蛋类40～50g。

第四层：奶类及其制品，大豆类及坚果，奶类及其制品应摄入300g，大豆类及坚果25～35g。

第五层：烹调油及食盐，烹调油每天摄入不超过25g或30g，食盐不超过6g。

膳食宝塔建议的各类食物摄入量都是指食物可食部分的生重。各类食物的重量不是指某一种具体食物的重量，而是一类食物的总重量，因此在选择具体食物时，实际重量可以在互换表中查询。如建议每日300g蔬菜，可以选择100g油菜、50g胡萝卜和150g圆白菜，也可以选择150g韭菜和150g黄瓜。

膳食宝塔强调足量饮水和增加身体活动的重要性。建议在温和气候条件下生活的轻体力活动的成年人每天至少饮水7～8杯（1500～1700mL），随环境和自身条件的改变可适当调整。针对我国大多数成年人身体活动量不足或缺乏体育锻炼，宝塔特别建议养成天天锻炼的良好生活习惯，建议成年人每天进行累计相当于步行6000步以上的身体活动，如果条件允许，最好进行30min中等强度的运动。

（2）中国居民平衡膳食宝塔的应用

第一步：确定适合自己的能量水平

表3－1可作为消费者选择能量摄入水平的参考。在实际应用时每个人要根据自己的生理状态、生活特点、身体活动量及体重进行调整。

表3－1　中国居民每日膳食能量需要量

年龄组	能量需要量/kcal（MJ）					
	男			女		
	身体活动水平（轻）	身体活动水平（中）	身体活动水平（重）	身体活动水平（轻）	身体活动水平（中）	身体活动水平（重）
18岁～	2250（9.41）	2600（10.88）	3000（12.55）	1800（7.53）	2100（8.79）	2400（10.04）
50岁～	2100（8.79）	2450（10.25）	2800（11.72）	1750（7.32）	2050（8.58）	2350（9.83）
65岁～	2050（8.58）	2350（9.83）	—	1700（7.11）	1950（8.16）	—
80岁～	1900（7.95）	2200（9.20）	—	1500（6.28）	1750（7.32）	—

注：BMI 18.5～23.9kg/m^2，无高血压、糖尿病、血脂异常。

第二步：根据自己的能量水平确定食物需要

膳食宝塔按照7个能量水平分别建议10类食物的摄入量，应用时要根据自己的实际情况进行选择（见表3－2），建议量均为食物可食部分的生重量。这些建议的摄入量是一个平均值，每日膳食中应尽量包含膳食宝塔中的各类食物，但无需非常严格遵守，只需大体符合比例，灵活掌握。

第三步：食物同类互换，调配丰富多彩的膳食

同类互换就是以粮换粮、以豆换豆、以肉换肉。如大米可以和面粉或杂粮互换等。多种多样就是选用品种、形态、颜色、口感多样的食物和变换烹调方法，可以全量互换和分量互换，达到即营养又美味的目的。

第四步：要因地制宜充分利用当地资源。

第五步：要养成习惯，长期坚持。

表 3－2　按照 7 个不同能量水平建议的食物摄入量[g/(d·人)]

能量水平	6700kJ (1600kcal)	7550kJ (1800kcal)	8350kJ (2000kcal)	9200kJ (2200kcal)	10050kJ (2400kcal)	10900kJ (2600kcal)	11700kJ (2800kcal)
谷类	200	225	250	275	300	350	375
大豆	15	15	15	25	25	25	25
蔬菜	300	400	450	450	500	500	500
水果	200	200	300	300	350	350	400
肉类畜禽	40	50	50	75	75	75	100
乳制品	300	300	300	300	300	300	300
蛋类	40	40	50	50	50	50	50
水产品	40	50	50	75	75	75	100
烹调油	20～25	25	25	25	30	30	30
食盐	<6	<6	<6	<6	<6	<6	<6
坚果	10	10	10	10	10	10	10

2. 中国居民平衡膳食餐盘(food guide plate)

中国居民平衡膳食餐盘(见图 3－3)是按照平衡膳食原则,在不考虑烹饪用油盐的前提下,描述一个人一餐中膳食的食物组成和大致比例。餐盘分成 4 部分,分别是谷薯类、动物性食品和大豆、蔬菜和水果,餐盘旁有一杯牛奶,提示其重要性。餐盘适用于 2 岁以上人群,是一餐中的食物基本构成的描述。

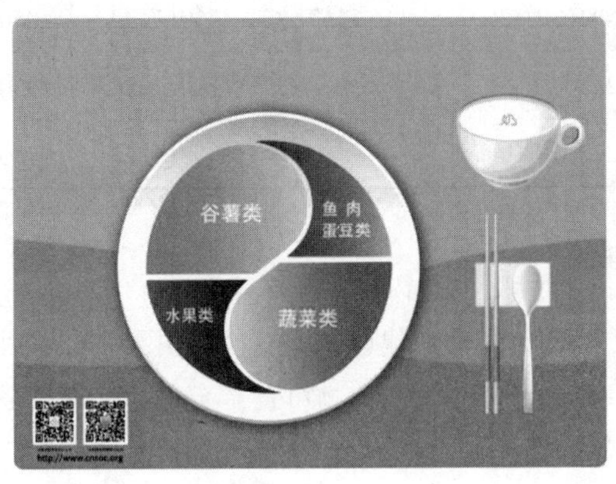

图 3－3　中国居民平衡膳食餐盘(2016)

3. 中国儿童平衡膳食算盘(food guide abacus)

中国平衡膳食算盘(见图 3－4)是根据平衡膳食的原则转化各类食物的份量并图形化,算盘主要针对儿童。与宝塔相比,在食物分类上把蔬菜、水果分为两类,故算盘分成 6 行。算盘上不同颜色的彩珠代表不同食物类,橘色代表谷物,绿色代表蔬菜,蓝色代表水果,紫色代表动物性食物,黄色代表大豆和奶类,红色是油盐。平衡膳食算盘简单勾画了膳食结构图,算盘的食物分量按 8～11 岁儿童中等活动水平计算。

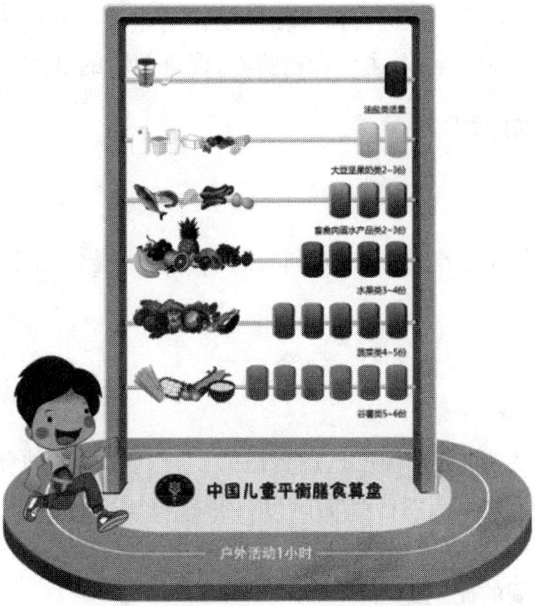

图 3－4　中国儿童平衡膳食算盘

第三节　食谱编制

目前,随着人民生活水平的不断提高,人们越来越注重自身的生活质量和健康状况,讲究合理营养和平衡膳食。食谱编制可以更有计划地调配饮食,保证食物的多样化和建立合理的饮食制度。编制食谱通常以中国营养学会推荐的《每日膳食中营养素供给量》及《食物成分表》为依据,按照平衡膳食对食品的要求,首先根据用餐者的年龄、性别、劳动强度分别列出热能和各种营养素的供给量,然后确定每日摄入主食、副食的数量,最后根据平衡膳食的要求,安排一日三餐的食物名称,计算一日由食物供给的营养素,再与供给量标准比较,如果一日由食物供给的营养素在供给量标准的 10% 左右,就可以认为是合理的。

一、概述

(一) 定义

将每日各餐主副食的品种、数量、烹调方法、用餐时间排列成表称为营养食谱。

(二) 食谱的分类

按食谱的使用时间可分为:一餐食谱、一日食谱、一周食谱。

（三）编制食谱的目的

编制营养食谱是公共营养师进行营养指导工作的重要工作内容。对正常人来说，它是保证其合理营养的具体措施，以达到合理营养，促进健康的目的。

二、食谱编制的原则

（一）总原则

满足平衡膳食及合理营养的要求，并同时满足膳食多样化的原则和尽可能进餐者的饮食习惯和经济能力。

（二）具体原则

1. 保证营养平衡

根据用膳者年龄、性别、劳动强度选用合适的食物并计算各种食物的用量，使能量和各种营养素的摄入在一定时间内（例如在一周内）达到 DRIs 的要求，以满足人体的营养素需要。

2. 各种营养素之间的比例适当

膳食中的能量来源及其在各餐中的分配比例要合理。同时要保证优质蛋白质的摄入。各种维生素和矿物质间的比例要适当。从而达到增进健康的目的。

3. 食物多样化

选择的食物要尽量做到多样化，食物之间的搭配要合理，要主副食搭配、粗细搭配、荤素搭配。

4. 合理的膳食制度

合理的膳食制度能够保证一天的能量和营养素分布均衡。我国多数地区居民习惯于一天吃三餐，能量的分配一般为：早餐占 30%，午餐占 40%，晚餐占 30%。

5. 合适的烹调方法

合理的烹调方法可以使食物具有良好的感官性状以及能够最大限度地减少食物营养素的损失。

6. 兼顾饮食习惯

在不违反营养学原则的前提下，尽量照顾就餐人员的饮食习惯。饮食习惯的形成受许多因素影响，而饮食习惯一旦形成，不是一朝一夕可以改变的。营养配餐的实现必须以就餐人员满意为前提，如果就餐人员对营养配餐的食谱不满意或不配合，再好的食谱也无法发挥作用。

7. 结合市场供应

植物性食物的供应受季节等因素的影响比较明显，动物性食物的市场供应受养殖、运输等多种因素的影响。食物的选择必须结合市场供应实际，选择方便购买价格适宜的食品。

8. 兼顾经济条件

可以用不同的食物来满足个体对某一种营养素的需求。不同的食物有不同的价格，不同的个人或家庭有不同的经济承受能力。食谱编制必须考虑食谱使用对象的经济承受能力。

三、 食谱编制的方法

（一） 计算法

计算法是依据计算得到人体能量需要量，根据膳食组成，计算蛋白质、脂肪和碳水化合物的供给量，参考每日维生素、矿物质供给量，查阅食物营养成分表，选定食物种类和数量的方法。

1. 食谱编制理论依据

（1）中国居民膳食营养素参考摄入量（DRIs）

DRIs 是营养配餐中能量和主要营养素需要量的确定依据。一般以能量需要量为基础，制定出食谱后，还需要以各营养素的 RNI（中国居民膳食营养素推荐摄入量）为参考评价食谱的制定是否合理。DRIs 包括 4 项内容：平均需求量（EAR），推荐摄入量（RNI），适宜摄入量（AI），可耐受最高摄入量（UL）。当一个人群的平均摄入量达到 EAR 水平时，人群中有半数个体的需要量可以得到满足；当摄入量达到 RNI 水平时，几乎所有个体都没有发生缺乏症的危险。摄入量在 RNI 和 UL 之间是一个安全摄入范围，一般不会发生缺乏和中毒。摄入量超过 UL 水平再继续增加，则产生毒副作用的可能性随之增加。

（2）中国居民膳食指南和平衡膳食宝塔

营养食谱的制定需要根据膳食指南和平衡膳食宝塔考虑食物种类、数量的合理搭配。平衡膳食宝塔是根据中国居民膳食指南和中国居民的膳食结构特点设计的，宝塔建议的每人每日食物适宜摄入量范围适用于一般健康成人。同时在特定人群膳食指南中，提出了对特殊人群的膳食要求。根据平衡膳食的食物构成可进行膳食营养的宏观控制，结合市场供应情况及经济条件挑选食物品种，按照同类互换，多样化的原则，注意优质蛋白质所占的比例，蔬菜的搭配，合理分配一日三餐及加餐的食物量，制定出带量食谱。然后，还可利用膳食营养成分计算系统分析各种营养素满足平均供给量的程度和各种营养素来源比例，进行微观调整，制定出比较理想的食谱。

（3）食物成分表

通过食物成分表，我们在编制食谱时才能将营养素的需要量转换为食物的需要量，从而确定食物的品种和数量。

2. 用计算法编制食谱的步骤

（1）确定用餐对象全日能量供给量

个体：根据用餐对象的劳动强度、年龄、性别等确定；群体：集体就餐对象的能量供给量标准可以以就餐人群的基本情况或平均数值为依据，包括人员的平均年龄、平均体重，以及 80% 以上就餐人员的活动强度。

（2）计算宏量营养素全日应提供的能量

蛋白质占 10% ~15%，脂肪占 20% ~30%，碳水化合物占 55% ~65%。

（3）计算三种能量营养素每日需要数量

1g 碳水化合物产生能量为 16.7kJ(4.0kcal)

1g 脂肪产生能量为 37.6kJ(9.0kcal)

1g 蛋白质产生能量为 16.7kJ(4.0kcal)

（4）根据三餐的能量分配比例计算出三大能量营养素的每餐需要量

三餐能量的适宜分配比例为:早餐占 30%,午餐占 40%,晚餐占 30%。

（5）主食品种、数量的确定

主要根据各类主食原料中碳水化合物的含量确定。

（6）副食品种、数量的确定

计算主食中含有的蛋白质重量,用应摄入的蛋白质重量减去主食中蛋白质重量,然后设定副食中蛋白质的 2/3 由动物性食物供给,1/3 由豆制品供给,查表并计算各类动物性食物及豆制品的供给量。设计蔬菜的品种和数量。

（7）选择蔬菜的品种和数量

蔬菜的品种和数量由市场的供应情况,传统配菜的需要。平衡膳食宝塔的要求等确定。

（8）确定纯能量食物的量

脂肪需要量由日常食品和烹调用油两部分提供,为了使脂肪酸构成更加合理,提倡使用植物油进行烹调。烹调用油数量由食物成分表可知每日摄入各类食物提供的脂肪含量,将需要的脂肪总含量减去食物提供的脂肪量即为每日植物油供应量。在实际工作中,成年人的烹调用油数量一般可以按照平衡膳食宝塔的要求定为 25 ~ 30g/d。

3. 应用计算法编制食谱举例

已知某人每天能量需要量 11.29MJ(2700kcal),为此人编制一日食谱。

（1）确定用餐对象全日能量供给量

此人一日能量需要量为 11.29MJ(2700kcal)。

（2）计算宏量营养素全日应提供的能量

若三种产能营养素占总能量的比例取中等值,分别为蛋白质占 15%、脂肪占 25%、碳水化合物占 60%,则三种能量营养素各应提供的能量如下:

蛋白质 11.29MJ(2700kcal) ×15% =1.6935MJ(405kcal)

脂肪 11.29MJ(2700kcal) ×25% =2.8225MJ(675kcal)

碳水化合物 11.29MJ(2700kcal) ×60% =6.774MJ(1620kcal)

（3）计算三种能量营养素每日需要数量

根据上一步的计算结果,可算出三种能量营养素需要量:

蛋白质 1.6935MJ ÷16.7kJ/g =101g(405kcal ÷4kcal/g =101g)

脂肪 2.8225MJ ÷37.6kJ/g =75g(675kcal ÷9kcal/g =75g)

碳水化合物 6.774MJ ÷16.7kJ/g =405g(1620kcal ÷4kcal/g =405g)

（4）根据三餐的能量分配比例计算出三大能量营养素的每餐需要量

如根据上一步的计算结果,按照 30%、40%、30% 的三餐供能比例,其早、中、晚三餐各需要摄入的三种能量营养素数量如下:

早餐:蛋白质 101g×30% =30g

脂肪 75g×30% =23g

碳水化合物 406g×30% =122g

中餐:蛋白质 101g×40% =40g

脂肪 75g×40% =30g

碳水化合物 406g×40% =162g

晚餐:蛋白质 101g×30% =30g

脂肪 75g×30% =23g

碳水化合物 406g×30% =122g

(5) 主食品种、数量的确定

根据上一步的计算,早餐中应含有碳水化合物 122g,若以小米粥和馒头为主食,并分别提供 20% 和 80% 的碳水化合物。

查食物成分表得知,每 100g 小米粥含碳水化合物 8.4g,每 100g 馒头含碳水化合物 44.2g,则:

所需小米粥重量 =122g×20% ÷(8.4/100) =290g

所需馒头重量 =122g×80% ÷(44.2/100) =220g

以上一步的计算结果为例,已知该用餐者午餐应含蛋白质 40g、碳水化合物 162g

假设以馒头(富强粉)、米饭(大米)为主食,并分别提供 50% 的碳水化合物,由食物成分表得知,每 100g 馒头和米饭含碳水化合物分别为 44.2g 和 25.9g。按上一步的方法,可算得馒头和米饭所需重量分别为 184g 和 313g。

(6) 副食品种、数量的确定

由食物成分表得知,100g 馒头(富强粉)含蛋白质 6.2g,100g 米饭含蛋白质 2.6g,则:

主食中蛋白质含量 =184g×(6.2/100) +313g×(2.6/100) =20g

副食中蛋白质含量 =40g -20g =20g

设定副食中蛋白质的 2/3 应由动物性食物供给,1/3 应由豆制品供给,因此:

动物性食物应含蛋白质重量 =20g×66.7% =13g

豆制品应含蛋白质重量 =20g×33.3% =7g

若选择的动物性食物和豆制品分别为猪肉(脊背)和豆腐干(熏),由食物成分表可知,每 100g 猪肉(脊背)中蛋白质含量为 20.2g,每 100g 豆腐干(熏)的蛋白质含量为 15.8g,则:

猪肉(脊背)重量 =13g÷(20.2/100) =64g

豆腐干(熏)重量 =7g÷(15.8/100) =44g

(7) 选择蔬菜的品种和数量。

(8) 确定纯能量食物的量。

(二) 食物交换份法

食物交换份法是将经常食用的食物按其所含营养素量的近似值归类,计算出每类食物每份所含的营养素值,然后将每类食物的内容,每单位数量列表供交换使用(这些工作已由营养工作者完成）。最后，根据不同的热能需要，按蛋白质、脂肪、碳水化合物的合理分配比例，计算出各类食物的交换份数和实际重量，并按每份食物等值交换表选择食物，一般都能达到平衡的膳食结构。

食物交换份法操作简单，同类食品可以互换，任意选择，便于用餐者根据自己的情况进行食物选择，可使食物多样化，避免单调，但各交换单位内的食物营养价值并不完全相同，人体摄入的营养素在每天之间可能会存在一定的差异。在实际应用中，可将计算法与食物交换份法结合使用。首先用计算法确定一日食谱，然后以一日食谱为基础，可根据食用者的饮食习惯、市场供应情况等因素，用等量食物交换法编排一周或一月食谱，即在同一类食物中更换品种和烹调方法，编排一周食谱或一月食谱。

四、 食谱的评价与调整

根据以上步骤设计出营养食谱后，还应该对食谱进行评价，确定编制的食谱是否科学合理。应参照食物成分表初步核算该食谱提供的能量和各种营养素的含量，与 DRIs 进行比较，相差在 10% 上下，可以认为合乎要求，否则要增减或更换食品的种类或数量。一般情况下，每天摄入的能量、蛋白质、脂肪和碳水化合物的量出入不应该很大，其他营养素以一周为单位进行计算、评价即可。

食谱的评价应包含以下几个方面的内容。

1. 按类别将食物归类排序

看食物种类是否齐全。食物的种类是否包括谷类食物、动物性食物、类及其制品、蔬菜水果类食物和纯热能食物等五大类食物。

2. 食物所含营养素的计算

从食物成分表中查出各种食物每 100g 的能量及各种营养素的含量，然后计算食谱中各种食物所含能量和营养素的量。

3. 三种供能营养素的供能比例

可由由蛋白质、脂肪、碳水化合物三种营养素的能量折算系数计算得出。

4. 动物性及豆类蛋白质占总蛋白质比例

将来自动物性食物及豆类食物的蛋白质累计相加。

5. 三餐提供能量占全天摄入总能量比例

将早、中、晚三餐的所有食物提供的能量分别按餐次累计相加，得到每餐摄入的能量，然后除以全天摄入的总能量得到每餐提供能量占全天总能量的比例。

6. 对烹饪方法的评价

对食物进行烹调加工，使之具有令人愉快的感官性状。同时合理的烹饪方法可以最大限度地减少营养素的损失，调整油、盐等调味品的用量，以达到合理营养，增进健康的目的。

第四章 Chapter 4 营养调查及其评价

营养调查(nutritional survey)是运用科学手段来了解某一人群或个体的膳食和营养水平,以此判断其膳食结构是否合理和营养状况是否良好的重要手段。20 世纪 50 年代初,美国国防营养国际委员会(International Committee on Nutrition for National Defense, ICNND)提出一个营养调查方案,并据此在美国进行过全民抽样调查。此后,世界上大多数发达国家和若干发展中国家都在有计划地开展国民营养调查工作。我国曾于 1959 年、1982 年、1992 年和 2002 年进行了四次全国性的营养调查,并于 2010 年开展了第 5 次全国性的营养调查——2010—2013 年中国居民营养与健康状况监测,该次监测把 10 年开展 1 次的中国居民营养与健康状况调查改为每 3 ~ 4 年完成一个周期的常规性营养监测。覆盖中国 31 个省、自治区和直辖市(不含我国香港、澳门和台湾)的 6 岁以上居民,调查人数约为 20 万名。调查内容主要包括膳食调查、询问调查、医学体检和生化检测。除膳食、营养相关问题和指标外,慢性病患病情况、生活方式和体力活动等也在调查范围之内。这些营养调查是对不同经济发展时期人们的膳食组成变化、营养状况进行的全面了解,为研究各时期人群膳食结构和营养状况的变化提供了基础资料,也为食物生产、加工及政策干预和对群众的消费引导提供了依据。

全面的营养调查工作,一般由四部分内容组成:①膳食调查;②人体营养水平的生化检验;③营养不足或缺乏的临床检查;④人体测量资料分析。在此基础上对被调查者个体进行营养状况的综合判定和对人群营养条件、问题、改进措施进行研究分析。营养调查既用于人群社会实践,也用于营养学的科学研究。

营养评价(nutritional assessment)则是全面评价这四部分内容,客观地对其所发现人群中的营养问题提出解决措施。

一、营养调查与评价的目的

(1) 了解不同地区、不同年龄组人群的膳食结构和营养状况。

(2) 了解与食物不足和过度消费有关的营养问题。

(3) 发现与膳食营养素有关的营养问题,为进一步监测或进行原因探讨提供依据。

(4) 评价居民膳食结构和营养状况的发展,并预测今后的发展趋势。

(5) 为某些与营养有关的综合性或专题性研究课题提供基础资料。

(6) 为国家制定政策和社会发展规划提供科学依据。

二、营养调查与评价的方法

（一）膳食调查方法

膳食调查是调查被调查对象在一定时间内通过膳食所摄取的能量和各种营养素的数量和质量，以此来评定该调查对象正常营养需要能得到满足的程度。膳食调查通常采用的方法有称重法、询问法、记帐法、食物频率法和化学分析法等。这些方法可单独进行，也可联合进行。

（二）体格测量方法

体格的大小和生长速度是评价营养状况的灵敏指标。身体形态和人体测量资料可以较好地反映营养状况；通过体格测量得到的数据，是评价群体或个体营养状况的有用指标，特别是学龄前儿童的体测结果，因其敏感性及代表性好、测定方法规范、所需费用低，常被用来评价一个地区人群的营养状况。常用的体格测量项目有身高（身长）、体重、腰围、臀围、上臂围及皮褶厚度等。

（三）实验室检测方法

营养状况实验室检测指的是借助生化、生理实验手段，发现人体临床营养不足、营养储备水平低下或营养素过量状况，以便较早掌握营养失调征兆和变化动态，及时采取必要的预防措施。

（四）临床检查方法

医务人员运用自己的临床医学知识，借助于感观或有关的检查器具来了解机体营养以及健康状况的一组最基本的检查方法，其目的是观察被检查者是否有与营养状况有关的症状、体征等，从而做出营养正常或失调的临床诊断。

第一节　膳食调查及其评价

一、膳食调查的目的

膳食调查的目的是了解在一定时间内调查对象膳食所摄取的能量和各种营养素的数量和质量，借此来评定正常营养需要得到满足的程度。膳食调查是营养调查中的一个基本组成部分，它本身又是相对独立的内容。随着营养学研究的深入进展，膳食对人体健康的重要影响越来越受到人们的关注。膳食调查所得到的摄入量数据用途很广，它是国家政府机构制定政策的依据、学术界从事科研工作的依据以及企业研发新产品的数据基础；营养教育部门针对居民的膳食问题进行正确的膳食指导，也都需要膳食评价方面的数据。为了了解不同地区、不同生活条件下人群的膳食习惯，食物品种及每日从食物中所能摄取各种营养素的量，营养工作者经常选择适当的膳食调查方法对有关人群进行膳食评价。

二、膳食调查方法

进行膳食调查时，要根据调查研究的目的、研究人群、对方法精确性要求、所用经费以及研究时间的长短来确定适当的调查方法。膳食调查方法有多种，无论采用哪种膳食调查方法，都是对食物摄入量的一个估计。准确地认识食品和估计食物的质量是提高膳食调查准确度的重要方面，而正确的调查方法，无疑更是对结果正确性的保障。

一般来说，膳食调查方法可以分为两大类别：记录法——对食物量等数据进行记录，又称为称重/估计的食物情况；另一类为询问法——询问调查对象刚刚吃过的食物或过去一段时间内吃过的食物的情况。询问法又分为24h回顾法（调查最近吃过的食物）、膳食史法与食物频率法（了解膳食习惯）。这三种方法在许多方面有所不同，但是在实际操作方面总体是类似的，都是通过询问的方式获得信息。没有一种方法能适合所有的研究目的，因此研究者需要进行权衡，根据研究目的与要调查的目标人群选择适宜的调查方法。在选择一种膳食调查方法时，要认真考虑以下几个基本问题：

（1）“谁”：研究对象是谁，研究是想要得到个体的还是群体的信息？

（2）“什么”：要得到什么信息，是关于食物、营养素还是别的什么食物成分的信息？

（3）“何时”：关注当前的膳食还是通常的膳食模式？感兴趣的是一天、几天，还是一年中的某个季节？

（4）“在哪里”：在哪里消耗的食物？在饭店还是家里？

（5）“为什么”：研究目的决定了感兴趣信息的类型，例如是想得到群体平均摄入量还是观察个体摄入的分布情况与特征？也决定该收集数据的准确程度。另外，最好能了解在类似研究中使用过的研究方法，以便于对各自的研究结果进行比较。当然还要考虑实际执行方面的具体事宜，如调查时间、训练有素的调查员、研究经费多少。这些将直接指导研究者根据特定的研究问题选用最有效的调查方法。

由于每种方法都有其特殊的优点和不足，所以在实际调查中多采用两种或两种以上方法的组合，以获得更准确的结果。例如，3d的食物记录结合应用食物频率表可以提供不同组别合理的绝对平均摄入量，包括个体内与个体间的变异、根据摄入量低或高，对高危人群进行分类。当然，这样结合运用，对于一些小规模研究而言耗费太高，但在一些大规模调查或全国性调查中常常采用。多种方法组合应用，需要现场工作人员与调查对象付出更多的时间和精力（见表4－1）。

表4－1　我国全国膳食调查方法的使用

年份	调查名称	调查时间	调查方法
1959年	第一次全国营养调查	4次/年	称重记账法（5～7d）
1982年	第二次全国营养调查	秋季	称重记账法（5d）
1992年	第三次全国营养调查	秋季	全家称重记账法（3d）
			3d连续个体24h回顾法

表 4-1(续)

<table>
<tr><th>年份</th><th>调查名称</th><th>调查时间</th><th>调查方法</th></tr>
<tr><td rowspan="3">2002 年</td><td rowspan="3">第四次全国营养调查</td><td rowspan="3">秋季</td><td>全家称重记账法</td></tr>
<tr><td>3d 连续个体 24h 回顾法</td></tr>
<tr><td>食物频率法</td></tr>
<tr><td colspan="3" rowspan="3">2010—2012 年中国居民营养与健康状况监测</td><td>3d 连续个体 24h 回顾法</td></tr>
<tr><td>食物频率法</td></tr>
<tr><td>家庭调味品称重法(3d)</td></tr>
</table>

（一）称重法

称重法是指对某一饮食单位(集体食堂或家庭)或个人一日三餐中，每餐各种食物的食用量运用日常的各种测量工具进行称重或估计，获得被调查家庭当前食物消耗的情况，从而计算出每人每天各种营养素的平均摄入量，调查时间为 3 ~ 7d。

在进行称重食物记录法时，研究者要指导被调查对象在每餐食用前及时对各种食物进行记录并称量，吃完后也要将剩余或废弃部分称重加以扣除，从而得出准确的个人每种食物摄入量。调查时还要注意对三餐之外所摄入的水果、点心、糖果和瓜子、花生等零食称重记录。

在大多数膳食调查时并非所有东西都要称量。当称量可能会干扰影响被调查对象正常的饮食习惯时，对其所食用消耗的食物量进行描述也是可以接受的。例如研究者在对食用快餐或在饭店内吃饭的人进行膳食调查时，由于食物品种多，研究者只能靠被调查者描述来估计食物量。这种方法不同于估计食物记录法。后者是被调查对象不使用有度量衡的量具，但对食物仍保持记录，对其食用的所有食物按照份额大小进行记录。份额大小可以描述为在家庭中常常使用的各种器皿，如碗、杯等。

实际工作时记录调查的天数，要根据研究目的与研究者关注的营养素摄入在个体与个体间的变异来决定。实际上很少调查能超过连续 3 ~ 4d，因为调查时间过长，会使被调查对象厌倦而放弃参加调查。特别是在那些食物品种少，季节变化不明显的地区，甚至仅调查 1 天就可以说明问题。但当每日膳食食物不同，要获得可靠的食物消耗量，就要考虑增加调查天数，但通常每次调查不超过一周。不同地区、不同季节的人群膳食营养状况往往有明显差异，为了使调查结果具有良好的代表性和真实性，最好在不同季节分次进行调查，一般每年应进行 4 次(每季一次)，至少应在春冬季和夏秋季各进行一次。调查对象的选择和样本量的大小应具有足够的代表性。

膳食摄入记录的表格常用记录表的形式，可以是非开放式和开放式的。非开放式膳食记录表将所有通常食用的食物按照特定份额大小、单位与营养素成分，形成一系列事先进行编码的食物表。这种食物表考虑到快速编码，但是可能并不充分，因为它要求被调查对象按照已定义的单位来描述吃过的食物，而被调查对象对这种单位并不熟悉。开放式膳食记录表更为常用，可以提供一些食用频率不是很高的食物信息。膳食记录表应该在正式调查前进行预调查试验。

当对习惯性饮食进行评价时，调查日常膳食会影响被调查对象，例如他（她）可能会限制能量摄入。为了避免这种应答偏倚，不应过多解释所研究的营养素。膳食记录也可以由别人而非被调查对象本人完成。例如，10 岁以下儿童需要其看护者（常常为母亲）来帮助完成。

调查人员一定要经过培训，掌握膳食记录的方法、记录的详细程度、需要充分描述的食物和消耗的食物量，还包括食物名称、制作方法和食谱等。在膳食记录完成前，要仔细核对记录，并对被调查对象表示感谢。这些记录应该尽可能及时编码，以供计算机计算时使用，必要时可以再次与被调查对象联系。

研究者需要准确掌握两方面的资料：一是厨房中每餐所用各种食物的生重，即烹调前每种食物原料可食部的重量，和烹调后熟食的重量，得出各种食物的生熟比；二是称量个人摄入熟食重量，然后按上述生熟比值算出所摄入各种食物原料的生重，以饺子的生熟比换算为例（见表 4－2），再通过食物成分表计算摄入的各种营养素。研究人员还应了解被调查地区的食物供应情况，了解市场主副食品种、供应情况及单位重量。食物的生重、熟重、体积等之间的关系，这三者之间的概念要明确。如 500g 大米煮成多少米饭、生熟之间的比值等，要根据当地煮饭习惯作好调查。调查中使用的食物编码与记录食物量的食物名称要保持一致。如使用米饭的编码，记录的食物量应是熟米饭的量。换算比例搞清楚，才能对一定量的熟食（如一碗米饭，一个馒头）估计出其原料的生重。对于当地市售食品的单位重量（如一块饼干、一块蛋糕、一个面包的重量和街头食品、油饼、包子、面条等熟食）及所用原料重量均需了解清楚。

表 4－2　称重食物生熟比值换算法

原料	饺子 2500g 所用原料/g	原料比值	某人吃 500g 饺子相当原料量/g
白菜	1250	0.5	250
肉	250	0.1	50
面粉	500	0.2	100
油	50	0.02	10
盐	12.5	0.005	2.5

由于我国的食物成分表是以食物原料为基础，因而在称重记录时调查多数食物要利用生熟比值换算成原料量，以便计算各种营养素摄入量。但我国食物成分表（2009 年版）也分析了一些熟食成品的食物成分含量。如面条、米饭、糕点及包装食品等，这类食物可直接利用熟食的重量进行调查和分析。

食物记录法的主要优点：能测定食物份额的大小或重量，获得可靠的食物摄入量。常把称重结果作为标准，评价其他方法的准确性。摄入的食物可量化，能计算营养素摄入量，能准确地分析每人每天食物摄入变化状况，是个体膳食摄入调查的较理想方法。

食物记录法的局限：此法对调查人员的技术要求高，调查人员必须进行统一培训，掌握调查的程序和方法等，能够按照要求合理地开展调查工作。其他缺点包括：在外就餐消耗的食物汇报的准确性差；食物记录过程可能影响或改变其日常的饮食模式；随记录天数的增加，记录的准确性可能降低；而且经常发生低报现象，大量的低报估计多发生在一些特定人群（如肥胖人群）；长期记录时会给被调查者带来较多的麻烦，有时甚至拒绝合作，影响应答率，不适合大规模调查。

食物记录法的应用：两天或更多天的食物记录可提供有关个体或个体间每日膳食摄入量的变异的数据；多天的食物记录有可能根据被调查对象通常摄入量对个体进行分类。在一年中断续地进行 1d 或 2d 食物记录，可以对个体日常摄入量进行估计。

（二）记账法

是最早的一种调查方法。这种方法是由被调查对象或研究者称量记录一定时期内的食物消耗总量，研究者通过查询这些记录并根据同一时期进餐人数，得到在一定时期内各种食物消耗总量和就餐者的总人日数，从而计算出每人每日各种食物的平均摄入量。再按照食物成分表计算这些食物提供的能量及营养素数量。在集体伙食单位如果不需要个人的数据，只要平均值（如托幼单位、学校和部队），可以不称量每人摄入的熟食量，只称量总的熟食量，然后减去剩余量，再被进餐人数平均，即可得出平均每人的摄入量。

这种方法可以调查较长时期的膳食，如 1 个月或更长。时间长短根据研究项目的需求而定，有些研究为了了解慢性病与饮食的关系，可采用长达一年的膳食记录方法。该法适合于家庭调查，也适用于托幼机构、学校或部队的调查。如果食物消耗量随季节变化较大，不同季节内多次短期调查的结果比较可靠。具体方法如下。

1. 食物消耗量的记录

开始调查前称量家庭结存或集体食堂库存的所有食物，然后详细记录每日购入的各种食物和每日各种食物的废弃量，如有多少食物喂给动物，多少因变质或其他原因被丢弃等。在调查周期结束后称量剩余的食物（包括库存、厨房及冰箱内食物）。为了记录的准确性，调查中应对食物的品牌及主要配料详细记录；记录液体、半固体及碎块状食物的容积，可用标准量的杯和匙、盘、碗定量；糖或包装饮料可用食品标签上的重量或容积；对各种糕点可记录食物的重量。将每种食物的最初结存或库存量，加上每日购入量，减去每种食物的废弃量和最后剩余量，即为调查阶段该种食物的摄入量。在调查过程中，注意要称量各种食物的可食部。如果调查的某种食物为市品量（毛重），计算食物营养成分应按市品计算。根据需要也可以按食物成分表中各种食物的可食百分比转换成可食部数量。调查期间，不要疏忽各种小杂粮和零食的登记，如绿豆、蛋类、糖果等。否则调查期间若摄入这类食物，易被漏掉。

2. 进餐人数登记

家庭调查要记录每日每餐进食人数，然后计算总人日数。为了对调查对象所摄入的食物及营养素进行评价，还要了解进餐人的性别、年龄、劳动强度及生理状态，如孕妇、乳母等。对于有伙食账目的集体食堂等单位，可查阅过去一定期间食堂的食物消费量，并根据同一时期的进餐人数，计算每人每日各种食物的摄入量，再按照食物成分表计算这些食物折合营养素的数量（表4－3、表4－4）。

表4－3 家庭食物用量登记表

家庭编号_____省/区（T1）_____市/县（T2）_____区/乡（T3）_____居委会/村（T4）_____调查户（T5）_____

食物编码										
食物名称	米		标准粉		猪肉		白菜		土豆	
结存数量/g										
日期	购进量或自产量/g	废弃量/g	购进量或自产量/g	废弃量/g	购进量或自产量/g	废弃量/g	购进量或自产量/g	废弃量/g	购进量或自产量/g	废弃量/g
11日										
12日										
13日										
14日										
总量/g										
剩余总量/g										
实际消耗量/g										

表4－4 家庭成员每人每日用餐登记表

家庭编号_____省/区（T1）_____市/县（T2）_____区/乡（T3）_____居委会/村（T4）_____调查户（T5）_____

姓名	张甲			李乙			张丙			张丁		
序号	01			02			03			04		
性别	男			女			女			男		
年龄/岁	60			56			27			22		
工种	退休			退休			售票员			大学生		
生理状况												
劳动强度												
时间	早	中	晚	早	中	晚	早	中	晚	早	中	晚
10月11日	1	1	1	1	1	1	0	1	1	1	1	1
10月12日	1	1	1	0	1	1	0	1	1	1	0	0
10月13日	1	1	1	1	1	1	0	1	0	1	1	1
10月14日	1	1	1	1	1	1	1	1	1	1	1	1
用餐人次总数	4	4	4	3	4	4	1	4	3	4	3	3

表 4－4（续）

餐次比	20%	40%	40%	20%	40%	40%	20%	40%	40%	20%	40%	40%
折合人日数	4			3.8			3.2			3.2		
总人日数	14.2											

注：序号为 01～09；

劳动强度：1. 极轻体力劳动（一般指坐位工种，如办事员、修表工），2. 轻体力劳动（一般指站位工种，如售货员、实验员、教师），3. 中等体力劳动（学生、司机、电工、金属制造工等），4. 重体力劳动（农民、舞蹈演员、钢铁工人、运动员），5. 极重体力劳动（装卸工、伐木工、矿工、采石工等），6. 其他（无劳动能力及 12 岁以下儿童）；

生理状况：0. 正常，1. 孕妇，2. 乳母；

用餐记录：1. 在家用餐，0. 未在家用餐。

该法的优点在于操作较简单，费用低，人力少，可适用于大样本；在记录精确和每餐用餐人数统计确实的情况下，能够得到较准确的结果；此法较少依赖记账人员的记忆，食物遗漏少；伙食单位的工作人员经过短期培训可以掌握这种方法，能定期自行调查。其缺点是调查结果只能得到全家或集体中人均的摄入量，难以分析个体膳食摄入状况。与其他方法相比较，可以调查较长时期的膳食，适合于进行全年不同季节的调查。

（三）24h 膳食回顾法

24h 膳食回顾法是通过询问被调查对象过去 24h 内摄入的所有食物的数量和种类，对其食物摄入量进行计算和评价的一种方法。在实际工作中，一般选用 3d 连续调查方法（每天入户回顾 24h 进餐情况，连续进行 3d）。有研究显示，连续 3d 24h 回顾所得结果经与全家食物称重记录法相比较，二者之间差别不明显。不管是大型的全国膳食调查还是小型的研究课题，都可采用这一方法来估计个体的膳食摄入量。

24h 一般是指从最后一餐吃东西开始向前推 24h。食物量通常用家用量具、食物模型或食物图谱进行估计。具体询问获得信息的方式有多种，可以通过面对面询问、使用开放式表格或事先编码好的调查表通过电话、录音机或计算机程序等进行。典型的方法是用开放式调查表进行面对面询问。负责 24h 回顾的调查员一定要认真培训，因为信息是通过调查员引导性提问获得的。24h 回顾法经常要建立一种特定的引导方法以帮助应答者记住一天内所消耗的所有食物。有时在回顾后要用一个食物清单核对表，因为一些食物或快餐很容易被遗忘。

该法虽适合一些散居的特殊人群调查，但由于调查主要依靠应答者的记忆能力来回忆、描述他们的膳食，因此不适合于年龄在 7 岁以下的儿童与年龄在 75 岁及以上的老人。24h 回顾法也适合于描述不同组个体的平均摄入量。调查时一周的 7d 都应该平等对待；当然，这也不太现实，这时就应该报告回顾的是一周的哪些天，有时在哪个季节也要报告。调查时建议不要事先通知被调查者是否要或在什么时候来询问其食物摄入。尽管事先通知会有助于一些被调查者的回忆，但是许多人会因此改变他们的日常膳食。

24h 回顾法可用于家庭中个体的食物消耗状况调查，近年来我国全国性的住户调查中个体食物摄入状况的调查均采用此方法，即采用 24h 回顾法对所有家庭成员进行连续 3 天个人食物摄入量调查，记录消耗的所有食物量（在外用餐也包括在内），计算每人营养素的摄入量，可以得到比较准确的结果。此调查方法对调查员的要求较高，需要掌握一定的方法技巧，如要了解市场上主副食供应的品种和价格，食物生熟比例和体积之间的关系，即按食物的体积能准确估计其生重值；在家庭就餐时，一般是一家人共用几盘菜肴，因而在询问时要耐心询问每人摄入的比例，这样在掌握每盘菜所用原料的基础上，即能算出每人的实际摄入量。在询问过程中，要求调查人员不但要有熟练的专业技巧，还要有诚恳的态度，才能获得较准确的食物消耗资料。

24h 回顾调查法一般要求在 15 ~ 40min 完成；以面对面进行调查的应答率较高；对于所摄入的食物可进行量化估计；2d 或更多天的回顾可提供个体的和个体间的膳食摄入量变异的数据，开放式询问可得到摄入频率较低的食物的信息；一年中还可多次回顾，提供个体日常食物的消费情况，以便与个体健康状况、职业、教育水平进行比较；能得到个体的膳食营养素摄入状况，便于与其他相关因素进行分析比较，这种调查结果对于人群营养状况的原因分析也是非常有价值的。但这种方法也有一定的局限性，如果回顾膳食不全面，可能对结果有很大的影响，当样本较大，膳食相对单调时，误差将被分散；对调查者要严格培训，不然调查者之间差别很难标准化（见表 4 – 5）。

表 4 – 5　24h 膳食回顾调查表

食物名称	原料名称	原料编码	原料重量/g	进餐时间	进餐地点

注：进餐时间：1. 早餐；2. 上午小吃；3. 午餐；4. 下午小吃；5. 晚餐；6. 晚上小吃。

进餐地点：1. 在家；2. 单位/学校；3. 饭馆/摊点；4. 亲戚/朋友家；5. 幼儿园；6. 节日/庆典。

（四）食物频率法/食物频数法

食物频率法是估计被调查者在指定的一段时期内吃某些食物的频率的一种方法。这种方法以问卷形式进行膳食调查，以调查个体经常性的食物摄入种类，根据每日、每周、每月甚至每年所食各种食物的次数或食物的种类，来评价膳食营养状况。在实际使用中，可分为定性、定量和半定量的食物频率法。近年来被应用于了解一定时间内的日常摄入量，以研究既往膳食习惯和某些慢性疾病的关系。

在过去几十年里，食物频率法得到了广泛的应用。在流行病学研究膳食与慢性病关系时，可以用食物频率法得到的数据结果，根据被调查者特定食物摄入情况，对个体进行分级或分组。与膳食史法相比，食物频率法对调查员与被调查者的负担较小，工作量也小。食物频率法的调查表是标准化的，大大减小了不同调查员之间调查的偏倚。如果采用邮寄食物频率调查表进行调查，一定要附带填写说明书。

食物频率问卷随着所列食物的不同、参考时间的长短、指定频率间隔的不同、估计食物份额的方法不同、食物频率法的管理方式的不同而有所差别。

食物频率法的问卷应包括两方面：一是食物名单；二是食物的频率，即在一定时期内所食某种食物的次数。食物名单的确定要根据调查目的，选择被调查者经常食用的食物、含有所要研究营养成分的食物或被调查者之间摄入状况差异较大的食物。如要进行综合性膳食摄入状况评价，则采用被调查对象常用食物；研究与营养有关的疾病和膳食摄入的关系，则采用与相关疾病有关的几种食物或含有特殊营养素的食物。

定性的食物频率法调查，通常是指得到每种食物特定时期内（例如过去1个月）所吃的次数，而不收集食物量、份额大小的资料。调查期的长短可从几天、1周、1个月或是3个月到1年以上。被调查者可回答从1周到1年内的各种食物摄入次数，从每月吃1次到每天1次、每周6次或更多。食物频率调查表可由调查员填写，或是有一定文化水平的被调查者填写。

定量的食物频率法调查，可以得到不同人群食物和营养素的摄入量，并分析膳食因素与疾病的关系。定量方法要求受试者提供所吃食物的数量，通常借助于测量辅助物。采用半定量方法时，研究者常常提供标准（或准确）的食物份额大小的参考样品，供被调查者在应答时作为估计食物量的参考。如果一个调查是为了了解某些营养素（如钙、维生素A）的摄入量，就要调查富含这种营养素的食物。为了计算这些营养素的摄入量，需要列出含这些营养素丰富的食物，通过估计平均食物份额大小来计算摄入量。

食物频率法的主要优点是能够迅速得到日常食物摄入种类和摄入量，反映长期营养素摄取模式；可以作为研究慢性病与膳食模式关系的依据；其结果也可作为在群众中进行膳食指导宣传教育的参考；在流行病学研究中可以用来研究膳食与疾病之间的关系。

食物频率法的缺点是需要对过去的食物进行回忆，应答者的负担取决于所列食物的数量、复杂性以及量化过程等；与其他方法相比，对食物份额大小的量化不准确。另外，编制、验证食物表会需要一定时间和精力；该法不能提供每天之间的变异信息；具有特定文化习俗地区人群的食物具有特殊性，在所列食物表中没有，因此对人群不同亚群组，该法的适用性是有疑问的；较长的食物表、较长的回顾时间经常会导致摄入量偏高；而且回答有关食物频率问题的认知过程可能十分复杂，当前的食物模式可能影响到膳食回顾，从而产生偏倚，准确性差。

在估计膳食摄入量时三种膳食调查方法产生误差的主要来源，见表4-6。

表 4-6　三种膳食调查方法在估计膳食摄入量时的误差来源

误差来源	食物称重记录法	24h 回顾法	食物频率法
随时间增加的变异	+	+	-
应答误差			
遗漏食物	+	+	
增多食物	-	+	+
估计食物量	-	+	+
估计食物消耗频率	NA	NA	+
改变真实膳食	+	+/-	-
向营养素转化时产生的误差			
食物成分表	+	+	+
编码	+	+	-

注：+提示可能产生误差；-提示不可能产生误差；NA 不可用。

（五）化学分析法

化学分析法主要目的常常不仅是收集食物消耗量，而且要在实验室中测定调查对象一日内全部食物的营养成分，准确地获得各种营养素的摄入量。样品的收集方法有两种，最准确的是双份饭菜法，即制作两份完全相同的饭菜，一份供食用，另一份作为分析样品。要求收集样品在数量和质量上一定与实际食用的食物一致。也可采用收集相同成分的方法，收集整个研究期间消耗的各种未加工的食物或从当地市场上购买相同食物作为样品。

化学分析法的优点是能够最可靠地得出食物中各种营养素的的实际摄入量。缺点是操作复杂，代价高，目前已很少单独使用，常与其他收集食物消耗量的方法（如称重法）结合使用或仅适于较小规模的调查。如营养代谢试验，了解某种或几种营养素的体内吸收及代谢状况等。

三、膳食调查结果评价

（一）平均每日食物摄入量的计算

1. 人日数

人日数是代表被调查者用餐的天数。一个人吃满早、中、晚 3 餐或规定的餐次为 1 个人日。在现场调查中，不一定能收集到整个调查期间被调查者的全部进餐次数，应根据餐次比（早、中、晚三餐所摄入的食物量和能量占全天摄入量的百分比）来折算。

其公式为：

个人人日数 = 早餐餐次总数 × 早餐餐次比 + 中餐餐次总数 × 中餐餐次比 + 晚餐餐次总数 × 晚餐餐次比

全家总人日数 = 在家用餐个人的人日数之和

若规定餐次比是早餐占20%，午餐、晚餐各占40%，如家庭中某一成员仅询问到早晚两餐，其当日人日数为1×20%+1×40%=0.2+0.4=0.6人日。在做集体膳食调查时，例如在某幼儿园调查，如果三餐能量比各占1/3，早餐有25名儿童进餐，午餐有35名，晚餐有30名，则总人日数等于(25+35+30)×1/3=30人日；若该幼儿园3餐能量分配比例为早餐20%，午餐40%，晚餐40%，则人日数计算为25×0.2+35×0.4+30×0.4=31人日。

2. 平均每日食物摄入量的计算

即用调查对象在调查期间所消耗的各种食物量除以人日数所得的平均食物摄入量，要求算成千克数，以便用食物成分表计算平均能量及营养素的摄入量。首先计算全家食物实际消耗量，公式为：

全家食物实际消耗量=食物结存量+每日购进食物量-每日废弃食物总量-剩余总量

平均每人每日各种食物摄入量=实际消耗量(kg)/家庭总人日数

3. 各类食物的进食量

在进行食物归类时应注意有些食物要进行折算才能相加，如计算乳类摄入量时，不能将鲜奶与奶粉直接相加，应按蛋白质含量将奶粉算出一个系数，相乘折算成鲜奶量再相加。其他类食物如各种豆制产品也同样进行折算后才能相加。

（二）平均每日营养素摄入量的计算

1. 平均每人每日营养素摄入量的计算

平均每人每日营养素摄入量是根据食物成分表中各种食物的能量及营养素的含量来计算的。计算时要注意调查食物是生重还是熟重，若食物编码表中有熟食编码，尽量采用，注意食物的重量也要按熟重记录。还要注意调查的食物是净重还是市品(毛重)。如为市品先按食物成分表中各种食物的"可食部"换算成净重。食物成分表中查不到的食物可用近似食物的营养成分代替，但要注明。公式有：

食物中某营养素含量=[食物量(g)÷100×可食部比例]×每百克食物中营养素含量

家庭某种营养素的总摄入量=家庭摄入所有食物中的该种营养素的量累加

平均每人每日某营养素摄入量=家庭某种营养素摄入量/家庭总人日数

2. 能量来源与蛋白质、脂肪的食物评价

表4-7 能量、蛋白质、脂肪的食物来源分布

能量及食物来源		摄入量	占总摄入量比例/%
能量的食物来源	谷类		
	豆类		
	薯类		
	其他植物性食物		
	动物性食物		
	纯热能食物		

表 4-7(续)

能量及食物来源		摄入量	占总摄入量比例/%
能量的营养素来源	蛋白质		
	脂肪		
	碳水化合物		
蛋白质的食物来源	谷类		
	豆类		
	动物性食物		
	其他食物		
脂肪的食物来源	动物性食物		
	植物性食物		

从表 4-7 可以看出调查对象的基本食物结构,能量的食物来源可分为谷类、豆类、薯类、其他植物性食物、动物性食物及纯能量食物共 6 组。蛋白质的食物来源分为谷类、豆类、动物性食物和其他 4 组。能量的营养素来源分为蛋白质、脂肪和碳水化合物共 3 组。

根据《中国居民膳食营养素参考摄入量》和《中国居民膳食指南》,可以对上述结果进行评价。

(三)膳食模式分析

中国居民平衡膳食宝塔是根据中国居民膳食指南结合中国居民的膳食结构特点设计的,它提出了一个营养上比较理想的膳食模式,可以根据该膳食模式数据对人群的膳食模式进行评价。平衡膳食宝塔共分 5 层,谷类薯类及杂豆位于底层,每人每天应吃 250~400g;蔬菜和水果占据第二层,每人每天蔬菜类 300~500g 水果类 200~350g;鱼、禽、肉、蛋等动物性食物位于第三层,每人每天应吃水产品类 40~75g,畜禽肉类 40~75g,蛋类 40~50g;奶类和豆类合占第四层,每人每天应吃奶类及奶制品 300g、大豆类及坚果 25~35g;第五层塔尖是油脂类及盐,每天油 25~30g、盐 <6g。各类食物的摄入量一般指食物的生重。

(四)与 DRIs 比较评价

中国营养学会于 2000 年 10 月制定了"中国居民膳食营养素参考摄入量(DRIs)"并于 2013 年进行了修订。它是一系列评价膳食质量的参考值,包括:平均需要量(EAR)、推荐摄入量(RNI)、适宜摄入量(AI)和可耐受最高摄入量(UL)4 项内容。能量的推荐摄入量等于其平均需要量;蛋白质和其他营养素的推荐摄入量等于平均需要量加 2 倍标准差。没有制定推荐摄入量的营养素有时可以用适宜摄入量代替推荐摄入量,但它的准确性低于推荐摄入量。膳食营养素的参考摄入量是为正常人群设计的,是保证正常人体或人群的良好营养状态和健康的日常摄入量,可以用来计划和评价健康个体或群体的膳食。对个体膳食评价的核心是比较个体的日常摄入量和需要量。在任何情况下一个人的真正需要量和日常摄入量只能是一个估算结果，因此对个体膳食适宜性评价都是不精确的。正确描述摄入量资料和恰当选择参考值对评价有重要意义。对结果进行解释需要谨慎，必要时应当结合该个体其他方面的材料，如体格测量或生化测定结果进行综合评价，以确定某些营养素的摄入量是否足够。对群体的评价主要是评估人群中摄入不足或摄入过多的流行情况，以及亚人群间摄入量的差别；方法是比较日常营养素摄入量与需要量来评估摄入不足。对于有 EAR 的营养素，摄入量低于 EAR 者在群体中占的百分数即为摄入不足的比例数。对于有 AI 的营养素只能比较群体平均摄入量或中位摄入量和 AI 的关系。但当平均摄入量低于 AI 时，没有办法判断摄入不足的比例。日常摄入量超过 UL 者所占的百分数就是人群中有过量摄入风险的比例。

任何一个人群的营养素摄入量和需要量都处于一种分布状态，只能通过进行合理的比较得到摄入不足或摄入过多的概率。以往那种比较平均摄入量达到 RDA% 的百分数的做法是不恰当的，应当摒弃。

2013 版 DRIs 增加了与 NCD 有关的三个参数：宏量营养素可接受范围、预防非传染性慢性病的建议摄入量和某些膳食成分的特定建议值。

（五）标准人食物和营养素摄入量的计算

由于被调查的不同人群的年龄、性别和劳动强度有很大差别，所以无法用营养素的平均摄入量进行相互间的比较。为此，一般将各个人群都折合成标准人进行比较。折合的方法是以体重 60kg 成年男子，从事轻体力劳动者为标准人，以其能量供给量 9.41MJ (2250kcal) 作为 1，其他各类人员按其能量推荐摄入量与 9.41MJ 之比得出各类人的折合系数。然后将一个群体各类人的折合系数乘以其人日数之和除以总人日数，即得出该群体的折合标准人的系数（混合系数）。标准人日计算公式为：

标准人日 = 标准人系数 × 人日数

总标准人日数为全家每个人标准人日之和

混合系数 = 总标准人日数/总人日数

人均食物或营养素摄入量除以混合系数，即可得出该人群折合成标准人的食物和营养素摄入量。计算出人群标准人的食物和营养素摄入量后，就能够在不同年龄、不同性别和劳动强度的人群之间进行比较。

标准人的平均每日某营养素摄入量 = 平均每人每日某营养素摄入量/混合系数

中国居民能量参考摄入量及标准人系数见表 4-8。

表 4-8　中国居民能量参考摄入量及标准人系数

年龄/岁	男		女	
	RNI(kcal/d)	标准人系数	RNI(kcal/d)	标准人系数
2～	1100	0.49	1000	0.44
3～	1250	0.56	1200	0.53

表 4-8(续)

年龄/岁		男		女	
		RNI(kcal/d)	标准人系数	RNI(kcal/d)	标准人系数
4 ~		1300	0.58	1250	0.56
5 ~		1400	0.62	1300	0.58
6 ~		1400	0.62	1250	0.56
7 ~		1500	0.67	1350	0.60
8 ~		1650	0.73	1450	0.64
9 ~		1750	0.78	1550	0.69
10 ~		1800	0.80	1650	0.73
11 ~		2050	0.91	1800	0.80
14 ~		2500	1.11	2000	0.89
18 ~	轻体力活动	2250	1.0	1750	0.78
	中体力活动	2600	1.16	2100	0.93
	重体力活动	3000	1.33	2400	1.07
孕妇(早)				1750	0.78
孕妇(中)				2050	0.91
孕妇(晚)				2200	0.98
乳母				2250	1.0
50 ~	轻体力活动	2100	0.93	1750	0.78
	中体力活动	2450	1.09	2050	0.91
	重体力活动	2800	1.25	2350	1.04
65 ~	轻体力活动	2050	0.91	1700	0.75
	中体力活动	2350	1.04	1950	0.87
80 ~	轻体力活动	1900	0.84	1500	0.67
	中体力活动	2200	0.98	1750	0.78

第二节 营养状况的体格检查

体格检查(physical examination),在临床诊断学中定义为医师运用自己的感官和借助于传统或简便的检查工具,客观地了解和评估病人身体状况的一系列最基本的检查方法。而在营养调查中,体格检查则主要是通过人体体型的测定来反映人体的营养状况(state of nutrition)。营养状况与食物的摄入、消化、吸收和代谢等诸多因素有关,其好坏可作为健康程度的标准之一。

临床上通常用良好、中等、不良三个等级对营养状况进行描述。①良好：黏膜红润、皮肤的光泽、弹性良好，皮下脂肪丰富而有弹性，肌肉结实，指甲、毛发润泽，肋间隙及锁骨上窝深浅适中，肩胛部和股部肌肉丰满。②不良：皮肤黏膜干燥、弹性降低，皮下脂肪菲薄，肌肉松弛无力，指甲粗糙无光泽、毛发稀疏，肋间隙、锁骨上窝凹陷，肩胛骨和髂骨嶙峋突出。③中等：介于两者之间。

尽管营养状况与诸多因素有关，对营养状况异常通常采用肥胖和消瘦进行描述，所以在体格检查中常以人体的身高、体重、腰围、臀围和皮褶厚度等作为评价营养状况的综合指标。

一、身高和体重

身高和体重可以用来估计个体每日能量需要量，还可以综合反映蛋白质热能和一些无机物的摄入、利用和储备情况。

（一）身高（height）

人的骨骼之间有很多缝隙，特别是脊椎骨，经过一天人的直立以后，多少会压缩一点他们之间的空隙，一般人 1 ~ 2cm，如果是白天做负重劳动的人每天会被压缩 3 ~ 5cm。经过一晚的休息，空隙被释放出来，人也会变高。为避免测量误差，测量时间以早上 10 点左右为宜，此时身高以脊柱、关节及软骨变化处于中等水平。要求被测试者光脚直立于地面上，两脚跟部靠紧，脚尖呈 40° ~ 60°，膝伸直，两上肢自然下垂，肩自然放松，头正，眼耳在一水平面上。脚跟、骶骨部及两肩胛间紧靠身高计的立柱上。测量者站在被测量人的左右均可，将其头部调整到耳屏上缘与眼眶下缘的最低点齐平，再移动身高计的水平板至被测量人的头顶，使其松紧度适当，即可测量出身高，测量两遍取平均值。测量的工具有多种，有传统方法，也有自动测量的电子仪器，读数可精确至 1mm。如果是 3 岁以下儿童，则需测量卧位身长，用专用的身长计测量，婴儿平卧，头部接触头板，移动足板使紧贴足跟，读数记录。

（二）体重（weight）

体重在一日之内随饮食、大小便、出汗等的影响而出现波动，因此体重测量应固定时间。宜在早晨空腹排便之后，着轻薄内衣裤称重，使用落地式体重秤，精度要求在 100g，测量时称放在水平地面上，校正零点，称重者站在称的中央。7 岁以下儿童可使用杠杆式体重称，精度在 50g；婴幼儿可用专用磅秤，精度在 10g。

（三）评价指标

体重标准有以年龄或身高制定的体重标准，处于生长发育期的青少年多用前者。身高体重指标应用范围广，可以根据身高体重制成表格用于查出相应的标准体重，也可以根据公式计算出标准体重，这样就可以与实际测量的体重进行评价。

(1) 理想体重(IBW，ideal body weight)计算公式：

身高 165cm 以上者：IBW(kg) = 身高 - 100；

身高 165cm 以下者：IBW(kg) = 身高 - 105(男性)；

IBW(kg) = 身高 - 100(女性)；

另外，军事科学院还推出一计算中国人理想体重的方法，这一计算方法似乎比较适合南北地区中国人：

北方人 IBW(kg) = (身高 cm - 150) ×0.6 + 50(kg)；

南方人 IBW(kg) = (身高 cm - 150) ×0.6 + 48(kg)；

按照以上公式计算，标准体重在 ±10% 以内为正常；±20% 以内为过重或消瘦；超过 ±30% 为肥胖或营养不良。

1～6 个月体重(kg) = 出生体重(kg) + 月龄 ×0.7(kg)；

7～12 个月体重(kg) = 出生体重(kg) + 6 ×0.7(kg) + (月龄 - 6) ×0.5(kg)；

1～12 岁：体重(kg) = 年龄 ×2 + 8

幼儿的理想体重一般不宜考虑年龄因素，可参考身高。幼儿身高在 125cm 以下时，其体重与身高是一起发展的，即身高每增加 3.8cm，体重增加 1kg。可以按照以下公式计算：理想体重(kg) = 3 + [身高(cm) - 50]/3.8。

(2) 适用于学龄前儿童的 KAUP 指数 = 体重(kg)/[身高(cm)]^2 ×10^4。范围：15～19 正常；13～15 消瘦；10～13 营养不良；<10 消耗性疾病；19～22 良好；>22 肥胖。

(3) 适用于学龄期儿童的营养状况评价指数为：ROHRER 指数 = 体重(kg)/[身高(cm)]^3 ×10^7。范围：过度消瘦 <92；消瘦 92～109；中等 110～139；肥胖 140～156；过度肥胖 >156。

(4) 身体质量指数(BMI，body mass index)：是用体重公斤数除以身高米数平方得出的数字，是目前国际上常用的衡量人体胖瘦程度以及是否健康的一个标准。主要用于统计用途，当我们需要比较及分析一个人的体重对于不同高度的人所带来的健康影响时，BMI 值是一个中立而可靠的指标(见表 4 - 9)。不过，随着科技进步，现时 BMI 值只是一个参考值，要真正衡量一个人是否肥胖，还需要其他指标以推断脂肪厚度。BMI = 体重(kg)/[身高(m)]^2

表 4 - 9　BMI 国际常用标准

性别	过轻	适中	过量	肥胖	非常肥胖
男性	<20	20～25	25～30	30～35	>35
女性	<19	19～24	24～29	29～34	>34

但这些数据是以西方人群的研究数据为基础制定的，不适合亚洲人群特别是中国人群。目前国内比较认可的中国成年人身体质量指数判断标准是：轻体重 BMI <18.5，健康体重 18.5 ≤ BMI < 24，超重 24 ≤ BMI < 28，肥胖 28 ≤ BMI，最理想的体重指数是 22。2003 年《中国成人超重和肥胖症预防控制指南(试用)》以 BMI 值≥24 为超重，≥28 为肥胖。2004 年中华医学会糖尿病学分会建议代谢综合征肥胖的标准定义为 BMI≥25。由于 BMI 没有把一个人的脂肪比例计算在内，所以一个 BMI 指数超重的人，实际上可能并

非肥胖而只是肌肉发达，这样的人不能认为是肥胖。

（5）现实体重与标准体重比（IBM）：IBM = 实际体重/标准体重 × 100%

IBM 结果评价见表 4 – 10。

表 4 – 10　IBM 结果评价

结果/%	体重状况
<59	重度营养不良
60～79	中度营养不良
80～89	轻度营养不良
90～109	正常
110～119	超重
120～129	轻度肥胖
130～149	中度肥胖
>150	严重肥胖

（6）维尔维克指数（Weierweike index）：其计算公式为：[体重（kg）+ 胸围（cm）]/身高（cm）×100。人体测量复合指标之一。它是 1920 年由维尔维克提出而命名的。实际上是体重/身高指数与胸围/身高指数的总和，反映人体长度、宽度、围度、厚度和密度，并与心肺功能有密切关系。既可作为营养指数，又可粗略反映体格和体质状况，是一个重要的指数指标（见表 4 – 11）。

表 4 – 11　青少年成长维尔维克指标

年龄/岁	身高/cm		体重/kg		胸围/cm		维尔维克指数	
	男	女	男	女	男	女	男	女
7	125.6	124.4	25.7	24.0	60.3	57.6	67.9	65.3
8	130.8	130.2	28.3	26.8	62.5	59.9	68.8	66.1
9	136.0	135.6	31.7	30.0	65.3	62.5	70.1	67.7
10	141.3	141.6	35.7	33.7	68.2	65.4	72.5	69.7
11	146.3	147.8	39.1	37.9	70.5	68.5	74.0	72.1
12	153.2	152.8	44.1	42.6	73.5	72.2	75.4	74.6
13	160.9	157.1	49.9	46.0	77.2	75.0	77.5	77.0
14	166.1	159.1	55.2	49.7	80.5	77.5	79.6	79.1
15	170.1	160.0	58.6	51.4	82.6	78.8	82.0	80.9
16	172.0	160.4	60.9	52.0	84.3	79.3	83.6	81.9
17	172.8	160.6	62.6	51.9	85.8	79.4	85.1	82.2
18	172.7	160.3	63.6	52.7	85.1	80.3	86.0	82.9

(7) 克托莱指数(Quetelet index):计算公式为:[体重(kg)/身高(cm)]×1000。克托莱指数单位为:克每厘米(g/cm)克托莱指数亦称“体重-身高指数”或“肥胖指数”。人体测量复合指标之一,由克托莱提出而命名的。通过体重与身高的比例关系表示每厘米身高的重量,以相对体重或等长体重反映人体围、宽、厚度及机体组织密度,在古人类学和人体发育评价研究中广泛运用。同性别、同年龄的指数随体重增长而增大,人体生长发育中男女性指数均随年龄增长而增长,男到21岁、女到19岁基本稳定。男女指数均值曲线在11岁和15岁时交叉,11~15岁间女性指数大于男性,11岁前,15岁后女性指数小于男性。

该指数目前没有绝对的标准,同BMI一样,还要考虑到肌肉发达而非脂肪过多带来的影响。该数据常常根据所测人群的不同有相对的标准,主要用于在发育时期的青少年以及体育运动员。一般来说13岁的男子克托莱指数为260~280,女子250~270;15岁的男子300~330,女子300~320;17岁的男子340~360,女子330~350。而在运动员中,不同的体育项目运动员的克托莱指数也有区别,举重运动员的克托莱指数就明显的高于跳水运动员。

二、皮褶厚度

皮褶厚度(skin fold thickness)是人体一定部位连同皮肤和皮下脂肪在内皮肤皱褶的厚度,人体皮下脂肪的含量约占全身脂肪总量的一半,测量一定部位的皮褶厚度可以表示或计算出体内的脂肪量的变化,是推断全身脂肪含量、判断皮下脂肪发育情况的一项重要指标。随着人年龄的变化,体脂也出现规律性的变化。不同的人群,由于其遗传素质、生活环境、饮食习惯等不同,体脂分布及其占体重百分比均可能呈现各自的特点。皮褶厚度可用X光、超声波、皮褶卡钳等方法测量。用卡钳测量皮褶厚度最为简单而经济,测得结果和X光片测量值的相关度可达0.85~0.90,对人体亦无放射性伤害。此方法简单易行,但要求所测量部位准确,使用的皮褶计压力要符合规定标准($10g/cm^2$)。在测量部位用拇指和食指将皮肤连同皮下脂肪轻轻捏起,然后用皮褶计测量拇指下方1cm处的皮褶厚度,在捏起皮肤3s内读数,读数记录至小数点后一位,要求同一个部位连续测量3次后取平均值,单位用mm表示。此方法需要操作者熟悉仪器的调试和检测方式,技术的差异不可避免的产生误差,其主要偏差的来源是检测者用手捏皮褶时施加的压力的稳定性,卡钳头的夹皮时间的长短,被测的皮褶厚度的厚薄等。

联合国粮农组织/世界卫生组织(FAO/WHO)推荐以三头肌、肩胛骨下及脐侧的皮褶厚度为评价发育的指标。这些部位组织均衡、松弛,皮下脂肪和肌肉能充分分开,测点明确,测量方便,测值重复率高。

(一)肱三头肌皮褶厚度(TSF, triceps skin fold thickness)

受测者自然站立,被测部位充分裸露。测试人员站在被测试者身后,找到肩峰、尺骨鹰嘴部位,测试部位就在肩峰到尺骨鹰嘴连线中点上方约2cm处。测定时皱褶两边的皮肤须对称,以免造成人为误差。应注意皮褶计与上臂围呈垂直,在皮褶计指针快速回落后立即读数。要连续测量 3 次，记录以毫米（mm）为单位，精确到 0.1mm。

成人 TSF 参考值：男性 8.3mm，女性 15.3mm。实测值大于正常值的 90% 为正常，80% ~90% 是轻度营养不良，60% ~80% 是中度营养不良，小于 60% 是重度营养不良。

（二）肩胛骨下部皮褶厚度

取左肩胛骨下角下方约 2cm 处，顺自然皮褶方向，用左手拇指和食指、中指将被测皮肤和皮下组织提起，其余测定方法同 TSF 测定，测量时皮褶计要与水平成 45°角。

测定结果判断：以肩胛下皮褶厚度与 TSF 之和来判定，正常参考值为男性 10 ~ 40mm，女性为 20 ~ 50mm；男性 >40mm、女性 >50mm 为肥胖；男性 <10mm、女性 <20mm 为消瘦。

（三）腹部皮褶厚度

取脐右侧 1cm 处，将皮肤连同皮下组织于正中线平行捏起，不要用力加压，用皮褶计测量拇指 1cm 处的皮褶厚度，测定方法同 TSF 测定。

肱三头肌皮褶厚度、肩胛下部皮褶厚度、腹部皮褶厚度可反应机体总体脂（TBF）水平。分别以 A、B、C 代表三头肌皮褶厚度、肩胛下部皮褶厚度和腹部皮褶厚度（单位：mm），计算总体脂的公式是 $TBF(\%) = 0.91137A + 0.17871B + 0.15381C - 3.60146$。结果 >20% 者为肥胖。

三、上臂围（AC，arm circumference）

被测者充分裸露上臂，自然下垂，取上臂中点，用无伸缩性材料制成的卷尺测量，水平围绕一周，测量并读取周长，刻度需读至 0.1cm。

上臂围参考值：男 27.5cm，女 25.8cm。实测值大于正常值的 90% 为正常，80% ~ 90% 是轻度营养不良，60% ~80% 是中度营养不良，小于 60% 是重度营养不良。

四、上臂肌围（AMC，arm muscle circumference）

上臂肌围间接反应体内蛋白质的储存水平。

$AMC(cm) = AC(cm) - 3.14 \times TSF(cm)$，参考值：男性 24.8cm，女性 21.0cm。实测值大于正常值的 90% 为正常，80% ~90% 是轻度营养不良，60% ~80% 是中度营养不良，小于 60% 是重度营养不良。

五、腰围（WC，waist circumference）

腰围（WC）是反映脂肪总量和脂肪分布的综合指标，世界卫生组织推荐的测量方法是：被测者站立，双脚分开 25 ~ 30cm，体重均匀分配。测量位置在水平位髂前上嵴和第 12 肋下缘连线的中点，简单点就是将带尺经脐上 0.5 ~ 1cm 处水平绕一周，肥胖者选腰部最粗处水平绕一周测腰围。将测量尺紧贴软组织，但不能压迫，测量值精确到 0.1cm。标准腰围计算方法：男性：身高（cm）÷2 - 11（cm），女性：身高（cm）÷2 - 14（cm），偏差 ±5% 为正常范围。公式能较正确地计算出中国成人正常腰围值，既准确又方便、实用性优于体重指数，能够监测对早期预防肥胖症、糖尿病、心血管等疾病具有积极作用。

来自伦敦帝国学院、德国人类营养学研究所等机构的科研人员在美国《新英格兰医学杂志》上报告说，他们对超过35万欧洲人进行了平均9.7年的跟踪调查。这些人在调查开始时的年龄平均为51.5岁。结果表明，一个人的身高体重指数（BMI）即便处于正常范围内，但如果腰围过大，过早死亡的概率仍会大大高于常人。这一研究结果提供的强有力证据证明，一个人即便整体算不上超重或肥胖，但如果腰部积聚过多脂肪，对健康也会造成严重威胁。对相同BMI指数的研究对象进行比较。结果发现，随着腰围上升，早亡的概率也会升高。具体来说，男性腰围超过120cm、女性腰围超过100cm，其早亡的概率是腰围正常人的约两倍。

2003年《中国成人超重和肥胖症预防控制指南（试用）》以男性腰围≥85cm和女性腰围≥80cm为腹型肥胖。同BMI的说明一样，应注意肥胖并非单纯性的体重增加，若体重增加是肌肉发达，则不应认为是肥胖。

腰围可以简单方便的衡量脂肪的分布，而CT或磁共振（MRI）在计算皮下脂肪厚度或内脏脂肪量中，是评估体内脂肪分布最准确的方法，但不作为常规检查。用CT或MRI扫描腹部第4～第5腰椎间水平面计算内脏面积时，以腹内脂肪面积≥100cm^{2}作为判断腹内脂肪增多的切点。

第三节　生化检查

营养状况的生化检查是指通过生化检验等实验室手段对蛋白质、脂类、糖类、维生素、微量元素和电解质做出检验以反映出机体的营养水平，来判断营养物质是否不足或过多，便于诊断是否是营养病。机体对各种营养物质均有一定的需要量、允许量和耐受量，因此营养病可因一种或多种营养物质不足、过多或比例不当引起。用生化监测的手段测定被测者体液或排泄物中与营养有关的成分，可判断人体营养水平，以便较早掌握营养失调征兆和变化动态，及时采取必要的预防措施。反应当时或短期情况可检测血、尿、粪，反应较长一段时间情况可检测毛发、指甲，二者结合可互补。生物样品的采样时间、采样方式、保存方法以及运输条件的不同均有可能影响到结果，因此应有相应的标准操作程序，做到统一，尽量避免误差。

在看生化检查的各项指标前应该先了解项目的参考值，即所谓的正常值或正常范围。正常值或正常范围是实验室诊断沿用已久的概念，但这一提法的词义概念欠精确。因为正常值应该是从正常人测得的值，但是对“正常人”目前尚无确切的定义和概念，故现在已被参考值或参考范围的概念所替代。参考值或参考范围都是应用统计学方法而产生，所有抽样组测得值的平均值加减其标准差即为参考范围。对于同一检测项目各单位使用的仪器和方法可能不同，以及所在地域、种族等不同，参考范围也就存在一定的偏差，每个实验室对某些项目有自己的参考范围。

绝大多数检验项目高于或低于参考范围均有临床意义，如空腹葡萄糖检测，增高常见于糖尿病、甲亢、高糖饮食等；减低常见于长期营养不良、饥饿等。而有些检验项目则仅是高于或低于参考范围才有价值，例如维生素的含量测定，增高多无临床意义，如降低则表示维生素缺乏，属于病态变化。

一般来说营养过剩最明显的表现就是体重增加导致肥胖，或是血脂、血糖增高，以及脂肪肝等，这些都可以通过体格检查或简单的生化检查就可以判断。而营养缺乏病是指由于机体内长期缺乏某一种或数种营养素引起的一系列临床症状。发病原因大致可分为：营养素摄入不足，消化道对某些营养素吸收障碍，机体代谢障碍，机体需要量增加，某些疾病对物质代谢的影响。表 4－12 列举了营养缺乏症中常见的体征和临床表现。

表 4－12　营养缺乏症中常见体征和临床表现

部位	症状	缺乏的营养素
全身	消瘦、水肿、发育不良	蛋白质、能量、维生素、锌
	贫血	蛋白质、铁、叶酸、维生素 B_6、维生素 B_{12}、维生素 C
皮肤	干燥、毛囊角化、溢脂性皮炎、出血	维生素 A、维生素 B_5、维生素 B_2、维生素 C、维生素 K
眼	角膜干燥、夜盲、毕脱氏斑	维生素 A、维生素 B_2
口，唇	口角炎、牙龈炎、牙龈出血、水肿舌炎、舌猩红、舌肉红	维生素 B_2、维生素 B_5、维生素 C
骨骼	佝偻、鸡胸、串珠肋、O 型腿、X 型腿	维生素 D、维生素 C
神经系统	肌无力、肢端麻木、神经炎、蚁行感	维生素 B_1、维生素 B_5、维生素 B_6
心脏	营养代谢性心脏病	维生素 B_1
头发	稀少、失去光泽	维生素 A、蛋白质
指甲	舟状甲	铁
其他	甲状腺肿、克汀病	碘

常见人体营养生化检测指标及参考范围见表 4－13，如前所述，参考范围无绝对性，仅作参考用。

表 4－13　人体营养生化水平的检测指标及正常参考值

营养素	检测指标	正常参考值
蛋白质	1. 血清总蛋白	60～80g/L
	2. 血清白蛋白(A)	30～50g/L
	3. 血清球蛋白(G)	20～30g/L
	4. 白蛋白/球蛋白(A/G)	1.5：1～2.5：1
	5. 空腹血中氨基酸总量/必需氨基酸	>2

表 4-13(续)

营养素	检测指标	正常参考值
蛋白质	6. 血液比重	>1.015
	7. 尿羟酮氨基系数	>2.0～2.5(mmol/L 尿肌酐系数)
	8. 游离氨基酸	40～60mg/L(血浆);65～90mg/L(红细胞)
	9. 每日必然损失氮	男:58mg/kg;女:55mg/kg
血脂	1. 总脂	4.5～7.0g/L
	2. 三酰甘油	0.2～1.1g/L
	3. α 脂蛋白	30%～40%
	4. β 脂蛋白	60%～70%
	5. 胆固醇(其中胆固醇值)	1.1～2.0g/L(70%～75%)
	6. 游离脂肪酸	0.2～0.6mmol/L
	7. 血酮	<20mg/L
钙、磷、维生素 D	1. 血清钙(其中游离钙)	90～110mg/L(45～55mg/L)
	2. 血清无机磷	儿童:40～60mg/L;成人:30～50mg/L
	3. 血清 Ca×P	>30～40
	4. 血清碱性磷酸酶	儿童:5～15 布氏单位;1.5～4.0 布氏单位
	5. 血清 25-OH-D_3	36～150mmol/L
	6. 血浆 25-OH-D_3	50～100mmol/L
锌	1. 发锌	125～250μg/mL(各地暂用:临界缺乏<110μg/mL,绝对缺乏<70μg/mL)
	2. 血浆锌	800～1100μg/L
	3. 红细胞锌	12～14mg/L
	4. 血清碱性磷酸酶活性	成人 1.5～4.0 布氏单位;儿童 5～15 布氏单位
铁	1. 全血血红蛋白浓度(g/L)	成人男>130;女、儿童>120;6 岁以下集孕妇>110
	2. 血清运铁蛋白饱和度	成人>16%;儿童>7%～10%
	3. 血清铁蛋白	>10～12mg/L
	4. 血液血细胞比容(红细胞压积)(HCT 或 PVC)	男 40%～50%;女 37%～48%
	5. 红细胞游离原卟啉	<70mg/L RBC
	6. 血清铁	500～1840μg/L
	7. 平均红细胞体积(MCV)	80～90μm^3
	8. 平均红细胞血红蛋白(MCH)	28～32pg
	9. 平均红细胞血红蛋白浓度(MCHC)	32～38g/dL

表 4－13(续)

营养素	检测指标	正常参考值
维生素 A	1. 血清视黄醇	儿童 >300μg/L；成人 >400μg/L
	2. 血清胡萝卜素	>800μg
维生素 B_1	1. 24h 尿	>100μg
	2. 4h 负荷尿	>200μg(5mg 负荷)
	3. 任意一次尿/每克肌酐	>66μg
	4. 血	RBC 转羟乙醛酶活力 TPP 效应 <16%
维生素 B_2	1. 24h 尿	>120μg
	2. 4h 负荷尿	>800μg(5mg 负荷)
	3. 任意一次尿/每克肌酐	>80μg
	4. 血	红细胞内谷胱甘肽还原酶活力系数 <1.2
烟酸	1. 24h 尿	>1.5mg
	2. 4h 负荷尿	>3.5～3.9mg(50mg 负荷)
	3. 任意一次尿/每克肌酐	>1.6mg
	4. 血	
维生素 C	1. 24h 尿	>10mg
	2. 4h 负荷尿	>5～13mg(500mg 负荷)
	3. 任意一次尿/每克肌酐	男 >9mg；女 >15mg
	4. 血	3mg/L(血浆)
叶酸	血	3～16μg/L(血浆)；130～628μg/L(RBC)
其他	尿糖	(－)
	尿蛋白	(－)
	尿肌酐	0.7～1.5g/24h 尿
	尿肌酐系数	
	男	23mg/kg
	女	17mg/kg
	全血丙酮酸	4～12.3mg/L

注：该表来源于郭红卫主编.《医学营养学》. 第二版. 复旦大学出版社. 2009。

第五章 特定人群营养

第一节 特定生理阶段人群营养

特定人群包括孕妇、乳母、婴幼儿、儿童青少年、老年人。不同生理阶段的人群机体具有不同的生理代谢、社会活动和心理状态，对营养的质与量的需求也呈现出千差万别，掌握特定生理状态下对营养需求的特点，有助于正确指导特定生理阶段的合理营养，预防营养性疾病的发生。

一、孕妇营养

孕妇(pregnant woman)是指处于妊娠特定状态下的妇女，是一个需要加强营养的特殊人群，因为她们既要提供胎儿生长发育所需的各种营养素，又要为分娩和分泌乳汁贮备营养素，因而她们的营养状况对妊娠过程、胎儿及婴儿生长发育均起着极为重要的作用。通常营养状况良好的妇女，通过孕期体内一系列生理和代谢调整，能够提供胎儿生长和乳汁分泌所需要的营养；而孕期营养不良的妇女，则可能出现母体和胎儿营养缺乏及某些并发症。

(一)孕期生理特点及代谢的改变

妊娠是复杂的生理过程，孕妇在妊娠期间会进行一系列的生理调整，以适应胎儿在母体内的生长发育、吸收母体营养和排泄废物。

1. 内分泌改变

母体内分泌发生改变的目的之一，是对营养素代谢进行调节，增加营养素的吸收或利用，以支持胎儿的发育，保证妊娠的成功。

(1) 母体卵巢及胎盘激素分泌增加：胎盘催乳激素可刺激胎盘和胎儿的生长以及母体乳腺的发育和分泌；刺激母体脂肪分解，提高母血游离脂肪酸和甘油的浓度，将更多的葡萄糖运送至胎儿，在维持营养物质由母体向胎体转运中发挥重要作用。雌二醇调节碳水化合物和脂类代谢，增加母体骨骼更新率，有研究发现，钙的吸收和储留同孕期雌激素水平正相关。

(2) 孕期甲状腺素及其他激素水平的改变：孕期血浆甲状腺素 T_3、T_4水平升高，但游离甲状腺素升高不多，体内合成代谢增加，基础代谢率至孕晚期升高 15% ~20%，孕晚期基础代谢耗能约增加 0.63MJ/d(150kcal/d)。另外，妊娠期胰岛素分泌增多，循环血中胰岛素水平增加，使孕妇空腹血糖值低于非孕妇，但糖耐量试验时血糖增高幅度大且回复延迟，致糖耐量异常及妊娠糖尿发生率升高。

2. 消化功能改变

孕期消化液和消化酶（如胃酸和胃蛋白酶）分泌减少，易出现消化不良；受孕酮分泌增加的影响，胃肠道平滑肌细胞松弛，张力减弱，蠕动减慢，胃排空及食物肠道停留时间延长，孕妇易出现饱胀感以及便秘；由于贲门括约肌松弛，胃内容物可逆流入食管下部，引起反胃等早孕反应。另一方面，消化系统功能的上述改变，延长了食物在肠道停留时间，使一些营养素，如钙、铁、维生素 B_{12} 及叶酸等的肠道吸收量增加，与孕妇、胎儿对营养素的需要增加相适应。

3. 血液容积及血液成分改变

血浆容积随孕期进展逐渐增加，至孕 28 ~ 32 周时达峰值，最大增加量为 50%，1.3 ~ 1.5L；红细胞和血红蛋白的量也增加，至分娩时达最大值，增加量约 20%。血浆容积和红细胞增加程度的不一致性，导致血红蛋白浓度下降 20% 以上，红细胞比容（hematocrit value）下降约 15%，为 0.31 ~ 0.34（非孕为 0.38 ~ 0.47）；红细胞计数下降为 3.6×10^{12} 个/L（非孕为 4.2×10^{12} 个/L），造成血液的相对稀释，称为孕期生理性贫血。WHO 建议的贫血界定值为：孕早期和孕末期 Hb ≤ 110g/L，孕中期 Hb ≤ 105g/L。血浆总蛋白浓度由平均 70g/L 降至 40g/L，血浆白蛋白浓度由 40g/L 下降至 25g/L。孕期血浆葡萄糖、氨基酸、铁以及水溶性维生素，如维生素 C、叶酸、维生素 B_6、维生素 B_{12} 含量均降低。但某些脂溶性维生素如胡萝卜素、维生素 E 的血浆水平在孕期上升，如维生素 E 血浆浓度上升约 50%，而维生素 A 变化不大。

4. 肾功能改变

有效肾血浆流量及肾小球滤过率增加，但肾小管再吸收能力并未相应增强，故尿中葡萄糖、氨基酸和水溶性维生素如核黄素、叶酸、烟酸、吡哆醛的代谢终产物排出量增加。其中葡萄糖的尿排出量可增加 10 倍以上，尤其是在餐后 15min 可出现糖尿，但尿中葡萄糖排出量的增加与血糖浓度无关，应与真性糖尿病鉴别。尿氨基酸日平均排出量约 2g，尿中氨基酸的构成与血浆氨基酸也无关。叶酸的排出比非孕时高出 1 倍，为 10 ~ 15μg/d。

5. 体重改变

孕早期体重变化不大，应每个月测量一次。孕中、晚期应每周测量体重，根据体重增长的情况调整食物摄入和身体活动。体重增长不足者，可以适当增加能量密度高的食物摄入，体重增长过快的，应在保证各类营养素摄入的情况下注意能量的摄入，同时适当增加体力活动。关于孕期体重增重适宜推荐值，目前建议以美国医学研究院（IOM）2009 年推荐的妇女孕期体重增长适宜范围作为监测和控制孕期体重增长的参考，详见表 5－1。

表 5－1　孕期适宜体重增长及增长速率

孕前 BMI/（kg/m^2）	总增重范围/kg	孕中晚期增重速率/（kg/周）
低体重（＜18.5）	12.5 ~ 18	0.51（0.44 ~ 0.58）
正常体重（18.5 ~ 24.9）	11.5 ~ 16	0.42（0.35 ~ 0.50）

表 5-1(续)

孕前 BMI/(kg/m²)	总增重范围/kg	孕中晚期增重速率/(kg/周)
超重(25.0~29.9)	7~11.5	0.28(0.23~0.33)
肥胖(≥30.0)	5~9	0.22(0.17~0.27)

注:双胎孕妇孕期增重推荐值:孕前体重正常者为 16.7~24.3kg,孕前超重者为 13.9~22.5kg,孕前肥胖者为 11.3~18.9kg。

摘自《中国居民膳食指南(2016 版)》,中国营养学会编著,人民卫生出版社,2016 年。

(二)孕期营养不良对胎儿影响

孕期营养不良将对胎儿造成严重的不良影响,主要表现如下。

1. 低出生体重

母亲营养不良,胎儿在产期死亡率高,出生时体重低,智力与体格发育迟缓。孕妇补充足够营养,可降低死产率和婴儿死亡率。低出生体重(Low Birth Weight,LBW)指新生儿出生体重<2500g。低出生体重的影响因素很多,大致可归纳为:①母亲孕期体重增长与胎儿出生体重呈高度正相关,也有报道与孕前体重和身长也存在正相关;②孕期血浆总蛋白和血清蛋白低者,低出生体重儿发生率高;③贫血孕妇产低体重儿发生率较高;④饮食因素中,孕期能量摄入量与婴儿出生体重关系最密切,在台湾和危地马拉 2 次孕期营养补充试验中,观察到补充能量可增加新生儿出生体重;⑤吸烟、酗酒可能是低出生体重的危险因素。有报道相当数量的低体重儿出生于每天吸烟 20 支或以上的孕妇。过量饮酒的孕妇,其新生儿低体重发生率可增加 2.7 倍。

2. 早产儿及小于胎龄儿

早产儿(premature)指妊娠期少于 37 周即出生的婴儿。小于胎龄儿(small for gestational age,SGA)指大小与妊娠月份不符的胎儿,即新生儿体重为该孕期应有体重第 10 百分位数以下,或低于平均体重 2 个标准差,反映胎儿在母体内生长停滞,发育迟缓(intrauterine growth retardation,IUGR)。发达国家低出生体重儿 67% 是早产儿,其余 33% 为小于胎龄儿,而发展中国家低出生体重儿多数属于与妊娠月份不符的小于胎龄儿。1980 年以来,IUGR 研究已成为围生医学新课题。孕期营养不良是造成 IUGR 发生的重要原因,尤其是能量、蛋白质摄入不足时。孕妇孕前体重<40kg,孕期增重<12kg,发生 IUGR 危险性显著增加。

3. 围产期新生儿死亡率增高

有资料表明,低出生体重儿围生期死亡率明显高于正常出生体重婴儿,约占新生儿死亡数的 70%,印度低体重儿围生期死亡率是正常体重儿的 5 倍。

4. 脑发育受损

孕期营养不良影响胎儿智力发育。从孕 30 周至出生后 1 年,是大脑细胞增殖期;此时营养不良,如蛋白质摄入不足,可致胎脑发生永久性生理及生化变化,影响脑成熟,以后难以弥补。脑细胞增殖和体积增大,分为增殖、增殖和体积增大同时进行、细胞体积增大 3 个阶段。脑细胞增殖，具有一次性完成特点，如果脑细胞增殖期缺乏营养，影响细胞增殖，以后再也无法弥补。随后脑细胞数量不再增加，但细胞体积增大、重量增加，直至 2 岁左右。因此，妊娠期间营养状况，特别是孕后期母体蛋白质摄入量是否充足，关系到胎儿脑细胞增殖数量和大脑发育，并影响将来的智力发育。

5. 先天畸形

孕妇营养不良使胚胎发育受影响，孕期某些营养素缺乏或过多，可能导致出生婴儿先天畸形（Congenital malformation），研究报道较多的有锌、维生素 A、叶酸等。孕早期叶酸缺乏，可造成胎儿神经管畸形（neural tube defeCts），其中以无脑儿（anenCephalus）和脊柱裂（spina bifida）最严重。近年研究报道证明，孕前和孕早期补充叶酸和多种维生素，可预防神经管畸形初发和再发。在妊娠初期摄入维生素 A 过多，可导致先天畸形，故孕期补充维生素 A 必须慎重。

动物实验证明，孕鼠缺乏维生素 E、维生素 B_1 或尼克酸能引起幼鼠先天性异常；叶酸缺乏能引起胎儿神经管缺陷、心血管异常、骨畸形或尿道异常；维生素 A 缺乏可引起无眼畸形、脑积水、心血管及其他先天异常。对于人群直接观察也有报道，如孕妇缺乏维生素 A，会引起新生儿角膜软化；缺乏维生素 K，可致新生儿发生出血性疾病；缺乏维生素 B_6，使新生儿出现抽搐等症状。孕妇某种营养素的严重缺乏，甚至可危及婴儿生命，如个别地区有因孕妇维生素 B_1 严重缺乏，导致婴儿患急性脚气病并致死亡的报道。此外，孕妇患严重缺铁性贫血可增加早产的发生率，导致新生儿贫血乃至新生儿死亡。

（三）孕妇合理饮食

1. 补充叶酸，常吃含铁丰富的食物，选用碘盐

叶酸对于预防胎儿神经管畸形、高同型半胱氨酸血症、促进红细胞成熟和血红蛋白合成具有重要作用。孕期应常吃含叶酸丰富的食物，除此之外还应该补充叶酸 400μgDFE/d。孕期还应该多摄入富含铁的食物，对于预防早产、流产、满足孕期血红蛋白合成和增加胎儿铁储备的需要。碘是合成甲状腺素的原料，是调节新陈代谢和促进蛋白质合成的必需微量元素，因此孕妇应多摄入含碘丰富的海产品。

2. 孕吐严重者，可少量多餐，保证摄入含必要碳水化合物的食物

孕早期应维持孕前平衡膳食。早孕反应严重的可以少量多餐，选择清淡或喜爱的膳食，必须保证摄入足够的碳水化合物，以预防酮血症对胎儿神经系统的伤害。

3. 孕中晚期适量增加奶、鱼、禽、蛋、瘦肉的摄入

孕中期以后，胎儿生长速率加快，因此应该在孕前膳食的基础上，增加奶类 200g/d，孕中期增加动物性食物 50g/d，孕晚期增加动物性食物 125g/d。建议每周食用鱼类 2 ~ 3 次，以提供 n - 3 长链多不饱和脂肪酸促进胎儿脑发育。

4. 适量身体活动，维持孕期适宜体重

体重是反映人群营养状况最直观的指标，特别是对于孕妇来说营养状况的好坏与胎儿出生体重、妊娠并发症等密切相关。保证胎儿的正常发育，应使孕期体重增长保持在适宜的范围。健康的孕妇每天应进行不少于 30min 的中等强度身体活动。

5. 禁烟酒，愉快孕育新生命，积极准备母乳喂养

烟草、酒精对胎儿发育的各个阶段都有明显的毒性作用，容易引起流产、早产和畸形。因此，有吸烟饮酒习惯的妇女必须戒烟禁酒，远离吸烟环境，避免二手烟。

（四）孕期不同阶段营养与膳食

妊娠期是生命早期1000d的窗口期，营养好坏将对母子双方的近期和远期健康都将产生重要的影响。不同妊娠期妇女的膳食应该在非怀孕妇女的基础上，根据母体生理和代谢变化以及胎儿生长速度进行适当调整。

1. 孕早期

（1）摄入富含叶酸的食物

富含叶酸的食物有动物肝、蛋类、豆类、酵母、绿叶蔬菜，水果及坚果类。天然食物中存在的叶酸在烹调加工的过程中遇热易分解，生物利用率较低。因此，孕期除了多摄入富含叶酸的食物外，还应该额外补充叶酸400μg/d。

（2）早孕反应食物摄入

孕早期胎儿生长发育速度比较缓慢，孕妇所需营养与非怀孕妇女无较大差别。因此孕早期应该继续维持孕前膳食。若早孕反应严重，孕吐较明显或食欲不佳的孕妇不必过分强调平衡膳食，注意碳水化合的摄入。可以尝试以下饮食措施：

①早晨可进食干性食品如馒头、面包干、饼干、鸡蛋等；

②避免油炸及油腻食物和甜品，以防止胃液逆流而刺激食管黏膜；

③可适当补充维生素 B_1、维生素 B_2、维生素 B 及维生素 C 等以减轻早孕反应的症状。

2. 孕中晚期

孕中晚期要多摄入富含铁、碘和动物性食物。

孕中期一天食物建议量：谷类200～250g，薯类50g，全谷物和杂豆不少于1/3；蔬菜类300～500g，其中绿叶蔬菜和红黄色等有色蔬菜占2/3以上；水果类200～400g；鱼、禽、蛋、肉类（含动物内脏）每天总量150～200g；牛奶300～500g；大豆类15g；坚果10g；烹调油25g；食盐不超过6g。

孕晚期一天食物建议量：谷类200～250g，薯类50g，全谷物和杂豆不少于1/3；蔬菜类300～500g，其中绿叶蔬菜和红黄色等有色蔬菜占2/3以上；水果类200～400g；鱼、禽、蛋、肉类（含动物内脏）每天总量200～250g；牛奶300～500g；大豆类15g；坚果10g；烹调油25g；食盐不超过6g。

（五）妊娠合并症的营养防治

1. 妊娠剧吐的营养防治

妊娠剧吐多见于年轻初孕妇女。为预防妊娠剧吐应加强妊娠前营养，使身体健康，精神心理正常，尤其维生素 B_1、维生素 B_6、维生素 C 要摄入充裕。对症状轻者应多给予精神鼓励，根据孕妇喜好给予易消化的食物分次进食，如吃烤面包、烤馒头片等；少量多餐，以清淡饮食为主，避免闻到烹调食物的味道；鼓励孕妇每天必须食用至少150g碳水化合物，以免发生酮症；妊娠剧吐症状重者，需静脉输入葡萄糖液。

2. 妊娠合并贫血的营养防治

孕妇血红蛋白低于100g/L即为孕妇贫血。

（1）缺铁性贫血：铁缺乏与维生素C摄入低有关，当维生素C和铁比例为10∶1时，铁吸收率最高。维生素A水平可改善血红蛋白水平和铁营养状况。孕妇合并缺铁性贫血的营养防治方法为：补充足量能量与蛋白质；足量铁，尤其注意血红素铁供给；足量维生素C和维生素A；避免食用过多含草酸和过量锌、铜的食物，以免妨碍铁吸收。

（2）巨幼细胞性贫血：本病多见于妊娠晚期或产褥期，多见于年龄大的经产妇。孕妇发生营养性巨幼细胞贫血病情较急，且以消化道症状为主。防治巨幼红细胞性贫血应注意多食用以下食物：富含叶酸的新鲜蔬菜及富含蛋白质的食物，如肝、瘦肉等；含维生素B_{12}丰富的动物性食物；富含铁与维生素C的食物。

3. 妊娠高血压综合征的营养防治

妊娠高血压综合征病因与下列因素有关：①家族史；②体型，矮胖体型者易发病；③营养不平衡，有贫血、低蛋白血症，缺乏蛋白质、铁、钙者易发病；④气温剧烈变化等诱因；⑤免疫功能紊乱。妊娠高血压综合征孕妇的饮食应注意：限制脂肪总摄入量，脂肪供能不超过总能量30%；补充足量优质蛋白质，使蛋白质供能占总能量15%以上；能量摄入量不宜过多；增加钙、锌摄入量；多摄入蔬菜水果；限制每天食盐用量，每天烹调用盐2.5g，酱油不超过10mL。

4. 妊娠期糖尿病防治

妊娠期糖尿病（gestational diabetes mellitus，GDM）是指妊娠期间发现或发病的糖耐量异常、空腹血糖异常和糖尿病的总称，其临床症状主要表现为多饮、多食、多尿的“三多”症状，反复发作的阴道念珠菌感染症状或体征；孕妇体重增加过快，常伴羊水过多和巨大胎儿等。妊娠期糖尿病的主要影响因素包括：年龄、肥胖、种族不良生育史和糖尿病家族史等。妊娠期糖尿病控制不良可以导致严重的母体和胎儿近远期并发症和合并症。营养治疗是妊娠期糖尿病最基本的治疗措施。若治疗得当，待妊娠结束后血糖可以恢复正常，并能生产健康的婴儿；若治疗不当，产后又不进行饮食控制，往往会转变成终生糖尿病。

营养治疗通常配合胰岛素进行，须注意不能使用磺脲类降糖药，因其能通过胎盘，引起胎儿胰岛素分泌过多，导致胎儿低血糖死亡或引起畸形。营养治疗的原则为：控制血糖和血脂，使其接近正常生理水平，避免出现高血糖、低血糖和酮症，以免给母儿带来不利影响；同时要供给足够的营养，以保证孕妇和胎儿正常发育，具体措施如下。

（1）合理控制能量

妊娠1～3个月能量供给量与孕前相同；妊娠4个月后，能量供给适量增加，每天增加0.84MJ（200kcal），以满足胎儿生长的需要。按孕前的理想体重每天供给0.13～0.16MJ（30～38kcal）/kg，并根据孕妇体重增长情况进行调整。整个妊娠期正常体重增加为

10～12.5kg，其中包括胎儿、胎盘、羊水、子宫、乳房、血液和脂肪储备等。不同妊娠期增重不同：妊娠早期体重变化不大，妊娠中期逐渐增加，至妊娠晚期体重增加迅速，每周增加0.35～0.45kg，1个月增重不超过2kg。如果体重增加过快，应适当减少能量的供给量，如体重增加不足，在可控制血糖的条件下，适当增加能量供给量。一般每天供给量为7.5～8.4MJ（1800～2200kcal），肥胖者在此期间不宜减体重。

（2）充足的蛋白质

为满足孕妇和胎儿生长发育的需要，应保证蛋白质的供给量，孕中期每天增加15g，孕晚期每天增加30g。孕前每天供给蛋白质55g，蛋白质占总能量15%～20%，其中优质蛋白质占50%以上。

（3）适量碳水化合物和脂肪

碳水化合物占总能量55%～65%，在妊娠晚期应每天不低于250g，过低不利于胎儿生长发育。胎儿组织中脂肪氧化酶活性很低，葡萄糖几乎成为提供胎儿能量的唯一来源，若孕妇摄入碳水化合物过少，加上胰岛素的不足，脂肪动员过快，易产生过多的酮体，不利于胎儿大脑和神经系统发育。但碳水化合物过高又不利于血糖的控制。脂肪供给量占总能量20%～30%，其中饱和脂肪酸、单不饱和脂肪酸、多不饱和脂肪酸比例为1∶1∶1。

（4）充足的维生素和矿物质

供给量可参照我国饮食营养素参考摄入量。

（5）合理安排餐次

餐次对妊娠糖尿病更为重要。除早、午、晚餐外，还应给予加餐，每天在总能量不变的基础上，可进食4～5餐或更多，以使血糖尽量保持稳定，防止高血糖、低血糖和由于血糖下降幅度过大而出现的低血糖性酮症。

（6）产后及时调整摄食量

产后胎盘排出，全身的内分泌激素逐渐恢复到非孕时水平，胰岛素需要量相应减少，若不及时调整摄食量，易发生血糖大幅度波动。由于孕期不宜减肥，产后应注意节食减肥，避免发展为终生糖尿病。

二、乳母营养

乳母是指产后数小时开始用母乳喂养婴儿一直到婴儿断乳的整个时期的妇女。乳母不仅自身机体需要恢复，同时要分泌乳汁哺乳婴儿，因而对营养的需求远远大于妊娠期。当乳母的各种营养素摄入量不足时，其体内的分解代谢将增加，以维持泌乳量，此时泌乳量下降可能不明显，但已存在母体内营养的不平衡，最常见的指征是乳母的体重减轻，或可出现营养缺乏病的症状。因此，必须为乳母提供足量且合理的营养，以保证乳汁的质和量，从而促进婴儿健康成长，同时也保证母亲产后机体健康得以恢复和维持。

（一）哺乳期的营养需求

1. 能量

产后1个月内乳汁分泌每日约500mL，乳母的膳食能量适当供给即可，至3个月后每日泌乳量增加到750～850mL，对能量的需求增高。人乳的能量平均为290kJ(70kcal)/100mL。每升乳汁含能量为2900kJ(700kcal)，机体转化乳汁的效率约为80%，故共需约3625kJ(875kcl)才能合成1L的乳汁。孕期的脂肪储备可为泌乳提供约1/3的能量，另外的2/3则需由膳食提供。

中国营养学会2013年提出的乳母每日能量推荐摄入量，在非孕成年妇女的基础上每日增加2070kJ(500kcal)，蛋白质、脂肪、碳水化合物的供热比分别为13%～15%、20%～30%、55%～60%。

2. 宏量营养素

（1）蛋白质

人乳蛋白质平均含量为1.2g/100mL，若每日泌乳量约为750mL，所含蛋白质9g左右，但是母体内膳食蛋白质转变为乳汁蛋白质的有效率为70%，故分泌750ml的乳汁需要消耗膳食蛋白质13g。如果膳食蛋白质的生物学价值不高，则转变成乳汁蛋白质的效率更低。按我国营养学会的建议，乳母应每日增加蛋白质20g，达到每日85g，其中一部分应为优质蛋白质。某些富含蛋白质的食品，如牛肉、鸡蛋、肝和肾等，有促进泌乳的作用。

（2）脂肪

一般而言，每次哺乳过程中后段乳中脂肪含量比前段乳的含量高，这样有利于控制婴儿的食欲。乳中脂肪含量与乳母膳食脂肪的摄入量有关，乳母能量的摄入和消耗相等时，乳汁中脂肪酸与膳食脂肪酸的组成相似。脂类与婴儿的脑发育有密切关系，尤其是其中的不饱和脂肪酸，例如二十二碳六烯酸(DHA)，对中枢神经的发育特别重要。目前我国乳母脂肪推荐与成人相同，膳食脂肪供给为20%～30%。

3. 微量营养素

（1）矿物质

①钙

为了保证乳汁中钙含量的稳定及母体钙平衡，应增加乳母钙的摄入量。乳母膳食钙参考推荐摄入量为每日1000mg，可耐受的最高摄入量每日为2000mg。在2001年中国营养学会妇幼分会提出的《改善我国妇女儿童钙营养状况的建议》中，建议乳母要注意膳食多样化，增加富含钙的食品，例如豆类及豆制品等，建议每日饮奶至少250mL，以补充约300mg的优质钙；摄入100g左右的豆制品和其他富钙食物，可获得约100mg的钙；加上膳食中其他食物来源的钙，摄入量可达到约800mg，剩余不足部分可增加饮奶量或采用钙剂补充。此外，还要注意补充维生素D(多晒太阳或服用鱼肝油等)，以促进钙的吸收与利用。

②铁

由于铁不能通过乳腺输送到乳汁，故母乳中铁含量极少，仅为0.05mg/100mL。乳母补铁主要是为了改善孕期缺铁的状况。膳食中应多供给富含铁的食物。乳母膳食铁的推荐摄入量每日为24mg，可耐受的最高摄入量每日为42mg。由于食物中铁的利用率低，可考虑补充小剂量的铁以纠正和预防缺铁性贫血。

③碘和锌

乳汁中碘和锌的含量受乳母膳食的影响，且这两种微量元素与婴儿神经系统的生长发育及免疫功能关系较为密切。中国营养学会建议的乳母碘和锌的推荐摄入量分别为：240μg/d 和 12mg/d。

（2）维生素

①维生素 A

由于维生素 A 可以通过乳腺进入乳汁，乳母膳食维生素 A 的摄入量可以影响乳汁中维生素 A 的含量。乳母维生素 A 的膳食推荐摄入量每日为 1300μgRAE/d，可耐受最高摄入量每日为 3000μgRAE/d。乳母需要注意膳食的合理调配，多选用富含维生素 A 的食物。

②维生素 D

由于其几乎不能通过乳腺，母乳中维生素 D 的含量很低。乳母膳食维生素 D 的推荐摄入量每日为 10μg，可耐受最高摄入量每日为 50μg。由于膳食中富含维生素 D 的食物很少，建议多进行户外活动来改善维生素 D 的营养状况以促进膳食钙的吸收，必要时可补充维生素 D 制剂。

③B 族维生素

母乳中维生素 B_1 含量平均为 0.02mg/100mL。已证明维生素 B_1 能够改善乳母的食欲和促进乳汁分泌，预防婴儿维生素 B_1 缺乏病。膳食中硫胺素被转运到乳汁的效率仅为 50%，乳母膳食维生素 B_1 的参考摄入量为每日 1.5mg，应增加富含维生素 B_1 的食物，如瘦猪肉、粗粮和豆类等。母乳中维生素 B_2 的含量平均为 0.03mg/100mL。乳母膳食维生素 B_2 的参考摄入量为每日 1.5mg，多吃肝、奶、蛋以及蘑菇、紫菜等食物可改善维生素 B_2 的营养状况。

④维生素 C

据世界卫生组织报告全球平均母乳中维生素 C 含量为 5.2mg/100mL，我国报告的北京市城乡母乳中维生素 C 平均含量为 4.7mg/100mL。乳汁中的维生素 C 与乳母的膳食有密切关系。乳母膳食维生素 C 推荐摄入量为每日 150mg，只要经常吃新鲜蔬菜与水果，特别是鲜枣与柑橘类，即可满足需要。乳母维生素 C 的可耐受最高摄入量为每日 2000mg。

（二）乳母营养状况对乳汁分泌及母体健康状况的影响

乳汁分泌是一个十分复杂的神经内分泌调节过程。除乳母内分泌、婴儿吸吮强度和频率、乳母的健康状况、情绪状态等因素外，乳母的饮食、营养状况是影响乳汁分泌质和量的重要因素，乳母营养不良将影响乳汁的分泌量和泌乳期的长短。

1. 乳母营养对泌乳量影响

孕末期临近分娩时，乳房已可分泌少量乳汁，产后当婴儿开始吸吮乳头，乳汁分泌反射形成时，约 90% 新生儿在吮吸乳头 3.5min 后即可获得母乳，1 个足月产婴儿在产后 1～3d 可得到 90～270mL/d 乳汁，在正常情况下产后第 2d 分泌约 100mL，至第 2 周增加到500mL左右，达到有效和持久地正常分泌量多在产后的10～14d，随后逐渐增加，1个月时约650mL，3个月后每天乳汁分泌量为750～850mL。但个体间存在较大差异，即使是营养良好的人群也同样有差异。泌乳量少是母亲营养不良的指征，营养较差乳母产后头6个月内，每天泌乳量为500～700mL，后6个月每天400～600mL。饥荒时营养不良乳母甚至完全终止泌乳。在母亲营养状况极差的地区，以母乳为唯一来源的婴儿，在产后6个月内早期干瘦型蛋白－能量营养不良（PEM）患病率增加。在发展中国家，正常营养情况下，单独母乳喂养婴儿在头4～6个月可正常地生长。但由于婴儿需要量和母亲泌乳量个体之间差异很大，故很难根据泌乳量来判断能否满足婴儿需要，通常以婴儿体重增长率作为奶量是否足够的指标。当停止吸吮时，乳汁分泌可在24～48h内停止。

2. 乳母营养对乳汁成分的影响

（1）蛋白质

母乳蛋白质含量多为0.8%～1.0%，但在饮食蛋白质质量差、摄入量又严重不足时，会影响乳汁蛋白质含量和组成。

（2）脂肪

大量研究证实，乳母饮食中脂肪酸含量和组成影响乳汁的脂肪酸含量和组成。当乳母摄入多不饱和脂肪酸时，其母乳中这种脂肪酸的含量相应增加。但乳母摄入高能量低脂肪的饮食时，可使母乳中中链脂肪酸含量增高，而摄入低能量与低脂肪混合饮食时，母乳中脂肪酸成分则与体脂相似，此现象反映这些脂肪酸是由体脂组织动员而来。乳母每天摄入鱼油，可以增加母乳中长链不饱和脂肪酸；但乳母饮食胆固醇含量对母乳中胆固醇含量似乎无影响。

（3）维生素

脂溶性维生素中，维生素A在乳汁中的含量与乳母饮食关系密切。乳母饮食维生素A含量丰富，则乳汁也会有足够量维生素A。但饮食维生素A转移到乳汁的量有一定限度。超过此限度，乳汁维生素A含量不按比例增加。人乳维生素D、维生素K浓度低，且几乎完全不受母体饮食影响。水溶性维生素，如维生素B_1、维生素B_2、维生素B_6、维生素B_{12}、叶酸和维生素C等，大多能自由通过乳腺，所以乳汁含量直接受乳母饮食影响。给营养缺乏的母亲补充此类维生素，则乳汁中这些维生素含量相应增加。

（4）矿物质和微量元素

母乳钙含量通常比较恒定，饮食中钙供给不足时，首先会动用母体内钙，以维持乳汁中钙含量的稳定。但乳母饮食中长期缺钙也可致乳钙含量降低。母乳中铁含量很低，乳母饮食中铁含量的多少对乳汁中铁含量影响甚微。乳汁中锌含量与母乳饮食中动物性蛋白质和动物性食物来源锌呈显著正相关。乳汁中铜含量也与乳母动物性蛋白摄取量有关。乳母硒和碘摄入量与其在乳汁中浓度呈正相关关系。

（5）乳糖

人乳乳糖浓度变动不大，营养不良的乳母和营养充足者乳汁中乳糖含量相似，没有显著差别。

3. 乳母营养对其自身健康的影响

乳母营养不良对其本身健康造成的影响主要包括缺钙和缺铁性贫血等。

（1）缺钙

若每天泌乳750mL计，持续6个月的哺乳妇女经乳汁丢失钙约50g，或约占5%的总体钙。假设哺乳期间钙的吸收效率没有变化，则平均每天约需要660mg的膳食钙补充经乳汁丢失的262mg钙，如果母亲膳食钙摄入量不能满足需要，母体会动用骨骼中的钙用于维持乳汁中钙的稳定，其结果是乳母可因缺钙而患骨质软化症，骨质疏松等。

（2）缺铁性贫血

分娩导致乳母丢失大量铁，哺乳期每天经乳汁损失约0.3mg铁，导致乳母贫血患病率比较高。"2002年中国居民营养与健康状况调查"结果表明，我国乳母的贫血患病率为24.0%，高于人群贫血患病率15.2%。若乳母膳食铁摄入不足，则进一步增加其贫血患病率。

（三）哺乳期合理营养

哺乳期的营养非常重要，要合理调配膳食，做到品种多样、数量充足、营养价值高，以保证婴儿与乳母均能获得足够营养。哺乳期营养以分娩期营养与产褥期营养最为重要。

1. 分娩期营养

分娩期指成熟胎儿及其附属物由母体娩出体外的过程。子宫从有规律收缩开始至宫口完全开放称第1产程。从宫口开全至胎儿娩出称第2产程。胎儿娩出后至胎盘娩出称第3产程。在分娩过程中，胃肠消化、吸收功能均减弱。第1产程时可能有反射性呕吐，产程延长时可出现肠胀气。第1产程占分娩过程的大部分，时间较长。由于阵痛，产妇睡眠、休息和饮食均受影响，精力、体力消耗较大。为保证第2产程（娩出期）能有足够力量完成分娩全过程，在第1产程时应鼓励孕妇摄食，对初产妇更应注意；食物应清淡易消化，在胃停留时间不长，以淀粉类食物为主，结合产妇喜好，给予半流质饮食或软食，如烩面片、挂面、饼干、蛋糕、面包、米粥等，并少量多餐。在接近第2产程时，可供给果汁、藕粉、去油肉汤、蛋花汤等流质饮食；不愿摄食时，不必勉强，以免引起呕吐。通常第2产程较短，多数产妇不愿摄食，愿摄食者可按以上原则供给。

2. 产褥期营养

产褥期指从胎儿、胎盘娩出至产妇全身器官（除乳腺外）恢复或接近正常未孕状态的一段时间，一般为6周。正常分娩后产妇可进食适量、易消化的半流质食物，例如：红糖水、藕粉、蒸蛋羹、蛋花汤等。分娩时若会阴撕伤Ⅲ度缝合，应给无渣膳食1周左右，以保证肛门括约肌不会因排便再次撕裂。做剖宫手术的产妇术后24h给予术后流食1d，但忌用牛奶、豆浆、大量蔗糖等胀气食品，以后再转为普通膳食。

通常母体在分娩时失血较多，需要补充造血的重要物质蛋白质与铁。产妇多呈负氮平衡，故在产褥期要大量补给蛋白质，牛奶及其制品、大豆及其制品都是很好的蛋白质和钙的来源。鸡蛋含有很高的蛋白质，但每日进食鸡蛋的量不要多于6个，以免增加肾脏负担。粮食要粗细搭配，饮食中应包括新鲜蔬菜和水果。我国的习惯往往只强调动物性食物的摄入，如鸡、肉、鱼、蛋，而忽视蔬菜与水果的摄入，容易造成维生素C与膳食纤维的不足。此外，乳母饮食并非越多越好，据报道在产后哺乳时，每天各种肉类、鱼类、蛋类食物食用量超过200g，对母乳分泌并无好处，相反会因食肉多而影响其他食物摄入。

3. 哺乳期的合理膳食原则

（1）增加富含优质蛋白质及维生素A的动物性食物及海产品，选用碘盐

蛋白质的营养状况对泌乳有明显影响。动物性食物可以提供丰富的优质蛋白质、维生素和矿物质，乳母每天应比正常人群多增加80g的动物性食物。若条件限制，可摄入富含优质蛋白质的大豆及其制品。

（2）产褥期食物多样不过量，重视整个哺乳期营养

产褥期常会摄入过量的动物性食物，导致能量和宏量营养素摄入过剩。产褥期注意食物摄入多样化，均衡营养，食不过量且营养充足，以保证乳汁的质与量以持续地进行母乳喂养。

（3）愉悦心情，充足睡眠，促进乳汁分泌

乳母的心理及精神状态会影响到乳汁的分泌，因此，保持愉悦的心情对于确保母乳喂养的成功具有十分重要的意义。

（4）坚持哺乳，适度运动逐步恢复适宜体重

孕期体重增长过快和哺乳期体重滞留，是女性肥胖发生的重要原因之一。坚持哺乳，进行科学的运动和锻炼，有利于机体恢复。

（5）忌烟酒，避免浓茶和咖啡

吸烟、饮酒会影响乳汁的分泌，香烟中的尼古丁和酒精可以通过乳汁进入婴儿体内，影响婴儿睡眠和精神运动发育。此外，茶和咖啡中的咖啡因会造成婴儿兴奋，乳母应避免饮用浓茶和大量咖啡。

三、婴幼儿营养

婴幼儿（infant）包括婴儿和幼儿，出生1～12个月为婴儿期，包括新生儿期（断脐至出生后28天）；1～3岁为幼儿期。婴儿期是出生后生长发育最为迅速的时期，身高、体重迅速增长，各器官系统不断发育成熟和完善，因此要摄入足够的能量和营养素。但此时婴儿胃肠道尚未发育成熟，胃容量小，消化功能差，因此开展母乳喂养和膳食指导十分重要。幼儿期生长发育速度较婴儿期减慢，但智能发育较快，语言和思维能力增强，胃容量增大，对各种食物的耐受性提高，消化功能增强，摄入量不足易发生营养缺乏和消化紊乱。因此，婴幼儿期是人体生长发育的重要时期，合理营养将不仅为一生的体力和智力打下良好基础，而且对于某些成年或老年疾病的发生有预防作用。

（一）婴幼儿的生理特点

1. 生长发育

婴幼儿的生长发育是机体各组织器官增长和功能成熟的过程，这一过程由遗传因素和环境因素的共同作用决定，其中营养因素非常重要。

婴儿期是人类生命生长发育的第一高峰，尤其是出生后头6个月的生长最快。婴儿的生长发育首先表现为体重的增加，出生5~6个月时体重可增至出生时的2倍，而1周岁时将增加至出生时体重的3倍。身长是反映骨骼系统生长的指标，出生时身长平均为50cm，婴儿期内身长平均增长25cm，1周岁时将增加至75cm，为出生时的1.5倍。头围的大小反映脑及颅骨的发育状态，出生时头围平均为34cm，1周岁时增至46cm。而且这一时期脑细胞数目持续增加，6月龄时脑重增加至出生时的2倍(600~700g)，至1周岁时脑重达900~1000g，接近成人脑重的2/3。胸围反映胸廓和胸背肌肉的发育，比头围小1~2cm，但增长速度快，到1岁时与头围基本相等并开始超过头围(头胸围交叉)。

幼儿生长发育不及婴儿迅猛，但与成人相比亦非常旺盛。这一时期，体重每年增加约2kg，身长第二年增加11~13cm，第三年增加8~9cm，头围约以每年1cm的速度增长。这一时期智能发育较快，语言和思维能力增强。

2. 消化和吸收

婴幼儿消化系统尚处于发育阶段，功能不够完善，对食物的消化、吸收和利用都受到一定的限制。

(1) 婴幼儿口腔狭小，黏膜柔软，双颊有发育良好的脂肪垫，舌短而宽，有助于吮吸乳汁。口腔黏膜柔嫩且血管丰富，易受损伤，故应注意保持口腔清洁，不宜进食过热、过硬的食物，避免损伤口腔黏膜。新生儿唾液腺分化不全，出生后3~4个月，唾液腺才逐渐发育完全，唾液量分泌增加，淀粉酶含量增多，消化淀粉的能力增强。乳牙6~8个月开始萌出，由于牙齿处于生长过程，故咀嚼食物的能力较差。

(2) 食管较成人细且短，胃容量小(新生儿仅25~50mL，6个月时约200mL，1岁时300~500mL)，胃细胞虽分泌含盐酸、蛋白酶等物质的胃液，但分泌量比成人少得多。胃呈水平位，贲门括约肌发育不完善，而幽门肌肉发育良好，喂奶后略受振动，或吞咽较多空气后易发生溢奶。胃液成分与成人基本相同，有胃酸、胃蛋白酶、胃凝乳酶和脂肪酶，有利于乳汁凝固消化。

(3) 婴儿肠总长度为身长6倍，成人时为4.5倍，但肠壁腺体发育差，消化酶功能弱，消化系统调节不稳定，易受气候变化、食物性质改变及肠内感染影响而出现腹泻、呕吐等胃肠功能紊乱现象。婴幼儿对母乳以外的食物耐受性较低，对某些食物容易发生过敏，且因其最基本表现为腹泻而容易被误认为肠感染。

3. 脑和神经系统发育

婴儿出生时的脑重量约为370g，占体重的1/8左右，6个月时脑重600~700g。大脑的发育尤其是大脑皮层细胞的增殖、增大和分化主要在孕后期和出生后的第一年内，尤其出生后头6个月内是大脑和智力发育的关键时期。

(二) 婴幼儿的营养需要

1. 能量

婴幼儿生长发育迅速，合成代谢旺盛，能量消耗很多。婴幼儿期的总能量消耗包括：

(1) 基础代谢：婴儿期基础代谢所消耗的能量占总能量消耗的60%。

（2）食物特殊动力作用：婴儿期食物特殊动力作用的能量消耗占总能量消耗的10%左右。

（3）储存能量：指维持婴儿生长发育所需的能量储存，占总能量的25%～35%。

（4）活动所需：婴幼儿期的活动表现主要有手足活动、啼哭、吸奶等，这部分能量消耗与其活动量的大小有关。

（5）排泄能量：排泄能量是指食物中的营养素未被消化吸收而排出体外的一部分能量，约占摄入总能量的10%。

由此可见，婴幼儿在生长发育过程中能量消耗所占比例较大，如不及时足量地供给，将导致婴幼儿生长发育迟缓、消瘦甚至死亡。但是能量摄入过多，超过其正常需要时则可导致肥胖，我国营养学会推荐的婴儿能量摄入量为：0岁～0.5岁（不分性别）0.38MJ（90kcal）/（kg·d）；0.5岁～1岁（不分性别）0.33MJ（80kcal）/（kg·d）；男1岁～2岁3.77MJ（900kcal）/（kg·d）；女1岁～2岁3.53MJ（800kcal）/（kg·d）。

2. 蛋白质

婴幼儿处于生长发育时期，不但需要补充代谢丢失的蛋白质，而且还需要构成新组织，因此需要的蛋白质较成人多。婴儿由于肝功能不成熟，组氨酸是其必需氨基酸。此外，牛磺酸、半胱氨酸、酪氨酸也需要通过膳食摄入。我国营养学会推荐的婴儿蛋白质摄入量为：母乳喂养的婴儿1.5～2g/（kg·d）；以牛乳喂养的婴儿2～3g/（kg·d）；混合喂养的婴儿3g/（kg·d）。在能量来源中，蛋白质供热比例应达到12%～14%，优质蛋白质应占50%以上。

3. 脂类

脂类为婴幼儿提供能量、必需脂肪酸（essential fatty acids，EFA），同时还能促进脂溶性维生素的吸收。妊娠最后3个月和生后18个月是大脑迅速生长发育的时期，此期EFA对婴儿骨髓形成和脑发育起重要作用，膳食EFA摄入不足将影响婴幼儿神经系统发育，导致智力低下。据研究，多不饱和脂肪酸，特别是EPA和DHA对婴幼儿大脑和神经系统发育有重要作用，EFA缺乏会对迅速发育中的中枢神经系统造成不可逆的损害。另外，脂肪对婴幼儿保温、保护脏器有利。我国营养学会推荐的婴儿每日膳食中脂肪能量占总能量的适宜比例是：6个月以内45%～50%，7个月～2岁35%～40%，2岁以上30%～35%。

4. 糖类

婴幼儿对糖的消化能力较弱，当单糖和双糖浓度过高时，婴幼儿吸收不全，在小肠下段受到细菌的发酵分解有引起腹泻的可能。而乳糖存在于乳类中，初生婴儿即可较好地消化吸收乳糖。婴儿应逐渐增加糖类的供应量，供给量宜占总能量50%～55%。

5. 矿物质

婴幼儿生长发育需要充足的矿物质，通常婴幼儿最易缺乏的是钙、铁、锌和碘等。

（1）钙

婴儿所需要的钙主要来源于母乳。虽然母乳中钙的含量不及牛奶，但是母乳中钙和磷的比例适宜吸收,所以母乳喂养的婴儿一般不会出现钙的明显缺乏。大豆类食品含钙量高,6个月以后的婴儿可适当添加使用。我国营养学会推荐的婴幼儿钙的摄入量为:0~0.5岁为200mg/d(AI);0.5~1岁250mg/d(AI);1岁~4岁600mg/d(RNI)。

(2) 铁

正常出生的新生儿体内铁的储备可以满足其4个月左右的需要。出生后4个月或是早产儿、低体重儿出生后2个月体内储存的铁将逐渐耗尽。母乳和牛奶中铁的含量比较低,如不及时补铁极易产生缺乏性贫血。6个月到两岁是患缺铁性贫血的高峰年龄。我国营养学会推荐的婴儿铁的摄入量为:0~0.5岁为0.3mg/d(AI);0.5~1岁10mg/d(RNI);1岁~4岁9mg/d(RNI)。

(3) 碘

碘对婴幼儿的生长发育起着非常重要的作用。缺碘不仅会引起婴幼儿生长发育迟缓甚至停滞,而且可导致智力低下、聋哑等症状。我国营养学会推荐的婴幼儿碘的摄入量为:0~0.5岁85μg/d(AI);0.5~1岁115μg/d(AI);1岁~7岁90μg/d(RNI)。

(4) 锌

锌具有帮助味觉形成、细胞分化等多种生理功能,而正常新生儿体内的锌储备较少。当膳食中摄取不足时,容易造成缺乏,从而引起婴儿生长发育迟缓、味觉异常或发生异食癖等。母乳和牛奶中的锌含量基本相似。我国营养学会推荐的婴儿锌的摄入量为:0~0.5岁2.0mg/d(AI);0.5~1岁3.5mg/d(RNI);1岁~4岁4mg/d(RNI)。

6. 维生素

母乳中的维生素含量受膳食影响。天然婴儿食品中维生素D含量较低,母乳也不例外,所以应适当补充维生素D。经常晒太阳可以获得较多的维生素D,日照不足的婴儿在出生一个月后可补充维生素D。一般认为,无论母乳喂养或是人工喂养的婴儿都应每日补充10μg的维生素D预防剂量,从3~4周开始,连服1~2年,如感到每日服用不易做到,也可服维生素D_2或维生素D_1,每月一次,每次5~10万IU。母乳中的维生素A相对丰富一些,非母乳喂养的婴幼儿应补充维生素A。

(三) 婴幼儿常见的营养缺乏病

1. 蛋白-能量营养不良(PEM)

主要发生于婴幼儿,可因食物供给不足、喂养不当、感染、腹泻等疾病所致。主要并发症和后果有营养性贫血、各种维生素缺乏、感染、自发性低血糖、大脑和智力发展迟缓等。可分为消瘦性营养不良、恶性营养不良和混合性营养不良。

(1) 消瘦型营养不良:主要是因为饮食中能量供给不足,轻度不足时患儿体重增长缓慢,身长增长正常,严重不足时患儿明显矮小、皮下脂肪消失、体重减少,双颊凹陷呈猴腮状。皮下脂肪减少或消失的顺序为:腹部,躯干,臀部,四肢,最后是面部。

(2) 恶性营养不良:能量摄入常能满足需要,主要是因为饮食中蛋白质严重缺乏,多发生在断奶后仅喂以含蛋白质很少的淀粉类食物的婴幼儿。患儿出现周身水肿、伴肝脾肿大、腹水,身长通常不受影响。导致浮肿的原因是血浆蛋白质含量,尤其是清蛋白水平降低。

（3）混合性营养不良:兼有以上两种营养不良的表现。

2. 佝偻病

因维生素D缺乏,肠内钙磷吸收减少,血清钙磷浓度降低,引起骨骼系统、神经系统、肌肉和免疫等组织器官功能紊乱,严重影响小儿生长发育。病因包括:日光照射不足、维生素D摄入不足、食物中钙磷含量过低或比例不当、婴幼儿生长发育旺盛造成维生素D相对不足等。

佝偻病易发生于室外活动少的婴儿、牛奶喂养儿、生长发育较快的婴儿和早产儿,初期主要临床表现是神经兴奋性增高,如:烦躁、睡眠不安、易惊、夜啼、多汗等症,并可导致枕部脱发而见枕秃;6个月左右可能会出现鸡胸、漏斗胸、内眼外翻等,开始行走后会出现O形腿、X形腿。

3. 缺铁性贫血

世界卫生组织(WHO)制定的小儿贫血标准为:6个月~6岁:血红蛋白低于110g/L。婴幼儿贫血的原因包括:饮食中铁摄入不足;婴儿以乳类为主食,而乳类含铁量低;4~6个月以后婴儿未及时添加含铁丰富的食物;年长儿偏食、挑食等。

婴幼儿缺铁性贫血的一般表现为:皮肤黏膜苍白(唇、口腔黏膜,甲床明显),易疲乏,不爱活动;较大儿童可诉头晕、眼前发黑、心慌气短耳鸣等;消化系统症状表现为食欲减退、腹泻、口腔炎、舌炎,严重者患萎缩性胃炎或吸收不良综合症;神经系统症状表现为:烦躁不安或萎靡不振、精神不集中、记忆力减退,智力多低于同龄儿。

4. 锌缺乏症

锌是核酸代谢和蛋白质合成过程中重要的辅酶成分,婴儿体内没有锌贮备,需要由食物供给充足的锌。母乳中锌含量及其生物利用率均高于牛奶,故母乳喂养儿血浆锌水平高于牛奶喂养者。

儿童锌缺乏会导致食欲不振,味觉异常(异食癖),生长发育迟缓,性发育不全,大脑和智力发育受损,免疫功能降低等。

5. 维生素A缺乏症

儿童维生素A缺乏的可能原因为早产儿肝内维生素A储存不足、儿童饮食维生素A摄入不足、腹泻、肝胆疾病使吸收利用减少、感染、发烧使需要量增加、生长发育迅速造成维生素A的相对缺乏等。

维生素A缺乏病(Vitamin A deficiency)发病高峰多在1~4岁,是因体内缺乏维生素A而引起的全身性疾病,其主要病理变化是全身上皮组织显现角质变性。眼部症状出现较早而且比较显著,对暗适应能力降低,继之结膜、角膜干燥,最后角膜软化,甚至穿孔,故又有夜盲症(night blindness)、干眼症(xerophthalmia)及角膜软化症(keratomalacia)等称。

（四）婴幼儿喂养

婴幼儿生长发育所需的能量和营养素必须通过合理的喂养来获得,应结合母亲的生理状态、婴幼儿生长发育及胃肠道功能尚未完善等特点,确定科学的喂养方式。

1. 婴儿喂养

婴儿的喂养方式可分为三种:母乳喂养(breast feeding)、人工喂养(bottle feeding)和混合喂养(mixture feeding)。

(1) 母乳喂养

母乳是婴儿最理想的天然食物,是婴儿唯一理想的均衡食品。婴儿越小,母乳的优越性越突出,母乳能全面满足4~6个月内婴儿的营养需求。母乳喂养的优点有:

母乳营养最全面合理、最符合婴儿生长发育的需要:母乳中含有优质蛋白质,其中乳清蛋白占大多数,婴儿易于消化吸收;母乳中含有一定量的牛磺酸、花生四烯酸等,有利于婴儿大脑和视网膜的发育,含有乳脂酶,能帮助脂肪的消化;含丰富乳糖,不仅为婴幼儿提供热能,同时具有促进脑发育、抑制肠内有害细菌繁殖及促进钙吸收等作用;母乳中多数维生素满足4~6个月以内婴儿需要;含钙和磷的比例适当,有利于婴儿的吸收。

母乳中免疫物质丰富,能增强婴儿早期的抗感染能力:母乳中含有丰富的特异性免疫物质,以及吞噬细胞、乳铁蛋白、溶酶菌、乳过氧化氢酶、双歧杆菌因子等非特异性免疫物质,这是任何其他食物所不具备的。

母乳喂养经济、方便、卫生:母乳自然产生,随时都可直接喂哺,非常方便;健康母乳几乎无菌,温度适宜,新鲜不变质,不易发生污染;母乳喂养的婴幼儿极少发生母乳过敏或者是不耐受,避免了许多疾病的发生。

母乳喂养可促进母婴的感情交流:母乳喂养时通过拥抱、抚摸、眼光的交流等使母婴密切接触,建立感情,使婴儿有温暖感、安全感,并可促进婴儿的智力发育。

有利于母亲的产后康复:哺乳过程中婴儿不断吸吮乳房,能反射性地引起缩宫素(催产素)的分泌而引起子宫收缩,有助于产后恢复。

(2) 人工喂养

人工喂养是指因疾病或其他原因不能用母乳喂养婴儿时,采用牛乳、羊乳等动物乳或其他代乳品喂养婴儿的喂养方式。

在市场和经济条件许可时,应首选婴儿配方奶粉(infant formu1a),因为对婴儿来说,除母乳外,其他乳汁如牛奶、羊奶都有不可避免的缺陷,如牛奶蛋白质中酪蛋白过高,不利于婴儿消化;牛奶脂肪中饱和脂肪酸太多,而亚油酸太少,不能满足婴儿对亚油酸需要等;此外,牛奶中蛋白质、钙、钠、钾、氯和磷酸含量高,引起相当高的肾溶质负荷,与婴儿未成熟的肾脏功能不相适应。配方奶粉是在牛奶基础上,添加乳清蛋白和乳糖,降低酪蛋白,并脱去脂肪,以植物油替代,添加维生素、矿物质和微量元素。婴儿配方奶粉营养素与母乳相似或接近,较易消化吸收,是人工喂养婴儿的良好营养来源。但配方奶粉中缺乏母乳特有的免疫因子和生物活性物质,仍然无法替代母乳。

婴儿配方奶粉基本要求:婴儿配方奶粉的生产依据是母乳营养素含量及其组成模式。大多数婴儿配方奶是参照母乳成分和组成模式对牛奶组成进行调整,配制成适合婴儿生理特点并能满足婴儿生长发育所需的制品。具体包括:增加脱盐乳清粉以降低牛奶或其他动物乳汁酪蛋白含量和比例,使其接近于母乳(母乳乳清蛋白:酪蛋白的比值为

8∶2）；添加与母乳同型的活性顺式亚油酸，增加适量 α－亚麻酸，使其接近母乳中的含量和比例；适当加入可溶性多糖，以提高乳糖含量至母乳水平（7%）；脱去牛奶部分钙、磷、钠，将钾/钠比例调整至 2.5～3.0，以减少肾溶质负荷，并促进钙吸收；配方奶常强化维生素 A、维生素 D 及适量其他维生素，有利于婴儿的生长发育及预防佝偻病；婴儿配方奶粉强化牛磺酸、核酸、肉碱等婴儿生长发育必需而体内合成可能有限的营养物质。

还有一些患有先天缺陷而无法耐受母乳喂养的婴儿（如乳糖不耐受症、乳类蛋白过敏、苯丙酮尿症等），需要在医生的指导下选择特殊的婴儿配方食品：苯丙酮尿症患儿要选用限制苯丙氨酸的奶粉；乳糖不耐受的患儿要选用去乳糖的配方奶粉；乳类蛋白质过敏的患儿可选用以大豆为蛋白质来源的配方奶粉。

（3）混合喂养

母乳不足时，可用婴儿配方奶粉或其他乳品、代乳品补充进行混合喂养，其原则是采用补授法，即先喂母乳，不足时再给予其他乳品；每天应哺乳 3 次以上；让婴儿按时吮吸乳头，以刺激乳汁分泌，防止母乳分泌量进一步减少。

2. 断奶过渡期喂养

母乳喂养的婴儿，在 4～6 个月以后，随着婴儿月龄的增大、体重的增加，母乳的量以及其中所含的营养素就显得不足，应及时、合理添加母乳以外的食物来满足其营养需要。此时母乳仍然是婴儿主要食品，在此基础上，逐步使婴儿由单纯的母乳喂养，过渡到完全以母乳以外的食物来满足其全部营养需要，同时使婴儿逐步适应不同性状的食品，接受咀嚼和吞咽训练。这一逐步停止母乳喂养的过程称断乳，这段时期称为断乳期（weaning period）。

（1）添加辅助食品的原则

添加辅助食品的时间：一般来说，婴儿生长至 4～6 个月以后，母乳分泌量及其所含的营养素已不能完全满足婴儿生长发育的需要，应及时添加辅助食品。早于 4 个月添加辅食，可能增加胃肠道感染，晚于 6 个月添加辅食，又有引起婴儿某些营养素缺乏的危险。

防止出现不良反应：要注观察婴儿对新添加食品的反应。通常的情况下，婴儿有可能对一些食物产生过敏反应或不耐受反应，如，皮疹、腹泻等。因此添加食物都应从很少量开始，观察 3d 以上，然后才增加分量。每种新食物都要试多次，从少到多，逐步适应。

哺乳为主，逐步过渡：添加辅食并非停止哺乳，仍应以吃奶为主。添加辅食应从一种到多种，逐渐增加，食物的质地应从细、软、烂开始，从稀逐渐到稠，添加的食物应尽量味道清淡，避免调味过重的食物（如高糖、盐和调味品的食物）。

单独制作：制作婴儿辅食的食物要新鲜，制作过程要注意食物与食具的清洁卫生。

添加辅食因人而异：婴儿对食物的喜好和适应能力存在个体差异，故增添辅食的品种及数量需根据具体情况灵活掌握，不能一概而论。

总之，添加辅助食品要满足婴儿营养需要，适应婴儿消化系统及心理需要，同时要训练婴儿的饮食习惯，防止形成不良饮食习惯。此外，最好在宝宝和家长心情愉快的状态下添加辅食。

（2）添加辅助食品的顺序

食品种类：添加辅助食物通常从谷类开始，从米汤、米糊开始，接着是面粉糊，再过渡到稀饭；蔬菜的添加一般先从青菜汤开始，然后是青菜泥，胡萝卜泥、番茄泥等，可加少许植物油；蛋白质类辅食从熟透的鸡蛋黄泥开始，再给予肉汁、肉泥、鱼肉泥和猪肝泥等；其他辅食有果汁、水果泥以及豆、奶制品等。

食品性状：食物应从汁到泥，最后是固体或正常性状。到1岁左右婴儿的牙齿生长后，可以咀嚼粗糙的食物，日常的饺子、烂饭、糕点等多种食品均可让婴儿食用。

婴儿辅助食品添加顺序参照表5－2。

表5－2　婴儿辅助食品添加顺序

月龄/个月	添加的辅食品种	供给的营养素
2～3	鱼肝油（户外活动）	维生素A，维生素D
4～6	米粉糊、麦粉糊、粥等淀粉类	能量（训练吞咽功能）
	蛋黄、无刺鱼、动物血、肝泥、奶类、大豆蛋白粉或豆腐花或嫩豆腐	蛋白质、铁、锌、钙、B族维生素
	菜叶汁（先）、果汁（后）、菜叶泥、水果泥	维生素C、矿物质，纤维素
	鱼肝油（户外活动）	维生素A，维生素D
7～9	稀粥、烂饭、饼干、面包、馒头等	能量（训练咀嚼功能）
	无刺鱼、全蛋、肝泥、动物血、碎肉末、较大婴儿奶粉或全脂牛奶、大豆制品	蛋白质、铁、锌、钙等矿物质、维生素B族
	蔬菜泥、水果泥	维生素C，矿物质，纤维素
	鱼肝油（户外活动）	维生素A、维生素D
10～12	稠粥、烂饭、饼干、面条、面包、馒头等	能量
	无刺鱼、全蛋、肝、动物血、碎肉末、较大婴儿奶粉或全脂牛奶、黄豆制品	蛋白质、铁、锌、钙等矿物质、维生素B族
	鱼肝油（户外活动）	维生素A、维生素D

注：摘自《医学营养学》，张爱珍主编，人民卫生出版社，2009年。

3. 幼儿喂养

幼儿喂养应逐步从婴儿期的以乳类为主过渡到以谷类为主，奶、蛋、鱼、禽、肉及蔬菜和水果为辅的混合膳食，但其烹调方法应与成人有差别。针对我国7～24月龄婴幼儿营养和喂养的需求，以及可能出现的问题，基于目前已有的证据，同时参考WHO等的相关建议，提出了7～24月龄婴幼儿的喂养指南。

（1）继续母乳喂养，满6月龄起添加辅食

母乳仍然可以为满6月龄（出生180d）后婴幼儿提供部分能量，优质蛋白质、钙等重要营养素，以及各种免疫保护因子等。继续母乳喂养也仍然有助于促进母子间的亲密连接，促进婴幼儿发育。因此7～24月龄婴幼儿应继续母乳喂养。不能母乳喂养或母乳不足时，需要以配方奶作为母乳的补充。婴儿满6月龄时，胃肠道等消化器官已相对发育完善，可消化母乳以外的多样化食物。同时，婴儿的口腔运动功能，味觉、嗅觉、触觉等感知觉，以及心理、认知和行为能力也已准备好接受新的食物。此时开始添加辅食，不仅能满足婴儿的营养需求，也能满足其心理需求，并促进其感知觉、心理、认知和行为能力的发展。

（2）从富铁泥糊状食物开始，逐步添加达到食物多样

7～12月龄婴儿所需能量约1/3～1/2来自辅食，13～24月龄幼儿1/2～2/3的能量来自辅食，而母乳喂养的婴幼儿来自辅食的铁更高达99%。因而婴儿最先添加的辅食应该是富铁的高能量食物，如强化铁的婴儿米粉、肉泥等。在此基础上逐渐引入其他不同种类的食物以提供不同的营养素。辅食添加的原则：每次只添加一种新食物，由少到多、由稀到稠、由细到粗，循序渐进。从一种富铁泥糊状食物开始，如强化铁的婴儿米粉、肉泥等，逐渐增加食物种类，逐渐过渡到半固体或固体食物，如烂面、肉末、碎菜、水果粒等。每引入一种新的食物应适应2～3d，密切观察是否出现呕吐、腹泻、皮疹等不良反应，适应一种食物后再添加其他新的食物。

（3）提倡顺应喂养，鼓励但不强迫进食

随着婴幼儿生长发育，父母及喂养者应根据其营养需求的变化，感知觉，以及认知、行为和运动能力的发展，顺应婴幼儿的需要进行喂养，帮助婴幼儿逐步达到与家人一致的规律进餐模式，并学会自主进食，遵守必要的进餐礼仪。父母及喂养者有责任为婴幼儿提供多样化，且与其发育水平相适应的食物，在喂养过程中应及时感知婴幼儿所发出的饥饿或饱足的信号，并作出恰当的回应。尊重婴幼儿对食物的选择，耐心鼓励和协助婴幼儿进食，但绝不强迫进食。

（4）辅食不加调味品，尽量减少糖和盐的摄入

辅食应保持原味，不加盐、糖以及刺激性调味品，保持淡口味。淡口味食物有利于提高婴幼儿对不同天然食物口味的接受度，减少偏食挑食的风险。淡口味食物也可减少婴幼儿盐和糖的摄入量，降低儿童期及成人期肥胖、糖尿病、高血压、心血管疾病的风险。强调婴幼儿辅食不额外添加盐、糖及刺激性调味品，也是为了提醒父母在准备家庭食物时也应保持淡口味，即为适应婴幼儿的需要，也为保护全家人的健康。

（5）注重饮食卫生和进食安全

选择新鲜、优质、无污染的食物和清洁水制作辅食。制作辅食前须先洗手。制作辅食的餐具、场所应保持清洁。辅食应煮熟、煮透。制作的辅食应及时食用或妥善保存。进餐前洗手，保持餐具和进餐环境清洁、安全。婴幼儿进食时一定要有成人看护，以防进食意外。整粒花生、坚果、果冻等食物不适合婴幼儿食用。

（6）定期监测体格指标，追求健康成长

适度、平稳生长是最佳的生长模式。每3个月一次定期监测并评估7～24月龄婴幼儿的体格生长指标有助于判断其营养状况，并可根据体格生长指标的变化，及时调整营养和喂养。对于生长不良、超重肥胖，以及处于急慢性疾病期间的婴幼儿应增加监测次数。

四、学龄前儿童营养

学龄前儿童(preschool children)通常是指2～6周岁的儿童。该时期是儿童生长发育的关键时期,也是良好饮食习惯培养的关键时期。给予学龄前儿童足量食物,平衡膳食,规律就餐,不偏食不挑食,每天饮奶多喝水,尽量避免含糖饮料是学龄前儿童获得全面营养、健康生长、构建良好饮食行为的保障。

(一)学龄前儿童生长发育特点

(1)身高与体重逐渐增长:与婴儿期比较生长速度相对缓慢,但仍处于生长发育阶段。除维持新陈代谢外,尚需满足组织生长发育的需要,故单位体重的营养素和能量需要量仍高于成年人。但是个体间的发育速度差别较大。

(2)咀嚼及消化能力尚不完善:咀嚼不充和消化能力的不完善是影响此期儿童营养的因素之一。因此,在这一阶段较多,主要是不良饮食习惯(如挑食、偏食等),食欲不振等引起;胃肠道对粗糙食物尚不太适应,肝脏储存糖原的能力不及成年人,对外界有害因素的抵抗力较弱。

(4)学龄前儿童具有好奇、注意力分散、喜欢模仿等特点,具有极大的可塑性,是培养良好生活习惯、良好道德品质的重要时期;

(5)供给其生长发育足够营养,帮助其培养良好饮食习惯和建立健康膳食模式是其营养健康的重要内容;此阶段儿童在幼儿园集体生活,安排好集体膳食,进行健康教育是培养良好饮食习惯的重要环节。

(二)学龄前儿童营养需要

1. 能量

儿童时期生长发育旺盛,基础代谢率高,又活泼好动,故需要的能量较多。随着年龄的增大,其单位体重所需能量相对地要少些。这些数值表示的是一个总体状况,由于个体差异的缘故,对于个别儿童而言可能有较大出入。通常可以体重的正常增长作为衡量个体儿童能量摄入量是否适宜的依据。另一方面,也应防止脂肪和碳水化物摄入过多而导致儿童肥胖。一些研究发现,儿童期的肥胖可以持续到成年,学龄前肥胖儿童成为成年肥胖者的危险性是同龄不肥胖儿童的2.0～2.6倍。故儿童的能量摄入量也不宜高于其能量消耗量。

2. 蛋白质

儿童蛋白质的需要量随生长发育的程度而增多,且应注意选择优质蛋白质和摄入足够的能量以保证蛋白质能在体内被有效利用。

3. 矿物质

由于骨骼增长和循环血量的快速增长,儿童对矿物质尤其是钙、磷、铁的需要量甚大,其他如碘、锌、铜等微量元素也必须足量摄入。根据我国营养学会2013年推荐的矿物质参考摄入量,4～7岁儿童钙的推荐摄入量为每日800mg。铁的推荐摄入量为每日

10mg。由于我国膳食中钙质主要来自蔬菜和豆类制品，而且血红素铁也较少，应特别提倡儿童多饮用牛奶和奶制品，摄入肝脏、瘦肉或含铁的强化食品来满足其对钙和铁的生理需要。

碘的需要量虽少，但对儿童的生长发育具有非常重要的作用。缺碘可影响儿童的体格及智力的发育。

4. 维生素

维生素 A 和维生素 D 与生长发育关系密切，1～4 岁儿童的维生素 A 推荐摄入量为每日 310μgRAE 视黄醇当量，学龄前儿童维生素 D 的推荐摄入量为每日 10μg 有助于钙吸收和骨骼发育。水溶性维生素如抗坏血酸、硫胺素、核黄素和烟酸与体内多种代谢相关，也必须充分供给。

（三）学龄前儿童的膳食

学龄前儿童的膳食组成应多样化，以满足儿童对各种营养成分的需要。3～6 岁儿童的膳食应注意食物品种的选择和变换，如荤菜素菜的合理搭配，粗粮细粮的交替使用。食物的软硬应适中，温度要适宜，色香味形要能引起儿童的兴趣，以促进食欲，并与其消化能力相适应。每日的膳食组成为：米饭或面食 125～250g，瘦肉、虾、带鱼、猪肝等 100g，鸡蛋 1 个，大豆或豆制品（折算成干豆重）10～20g，蔬菜 100～200g，水果 1～2 个，牛奶或豆浆 250g。上述食物可分成早中晚三餐和下午一次点心。另外还应注意培养儿童良好的饮食习惯，如不挑食、不偏食或暴食暴饮，定时、定量进食，细嚼慢咽，不乱吃零食等。

（四）学龄前儿童膳食指南

1. 规律就餐，自主进食不挑食，培养良好饮食习惯

根据学龄前儿童生理特点、消化能力的影响，建议其一日饮食模式为“三餐两点”制为宜。各餐营养素和能量适宜分配，早中晚正餐之间加适量点心。保证营养和能量的需要，又不增加胃肠道过多的负担。由于学龄前儿童特殊的消化生理特点，对待零食要有科学的认识和合理的选择。零食品种、进食量以及进食时间是需要注意的问题，在零食选择时，通常使用“食物红绿灯”方法。

2. 每天饮奶，足量饮水，正确选择零食

奶类除含丰富的优质蛋白质和维生素 D 外，含钙量较高，且利用率也很高，是天然钙质的极好来源。我国农村地区婴幼儿中佝偻病的患者偏多与膳食钙不足有关，鼓励学龄前儿童每日饮奶 300～400mL 或相当量的奶制品。学龄前儿童新陈代谢旺盛、活动量多，加上蛋白质需要量高，排泄蛋白质所需水较多，对水的需要量比成人高。学龄前儿童最好的饮料应当是白开水和纯果汁。目前市场上许多碳酸型饮料、含糖饮料和含乳饮料中含有大量碳酸磷、葡萄糖、咖啡因及各种食品添加剂，不利于儿童的生长发育，应该严格控制摄入。

3. 食物应合理烹调，易于消化，少调料，少油炸

从小培养儿童清淡口味，有助于形成健康的饮食习惯。在烹调方式上，宜采用蒸、煮、炖、煨等烹调方式，尽量少用油炸、烤、煎等方式。尽可能保持食物的原汁原味。口味以清淡为好，不应过咸、油腻和辛辣，少用调味品。可选择天然香料、蔬果汁等进行调味。

4. 参与食物选择与制作，增进对食物的认知与喜爱

在保证安全的情况下，应鼓励儿童参与家庭食物的选择和制作，帮助儿童了解食物的基本常识和对健康的重要意义，增加对食物的认识，对食物产生心理认同和喜爱，减少对某些食物的偏见，从而学会尊重和爱惜食物。

5. 经常户外活动，保障健康生长

学龄前儿童是扁桃体、淋巴腺等淋巴系统发育最为显著的时期，要多让其参加户外活动，锻炼身体、增强抗病能力。适量运动结合合理营养有助于建造和维持儿童骨骼、肌肉和关节健康，促进生长发育；规律的有氧运动可以增强心肺功能，增加心血管和呼吸系统的储备能力；运动增加能量消耗，促进新陈代谢，提高基础代谢率，调节能量平衡，预防肥胖。经常参加体育运动还有助于培养儿童健康的生活方式，远离长时间看电视、玩电子游戏等。

学龄前儿童运动的建议：鼓励每天参加 30 ~ 60min 体力活动；其中至少持续 10 ~ 15min 中等到较大强度的运动；体力活动应与合理膳食相结合；运动中有安全防护措施；鼓励儿童参加趣味性、终生性体育活动，积极培养学龄前儿童爱好运动的生活方式。幼儿园应积极开展综合性的健康教育和体育教育，充分利用资源，包括体育教师、运动场所等。

五、儿童和青少年营养

（一）学龄儿童分期

1. 小学学龄期儿童

一般指 6 ~ 12 岁进入小学阶段的儿童，也常称为学龄儿童。

2. 中学学龄期儿童

一般指 13 ~ 18 岁进入中学阶段的青少年，这阶段正值青春期(adolescence)。学龄期是人生走向全面成熟的关键时期，青春期是人一生中体格、智力发育最重要的时期。

（二）生理特点

1. 生长迅速、代谢旺盛

处于小学学龄期的儿童每年体重约增加 2 ~ 3kg，身高每年可增高 5 ~ 6cm。身高在这一阶段的后期增长快些，故往往直觉地认为他们的身体是瘦长型的。

处于中学学龄期的青少年每年体重约增加 2 ~ 5kg，个别可达 8 ~ 10kg，所增加的体重可达其成人时体重的一半；身高每年可增高 2 ~ 8cm，个别可达 10 ~ 12cm，所增长的身高可达其成人时身长的 15%。

人的一生中身高和体重有两次突增期，婴儿期生长发育最快，以后逐渐减慢、平缓，直至青春期又突然加快，因此青春期是人生中身高和体重的第二次突增期。

青春期突增期是生长最旺盛的时期，对营养素的缺乏或过剩也最敏感。据第三次全国营养调查资料显示，我国儿童第二次身高体重突增期：男童在 12～15 岁，女童在 11～13 岁。生长发育突增高峰（peak height velocity，PHV）常被作为研究青春期发育各种征象的一个标志。

我国儿童生长发育第二次突增在 9～10 岁就开始了，突增高峰在 12 岁（城市女孩在 11 岁），比 1982 年全国营养调查结果提前了 1 年，比 1975 年的报道提前了 1～2 年。青春期发育提前趋势对人健康和寿命的影响，尚有待深入研究。

由于学龄期儿童生长迅速、代谢旺盛，故机体内合成代谢处于绝对优势，许多营养素的代谢处于较高的正平衡中。

2. 体成分发生变化

在青春期以前男孩和女孩的脂肪和肌肉占机体的比例是相似的，分别为 15% 和 19%；在青春期以后，女性脂肪增加到 22%，男性仍为 15%，而男性增加的瘦体质（即去脂体重）约为女性的 2 倍。

3. 性发育成熟

青春期性腺发育逐渐成熟，性激素促使生殖器官发育、出现第二性征。女孩青春期发育的重要标志是月经初潮，男性青春期发育的标志是胡须、突出的喉结、低沉的声音。女孩进入青春期的时间比男孩早，持续时间比男孩短。

4. 心理发育成熟

伴随着青少年体格发育的突增，情感和智力发育也迅速加快，青少年的抽象思维能力加强、思维活跃，记忆力强，心理发育成熟，追求独立愿望强烈，为成人后生活、工作的种种挑战做好准备。

心理改变可导致饮食行为改变，如追求独立常导致对家庭膳食模式的否定，对美的追求引起过分节食等。

（三）营养需要

学龄儿童可以接受成人的大部分饮食，故在饮食上，往往被家长误看作小大人，其实他们仍应得到多方面的关心和呵护。

青少年正值青春期，合理营养是保证他们顺利通过人生第二个生长发育突增期的物质基础。

1. 能量

学龄期儿童和青少年由于生长发育快，基础代谢率高，活泼爱动，体力脑力活动量大，故他们需要的能量接近或超过成年人。

一般情况下，11 岁学龄男童摄入的能量低于从事轻体力活动的父亲，而女童不低于母亲；而 14 岁以上的青少年能量推荐摄入量（男、女童 RNI 分别为 2500kcal/d、2000kcal/d）超过从事轻体力活动父母亲（RNI 分别为 2250kcal/d、1800kcal/d）的 11% 左右。

2. 蛋白质

由于合成新组织多，学习任务繁重，思维活跃、认识新事物多，故必须保证供给充足的蛋白质。如果蛋白质供给不足,可导致生长发育迟缓、体格虚弱,学习成绩低下。11 岁学龄男童蛋白质推荐摄入量(RNI)为 60g/d,11 岁学龄女童蛋白质推荐摄入量(RNI)为 55g/d,于从事轻体力活动的母亲,但男童低于其从事轻体力活动父亲蛋白质摄入量(65g/d)的 8%;而 14 岁以上的男、女青少年蛋白质的推荐摄入量(分别为 75g/d 和 60g/d)分别超过从事轻体力活动父母亲的 15% 和 9% 左右。

3. 矿物质

此期间由于骨骼生长发育快,性器官发育成熟,矿物质的需要量明显增加。机体中 99% 的钙、85% 以上的磷、60% ~65% 的镁分布在骨骼、牙齿中,86% 的锌分布在骨骼、肌肉中,75% 以上的铁分布在血液、肌肉中,要使各组织器官健康的生长发育,必须要保证供给充足的矿物质。

4. 维生素

此期间由于体内三大营养物质代谢反应十分活跃,学习任务重、用眼机会多,因此有关能量代谢、蛋白质代谢和维持正常视力、智力的维生素必须保证充足供给,比如维生素 A、维生素 E、维生素 B_1、维生素 B_2、维生素 B_6、维生素 B_{12}、叶酸、尼克酸,尤其要重视维生素 A 和维生素 B_2的供给。

5. 水

学龄期儿童和青少年水的需要量界于婴儿和成人之间,即每摄入 1kcal 能量需要 1 ~ 1.5mL 水。当运动、夏天、发热、腹泻、失血等情况下体液丢失多时,特别要注意主动补水,绝不要强忍口渴不喝水。

6. 合理选择零食,禁止饮酒,足量饮水,少喝含糖饮料

零食是指一日三餐以外吃的所有食物和饮料,不包括水,儿童可选择卫生、营养丰富的食物作为零食,如水果和能生吃的新鲜蔬菜、奶制品、大豆及其制品或坚果。油炸、高盐或高糖的食品不宜做零食。要保障充足饮水,每天 800 ~1400mL,首选白开水,不喝或少喝含糖饮料,更不能饮酒。

(四)学龄儿童膳食指南

1. 认识食物,学习烹饪,提高营养科学素养

儿童期是学习营养健康知识、养成健康生活方式、提高营养健康素养的关键时期。他们不仅要认识食物、参与食物的选择和烹调,养成健康的饮食行为,更要积极学习营养健康知识,传承我国优秀饮食文化和礼仪,提高营养健康素养。家庭、学校和社会要共同努力,开展儿童少年的饮食教育。家长要将营养健康知识融入儿童少年的日常生活;学校可以开设符合儿童少年特点的营养与健康教育相关课程,营造校园营养环境。

2. 三餐合理,规律进餐,培养健康饮食行为

儿童应做到不偏食挑食、不暴饮暴食,正确认识自己的体型,保证适宜的体重增长。营养不良的儿童,要在吃饱的基础上,增加鱼禽蛋肉、或豆制品等富含优质蛋白质食物的摄入。超重肥胖会损害儿童的体格和心理健康,要通过合理膳食和积极的身体活动预防超重肥胖。对于已经超重肥胖的儿童,应在保证体重餐合理,规律进餐,培养良好饮食习惯。

儿童应做到一日三餐,包括适量的谷薯类、蔬菜、水果、禽畜鱼蛋、豆类坚果,以及充足的奶制品。两餐间隔 4 ~ 6h,三餐定时定量。早餐提供的能量应占全天总能量的 25% ~30%、午餐占 30% ~40%、晚餐占 30% ~35%。要每天吃早餐,保证早餐的营养充足,早餐应包括谷薯类、禽畜肉蛋类、奶类或豆类及其制品和新鲜蔬菜水果等食物。三餐不能用糕点、甜食或零食代替。做到清淡饮食,少吃含高盐、高糖和高脂肪的快餐。

3. 合理选择零食,足量饮水,不喝含糖饮料

多数饮料含有大量的添加糖,要尽量做到少喝或不喝含糖饮料,更不能用饮料替代饮用水;若一定要喝饮料,要选择含“碳水化合物”或“糖”含量低的饮料。

4. 不偏食节食,不暴饮暴食

在合理增长的基础上,控制总能量摄入,逐步增加运动频率和运动强度。

5. 增加户外活动时间,保证每天至少活动 60 分钟

有规律的运动、充足的睡眠与减少静坐时间可促进儿童生长发育、预防超重肥胖的发生,并能提高他们的学习效率。儿童少年要增加户外活动时间,做到每天累计至少 60min 中等强度以上的身体活动,其中每周至少 3 次高强度的身体活动(包括抗阻力运动和骨质增强型运动);视屏时间每天不超过 2h,越少越好。

（五）学生营养中常见的问题

学生营养中常见的问题包括饮食行为,营养失衡及迎考和考试期间的膳食等三个方面。

1. 饮食行为

（1）不吃或不重视早餐

在学生营养中比较突出的一个问题是不吃早餐或不重视早餐。

①早餐的重要性:吃好早餐不仅有利于学生健康,还可提高学习效率;而不吃早餐可影响学习成绩,导致营养缺乏、肥胖,引起胃炎和胆结石。

②营养早餐的标准:营养早餐应该包括谷类、动物性食物(奶、蛋或肉)、大豆或其制品、蔬菜或水果等四大类食物;其提供的能量和营养素达全天供给量的 30% 左右。

（2）节食

青春期少女因爱美采取的节食减肥方法应十分慎重。过分节食饥饿会动员体内脂肪分解,虽有减肥作用,但也可造成体内酮体堆积,使体内新陈代谢紊乱,食欲受到抑制,对疾病抵抗力下降,严重者可出现低血钾、低血糖、易患传染病,甚至患神经厌食症导致死亡。正确的减肥办法是合理控制饮食,少吃高能量的食物如肥肉、糖果和油炸食品等,同时应增加体力活动,使能量的摄入和消耗达到平衡,以保持适宜的体重。

（3）零食

零食是指在早、午、晚正餐时间以外所吃的食物或饮料。吃零食是学生中一种普遍的饮食行为。常吃的零食有冰淇淋、膨化小食品、巧克力、糖果、酸奶等。可以让学生适量吃些零食，选择零食要注意食用的时间、种类和用量，其选择原则是：

①食用时间：应选择在两餐之间，餐前或睡觉前 1 ~ 2h 以内，以免影响正餐进食量和睡眠；晚上看电视时也不要吃零食，以免由于容易摄食过量引起肥胖。

②零食种类：应选择富含营养的、含脂肪少的、清淡、新鲜卫生的食物，比如牛奶、酸奶、饼干，偏胖的儿童多选用西红柿，煮玉米棒、煮青豆（带荚）、柑橘类水果，偏瘦的儿童多选用花生、核桃、牛肉干、茶叶蛋、卤猪肝、卤豆腐干等；而油炸食品、冷饮食品、甜饮料尽量少用。

③零食用量：不宜多，以当时不感饥饿，且不影响正餐食量，能消化吸收，生长发育正常为适宜。

（4）快餐

快餐是方便、快捷、美味、新颖的食品，所用食物原料以谷薯类、肉类、浅色蔬菜为主，烹调多用烤、炸、煎方式，营养特点是能量高、脂肪高，而矿物质、维生素含量低。长期食用快餐对身体健康不利，容易摄入过多能量引起肥胖；减少维生素和矿物质的摄入，引起多种营养素缺乏；引起偏食、挑食，影响食欲；容易摄入过多的食品添加剂（如色素、香料、防腐剂等）或油脂分解产物等物质，对身体非但无利，反而有害。选择快餐的原则是：

①吃快餐时，要注意均衡营养，选择有益于健康的食物，如蒸、煮食品，牛奶、酸奶、鲜果汁等；

②食用非营养快餐的频率尽可能少；

③少选油炸食物、汽水和含糖高的甜饮料、糕点；

④快餐前、后的正餐要注意补足蔬菜和水果的用量。

（5）保健品

学生在使用保健品时，要注意以下原则：

①均衡营养来自均衡膳食，是通向健康的光明之道，保健品不能替代均衡膳食；

②保健品不是灵丹妙药，不能代替治病药品，更不能包医百病，不要盲目乱用；

③不要同时选用多种保健品，以免过量或相互拮抗作用对身体带来不良影响；

④要看清保健品的标签说明，弄清功能、用量、有效成分、生产厂家，不要盲目购买和使用；

⑤首次买保健品量不要太大，试用有效后再买；

⑥注意观察记录食用保健品的效果。

（6）饮水和饮料选用

白开水即自来水或地下水煮沸后的水，它可以沉淀一些矿物质，使水的硬度降低，也可使低沸点的有机物蒸发，并杀死细菌，是儿童青少年首选的饮料。

茶叶里含有咖啡碱、茶碱、可可碱、胆碱等生物碱，是一种优质的碱性饮料。但浓茶对中枢有兴奋作用，含较多鞣酸可降低体内矿物质的利用率，在进餐时和睡觉前不要饮用。另外，适量饮用咖啡对中枢有兴奋作用，但要注意有成瘾性。

2. 营养失衡

（1）龋齿：膳食中的纤维性食物如蔬菜、水果等，对牙齿有磨擦和洁净作用；而精制食物如精白米、白面、饼干、糖果等不具有这种作用，容易致龋。

（2）肥胖和消瘦：近年来青少年儿童的肥胖发生率日益增高，值得引起人们的注意。避免过高能量的快餐、含糖饮料的摄入能够有效减少每日总能量的摄入，同时增加每日的体育活动也是必须的。

（3）营养素缺乏：学生常见的、容易缺乏的营养素是钙、铁、锌、维生素 A 和维生素 B_2。在倡导能量摄入平衡的同时，还要注重微量营养素的全面摄入。青少年儿童应养成不挑食、偏食的良好饮食习惯，从日常膳食中获取足够的微量营养素。

3. 迎考和考试期间膳食

考试、尤其是升学考试，是高强度的脑力活动，也是学生生活的非常时期。考试和考前相当长一段时间内，学生用脑、用眼强度大，体力活动减少，抵抗力降低，能量、蛋白质和各种营养素消耗多，如果不注意合理安排他们的饮食和生活，会使学生的健康和考试成绩直接受到影响。

迎考和考试期间的膳食原则：

（1）合理营养，尤其要充分保证蛋白质、维生素 A 和能量的供给，注意选用鱼类、豆类、核桃、花生、深色蔬菜和水果；

（2）吃新鲜、卫生的食物，不吃凉拌菜、冷饮、街道和小摊食品，防止肠道传染病发生；

（3）不吃不熟悉的食物，包括营养保健品、茶、咖啡，以免出现异常的反应；

（4）如果考试正值夏天，要注意补足水分；

（5）性格开朗、轻松上阵、生活规律、不开夜车，保证睡眠和适当的体育活动。

六、中老年人营养

（一）概述

1. 衰老的概念

衰老（aging）是指人体成熟之后，随年龄增加对内外环境适应能力减退的一种生命现象，它是继胚胎发育、分娩、生长、发育、成熟后的必然连续过程，衰老的结果是死亡，但死亡不一定经过衰老阶段。衰老具有普遍性、必然性、进行性、有害性、个体差异性和可干扰性等基本特征。

2. 衰老原因

关于人体衰老原因有多种学说，主要有遗传、损害、免疫功能下降、代谢失调和神经内分泌学说等。

（1）遗传学说

不同种类生物的衰老年限与寿命长短是由该种生物特有的遗传性质所决定的。父母生殖细胞上的遗传基因除了决定人的长相、生理特点以外，也决定寿命长短。

（2）损害学说

体内有害物质蓄积，引起代谢紊乱，使各系统生理功能失常，以致衰老与死亡。目前最引人注意的有害物质是自由基、脂褐质和肠道内毒物。

①自由基:机体暴露于氧、电离射线、紫外线、光照、各种化学物质及其他环境因素中,均可引起机体内水分子解离产生各种自由基(free radical),而体内各种物质(如脂肪)进行氧化代谢时亦会不断产生内源性自由基;外源性自由基可来自于变质食品,受污染水和食品,污染物等。

②脂褐质:脂褐质(lipofuscin)是一种棕色颗粒,含有大量脂类,也有一些蛋白质,它是判断机体细胞老化既可靠又明显的指标,老年人皮肤上的褐斑(老年色素)即主要由沉积在皮肤内的脂褐质组成。脂褐质还可以在体内各种组织中沉积,在大脑和脊髓神经中堆积可能引起神经功能损害,在内脏沉积可使脏器功能下降,老年人的心肌和脑组织中脂褐质沉着率明显高于年轻人。

③肠道内毒物:人体肠道中寄居的一些细菌如大肠杆菌、厌氧菌等在分解、发酵肠道内物质的过程中可以产生大量毒物,这类毒物如果过多在体内积聚,可对脑、心、肝、血管等重要器官产生毒害,使其代谢紊乱、功能失常以至引起衰老。

机体内存在的抗氧化防御系统可抵御来自体内外的氧化损伤,它包括抗氧化酶防御系统和非抗氧化酶防御系统。前者有超氧化物歧化酶(SOD)、谷胱甘肽过氧化物酶($GSH-P_X$)、谷胱甘肽还原酶(glutathione reductase)、过氧化氢酶(catalase)等;后者有维生素E、维生素C、类胡萝卜素、锌、硒、谷胱甘肽等抗氧化营养素。

(3) 免疫功能下降

免疫功能良好时可以维持生理平衡,防御细菌、病毒的侵袭,可以清除体内衰老细胞,也可以清除能转变成肿瘤的突变细胞等。如果免疫系统功能低下,则衰老细胞增多,对体内生理平衡有妨碍,如受到流感病毒、肺炎球菌等微生物的侵袭则容易发病,也易于发生癌症和一些自身免疫性疾病如恶性贫血等。

最近研究结果认为,老年人心脑血管病、慢性肝肾疾病、老年性痴呆以及帕金森氏病等病症中,有一大部分病例与老年人免疫功能低下有一定关系。

(4) 代谢失调

正常情况下,机体的衰老按遗传程序安排的速度缓慢进行达到天年。如果长期暴露于有害因素中,体内代谢会失调,衰老进程就会加快。有害因素包括:

①遗传缺陷、激素分泌异常;

②由于工作、生活压力引起神经过度紧张、苦闷、忧郁、焦虑、恐惧、烦躁;

③生活、卫生条件差,如阳光不足,水、空气受污染;

④饮食因素,如营养缺乏或过多,食品腐败或受污染;

⑤用药物或接触化学毒物、农药、放射性物质及有害金属等。

(二)生理特点

WHO对老年人的年龄划分:<44岁为青年;44~59岁为中年;60~74岁为年轻老人;>75岁为老人;>90岁为长寿老人。不同国家对老年人的界限不同,中国老年的界限:>60岁;欧美:>65岁;挪威:>67岁。对中年人的界限一般为45~59岁。

1. 形体变化

皱纹增多、发须变白、脂褐斑、老年疣、步态不稳、动作迟缓、变矮变胖等。

2. 身体成分变化

代谢组织的总量随年龄而减少，老年期有代谢功能的组织占总体组织的比例（30%）仅为青春期（60%）的一半。老年人总细胞量下降、脏器萎缩、肌肉萎缩；水分减少，表现为细胞内液减少，在应激情况下（腹泻、发热、大量出汗等）容易发生脱水、电解质平衡紊乱；脂肪比例增加（可比年轻人增加 1.5 倍）；骨密度减少（仅为年轻人的一半），以绝经期妇女骨量减少最为明显。

3. 代谢降低

人体随着年龄增加，合成代谢降低，而分解代谢加强。基础代谢下降、能量消耗降低、蛋白质合成代谢降低。老年人胰岛素受体减少和结合能力下降致使糖耐量降低，血脂增高。

4. 器官功能衰退

消化、循环、泌尿、内分泌、生殖、感觉、运动、神经各系统功能衰退。

（1）消化系统：老年人消化系统功能衰退明显，主要表现有：

①牙齿脱落：据陈慧美等报道，成都地区 60 岁以上老年人失牙率达 95%，失牙均数为 14.2 颗；日本 60 岁以上老人平均牙数 11.5 颗，无牙者占 1/4。老年人牙齿缺失对食物咀嚼功能有明显影响，不仅增加胃肠道负担、影响食物的吸收利用，也严重影响老人的体质和健康。

②消化吸收功能降低：由于老年人味觉减退、吞咽协调功能降低、胃酸分泌减少（可下降 40% ~50%）、消化酶活性降低、肝脏缩小、肝功能降低、合成分泌胆汁减少、小肠表面积减少，故表现为食物摄入量减少，消化吸收功能降低。

③消化道蠕动减慢：老年人胃、肠道蠕动减慢，结肠肌张力降低，加上活动量减少，故容易出现嗳气、腹胀、便秘等胃肠道症状。

（2）泌尿系统：肾脏缩小、肾小球数目减少、肾小管功能减退、肾血流量减少、肾小球滤过率降低、肾脏生成 1,25 -（OH）$_2$D$_3$的能力下降。

（3）内分泌系统：垂体、甲状腺、胰腺、性腺的功能下降，生长激素、T_3水平随年龄逐渐下降。老年人胰岛素受体敏感性下降易导致胰岛素抵抗，表现为高胰岛素血症、高血糖、高甘油三脂血症、高血压、高尿酸血症、冠心病、肥胖症等。

5. 免疫功能下降

老年人胸腺重量变小，T 淋巴细胞数目减少，血中 IgG 下降，细胞免疫和体液免疫功能均降低，使老年人对内外有害因素的抵抗力下降，衰老过程加快。

（三）营养需要

1. 能量

老年人由于代谢功能组织减少，基础代谢降低，再加上体力活动减少，故对能量需要降低。近期研究结果表明,50～60 岁组对象基础代谢率比 20 岁以上组下降 16.7%。从 50 岁起,每增加 10 岁大约能量需要降低 10%。老年人的能量供给应以维持标准体重为宜,增重不要超过 5kg。

2. 蛋白质

中年人蛋白质 RNI 与 18 岁以上的成人相同,都是每天 55～65g,占一天总能量的 12%～15%。老年人由于肾功能降低,如过多摄入蛋白质,可增加其肾脏负担,故摄入适量优质蛋白质对老年尤为重要。

3. 脂肪

我国 45～59 岁和 60 岁以上老人 BMI >25 的比例(男性约为 17%,女性约为 24%),均高于全国成人平均值(男、女分别为 11.9% 和 17%),因此,中老年人控制脂肪摄入量非常必要。在《中国居民膳食营养素参考摄入量》中规定 60 岁以上老人膳食脂肪提供的能量可占一天总能量的 20%～30%。若低于 20%,可降低膳食质量和生活质量,也容易引起脂溶性维生素缺乏;若高于 30%,不利于预防肥胖、高血脂、糖尿病等慢性病。此外,还规定多不饱和脂肪酸(P)：单不饱和脂肪酸(M)：饱和脂肪酸(S)=(0.8～1)：1：(0.6～0.8),因为高饱和脂肪酸摄入量是心血管疾病的危险因子,而多不饱和脂肪酸过量,容易产生脂质过氧化作用,使细胞免疫功能受到抑制;胆固醇摄入量 <300mg/d。WHO 建议敏感人群膳食中胆固醇含量应低于每人 200mg/d。

4. 碳水化物

老人膳食碳水化物提供的能量应占一天总能量的 55%～65%,与其他人群相似。由于老人肠道蠕动弱,活动减少,容易发生便秘,故摄入多种来源的碳水化物(比如淀粉、抗性淀粉、非淀粉多糖和低聚糖类等)十分必要。

5. 矿物质

除了钙有增加以外,其余均与 18 岁以上的成人相同或相近。DRIs 规定老年人钙的 RNI 值由过去的 800mg/d 提高到 1000mg/d,可耐受最高摄入量(UL)为 2000mg/d。老年人群贫血患病率高于成人,故要注意增加补铁的措施。老人味觉降低,容易引起食盐摄入过量,而高钠又是高血压的危险因素,故老人要注意控制钠的摄入。锌、铬对调节血糖代谢和加强胰岛素功能、硒对维持心肌功能具有重要作用,要注意补充。

6. 维生素

除了维生素 D、维生素 B_6外,其余均与 18 岁以上的成人相同或相近。

由于老年人牙齿不好,使富含维生素 C 的蔬菜和水果的摄入量受限,而维生素 C 对于保持老年人血管弹性、降低血浆胆固醇及预防贫血均有益处,故老年人膳食中应充分供应维生素 C,必要时可服用维生素补充剂。

65 岁以上人群维生素 D 的 RNI 值(15μg/d)比 18 岁以上成人高 50%,主要是考虑到维生素 D 的功能与衰老有关,维生素 D 缺乏可增加骨折发生率。65 岁以上人群维生素 B_6的 RNI 值(1.6mg/d)比 18 岁以上成人(1.4mg/d)高,可能与维生素 B_6与预防心血管疾病与关,维生素 B_6缺乏的膳食(约为 0.17mg/d,持续 20 天)可使白介素 - Ⅱ和淋巴细胞增殖受到损害。

（四）老年人膳食指南

老年人除了要更严格地执行《中国居民膳食指南》的六条原则以外，还要按照以下《特定人群膳食指南》中的原则执行：

1. 少量多餐细软、预防营养缺乏

食物多样，制作细软，少量多餐、预防营养缺乏。不少老年人牙齿缺损，消化液分泌和胃肠蠕动减弱，容易出现食欲下降和早饱现象，造成食物摄入量不足和营养素缺乏，因此老年人膳食更应注意合理设计、精准营养。对于高龄老人和身体虚弱以及体重出现明显下降的老人，应特别要注意增加餐次，除三餐外可增加两到三次加餐，保证充足的食物摄入。食量小的老年人，应注意在餐前和餐时少喝汤水，少吃汤泡饭。对于有吞咽障碍和80岁以上老人，可选择软食、进食中要细嚼慢咽、预防呛咳和误吸；对于贫血，钙和维生素D、维生素A等营养缺乏的老年人，建议在营养师和医生的指导下，选择适合自己的营养强化食品。

2. 主动足量饮水，积极户外活动

老年人身体对缺水的耐受性下降，要主动饮水，每天的饮水量达到1500～1700mL，首选温热的白开水。户外活动能够更好地接受紫外光照射，有利于体内维生素D合成和延缓骨质疏松的发展。一般认为老年人每天户外锻炼1～2次，每次1h左右，以轻微出汗为宜；或每天至少6000步。注意每次运动要量力而行，强度不要过大，运动持续时间不要过长，可以分多次运动。

3. 延缓肌肉衰减；维持适宜体重

骨骼肌肉是身体的重要组成部分，延缓肌肉衰减对维持老年人活动能力和健康状况极为重要。延缓肌肉衰减的有效方法是吃动结合，一方面要增加摄入富含优质蛋白质的瘦肉、海鱼、豆类等食物，另一面要进行有氧运动和适当的抗阻运动。老年人体重应维持在正常稳定水平，不应过度苛求减重，体重过高或过低都会影响健康。从降低营养不良风险和死亡风险的角度考虑，70岁以上的老年人的BMI应不低于20kg/m^{2}为好。血脂等指标正常的情况下，BMI上线值可略放宽到26kg/m^2。

4. 摄入充足食物；鼓励陪伴进餐

老年人每天应至少摄入12种及其以上的食物。采用多种方法增加食欲和进食量，吃好三餐。早餐宜有1～2种以上主食、1个鸡蛋、1杯奶、另有蔬菜或水果。中餐、晚餐宜有2种以上主食，1～2个荤菜、1～2种蔬菜、1个豆制品。饭菜应色香味美、温度适宜。老年人应积极主动参与家庭和社会活动，主动与家人或朋友一起进餐或活动，积极快乐享受生活。适当参与食物的准备与烹饪，通过变换烹饪方法和食物的花色品种，烹制自己喜爱的食物，提升进食的乐趣，享受家庭喜悦和情亲快乐。对于孤寡、独居老年人，建议多结交朋友，或者去集体用餐地点（社区老年食堂或助餐点、托老所用餐），增进交流，促进食欲，摄入更多丰富食物。对于生活自理有困难的老年人，家人应多陪伴，采用辅助用餐、送餐上门等方法，保障食物摄入和营养状况。家人应对老年人更加关心照顾，陪伴交流，注意饮食和体重变化，及时发现和预防疾病的发生和发展。

（五）中老年人常见的营养问题

中老年人常见的营养问题有微量营养素缺乏、能量失衡和营养性疾病等，这些问题随年龄而增加，对中老年人应加倍注意。

1. 微量营养素缺乏

微量营养素是机体的保护性营养素，对调节体内代谢、清除自由基、防止衰老具有重要作用。在中老年人中容易出现钙、铁缺乏、高钠低钾和一些抗氧化维生素缺乏。

（1）矿物质缺乏

①钙缺乏：人在30～40岁时骨质达到峰值，此后骨量逐渐丢失。由于中老年人胃酸分泌减少，肠道吸收功能下降，乳糖酶活性降低，户外活动减少、肝肾功能下降致维生素D合成能力下降，故他们对钙的吸收能力下降、钙在骨的沉积减少、骨的丢失增加。钙在食物中的分布差别大，如果不注意奶和奶制品、海产品的摄入，在中老年人中很容易引起钙缺乏，出现骨质疏松和骨折、牙质疏松和失牙等问题，低钙摄入也是引起高血压一个危险因素。

②铁缺乏：中老年人由于胃肠功能下降、肝脏合成功能下降，蛋白质、铁、维生素 B_{12}、叶酸、维生素C摄入不足和利用不好，故其贫血发生率较成人明显增加。

③高钠低钾：老年人味觉降低，对咸味的阈值提高，为青年人的2倍。1992年我国营养调查结果显示，平均每人每天食盐的摄入量为13.9g，比WHO建议的6g界值高一倍多。老年人对钠的调节能力降低，表现为保钠和排钠能力均下降。当高钠摄入时，容易出现钠、水滞留，容易引起高血压和水肿；而当禁食、少食、限钠饮食、高温出汗、患病时又容易出现低血钠，要注意监测血钠、及时补充食盐或电解质。

（2）抗氧化维生素缺乏

近期研究结果表明，氧化损伤与许多老年慢性非传染性疾病（如心血管疾病、癌症）有明显关系。维生素A原、维生素C、维生素E均属抗氧化维生素，在维持体内抗氧化能力，减轻或消除氧化损伤，从而预防老年慢性疾病方面起着十分重要的作用。

2. 能量失衡

能量失衡指能量摄入过多或过少，或体力活动不当，其结果表现为体重增加或减少过多，即肥胖或消瘦，此问题在中老年人中出现较多。老年人应根据体力活动水平、疾病状况合理摄入每日所需能量，避免摄入过多或过少。

3. 营养性疾病

随着年龄增大、抵抗力降低，中老年人出现的营养性疾病也较多，比如糖尿病、高血压、心血管疾病、便秘、胃肠功能紊乱等，其疾病和营养代谢特点详见疾病营养有关章节。

第二节　特殊职业人群营养

特殊人群指处于特殊生活、工作环境和从事特殊职业的各种人群，包括处于高温、低温、缺氧环境，有毒物质、噪声、放射作业环境下生活或工作的人群，以及运动员、脑力劳动者等从事特殊职业的人群。但事实上，同一个人群可能处于几种特殊环境，比如高原生活者既可能处于低温环境又可能处于缺氧环境；同一种环境（比如高温）既可能在生活中出现，也可能在工作中出现。

由于这些人群长期处于物理或化学因素的刺激下或高强度的体力或脑力应激状态中，他们体内的代谢会发生对机体不利的变化，如果不注意其营养和提高机体的抵抗力，他们适应这些不利环境的能力就会降低，而且容易发生疾病。

本节将研究处于不同环境中各种人群的营养特点及其营养需要，以尽量减少或避免环境和职业不利因素对健康的影响。

一、高温环境人群营养

高温环境通常由自然热源（如太阳光）和人工热源（如锻造场、锅炉房等）引起，前者一般是指在热带或酷暑35℃以上的生活环境，后者为32℃以上的工作环境，相对湿度大于80%、环境温度大于30℃的环境亦可视为高温环境。

高温环境下可引起人体代谢和生理状况发生一系列变化，如机体代谢增加，体内蓄热，体温升高，中枢神经系统兴奋性降低等。由于炎热大量出汗而随之丢失大量水分、氨基酸、含氮物质、维生素和矿物质等营养物质，加上食欲下降和消化功能降低又限制了营养素的摄取，如果长期在热环境下作业而得不到及时的营养补充，势必会影响机体的营养状况，降低耐热及工作能力。

（一）高温环境对人体代谢的影响

1. 循环系统

高温环境下机体会出现心率增加和血压降低等一系列心血管系统的反应。有文献报道，在高温环境下皮肤血管扩张，血流量增加，末梢血管阻力降低5%～7%。因此在高温环境下循环系统功能适应性增强。

2. 免疫系统

免疫系统功能对高温作用的反应具有明显的时相性，在热应激状态时机体的免疫功能先有一短暂的反应性增强，随后出现免疫抑制。长时间暴露于热环境可引起血清中IgG、IgA、IgM等免疫球蛋白含量下降。

3. 消化系统

（1）消化液分泌减少：高温作业时体内血液重新分配，皮肤血管扩张，腹腔内血管收缩，可出现消化液（包括唾液、胃液、胰液、肠液等）分泌减少，食物消化过程中所必需的游离盐酸、蛋白酶、淀粉酶、胆汁酸等相应减少，致使消化功能减退。

（2）胃液中游离盐酸减少：胃液中游离盐酸的氯离子来自血液。高温作业时，由于大量出汗引起氯化钠严重丧失，从而影响胃液中盐酸的生成。当胃液酸度降低时，可影响胃肠的消化功能，出现食欲减退、消化不良以及其他肠道不适症状。

（3）胃排空加速：高温环境中，胃的排空加速，致使胃中的食物尚未经过完全消化就进入了十二指肠，影响营养物质的吸收。

(4) 食欲降低：高温环境下食欲降低，除了消化液分泌减少以外，更主要的原因就是热环境下体温调节中枢兴奋引起饮水中枢的兴奋，而后者对摄食中枢具有抑制作用。

4. 营养物质代谢

(1) 能量代谢：目前认为，高温环境下能量需要量增加。高温环境一方面引起机体代谢率增加及 ATP 酶活性升高，另一方面在高温刺激下的应激和适应过程中，通过大量出汗、心率加快等调节方式可以引起机体能量消耗增加。

(2) 蛋白质代谢：高温环境下由于失水和体温增高的相互作用引发蛋白质的分解增加；此外，由于大量出汗也可引起氮和氨基酸的丢失，其中每 100mL 汗液中约含氮 20～70mg。与此同时，研究还发现高温环境下如果水盐代谢和体温调节能力强则不会引起蛋白质分解明显增加。测量热习服人群的尿液成分，发现他们在汗氮增加的同时尿中的排泄氮发生代偿性降低，且随着对热环境的适应，汗氮也逐渐减少。因此，高温环境下蛋白质需要量增多的情况一般只见于大量出汗未及时补充水而引起体温升高以及对热环境尚未适应时。

(3) 脂肪和碳水化合物代谢：热环境下不同人群膳食中脂肪占总能量的比例差异较大，可能与被调查者的膳食习惯及其个体差异有关。目前认为高温环境下脂肪的供给量应以进食者乐于接受为宜。

(4) 水和矿物质代谢：水、电解质代谢与机体内环境的恒定密切相关。高温环境下，人体通过出汗以调节热平衡。汗液中还包含一些矿物质，包括钠、钾、钙、镁以及铁、锌、铜等微量元素。其中最主要的是钠盐，浓度约为 80mmol/L，出汗多时每天随汗丢失的氯化钠可达 25g 左右。钠离子对维持体液的渗透压，维持肌肉的正常收缩和酸碱平衡有重要作用。高温下大量出汗后可引起电解质平衡紊乱，此时若只补充水分而不补充盐分会使细胞外液渗透压降低、细胞水肿、神经肌肉兴奋性增强，出现以缺盐为主的水电解质紊乱，导致肌肉痉挛；大量出汗后若不补充水，则汗液作为一种低渗液，可出现以缺水为主的水电解质紊乱。这两种不同类型的中暑，对人体危害都很大。

大量出汗时亦可造成钾、钙、镁等元素的丢失。由于热环境下钾排出量的增加，以及一般膳食中钾的摄入量偏低，容易导致血钾偏低。

(5) 维生素代谢：高温环境下机体代谢增强，营养素消耗也增加。这就使得机体对维生素的需求增加。同时，大量出汗会引起水溶性维生素随之丢失。如调查发现，在维生素摄入不变的情况下，作业人员进入高温环境后其血浆和白细胞中的维生素 C 含量出现不同程度的降低。因此应当根据高温强度和劳动强度给以维生素 C 的补充，使之达到 150～200mg/d。

维生素 B_1 能够增强高温作业者的劳动能力，并明显提高机体对高温的耐受力。高温环境下出汗增多，随之流失了部分维生素 B_1，且研究发现进入高温环境后人群尿中维生素 B_1 的排泄量也增多，因此维生素 B_1 的供给量应当增加。

(二) 高温环境人员的营养需要

1. 能量

当环境温度在 30～40℃之间时，应按照环境温度每增加 1℃能量供应增加 0.5% 的原则作为高温环境作业者的能量供给标准。

2. 蛋白质

高温作业者的蛋白质供给量可稍高于常温条件下的供给量，但也不宜过高，以免加重肾脏负担。蛋白质的供应量可占总能量的12%，且应多摄入优质蛋白以保证膳食营养的质量。

3. 脂肪和碳水化合物

脂肪供应量以不超过总能量的30%为宜，碳水化合物占总能量的比例不应低于58%。

4. 矿物质

食盐的补充在高温环境开始的几天应该偏多一些，同时其补充也要考虑出汗量的大小。全日出汗量为2～3L时需补充食盐7～10g。含盐的饮料其盐浓度以0.1%～0.15%，温度以15～20℃为宜。

随汗流失的其他矿物质，也应该得到及时的补充。其中，钙的供给量应为600～800mg/d，镁为200～300mg/d，钾为3～6g/d，锌不应低于15mg/d。

5. 维生素

关于高温作业者维生素供给量，主要是几种水溶性维生素供给量增加，维生素C的供给量应为150～200mg/d，硫胺素的供给量应为2.5～3.0mg/d，核黄素供给量则应比常温作业时增加1.5～2.5mg/d。同时，维生素A的供给量亦应该高于常温作业者，建议每人每日的维生素A的供给应为1500μgRE。

（三）高温环境人员的膳食原则

在综合性防暑降温措施的基础上，高温环境下人群的能量及营养素的需要量相应增加，同时消化功能及食欲有所降低，因此为了保护高温作业者的健康，必须给予不同高温环境下作业的劳动者相应的营养保障，全面补充高温作业者的营养需要。

1. 提供平衡膳食、全面补充营养

膳食应注意优质蛋白质的供应，其中瘦肉、鱼、牛奶、蛋类及豆制品是优质蛋白质的良好来源。同时也应及时补充矿物质，其中含钾、钙高的食物有水果、蔬菜、豆制品、海带和禽蛋等；含铁高的食物有动物肝脏、血液、豆制品、鸡毛菜等；含锌高的食物有牡蛎、鲱鱼、动物肝脏等。此外，高温作业者维生素C、维生素B_1、维生素B_2、维生素A的需要量也增加。含维生素B_1较多的食物有小麦面、黑米、瘦猪肉等；含维生素B_2和维生素A较多的食物有动物肝脏和蛋类；含维生素C较多的食物为各种新鲜绿色蔬菜。

2. 合理搭配和烹饪食物

高温作业者能量摄入不足的原因往往是食欲下降。因此，改善伙食、增强食欲是保证高温作业者能量供应的重要措施。就餐环境应当凉爽舒适；菜肴应尽量保证色、香、味俱全；副食应新鲜，做好荤素搭配、油而不腻；食谱中包含食物的种类也应该多样化。

3. 补充水和电解质

高温作业者常可因出汗在短时间内丢失大量的水和无机盐，因此应当及时补充以避免水、电解质紊乱。可以汤作为补充水和无机盐的重要措施。由于含盐的饮料普遍不受欢迎，因此应当通过汤的形式来补充盐分，可以用菜汤、肉汤、鱼汤交替供应。在饭前饮用少量的汤还可以增加食欲。

水的补充以补偿出汗丢失的水量保持体内水的平衡为原则。高温作业者凭口渴感饮水是主要的依据，但同时也要参照其劳动强度及具体生活环境建议的补水量，如中等劳动强度、中等气象条件时日补水量需 3 ~ 5L，强劳动及气温或辐射热特别高时日补水量应在 5L 以上。补水的方法应为少量多次，以免影响食欲。

二、低温环境人群营养

在我国低温环境（cold environment）主要见于冬季，一般是指气温在 10℃以下的外界环境。我国大部分地区低温环境属季节性的，或长或短属于急性暴寒性质；北方地区冬季持续时间较长，南方地区持续较短。此外，职业性接触低温、南极考察、冷库作业等也属于低温作业的工作环境。严格来说，人体所实际感受的温度，除了与环境气温有关之外，还与环境所在地区的海拔高度、纬度，环境中的空气湿度、风速以及个人防护等综合因素有关。

（一）低温环境对人体代谢的影响

1. 消化系统

在低温环境中胃液的分泌有所增加，其酸度也有所增强，胃排空减慢，食物在胃内的消化较为充分。寒冷环境可使食欲增加，反映了机体对能量需要量的增加。

2. 心血管系统

寒冷刺激下可直接或反射性地引起皮肤血管收缩，同时由于交感神经系统的兴奋，血中儿茶酚胺浓度升高使心输出量增多、血压上升、心率加快。

3. 呼吸系统

冷空气的吸入，可使呼吸道上皮直接受刺激，同时气道阻力增高，可成为冬季哮喘病发作的主要原因。寒冷暴露下呼吸道及肺实质的血流亦受影响，肺实质可表现为肺静脉收缩，可能引起进行性肺高压。

4. 神经系统

寒冷可通过对中枢和外周神经系统以及肌肉、关节的作用影响肢体功能，使皮肤感觉敏感性、肌肉收缩力、协调性、操作灵活性减弱，更易出现疲劳。

5. 内分泌和免疫系统

急性冷暴露时甲状腺及肾上腺皮质活动增强，血中儿茶酚胺浓度升高。冷习服以后甲状腺和肾上腺皮质活动的程度逐渐恢复，但血中去甲肾上腺素的水平仍然较高，此现象与冷习服的维持有关。动物与人体的试验均表明，在冷暴露开始的一周内免疫系统功能有所下降，随后恢复且呈逐步上升的趋势。

6. 营养素代谢

（1）能量代谢：低温环境下人体能量消耗增多，其主要原因是：低温环境下人体基础代谢率平均增加5% ~17%；低温环境下人体出现寒颤和其它不随意运动，从而使能量代谢增加；低温环境下人们穿着的笨重的服装，造成额外的能量消耗；低温下甲状腺分泌增加，使体内物质氧化所释放的能量不能以ATP储存，而以热的形式向体外发散，造成能量的耗损。

（2）碳水化物和脂肪的代谢：碳水化物和脂肪能够增强人体的耐寒能力，因此寒冷环境下机体对碳水化物和脂肪的利用增加。研究发现，虽然低温环境下碳水化物、脂肪和蛋白质的代谢都增加，但碳水化物被优先利用。脂肪对机体有保护作用，同时也有良好的保温作用。膳食调查表明，当人们由温区进入寒区或是由秋季进入冬季时，其膳食中的脂肪摄入较以前有较明显增多。

（3）蛋白质：研究发现，某些氨基酸能提高机体的耐寒能力，如蛋氨酸经过甲基转移作用后可以提供寒冷适应所需要的甲基，酪氨酸也能提高寒冷环境下的作业能力。

（4）水和电解质：寒冷环境下，机体内水、电解质的代谢发生特殊的改变。据报道，研究人员到北极工作的前3 ~4个月会出现多尿，一昼夜排尿可达3.5L，由此引起相对的轻度脱水和失盐，同时血液容积减少，血中锌、镁、钙、钠含量下降。因此，低温环境下的人群中食盐摄入量应该增加，否则钠不足将使基础代谢水平下降，不利于耐寒。同时，饮水中强化矿物质也很必要。

（5）维生素：低温环境下人体内水溶性维生素的代谢变化较大，水溶性维生素的体内含量有夏季偏低冬季偏高的现象。维生素C对暴露于寒冷环境下的机体有保护作用，有研究报道摄取大量维生素C后可以明显减慢寒冷环境下直肠温度的下降，缓解肾上腺的过度应激反应，增强机体的耐寒性。此外，由于低温环境下碳水化物的代谢增加，因此其代谢过程中所必须的硫胺素需要量也增加。

（二）低温环境人员的营养需要

1. 能量需要量

低温环境下人体的能量需要增高。一般情况下基础代谢提高10% ~15%，一日总能量可在此基础上考虑野外活动多少、居住条件以及对气候的习服程度来适当调节。

2. 宏量营养素供给比例

在确定能量供应的前提下，还应当制定膳食中能量提供比例。根据冷习服过程中能量供给的变化，低温条件下与常温下明显不同的是碳水化合物供应宜适当降低，蛋白质供应正常或略高，脂肪供给应当提高；但对于低温尚未习服者则应保持碳水化物比例适当，脂肪所占的比例不宜过高，以免发生高脂血症和酮尿。

3. 维生素

在低温环境下人体对水溶性维生素B族和脂溶性维生素A消耗量均较常温环境下多30%左右。以中等强度劳动为例，建议低温环境作业人员每人每日供给维生素A1500μg RE，维生素$B_1$2mg，维生素$B_2$2.5mg，烟酸1.5mg，维生素$B_6$2mg。维生素C每日供应70 ~120mg，且应尽量从新鲜蔬菜和水果中摄取，必要时可从强化食品中提供。

4. 矿物质

寒冷地区的人群体内矿物质常低于需要水平，因此应当给予及时有效地补充。寒区调查关于人体缺乏矿物质的情况，已有报告提出有钙、钠、镁、锌、碘、氟等元素的不足，但其中最主要的是钙和钠，因此应当特别注意钙和食盐的补充。钙的不足原因主要是因为日照时间短、维生素 D 作用受限等，每日应当补充钙 600 ~ 1200mg，可以从含钙丰富的豆类、奶类、虾皮等食物中摄取。根据调查，寒冷地区居民为了适应其产热功能需要，食盐摄入应是温带地区的 1 ~ 1.5 倍。对于寒冷地区的微量元素缺乏症，应当主要从食物来源和生物利用率上解决，保证平衡膳食中这些元素充足的供给量。

（三）低温环境人员膳食原则

1. 提供平衡而合理的膳食

首先，低温条件下的膳食应比同一人群常温条件下的能量供给提高 10% ~ 15%，能量增加部分主要应通过提高脂肪和碳水化合物的供给来提供。在低温环境下摄入一定量的脂肪有助于提高机体的耐寒能力，膳食中脂肪的供应量应占总能量的 35%，而碳水化合物仍然是能量的主要来源，约占总能量的 50%，每日应供给 450 ~ 600g 稻米或面粉。此外，要注意膳食中钙、钠、钾、镁等矿物元素要有足够数量，以克服在低温条件下这些元素排出较多而导致血液中浓度偏低的情况。维生素的供给要特别强调抗坏血酸的供应，其他维生素如硫胺素、核黄素、维生素 A、烟酸等的供应量也应在正常基础上增加约 30% ~ 50%。

2. 食物供应的要求

为满足低温条件下居民平衡膳食的要求，在食物供应中要注意以下几点。

（1）在食物的数量和种类上要本着平衡膳食的原则，适当增加能量，能量食物和油脂食物的供应要充足，如粮食、豆类、动物性食品和食用油等。

（2）因为寒冷地区人群有维生素和矿物质的额外消耗，同时作为这些营养素主要来源的蔬菜以及水果又常常不足，因此解决好寒冷地区新鲜蔬菜的供应对其营养保障具有重要的现实意义。为了保证维生素 C、胡萝卜素和钙、钾等无机盐的供应，膳食中应有数量充足、种类丰富的蔬菜、水果；同时应增加动物肝脏、蛋类及瘦肉的供应，以满足机体在低温条件下对维生素 A、核黄素、硫胺素的需要。另外，为了保障蔬菜和水果的供应，可采取如温室种菜、发展蔬果冷冻技术、选育营养价值高的品种等方法来满足供应。

（3）深入研究寒冷地区居民饮食习惯特点和当地食物特征，尽量减少寒冷地区食物营养价值的损失。

3. 膳食制度的要求

在低温环境中人体散热增加，除采取各种防寒保暖措施外，在饮食上要注意供应热食，不仅有利于消化吸收，对于食品卫生也是一个很好的保障措施。为了适应寒冷地区能量需求大、食量多、劳动强度大、时间长等特点，每日可安排 4 餐，即早餐占一日能量的 25%，间餐占 15%，午餐占 35%，晚餐占 25%。

三、缺氧环境人员营养

缺氧环境下由于供氧不足，将干扰机体内营养物质的代谢，损害大脑功能，加之缺氧引起的食欲减退、胃肠功能紊乱更加重了缺氧环境能量供给的不足。生活在高原地区的人，由于大气压和氧分压低，机体的营养代谢可能发生种种变化，但变化的程度和性质有时并不一致，这与缺氧的程度和持续时间的长短、机体的健康状态以及其他环境因素的联合作用等有关。急性缺氧(acute hypoxia)时，不但消化、吸收功能降低，营养物质的代谢转化和利用也受到广泛影响。

（一）缺氧环境对人体代谢的影响

1. 缺氧对消化吸收功能的影响

研究发现，刚进入高原的人员早期缺氧反应以胃肠道症状最为常见，如恶心、呕吐和食欲减退可高达60%。急性高原反应的消化道症状，常在发病初期急骤，推测原因一方面是中枢神经系统缺氧水肿，累及丘脑下部，引起植物神经功能紊乱，另一方面是由于胃肠黏膜缺氧，影响了其消化、吸收及胃肠蠕动功能。近来研究还发现，急性缺氧可使多种消化酶、胃肠道激素、胃酸和胃泌素的分泌量减少，后者可能与机体为适应缺氧环境引起交感神经兴奋性增高有关，上述改变同样将对胃肠功能产生显著影响，反过来又加重缺氧所致的食欲减退。

2. 缺氧初期营养素代谢的变化

（1）碳水化物：缺氧初期碳水化物代谢增强，如糖原分解作用和糖原异生作用增强，葡萄糖利用率增加等。在习服过程中，一些氧化酶的活性首先增强，经一段时间后，一些糖酵解酶和调节磷酸戊糖旁路的酶活性也增强。酶活性的变化具有代偿和适应的特征。

（2）蛋白质代谢：人体进入高原初期，蛋白质合成减弱而分解增强，因而出现不同程度的负氮平衡。有报道，缺氧初期一些氨基酸的代谢和与其代谢有关的酶的活性发生变化，如急速进入高原后短期之内，酪氨酸的氧化增强，与合成儿茶酚胺有关的酶活性增强，表明儿茶酚胺的转换率加快。这些变化与缺氧的应激效应有关。

（3）脂肪代谢：高原缺氧条件下脂肪动员加速，脂肪分解增强，血脂增高，后者可能系交感神经兴奋、儿茶酚胺和肾上腺皮质激素分泌增加所致，酮体生成增多，表现为体脂减少，血和尿中酮体增多。但严重缺氧时，脂肪氧化不全，可致血、尿酮体增高，而酮体大量聚积进一步使缺氧耐力降低。

（4）水盐代谢：有研究报道，进入高原缺氧环境后人体尿量有增多的现象，这是一种适应性反应。有人认为，钾丧失和钠、水潴留是引起急性高原反应的重要因素。急速进入高原后，心电图的改变与低钾血症相似。因此，建议急速进入高原的人应进食含钾多的食品或适当补充钾盐，同时也应适当限制钠的摄入量，这些对那些缺氧初期少尿的人更为重要。

高原缺氧初期，铁的吸收率显著增加，这是骨髓生成红细胞增加，铁的需要量增高促进了铁的吸收的缘故，而不是血氧饱和度和小肠组织氧分压降低的直接作用。

（二）高原缺氧习服过程中的营养需要

概括地说，凡有利于消耗氧、多摄取氧和有效地利用氧的营养因素有利于加速习服过程;凡能提高缺氧耐受力和减轻急性高原反应症状的营养因素也有利于加速习服过程。

1. 三大营养素与缺氧习服的关系

葡萄糖和糖原是机体在紧急情况下首先被动用的能源物质,并且维持血糖水平对脑功能是至关重要的。研究发现,碳水化物能提高急性缺氧的耐力,有利于肺部气体交换,使肺泡和动脉氧分压及血氧饱和度增大,并且高碳水化物对缺氧动物的高级神经活动有良好作用。另外,研究显示:高碳水化合物膳食可减轻高山反应症状(头痛、恶心、嗜睡等)的严重性,补充葡萄糖有助于防止初到高原后头24h人体力的下降,每日增加一定碳水化合物不仅可提高有氧劳动能力,而且可防止高原暴露24h内的负氮平衡。在正常氧分压下可以利用其他能源物质的组织如心肌,在缺氧时转为利用葡萄糖作为能源,高碳水化合物膳食有利于这些组织对能量的需要且还有其他优点,如容易消化,有防止和减轻酮体聚积的作用。

碳水化合物提高耐缺氧能力的原因可能主要是:①其含氧原子多于脂肪和蛋白质;②消耗等量氧时,产能高于脂肪,蛋白质;③碳水化物代谢能产生更多二氧化碳,有利于纠正缺氧过度通气所致碱中毒。

有报道,蛋白质有利于缺氧习服,因为习服过程中蛋白质合成加强,而且某些氨基酸能够提高缺氧能力,如色氨酸、酪氨酸、赖氨酸和谷氨酸等,所以需要供给一定量的蛋白质。在缺氧习服过程中并不需要增加食物蛋白质的供给量,重要的是应该选用优质蛋白,注意维持氨基酸平衡。

高原缺氧环境条件下,脂肪摄入的多少,不同的人差异较大。有的研究认为高原缺氧复合寒冷时,应适当增加脂肪摄入。但一致的看法是,缺氧初期,宜以低脂膳食为主。总起来看,高原缺氧初期以高碳水化合物、低脂肪和含有适量优质蛋白质的膳食为好。

2. 维生素

有关维生素促进缺氧适应力的研究也有诸多报道,维生素作为辅酶的构成成分,参加有氧代谢,在呼吸链电子传递过程中起重要作用,有利于ATP的生成,缺氧时辅酶含量下降,从而阻碍有氧代谢。研究发现,维生素、复合维生素及维生素加微量元素、酵母或核苷酸等,都可以不同程度提高动物缺氧耐力。高原缺氧初期食欲减退易使维生素摄入量不足,而机体对缺氧的代偿和适应反应可使维生素的消耗量增加,所以容易发生维生素不足或缺乏,进而降低缺氧耐力。按稍高于海平面的供给量标准额外补充维生素或增加膳食维生素的供给量,可使体内维生素保持较好的营养水平,而且可显著提高缺氧耐力,加速习服过程。

补充维生素E能减少组织氧的消耗,提高氧的利用率,同时能促进红细胞的生成,所以能够提高缺氧耐力,也有利于高原习服。

补充维生素C可改善缺氧状况下的氧化还原过程,提高氧的利用率。缺氧的应激效应使肾上腺活动增强,使维生素C的消耗量增加。补充维生素C有助于纠正缺氧初期的呼吸性碱中毒。有人证明,大剂量补充维生素C能够提高缺氧耐力。

总之，补充多种维生素能够提高缺氧耐力，但剂量要适当。

3. 无机盐类

补充铁质有利于血红蛋白、肌红蛋白、含铁蛋白质和酶的合成，所以也有利于缺氧习服。补充钾和限制钠的摄入量对防治急性高原反应有益，也有利于习服，还有报道，服用磷酸盐能够提高缺氧耐力。

（三）增强耐缺氧能力的膳食措施

对于初入高原的平原人来说，高原病或急性高原反应的发病率较高，合理的营养和饮食制度是一项预防及辅助治疗急性高原反应的有效措施。凡有利于少消耗氧、多摄取氧和有效利用氧的措施都有利于提高耐缺氧能力。

1. 维持正常食欲和胃肠消化功能

消化道症状是急性高原反应的一个主要表现。消化道症状以食欲减退、恶心和呕吐为主，高原缺氧引起食欲减退甚至厌食，使进食量减少和体重减轻。

进入高原前，应通过体育锻炼或体力劳动进行体力适应，消除对高原的顾虑，保持良好的心理状态。如果能够保持高度的精神振奋状态和良好的体力状态，高原习服过程就会缩短。进入高原后头几天，应逐步增加体力活动，避免剧烈快速活动，必要时可静卧或使用氧气袋，提高食品的可接受性。另外，为了维持正常食欲，供给的食品既要符合初入高原者的饮食习惯，又要适合高原饮食的习惯，如喜欢甜味的酸味食品，不喜欢油腻食品等。既要有一定品种的食品供人们选择，又要保持食品的质量。

2. 供给合理而充裕的营养

（1）能量：一般主张，初入高原者应减轻体力活动，并避免剧烈运动或重体力劳动。因此，能量供给量一般按平原地区轻度或中等体力劳动的标准供给即可，重要的是要使机体保持良好的食欲。

（2）蛋白质、脂肪和碳水化合物供给能量的比例：初入高原一般可采用蛋白质占10%～15%，脂肪占20%～25%和碳水化合物占60%～70%的比例供给能量，习服后脂肪可提高到约35%。适当增加动物性蛋白质含量，用容易消化的小分子糖（如葡萄糖、蔗糖等）代替部分多糖可以提高人的适应能力，减轻急性高原反应，促进高原病患者康复。

（3）维生素：要适当补充多种维生素制剂。有研究证明，在4700m高度上，每日补充维生素A6000IU，维生素$B_1$20mg，维生素$B_2$2mg，维生素C300mg，尼克酸20mg，$B_6$5mg，泛酸钙5mg，维生素E60mg，不但能保持充裕的营养水平，而且可提高缺氧适应能力。

四、有毒物质作业人群营养

在人们的生活和生产环境中，常存在一定量的化学物质，这些化学物质长期、少量进入机体，就会引起各种毒性反应。职业接触的有害物质种类繁多，包括重金属铅、镉、汞，有毒气体三氯甲烷、硫化氢，苯，农药、兽药，以及其他有机污染物。这些化合物通过饮水、食物进入人体，或直接吸入人体，干扰和破坏正常生理过程，对人体多系统造成急性或慢性毒害作用。研究表明，机体营养状况良好时，可有效减轻有毒有害物质的毒性损害，提高机体对有毒有害物质的耐受和抵抗力，某些营养素还有独特的解毒功能。

（一）铅作业人员的营养

日常生活中铅(lead)及其化合物主要存在于冶金、蓄电池、印刷、陶瓷、玻璃、油漆、染料等行业。人体因职业接触铅时，铅可通过呼吸道和消化道进入人体，尤以经呼吸道为主，继而引起神经系统的损害和血红蛋白合成障碍等病理改变。在平衡膳食的基础上有针对性地进行营养补充可以减少铅的胃肠道吸收，促进铅的排出，或提高机体对铅毒性损害的耐受力。

1. 铅中毒表现

铅及其化合物都有毒，人体内 90% ~95% 的铅储存于骨内，比较稳定，但儿童体内约有 30% 的铅仍然存在于血液中。目前职业性铅中毒多为慢性中毒，主要表现有神经、消化和循环系统三方面的症状。

(1) 神经系统：对神经系统的影响可产生对智力、行为、神经传导速度等方面的变化。铅中毒性神经衰弱综合症出现较早，是中毒早期的常见症状，儿童由于血脑屏障发育尚不健全，对铅中毒尤为敏感。体内铅含量过高，不但影响婴幼儿和儿童的智力发育、学习记忆和注意力等脑的功能，甚至直接影响到儿童身高和体重的发育。

(2) 消化系统：铅对消化系统的影响主要表现为食欲不振、恶心、隐性腹痛、腹胀、腹泻或便秘等消化道症状。

(3) 其他：铅对红细胞，特别是骨髓中幼稚红细胞具有较强的毒性，并导致其超微结构发生改变，如核膜变薄、胞浆异常、成熟障碍等。此外，长期铅暴露还可导致免疫系统的功能损害，影响女性及男性的生殖能力。

2. 铅作业人员的营养需要和膳食原则

(1) 供给充足的维生素 C：对职业接触铅的人群而言，维生素 C 是一个重要的营养素。首先，维生素 C 可以在肠道与铅形成难溶的抗坏血酸铅盐，从而减少肠道对铅的吸收。其次，维生素 C 的氧化型和还原型可作为体内重要的氧化还原体系之一，使氧化型谷胱甘肽还原成还原型谷胱甘肽而不断发挥其对铅的解毒作用。此外，由于铅中毒时会消耗掉体内大量的维生素 C 而导致坏血病，因此，专家建议职业接触铅的人员应供给 150 ~200mg/d 的维生素 C，即每日除供给 500g 蔬菜外，还应至少补充 100mg 的维生素 C。

(2) 补充优质蛋白质：蛋白质供给量需充足，因为蛋白质不足可以降低机体的排铅能力，增加铅在体内的贮留和机体对铅中毒的敏感性。而充足的蛋白质，特别是富含含硫氨基酸如蛋氨酸、胱氨酸等的优质蛋白质，对降低体内的铅浓度有利，可减轻中毒症状。故蛋白质的供给量应占总能量的 14% ~15%，其中动物蛋白质宜占总蛋白质的 50%。

(3) 补充保护神经系统和促进血红蛋白合成的营养素：鉴于铅对神经系统和造血系统的毒性，在铅中毒的预防和治疗中，适当补充对铅中毒靶组织和靶器官具有保护作用的营养素就显得十分重要。维生素 B_1 作为丙酮酸脱氢酶和转酮酶的辅因子，能够与金属生成复合物，从而加速铅的转移，并经胆汁自粪便排出体外，因此，在日常膳食中也应加强维生素 B_1 的补充。而补充适宜的维生素 B_{12} 和叶酸则可以促进血红蛋白的合成和红细胞的生成。

(4) 适当限制膳食脂肪的摄入：由于高脂膳食容易导致铅在小肠吸收的增加，因此，专家建议脂肪供给能量所占比例不宜超过25%。

(5) 适当补充铁、钙、锌：这些矿物质可以拮抗人体对铅的吸收，并能促进铅的排除。锌可诱导金属硫蛋白合成，使之与铅结合而降低铅的毒性，动物实验也显示，钙、锌干预可以有效拮抗铅对小鼠的神经毒性作用；铁在肠道内的存在可减少铅的吸收，这是因为铅与铁竞争同一粘膜受体，缺铁时可增加铅的储存而加重铅的毒性；还有研究显示有机硒能干扰铅的吸收和蓄积。由此可见，增加膳食中相关微量元素的摄入可降低铅的毒性，对铅中毒有预防作用。

(6) 多摄入水果、蔬菜：其所含的果胶、膳食纤维等降低肠道中铅的吸收。

（二）苯作业人员的营养

苯(benzene)属芳香烃类化合物，有特殊芳香气味，广泛用于工业生产。苯及其化合物苯胺、硝基苯均为脂溶性、可挥发的有机化合物，苯作业时，主要通过呼吸道进入人体，其毒作用的靶器官主要是神经和造血系统。苯作业人群的营养要求，应在平衡膳食的基础上，针对性地补充某些营养素，以预防或减轻苯对机体的毒性。

1. 苯对人体的危害

急性苯中毒时主要表现为中枢神经系统症状，轻者出现粘膜刺激症状，患者诉头痛、头晕、恶心、呕吐等，随后出现兴奋或酒醉状态，严重时发生昏迷、抽搐、血压下降、呼吸和循环衰竭。慢性苯中毒时，以造血系统损害为主要表现，患者常伴有头晕、头痛、乏力、失眠、记忆力减退等神经衰弱症候群的表现。造血系统损害以白细胞数减少最常见，主要为中性粒细胞减少，苯中毒晚期可出现全血细胞减少，致再生障碍性贫血，甚至诱发白血病。

2. 苯作业人员的膳食原则

(1) 在合理膳食基础上，增加优质蛋白质的摄入：苯的解毒过程主要在肝脏进行，增加优质蛋白质的摄入，一方面有利于提高肝脏微粒体混合功能氧化酶的活性，进而提高机体对苯的解毒能力，使苯羟化成酚后与葡萄糖醛酸结合再由机体排出体外；另一方面，优质蛋白质尤其是富含含硫氨基酸的蛋白质可以提供足够的胱氨酸以利于维持体内还原型谷胱甘肽的适应水平，因部分苯可直接与还原型谷胱甘肽结合而解毒。

(2) 苯作业人员膳食中脂肪含量不宜过高：因为苯属于脂溶性有机溶剂，摄入脂肪过多可促进苯的吸收，增加苯在体内的蓄积而产生慢性中毒，并使机体对苯的敏感性增加。

(3) 适当提高碳水化合物的摄入：碳水化合物在代谢过程中可以提供重要的解毒剂葡萄糖醛酸，肝、肾等组织内苯与葡萄糖醛酸结合，易于随胆汁排出，增加机体对苯的耐受性。

(4) 适当增加维生素的摄入:人体负荷试验表明苯作业人员体内维生素 C 储量较普通人低。动物实验亦观察到苯中毒时血和尿中维生素 C 含量均降低,故摄入量应予以提高,有人建议每日补充维生素 C 150mg。为预防苯中毒所致的贫血,还应适当增加铁的供给量,并补充一定量的维生素 B_6、维生素 B_{12} 及叶酸,上述维生素有促使白细胞回升的作用。

五、噪声环境作业人员营养

噪声(noise)对人体健康可以产生诸多的不良影响,是社会公害之一。从卫生学的角度讲,凡是使人感到厌烦或不需要的声音都称为噪声。噪声可分为生产性噪声、生活噪声和交通噪声,噪声不仅对听觉产生影响,还对人体带来全身性影响,故噪声环境作业人员对营养应有特殊的要求。

(一)噪声对人体的影响

长期接触较强烈的噪声可导致听觉器官发生暂时性听阈位移、永久性听力位移和噪声性耳聋。此外,噪声可使大脑和丘脑下部交感神经兴奋,使肾上腺髓质分泌肾上腺素增加,在儿茶酚胺的作用下,心跳增强、增快,耗氧量增加,心肌负担加重,而外周血管收缩,外周阻力升高,又可使左心室负担加重,从而危害心脏功能;同时伴有胃肠道蠕动减弱,括约肌收缩,胃肠蠕动减慢等消化系统症状。

(二)噪声对营养素代谢的影响

1. 氨基酸代谢

有人发现在噪声作用下,进食后血液中色氨酸、赖氨酸及组氨酸的浓度有所降低,特别是谷氨酸下降尤为明显。由于脑组织中有非常活跃的氨基酸代谢池,其中尤以谷氨酸为主,噪声及振动刺激会引起神经系统兴奋性增高,谷氨酸在谷氨酰胺合成酶的催化下与氨形成谷氨酰胺。

2. 脂类代谢

近年来,不少学者报道长时间接触噪声会对体内脂类代谢产生不良影响,有调查发现接触噪声作业职工血清中总胆固醇、三酰甘油水平明显高于非噪声接触职工,而且在长期接触噪声工龄的人员中血脂异常检出率增高,提示噪声对脂肪代谢有负面影响。

3. 维生素代谢

噪声对体内维生素的代谢也会产生明显的影响,有报道指出,噪声刺激可使机体内某些水溶性维生素如维生素 B_{12} 等的消耗量增加,从而导致相关维生素的缺乏或不足。如在噪声刺激下,实验动物某些脏器的硫胺素含量降低,其中,脑内硫胺素含量可降低一半,同时,尿中硫胺素排出量约增加 30%。噪声刺激也可使大鼠各器官中维生素 C 的含量和尿中的排出量减少,表明噪声可增加机体维生素 C 的消耗。人群实验还发现,发生噪声性耳聋的人群中,维生素 B_{12} 缺乏的比例显著高于对照组人群,当补充维生素 B_{12} 后,部分患者的症状得到了一定程度的恢复。

4. 矿物质代谢

研究发现，噪声环境下人血清微量元素Cu、Zn、Fe呈下降趋势，常量元素Mg呈上升趋势，而强化铁营养具有对抗稳态噪声听力损伤作用，提示维持Cu、Zn、Fe、Mg在体内的稳定，对减少噪声性听力损失会有一定作用。

（三）噪声作业人员的营养需要

保证优质蛋白质和多种维生素的供给。对于接触噪声的工作人员，在平衡膳食的基础上，还应供给足够的能量、丰富的优质蛋白质。研究显示，多吃含维生素B_1、维生素B_2、维生素B_6和维生素C的食物及补充优质蛋白质，对受噪声影响的人体有保护作用，并有助于提高人在噪声环境中学习、工作的耐受力，减轻精神紧张和疲劳。有报道指出谷胱甘肽可以通过抑制体内应激过程中还原性活性氧的产生来纠正噪声引起的听力损伤，因此，在膳食中补充富含半胱氨酸、谷氨酸、色氨酸、赖氨酸的蛋白质是十分必要的。

由于长期接触噪声可导致体内水溶性维生素特别是维生素C的大量损耗，因此，在膳食中应补充富含这些维生素的食物，如瘦肉、蔬菜、新鲜水果等，以保证充足的维生素和矿物质的摄入，同时，应加强富含Cu、Zn、Fe等微量元素食物的供给。除此之外，对于那些长时间接触噪声且劳动强度很高的公众，为了保证工作人员的健康和劳动生产效率，应提倡执行一日三餐制，在其每日工作前的第一餐应尽量做到内容丰富，并尽量吃饱，其能量供给所占比例也可适当提高。

六、放射性损伤人员营养

辐射（radiation）可引起生物体内物质分子的电离和激发，对于含水分较多的组织，辐射主要间接地通过氧分子的介导与水分子作用，进而产生自由基分子，导致一系列的病理生理变化，最终发展为放射损伤。当人体受到长时间的超过最大允许量的照射，机体受到辐射损伤得不到及时恢复时，就可能发展为慢性放射病，如果人体受到一次或数次较大剂量的照射则可发生急性放射病。为了提高机体对辐射的耐受性并减轻辐射造成的损伤和促进恢复，无论是接触辐射的工作人员或是接受放射治疗的患者都需要适宜的营养改善措施。

（一）营养素对辐射损伤的防护作用

1. 蛋白质

机体受到电离辐射作用后，蛋白质的代谢很快受到影响，主要表现为分解代谢增强，合成代谢障碍。机体受到大剂量照射后，尿中肌酸排出量增加，尿肌酸与肌酐的比例升高。在急性放射损伤后，清蛋白减少而球蛋白增加，以致二者比例下降。

另外，辐照后尿氮增加，除了尿素排出量增加外，氨基酸的排出量也显著增高，其中以牛磺酸和β－氨基丁酸排出量增加最为明显。此时，血液中氨基酸含量也有所上升，组织中氨基酸含量则有下降的趋势，说明机体受到辐照后氨基酸代谢发生紊乱。

辐照后由于蛋白质分解代谢增强，如发生缺乏或供给不足易造成严重的后果。因此增加蛋白质的供给量可以减轻放射损伤，促进恢复。此外，某些氨基酸对于放射损伤的防护也有良好的效果，有研究显示 N－乙酰左旋半胱氨酸能够显著延长受到致死剂量辐照小鼠的 30 日存活率并延长其存活天数，因此，补充含有两个氨基的氨基酸如胱氨酸、半胱氨酸、蛋氨酸等对于从事放射性工作的人群有显著的预防效果。

2. 脂肪

机体受到电离辐射后，所产生的自由基可引发脂类发生过氧化而产生多不饱和脂肪酸自由基（PUFA free radicals）。在氧存在时，多不饱和自由基氧化成脂类过氧化自由基，从而发生连锁反应，诱发蛋白质分子生成蛋白质自由基。蛋白质自由基与其他蛋白质分子发生加成反应，生成二聚蛋白质自由基，并继续发生加成反应而生成蛋白质分子的聚合物。此外，脂质过氧化的产物丙二醛可以引起蛋白质分子交联，从而破坏蛋白质分子和酶的结构。另一方面，脂质过氧化对生物膜和亚细胞器的损伤也是电离辐射导致机体受损的重要原因之一。

机体在受到辐照后，胃的排空能力减弱，食物停滞于胃部的时间延长，从而会影响到脂肪的消化吸收速度。受照射后膳食中脂肪含量不宜过高，但必需脂肪酸的供给应适当增加，这对放射损伤防护是十分有利的。有人认为，油酸、橄榄油和花生油有较好的防护效果。

3. 碳水化物的变化

机体受到辐照后肝糖原一般显著增加，甚至禁食后也不例外，但所增加的肝糖原不是来自于食物，而是来自于组织分解的产物。另外，辐照后垂体－肾上腺系统功能亢进，糖皮质激素分泌增多，可促进糖的异生，使肝糖原增多。另一方面，辐照后糖酵解作用减弱，血糖增加，表明组织对糖的利用能力下降。

4. 维生素代谢的变化

对脂溶性维生素而言，相关研究显示动物受到辐照后血清中维生素 A、维生素 E 水平无明显的变化，但长期工作于铀矿的井下工人，其暗适应时间明显延长，提示体内胡萝卜素和维生素 A 含量有所下降。相比之下，辐照后体内水溶性维生素含量变化更为明显。机体受照射后组织利用硫胺素量增加，当硫胺素摄取量不变时，组织中硫胺素含量呈下降的趋势。

有报道指出维生素 A 不足或缺乏可增加机体对辐射的敏感性，补充维生素 A 有助于减轻辐射损伤。由于电离辐射可引起机体发生脂质过氧化，而作为抗氧化剂的维生素 E 可以起到减轻脂质过氧化和防护生物膜损伤的作用，并且使生物氧化障碍减轻。此外，还有研究显示以硫胺素、核黄素、抗坏血酸为代表的水溶性维生素对于改善辐照后的代谢紊乱、功能障碍，提高受照动物存活率，减轻放射病综合征都有良好的效果。国外有报道指出用由β－胡萝卜素、α－生育酚、抗坏血酸，以及锌、硒等微量元素组成的抗氧化维生素复合物（AVM）对受到 X 射线辐照的大鼠有很好的防止基因突变的效果，提示由不同的抗氧化维生素和微量元素联合作用对于防止放射损伤不失为一条较好的途径。

（二）放射性工作人员的营养需要和膳食原则

1. 合理膳食、适当增加某些营养素的供给

营养素供给不足或缺乏可提高人体对辐射的敏感性，从而影响对放射损伤的治疗效果。为使放射性工作人员得到适宜的营养保障，推荐其每日营养素供给量为：能量11.72～12.55MJ，其中碳水化合物占总能量的60%～70%；脂肪占20%～25%；蛋白质每日80～100g。维生素A每日供给1000μg视黄醇当量，其中50%应来自动物性食物或油脂；维生素D_3 2.5～50μg；维生素E 5～10mg；维生素K120～150μg；抗坏血酸100mg；硫胺素2mg；核黄素2mg；维生素$B_6$2.5mg；尼克酸20mg；叶酸0.5mg；维生素B_{12}3μg；钙600～800mg；镁300～350mg；铁10～12mg；锌15mg；碘130～140μg。

2. 提供有较好防护效果的食物

供给从事放射性工作人员的食物，除主食外，可多选用蛋、乳类、瘦肉、大豆及豆制品、卷心菜、胡萝卜、海带、紫菜、柑橘及茶叶等食物。

3. 提供保护性膳食

为从事放射性工作人员提供的保护性膳食，应在早餐或午餐时供给。构成保护性膳食的食物可包括瘦肉、鱼、肝、蛋、牛乳、发酵牛奶、凝乳、卷心菜、土豆、西红柿、新鲜水果及动、植物油等。

前苏联学者对乳和蛋防治放射损伤的效果很为重视，他们以狗与大鼠为实验动物，将其食物中动物性食物以乳和蛋为主，观察这类膳食对急性放射损伤确有明显防治效果，其主要证据为：①使小肠吸收功能障碍程度显著减轻；②使照射后氮的负平衡改善为平衡或正平衡；③改善了照射后抗坏血酸、核黄素或烟酸代谢的异常；④提高了存活率。

酸牛奶是用乳酸菌、酵母菌使牛奶发酵制成，放射性工作人员可常食用酸牛奶。另外，肌腱、皮肤等动物组织是胶原蛋白含量较多的食物，我国研究发现，这类食物可能有抗放射损伤效果。

4. 其他保护措施

除上述动物性食物之外，天然的植物性食物的抗辐射作用愈来愈受到人的关注，一系列研究证实，蔬菜、水果及某些中草药、野生植物含有一大类被称为植物化学物的物质，诸如类黄酮、异硫代氰酸酯类、含硫氨基酸、酚类化合物以及一些称之为植物性生物激活素的物质，它们具有抗氧化、抗诱变、抗肿瘤、激活机体非特异性免疫功能等多种生物学功效，近年来国外已从植物性食物（蔬菜、水果）中分离、鉴定了多种具有抗氧化和抗诱变的成分，研究发现苹果、橘子、杏仁以及十字花科植物，如卷心菜有较好抗幅射作用，从植物性食物中（如海藻、香菇、灵芝等）中提取的海藻多糖，香菇多糖以及绿茶滤液，银杏提取物等均有较好抗辐射效果。

七、运动员营养

（一）运动与营养的关系

膳食营养对运动员运动竞技能力和健康影响的事实已引起广泛注视和兴趣。运动

竞技能力受训练、遗传、健康状态、心理等多种因素的影响，合理营养是其中的一个重要因素，营养不能取代训练或遗传，但合理营养是健康的基础，合理营养与科学训练结合，将有利于运动竞技能力的提高；相反，营养不当降低运动竞技能力，还会影响运动后的恢复和健康水平。

竞技体育运动训练对运动员在体能和生理负荷等方面要求极高。人体经常处于生理应激状态，并可达到生理的极限负荷。体内发生一系列变化，如：能量大量消耗、体内储备的糖原被耗竭、体液大量丢失、神经和精神活动紧张、氧化还原过程加强、除胰岛素外，肾上腺皮质和髓质等激素分泌均增加、酶和辅酶的活性加强、酸性代谢产物堆积等，可使体内的营养素代谢和需要发生变化。科学研究证实，营养物质调节器官、组织和细胞的功能，有利于运动时的代谢过程和中间反应顺利进行，从而提高人体运动时的机能，并促进运动后的恢复。

在群众体育活动中，科学的健身活动锻炼和合理的膳食营养结合，对增强人民体质、提高健康水平和防治慢性病方面的作用日益为广大群众所认识。体力活动和合理营养已成为当今国内外健康促进的重要措施。运动的关键作用在于调节能量平衡。适量运动和合理营养对防治一些严重危害人民健康的疾病，如高血压、冠心病、糖尿病、肥胖症和骨质疏松等具有良好的效果。

（二）运动员的营养代谢特点

1. 能量

体育运动能量代谢具有强度大、消耗率高和伴有不同程度氧债等特点。若以相对代谢率来比较，运动的能量消耗可达到安静时的二三倍甚至百倍以上。运动训练和重体力劳动能量消耗的特点不同，运动的能量消耗常集中于短短的几小时内。以参加集训优秀运动员在1小时训练课内的能量消耗量与国内不同强度体力劳动比较，多数项目运动员在训练时间内的能量消耗均相当于甚或超出重体力劳动强度的消耗量。

影响运动能量代谢的因素主要取决于不同类型的强度、间隙时间及持续的总时间三要素，与运动员的体重、年龄、训练水平、营养状况、环境等多种因素有关。

运动中最直接和最迅速的能量来源是三磷酸腺苷（ATP），ATP的不断补充是由糖的无氧酵解和脂肪、糖的有氧氧化途径实现，来源是食物中的碳水化合物、脂肪和蛋白质三大能源物质。运动中的主要能源是糖和脂肪酸，两者供能的比例取决于运动强度，运动强度达到最大吸氧量的75%或以上时，糖氧化供能的比例增加，运动强度降低至最大吸氧量的65%以下时，脂肪供能的比例增加。

运动时能量代谢的膳食影响因素包括：富含碳水化合物的膳食有利于提高运动耐力；脂肪的发热量虽高，但是动员利用慢；维生素 B_1、B_2、烟酸、铁、镁等与能量代谢密切相关。

2. 碳水化合物

碳水化合物是肌肉活动的主要能量来源，在运动中具有重要的生理功能，如：①提供运动所需的能量，短时间大强度运动时的能量绝大部分由糖供给，长时间小强度运动时，首先利用糖氧化供给能量，当可利用的糖耗竭时，才动用脂肪或蛋白质；②通过糖氧化补充大脑能量；③富含碳水化合物的食物还能提供B族维生素和少量矿物质；④运动中补糖使血糖保持良好水平，减少应激激素的分泌，有利于稳定免疫功能；⑤减少脂肪酸的分解，具有抗生酮的作用；⑥节约蛋白质作用；⑦增加饱腹感。

糖是剧烈运动中三磷酸腺苷（ATP）再合成的主要基质，以糖原的形式储存于肌肉和肝脏，能量分别为6000kJ（1430kcal）和1500kJ（360kcal）。糖可以通过无氧酵解途径代谢，生成乳酸。从安静状态转为稳定状态运动以及进行最大强度运动时，糖的无氧利用不可缺少。长时间剧烈运动中，肌肉和肝脏糖原耗竭会影响运动能力。

体内糖原储备不足者在长时间剧烈运动后期可出现储备耗竭情况，发生低血糖的危险。糖原耗竭可影响运动能力，特别是耐久力。运动前补糖可以增加体内肌糖原、肝糖原储备和维持一定的血糖水平；运动中补糖可提高血糖水平、节约肌糖原、减少肌糖原耗损以延长耐力时间，延缓疲劳的发生；运动后补糖可以加速肌糖原的恢复。

3. 蛋白质

在蛋白质、脂肪和碳水化合物三大营养素中，蛋白质在运动中供能的比例相对较小。在体内肌糖原储备充足时，蛋白质供能仅占总能量需要5%左右；大部分运动情况下，蛋白质供给6%～7%的能量。在体内肌糖原储备耗竭时氨基酸供能可上升至10%～15%，这取决于运动的类型、强度和持续时间。氨基酸主要通过丙氨酸－葡萄糖循环的代谢过程提供运动中的能量。

部分运动员错误地认为增加蛋白质营养会促进肌肉组织的增长，事实上，肌肉的增长必须在进行渐进性的力量训练下，补充适宜的蛋白质才能实现。过量补充氨基酸或蛋白质会引起一系列的副作用，如蛋白质的酸性代谢产物使肝、肾负担增加；大量蛋白质导致机体脱水、脱钙、痛风；高蛋白对水和无机盐代谢不利，有可能引起泌尿系统结石和便秘；高蛋白食物常伴随高脂肪摄入，会增加中年后形成动脉粥样硬化和高脂血症的危险。运动员在使用平衡膳食条件下，不必要补充氨基酸，尤其是注意不过量补充氨基酸或蛋白质。

4. 脂肪

脂肪在人体内的储存量很大，是运动肌肉的主要能量来源。脂肪酸主要储存在脂肪组织和肌肉细胞内，是运动代谢的重要能源物质。在低强度运动时，从脂肪组织释放进入血浆的脂肪酸是肌肉收缩的主要能量来源；中等强度运动时脂肪代谢最旺盛，脂肪组织和肌肉内甘油三酯分解供能增加；在高强度运动时，脂肪酸进入血浆的速度显著减慢，肌肉内的甘油三酯利用不再增加，肌糖原分解，乳酸形成增加，抑制身体脂肪的动员。

脂肪具有重量轻，能量密度大，发热量大的特点，对于能量消耗较大的运动员可起到缩小食物体积、减轻食物重量的作用。脂肪对长时间低强度运动，如马拉松和铁人三项等项目提供能量。运动前或比赛前不宜摄入高脂肪食物，因为脂肪消化吸收慢，影响胃排空；脂肪体内氧化时耗氧量高，动员利用慢；代谢产物会增加肝脏和肾脏的负担。

研究报道，优秀运动员的高密度脂蛋白（HDL）含量高，且与最大吸氧量和相对体重相关。运动通过增加脂质转换，降低血浆甘油三酯和低密度脂蛋白（LDL），增加 HDL 水平，有效地预防高脂血症，延缓动脉粥样硬化的发生。

5. 水和电解质

（1）水

日常性的、大量的运动训练和比赛使运动员的水代谢与普通人不同，水代谢速率高于常人。剧烈或大量运动，可使运动员因排出体热而大量出汗，因通气量增加而从呼吸道丢失大量水分。运动员经常进行大运动量的训练和比赛，并且经常在高温度和高湿度环境下进行训练和比赛，因此，运动员在水代谢上具有出汗速率大、出汗量多的特点。有研究发现，一次高强度大运动量的训练可丢失汗液 2 ~ 7L；在 25 ~ 35℃ 的环境下进行 4h 长跑训练，平均出汗量达到（4.51 ± 0.30）L；在 37.9℃，相对湿度 80% ~ 100% 的环境下踢足球 70min，出汗量高达 6.4L，达到体重的 6% ~ 10%。

高强度、大运动量的训练，特别在高温高湿环境下的训练，会引起大量出汗，失水量增多，加上运动时肾血流量和肾小球的滤过率减少，常导致少尿或无尿。运动时呼吸频率加快，幅度加深，从呼吸道丢失的水分增加，可达平时的 10 ~ 20 倍。运动时，糖、脂肪和蛋白质分解代谢产生的代谢水量增加。

运动引起体内水分和电解质（特别是钠离子）丢失过多，会引起运动性脱水。防止运动性脱水的关键是及时补充水分，使机体水分达到平衡。根据运动员个人情况和运动特点，在运动前、运动中和运动后补充水分。补水的原则是少量多次地补充，补水的同时适量补充无机盐。

（2）电解质

运动员电解质代谢的特点为大量的电解质从汗液中丢失。

①钠、氯代谢的特点　除了从汗液中丢失量较大外，运动员钠和氯的代谢与普通人基本相同。与安静状态相比，运动中血浆钠的浓度明显升高，并可延续至运动结束，运动后血浆钠水平显著降低，可出现低钠血症。因此在高温、高湿环境下运动，如果不注意适当补充钠盐，运动员可发生钠缺乏症状。大多数运动饮料含有低渗的钠盐，一般为 10 ~ 25mmol/L，当运动训练时间持续 3 ~ 4h 以上伴有大量出汗时，期间适量补充运动饮料，可预防运动后的低钠血症。

②钾代谢的特点　与普通人相比，运动员可因大量出汗而丢失大量钾。与安静时相比，运动中血钾的浓度会有升高，这与运动中糖原分解，钾释放入血有关，运动后血钾水平逐渐降至安静时水平。但大运动量运动后，血钾水平显著低于安静时，这是因为大量运动后糖原和蛋白质的合成增加，使血钾进入细胞，另外，大量出汗使钾从汗液中丢失。运动饮料一般都含有一定量的钾盐，可适当补充。也可补充含钾的无机盐片剂。补钾盐时应注意，运动员在运动后无尿或少尿的情况下，应先补充水分，等尿量恢复正常后，再补充钾盐。

③镁代谢的特点　运动员的镁代谢的特点是汗液中丢失镁。运动员在常温下运动，由于细胞内镁释出，导致血清镁浓度增高；中等强度运动后 1h，血清镁浓度与安静时相比，无明显变化；在高温下运动，运动后血清镁浓度明显下降。有人计算，要补充 1L 汗液

丢失的镁，则需要补充10～100mg的镁。

6. 矿物质

（1）钙

运动员在运动训练和比赛中从汗液丢失大量的钙。据推算，如果运动员每日出汗3L，则有300mg的钙从汗液丢失。钙在维持神经和肌肉细胞的兴奋性、骨骼肌的收缩、细胞内第二信使等方面具有重要的作用，因此钙营养的平衡对保持运动能力非常重要。

钙缺乏可引起肌肉抽搐，长期钙摄入不足可导致骨密度降低。运动同时具有增加钙丢失和促进钙沉积、增加骨密度的作用。研究表明，每日摄入足够的钙，才有助于增加骨密度。对绝经后妇女，在增加钙摄入量的同时进行体育锻炼，可提高骨密度，否则无改善作用。

青春期前的儿童少年女子运动员应注意钙的摄入量，因为她们的雌激素水平较低，保存钙的能力较低，如果运动中大量丢失钙，容易造成钙缺乏。

（2）铁

运动可加快铁在机体的代谢，长期运动训练使组织内储存铁的含量明显下降。运动对红细胞有破坏作用，使肌肉增大，肌肉中含铁酶的含量增加，因此机体对铁的需要量增加。运动员从汗液丢失的铁也较普通人多。如果按运动员在高温环境下出汗4L推算，从汗液丢失的铁可达1.54～3.70mg。运动员膳食铁的吸收率较低，其原因有膳食中较多的脂肪、维生素C较少、血红素铁含量较低。

女子运动员的铁储备状况差于男子运动员。据研究，许多女运动员，尤其是少年女子运动员和女子长跑运动员的铁摄入量低于推荐的供给量，导致机体处于铁缺乏的状态。一些需要控制体重和保持体形的运动项目，如体操、花样滑冰等，女运动员在减体重期间膳食总摄入量较少，也容易出现铁缺乏。素食运动员由于摄入较多植物性食物，对铁的吸收有较大影响。在高原训练的运动员对铁的需要量增加。

（3）锌

运动可明显影响锌的代谢，可引起机体锌的重新分布。一般来说，短时间、大强度的无氧或缺氧运动，可使血清锌升高；而长时间有氧疲劳性运动后血清锌下降，但也有相反的研究结果。

研究发现，锌与肌肉的收缩耐力及力量相关。人体中锌主要存在于肌肉（60%）和骨骼（30%）。运动员在大运动量训练日锌代谢呈负平衡，运动员在一次马拉松赛跑后，血清锌水平显著降低。表明运动可使锌的代谢加强并增加锌的消耗量。

7. 维生素

体育运动使维生素的代谢过程加强并使一些维生素的需求量增加，所以运动员的维生素供给应当充足，特别是维生素B_1、维生素B_2、维生素C的摄入量应适当增加。

（三）运动员的营养需要量

1. 能量

（1）运动员每日能量的总消耗量由四部分组成：静息消耗（RMR）、运动消耗（TEE）、食物的生热效应(TEF)以及适应性生热作用。

静息代谢率在一般非运动人群占每日总消耗的比例最大,约为60% -75%,但运动员由于运动训练的能量消耗多,使RMR的比例相对减少。

运动的热能消耗(TEE)代表高于基础代谢水平的体力活动所消耗的能量,运动员的TEE因运动量(包括运动强度、密度、运动持续时间)的不同有很大的差异。集训运动员在训练课内的能量消耗范围是300~2600kcal(1255~10878kJ),平均消耗量是1000kcal(4184kJ)左右,约为一日总能量消耗的40%,高的可达到总能量的50%左右。

食物生热效应是指进餐后数小时内发生的超过RMR的能量消耗,以前称为食物特殊动力作用,这是由于摄入蛋白质、脂肪和糖三种能源物质引起的生热效应,也即食物在消化、转运、代谢和储存过程中消耗能量的结果。TEF约占总热能消耗的10%,运动员膳食中蛋白质占总热能的百分比较高,常采用基础代谢的15%计算。

适应性生热作用,也称为兼性生热作用,是能量消耗的另一个重要部分,是由于环境温度、进餐、情绪应激和其他因素变化引起的能量消耗,此生热作用低于一日总消耗的10%~15%。

(2)运动时的主要能源是碳水化物和脂肪,二者的供能比例取决于运动强度、持续时间和饮食情况。研究发现,当运动强度达到最大需氧量的75%或以上时,碳水化合物氧化供能的比例增大;当运动强度降低最大需氧量的65%或以下时,脂肪的供能比例增加。同时发现在运动开始阶段,碳水化合物供能的比例大,随着运动时间的延长,脂肪供能的比例逐步增加。

食物中能量充足是合理营养的首要条件。运动员营养标准的规定,因其运动项目、身高体重、气候条件、运动量和运动强度的不同,每日平均要求的能量也就有所差异。大多数运动项目的运动员所需能量集中在14644~16736kJ(3500~4000kcal)/d。

2. 蛋白质

氮平衡的实验研究报道了运动员的蛋白质需要量比一般人高。蛋白质的供应量应为总能量的12%~15%,约为1.2~2.0g/kg体重。运动员在不同状态下对蛋白质的需要量也有所不同。运动员在开始进行剧烈运动训练的初期,由于细胞破坏的增加、肌蛋白和红细胞再生等合成代谢亢进以及应激时激素和神经调节等反应,常发生负氮平衡甚至运动性贫血,而经过一段时间适应后氮平衡改善,因此在大运动量训练的初期应适当加强蛋白质营养,据日本学者报道蛋白质摄入量达2g/kg以上,即可防止运动性贫血的发生。长时间剧烈耐力运动训练使蛋白质代谢加强,会增加蛋白质需要量,力量训练因使肌肉组织增加也需要略微增加蛋白质的摄入量。运动强度大,训练次数多则因为蛋白质代谢加强也可使需要量增加。

运动员的蛋白质营养不仅应满足数量的要求,在质量上至少应有1/3以上必需氨基酸齐全的优质蛋白质。蛋白质营养不足会延缓剧烈运动后的恢复。解决运动员的蛋白质营养也可利用大豆类和谷类食物的互补作用,采用谷类、主食和豆类食物混合食用,以提高蛋白质的生物价值。

运动员在减轻或控制体重阶段,由于膳食总能量不足,需要注意加强蛋白质营养,选择蛋白质营养密度高的食物。

运动员摄取的蛋白质应当适宜，因为蛋白质的食物特殊动力作用较高，氧化时耗氧较多而对运动不利。同时，摄取大量蛋白质在代谢过程中还会增加肝脏、肾脏的负担。另有研究发现，膳食中摄入的含硫氨基酸过多，会加速骨质中钙的丢失而导致骨质疏松。

蛋白质的主要来源可分为植物蛋白和动物蛋白两类，植物性蛋白主要是谷类和豆类提供，动物性蛋白主要是禽、畜、和鱼的肌肉。为了提高蛋白质的生物价，提倡将动物和植物食物如谷类和豆类蛋白质混合食用。

3. 脂肪

脂肪是运动的能量来源，低强度运动如马拉松运动员在运动强度小于最大吸氧量55%条件下进行运动，呼出气中25%～50%的二氧化碳来自脂肪的氧化，而高强度运动则主要由糖的有氧氧化或无氧酵解供能。但脂肪氧化时的耗氧量高，产生相等能量时脂肪氧化的耗氧量比糖高11%。高强度运动员对脂肪氧化分解的能力高。运动前或比赛前应以低脂、高碳水化合物为主，因为脂肪的消化吸收慢，影响胃排空，脂肪在体内氧化时耗氧量高，利用慢，代谢产物会增加肝脏和肾脏负担。

运动员饮食中适宜的脂肪量应为总能量的30%左右，缺氧及耐力运动如登山、马拉松长跑等项目运动员的脂肪供应量应减为20%～25%，冰上运动及游泳运动项目运动员的脂肪供应则应占总能量的35%。

脂肪的主要来源于两类：动物性食物和植物性食物，动物性食物包括动物油，如猪油、牛油等，植物性食物包括植物油，如花生油、菜籽油等。

4. 碳水化合物

运动中最直接和最快速的能量是三磷酸腺苷（ATP），但体内ATP的储存量很少，仅能维持几秒钟，ATP需要不断合成。糖是剧烈运动中ATP再合成的主要基质。以糖原的形式近似6000kJ和1500kJ能量分别储存于肌肉和肝脏，体内甘油三酯储存能量比较虽然相对较小，但在高强度运动时，氧化磷酸化释放的能量不能满足运动需要，此时糖的无氧能量释放是必要的。

糖原的消耗主要见于亚极限强度（运动强度达最大摄氧量的65%～85%）并且持续时间在40min以上的运动，以及连续数日高强度的耐力性训练或比赛。糖原耗竭时可出现低血糖现象，导致大脑功能降低，同时影响体力耐力和速度的恢复。因此，对于运动员体内糖原储备量的保障是非常重要的。国内外通过高碳水化合物膳食法和糖原负荷法的研究，发现赛前和赛中补充碳水化合物可以提高运动员的耐久力，从而提高其竞技能力。

一般认为在平时训练中，运动员不需要过多补充糖分。耐力性项目运动员由于能量消耗较大，为了加速机体疲劳的消除和体内糖原储备的恢复，训练前后补充一定量的糖还是必要的。

在运动员的平衡膳食中，碳水化合物的供给量应为总能量的50%～55%，大强度耐力训练者供给量可为总能量的60%～70%。短时间的极限运动比赛前一般不需要额外补充糖分。

食物中碳水化合物的主要来源是五谷类，如大米、面粉、高粱及玉蜀黍等。豆类和根茎类食物，如白薯、土豆等也是糖的良好来源，水果含有少量的糖。

5. 维生素

运动员对维生素的需要量随运动项目、运动量及生理状况的不同而有较大差异。多年来的营养调查表明，运动员容易发生缺乏或不足的维生素有维生素 B_1、维生素 B_2、维生素 C 和维生素 A。研究显示，运动员在不缺乏维生素时，果断补充维生素对运动能力无益。相反，脂溶性维生素在体内蓄积过多还会造成一定的毒害作用。因此应适当在运动员膳食中使用脂肪。

(1) 维生素 C

运动可使维生素 C 的需要量增加，一次运动可使机体血液中维生素 C 增加，同时，脏器中维生素 C 含量减少，研究还发现血浆维生素 C 水平增加与皮质醇水平增加显著相关，运动引起皮质醇释放的同时，可使肾上腺或其他器官中维生素 C 释放到血循环。

维生素 C 缺乏对体力能力会有不良影响，因维生素 C 缺乏引起的虚弱无力感觉和缺铁性贫血将损害体能，补充维生素 C 可增强免疫功能，减轻疲劳和肌肉酸痛，增强体能及保护细胞免受自由基损伤。而摄入大剂量维生素 C 被认为相对无害，但过量(>1g/d)补充维生素 C 可导致尿排出大量草酸结晶，甚至形成草酸结石、增加尿酸排出、腹泻、影响维生素 B_{12}的利用率以及铁过度负荷，因此不宜过量补充，改善运动员维生素 C 的营养，仍应从增加运动员膳食的新鲜蔬菜和水果的途径来解决。

国家推荐的运动员维生素 C 适宜摄入量：一般训练期 140mg/d，比赛期 200mg/d。

(2) 维生素 A

维生素 A 的需要量随机体劳动强度、生理、病理情况及视力的紧张程度而变化，国内专家推荐的运动员维生素 A 的供给量：一般训练期 1500RE(视黄醇当量)，视力紧张运动项目可增加灰 1800RE。

维生素 A 的来源主要是猪肝、鸡肝、鸡蛋黄、胡萝卜等。

(3) 维生素 B_1

维生素 B_1的需要量与机体运动强度、食物中含量及气温条件等因素有关，体力活动时，维生素 B_1的排出量下降，维生素 B_1排出量减少被认为是机体的消耗量增加。此外运动员维生素 B_1 的需要量还与运动负荷有关。推荐的运动员维生素 B_1适宜摄入量是 3 ~ 5mg/d，因运动增加的维生素 B_1需要应尽量从食物消耗中取得，必要时可采用维生素 B_1 制剂。

粗粮是维生素 B_1的重要来源，瘦猪肉和内脏的维生素 B_1也比较丰富，花生、核桃、芝麻和豆类等也是 B_1的良好来源。

(4) 维生素 E

有报道，运动员在高原训练或在低氧压条件下训练，补充维生素 E 有提高最大吸氧量、减少氧债和血乳酸等作用，登山者补充维生素 E 150IU，可获得提高无氧阈值的效果，维生素 E 相对无毒，但过量补充可使维生素 K 的需要量增加，当补充量达到 200 ~ 1000mg/d 时，有些人会有胃肠紊乱，软弱无力的表现。

（5）维生素 B_2

运动训练可增加维生素 B_2 的需要量，维生素 B_2 广泛存在于奶、蛋、肉类、谷类、蔬菜和水果中。推荐的维生素 B_2 适宜摄入量是 2～2.5mg/d。

（6）维生素 B_{12}

维生素 B_{12} 缺乏可使氧的运送能力下降，可影响到最大有氧能力和亚极限运动能力，但维生素 B_{12} 缺乏很少见。

维生素 B_{12} 主要存在于肉类、家禽、鱼和蛋类、乳制品以及豆制品中。

6. 矿物质

钠、钾、钙、镁等矿物质对维持体液的渗透压和酸碱平衡，维持神经、肌肉细胞的兴奋性，维持酶的活性，构成组织细胞等方面起重要作用。运动员在常温下训练时，无机盐的需要量略高于正常人。

（1）钾

运动员大量出汗以后，应该适当补充钠盐，推荐的运动员每日钠的供给量为：常温下训练 <5g，高温下训练 <8g，水果、蔬菜、牛肉、猪肉等含钾都比较丰富。

（2）钙

运动员钙的推荐供给量也高于普通人。我国运动员（不分年龄）每日钙的推荐食物供给量为 1000～1200mg。由于运动项目的不同，运动员对钙需求也不同，对于不同年龄组运动员的钙膳食推荐量，可以考虑在普通人的推荐量基础上，确立同龄组运动员膳食钙摄入推荐量范围，即范围下限为普通人的推荐量加 200mg。大运动量项目运动员在高温环境下训练或比赛时的钙摄入量可考虑上限，即 1200mg，其他年龄组相同。

为防止补钙过量，中国营养学会在提出钙膳食推荐量的同时，还提出普通人钙可耐受的最大摄入量，运动员可耐受的钙最大摄入量与普通人相同。运动员补钙时只需补足需要的量即可，应避免长期过量补钙，长期过量补钙，可引起高钙尿，增加肾结石的危险，长期过量补钙，还影响铁、锌、镁、磷等元素的吸收。

奶及奶制品是膳食钙的最好来源，虾皮、干海带等食物含钙量也很高，豆类和绿色蔬菜也是钙的较好来源。

（3）铁

根据运动员的需要量和膳食铁 10% 左右的吸收率，我国对运动员（不分年龄）每日膳食铁推荐量为：男运动员在常温下训练或比赛为 20mg，在高温下训练或比赛为 25mg；女运动员在常温下训练或比赛为 25mg，高温下训练或比赛为 30mg。

研究显示，当运动员的铁营养处于缺乏的状态或已经发生缺铁性贫血，补充铁剂对改善铁营养状况、提高运动能力的效果非常明显。如果膳食铁的摄入量达到推荐量，人体铁营养状态正常，补充铁则对运动能力的提高效果不明显。铁属于活跃金属，在体内可引起自由基反应，如果补充铁过量，有可能造成铁的毒性反应对运动能力产生影响，铁的无毒副作用的摄入量水平为每日 65mg。

(4) 钠

由于运动员对钠的需要量较高,他们的供给量应高于普通人,推荐的每日运动员钠的供给量为:常温下训练小于5g,高温下训练小于8g。在出汗量较多的训练或比赛季节,运动员可在进餐时适当多摄入含盐分较多的食物。

(5) 锌

由于运动员可从汗液中丢失大量的锌,同时对锌的代谢和消耗增大,运动员膳食锌的供给量超过普通人。在常温下训练或比赛,锌的膳食供给量为每日20mg,在高温环境中训练比赛或大运动量训练比赛,供给量为25mg,如果膳食中的锌含量较低,也可膳食外补充锌。锌为毒性较弱的金属元素,一般膳食中的锌含量不可能引起中毒,但是如果以药物剂量补充过多,则可能发生中毒。研究发现,长期补充大量的锌(100mg/d),可竞争性抑制铜和铁的吸收,引起贫血,免疫功能下降,并降低血清高密度脂蛋白胆固醇浓度。运动员跟普通人一样可耐受的锌的最高摄入量为45mg/d。

动物性食品是膳食锌的主要来源。肉类、蛋类含量较高,鱼类及海产类含量也不低,蔬菜、水果含量较低。

(6) 镁

由于运动员从汗液中丢失镁的情况较多,而且适量的镁对神经传导和肌肉收缩具有重要的功能,因此运动员镁的每日推荐膳食供给量大于正常人,为400~500mg。

蔬菜、水果、鱼肉、牛奶等食物中含镁较多,摄入大量的脂肪、积聚磷酸盐和草酸,可影响镁的吸收,食物中镁摄入不足、吸收差及排出增加,是引起镁缺乏的常见原因。

(7) 硒

运动员每日硒的膳食推荐量为50~150μg,运动员硒的可耐受最大摄入量可参照普通人群。

7. 水

运动员的水分需要量因运动量和出汗情况而定。在日常训练无明显出汗的情况下,日需水量为2000~3000mL。大量出汗时应当遵循少量多次的原则,以避免大量水分同时进入血流而引起胃部不适,并增加心脏、肾脏的负担。美国膳食协会(American Dietetic Associotion)建议在一次耐力性运动前2h饮下500mL,前15min内再饮水500mL。如果运动的持续时间超过1h,特别是在炎热、潮湿的环境下,在运动期间补充液体是必要的。每隔30min补液150~250mL的效果较好。补液时的液体温度在10~13℃比较适合,并有利于降低体温。

(四)运动员合理的膳食制度

1. 饮食时间

运动后一般应休息30min以上再进食,进食后应休息1.5~2.5h才参加剧烈运动。

2. 运动员一日三餐的食物分配基本原则

运动前的一餐,食物的量不宜过多,但要保证热量,要易消化,含有较多的糖、维生素和磷,含少量脂肪和纤维素;运动后的一餐量可以大些。晚餐不宜过多,也不宜吃过多的脂肪、蛋白质及刺激性的食物，以免影响睡眠。运动员的早餐应含丰富的蛋白质和维生素。

（五）运动员营养膳食要点

1. 食物的数量和质量应满足需求

运动员食物的数量应满足运动训练或比赛能量消耗的需要，使运动员能保持适宜的体重和体脂；在质量方面应保证全面营养和适宜的配比。运动员食物中能源物质、蛋白质、脂肪和碳水化合物的比例应适应于不同项目运动训练的需要，一般情况下蛋白质能量占总能能量的12% ~15%，脂肪能量占总能量的25% ~30%，参加水上运动项目或冬季运动项目运动员的脂肪能量可适当增加，但脂肪供给的能量以不大于总能量的35%为宜，碳水化合物的能量为总能量的55% ~65%，耐力运动项目的碳水化合物可达到总能量的70%。

2. 食物应当是营养平衡和多样化

食物应包括有谷类食物（包括米、面和适量的粗杂粮和薯类），蔬菜水果，奶和奶制品，肉、鱼、禽、蛋、水产、豆和豆制品等高蛋白食品以及烹调用油和白糖等纯能量食物。一个参加集训的运动员，当其能量消耗为14644 ~18410kJ（3500 ~4400kcal）时，一日的基本食物应有约300 ~400g肉类、250 ~500mL牛奶，500g以上的蔬菜、300 ~400g主食、少量的豆腐或其他豆制品等成分。能量不足或过多时，可用主食、油脂或甜食等进行调节。

3. 食物应当是浓缩的、体积重量小

运动员一日食物的总重量不宜超过2.5kg。体积过大的食物会影响运动能力。尤其是有合理冲撞的运动项目更需要注意食物的体积。

4. 一日三餐食物能量的分配应根据运动训练或比赛的任务安排

运动员在上午训练时早餐应有较高的能量，并含有丰富的蛋白质、无机盐和维生素等食物。下午训练时，午餐应适当加强，但要注意避免胃肠道负担过重。晚餐的能量一般不宜过多，以免影响睡眠。早、午、晚三餐的能量大致为30%、40%和30%左右。大运动量训练时，能量消耗增加为20922 ~25106kJ（5000 ~6000kcal）或更多时，可考虑加餐的措施，因训练时间长，饮食受时间限制，可采用增加点心或其他加餐的方法，但应该注意增添食物的全面营养和选择营养密度高的食物。

5. 运动员的进食时间应考虑消化机能和运动员的饮食习惯

大运动量训练或比赛前的一餐一般应当在3h以前完成，因为正常情况下胃中食物的排空时间为3 ~4h，不容易消化的食物如牛肉，可在胃内停留5 ~6h。运动时，内脏缺血，进食和运动训练的时间间隔过近，不仅影响消化，食物停留在胃内，也会影响运动。

运动结束后，血液主要分布在肢体皮肤血管内，内脏仍处于一时性缺血状态。因此，运动结束后不宜立即进食，需要休息至少40min以后再进食。

（六）比赛期的营养

1. 比赛前营养

饮食营养措施具体要求如下。

（1）饮食多样化，食物色香味美，营养平衡，含有充分的无机盐和维生素。

（2）适宜的体重和体脂。运动员在赛前均不同程度地减少运动量。饮食中的能量摄取量，应适应于运动量的变化而减少。如果运动量减少而热能摄入量不相应减少，会使体脂和体重增加，多余的体脂和体重是限制耐力、速度和力量的因素。赛前的饮食和营养应使运动员获得最佳竞赛能力的体重和体脂水平。

（3）适当减少蛋白质和脂肪等酸性食物的摄入，避免在赛前添加过多的蛋白质和脂肪食物，因为蛋白质和脂肪的代谢产物是酸性的，会使体液偏酸，促使疲劳提前发生。赛前切忌大量补充氨基酸。大量补充氨基酸会使血氨增加、消耗丙酮酸、影响有氧氧化代谢、刺激胃肠道，并使水分吸收减少。

（4）增加碱储备，可采取多吃蔬菜、水果或采取碳酸氢钠负荷法（服用量为 0.15～0.3g/kg 体重；并用于 30s～5min 全力运动的比赛。服碳酸氢钠可用足量的水混匀，在运动前 30～60 分钟口服或也可用饮料送服）。该法目前尚未被国际奥委会禁用，但碱负荷后，尿中排除碱性盐，使尿的酸度降低，干扰兴奋剂检测，因此有可能导致取消比赛资格。从医学角度考虑，有些运动员甚至发生“爆炸性腹泻”。可降低比赛能力，而且过量的碱性盐可导致严重的碱中毒（体液 pH 过高），干扰神经功能，包括易受激惹、谵妄、肌肉痉挛等症状。故应在医生指导下慎用。

（5）维生素缺乏，过量补充维生素对人体运动和比赛能力无作用，但体内如果存在维生素缺乏，纠正缺乏状态将有利于运动员比赛能力发挥。维生素 B_1 临时服用无效，应在至少 10d～2 周前开始补充，每日维生素 B_1 的补充量可为 5～10mg；维生素 A 的日补充量应为 5000～10000IU。维生素 A 过多会引起中毒，常表现为厌食、兴奋过度、长骨末端外周部分疼痛、头发稀疏及肝肿大。维生素 C 在赛期的日需要量为 200mg. 运动员的维生素营养状况受膳食供应，运动强度等多方面因素的影响。因此，运动员应注意从富含各种维生素的食物中摄取所需要的维生素。当然，在长期大强度训练和比赛时期，食物中提供的维生素不能满足运动机体的需要时，也可从维生素制剂中获取维生素。

（6）赛前补糖和糖负荷技术

体内糖的储备包括肌糖原、肝糖原和血糖三部分。肌糖原是体内糖储备的最大部分。在大于 1h 的运动如长跑、长距离游泳、自行车、滑雪、马拉松、铁人三项、足球、冰球、网球等，体内糖储备耗竭时可影响比赛能力，特别是耐久力。比赛前及比赛中适量补充糖可维持血糖水平并可提高竞赛能力，延缓疲劳的发生。赛前补糖的目的是使体内有充足的肝糖原和肌糖原的储备量。近年来发展的一种改良的糖原负荷方法：在赛前 6d 进行 60min 的较大运动量运动，以后的 2d 每天进行 40min 运动，到赛前的第三天和第二天每天进行 20 分钟的运动，赛前一日完全休息，运动强度逐渐减少。头三天膳食中碳水化合物占总能量的比例为 40%～50%，后三天的碳水化合物比增为 70%～75%，碳水化合物的总量约为 525～600g/d，通过此种措施，肌糖原含量可提高为 207mmol/kg，为混合膳食的 2 倍以上。但由此引起的某些副作用，如体重增加和肌肉僵硬也应加注意。

（7）按比赛时的情况调整进餐时间和食物组成，使运动员逐渐适应比赛时的膳食安排。

2. 比赛当日赛前一餐的饮食营养原则和措施

食物体积要小,重量轻,能提供2.09~4.18MJ(500~1000kcal)的能量。

赛前一餐在比赛开始的3h以前完成。赛前30分钟进餐,不论是固体或是液体均会产生胃肠部胀满感。

比赛当日不宜换食新的食物或改变饮食的时间,换食新食物有发生过胃肠道不适或腹泻的可能,运动员食用适口的并且是富于营养的食品,勿强吃不爱吃的食物。

大量出汗的比赛项目及在高温环境下比赛时,应在赛前补液500~700mL。

赛前一般不宜服用咖啡或浓茶以免引起比赛中的利尿作用。赛前不可服用含酒精的饮料,因为酒精会延缓反应时间、产生乳酸盐而影响细微的协调能力。

耐力性项目比赛应进行赛前补糖。为避免胰岛素效应,补糖的时间应在赛前15~30min内进行,目前国外不强调赛前补糖的时间,因为运动一开始,除胰岛素以外的多种激素如:肾上腺素、去甲肾上腺素、生长激素、胰高血糖素等地分泌都会增加,使血糖升高。常用的补糖种类包括葡萄糖、蔗糖、果糖和低聚糖。虽然不同的糖对比赛能力或血糖水平无明显差异,但以低聚糖的效果为好,低聚糖的渗透压约为葡萄糖的1/4,吸收较快,因此可通过补充低聚糖使运动员获得较多的糖。低聚糖甜度小,口感好,但个体对该糖的吸收效率却差异很大,建议应在赛前试用。补糖量应控制在每小时50g,或每千克体重不大于1g左右。

3. 赛中营养

赛中一般补充一些能量高,营养素丰富的流质或半流质食物与饮料。

4. 赛后营养

赛后的饮食仍应是含高糖、低脂肪、适量蛋白质和容易消化的食物。为促进赛后的恢复,补液(采用含电解质运动饮料)极其重要。液体的补充量应满足体重恢复到赛前的水平。在体内能量储备物质的恢复方面,补充糖类食物或含糖饮料的时间越早越好,因大强度、大运动量运动后的即刻糖原合成酶活性最高。此外,为促进关键酶浓度的恢复,应补充电解质、维生素、微量元素和碱性食物;为加速抗氧化酶的恢复,可补充具有抗氧化性质的天然食物,如大量的蔬菜和水果或含有抗氧化性质的植物化合物(中草药)。

恢复过程中保持一些小强度运动有利于改善心血管功能。运动使血管外周阻力下降,但平均动脉压和收缩压力和舒张压对增加回心血量起到一个如"泵"一样的作用,运动一停止,大脑皮层中枢和肌肉收缩"泵"的作用都消失,因此,使心血管功能突然改变。恢复过程中,保持一定的肌肉活动,有利于减轻运动停止引起的心血管功能突变过程。

(七)各项运动的营养特点

1. 田径

(1) 短跑等速度性项目

①特点是:要求供给能量要迅速,减少酸性物质的形成。

②营养供应:增加含糖、维生素 B_1 和维生素 C,磷以及蛋白质丰富的食物,同时还要增加水果和蔬菜的摄入量。

（2）长跑等耐力性项目：

①代谢特点：能量消耗大，糖、蛋白质和脂肪的代谢加强。

②营养供应：供给充足的糖、蛋白质、维生素 B_1 和维生素 C、无机盐（Fe、NaCl）以及适量脂肪。

（3）投掷等力量性项目

①代谢特点：蛋白质代谢加强及神经肌肉组织的功能要求高。

②营养供应：保证糖的摄入，蛋白质量要充足，维生素 C、维生素 B_1、维生素 B_2 和钠、钙、钾、镁等要丰富。

2. 体操

①代谢特点：能量消耗不大，要求热能平衡，神经系统紧张性要求高。

②营养供应：运动员的食物体积要小，蛋白质的量要高，糖、脂肪要少，维生素 B_1、维生素 B_2 和维生素 C、磷、钙的量要充足。

3. 游泳

①代谢特点：能量消耗大，糖、蛋白质和脂肪代谢加强。

②营养供应：增加糖、蛋白质、脂肪和维生素 B_1、维生素 C、维生素 A 的摄入。短距离游泳，蛋白质要丰富；长距离游泳，脂肪比例应适当增加。

4. 球类

食物中糖、蛋白质、维生素 B_1 和维生素 C 等供给量均要满足运动需要。

5. 射击、射箭等

注意提高维生素 A 的量。

（八）运动员科学配餐实施计划

（1）宣教先行：对各运动项目中心的领导、教练员、领队、运动员、行政管理人员和炊事员进行营养知识普及教育，提高他们的营养意识，使他们了解合理营养对运动员健康的重要意义，并且是提高运动能力的保证。

（2）加强运动员膳食的科学管理，在训练基地配备营养师，实行科学配餐：根据不同项目运动员的营养需要和食物的营养特点，注意到膳食的科学性应从合理采购开始，改善烹调方式，合理搭配主副食，并建立切实可行、行之有效的管理方式，保证科学配餐落到实处。

（3）配餐原则：根据运动员膳食存在的主要问题，采取科学配餐措施；加强主食多样化，保证蔬菜、水果、奶及奶制品、豆类食品、低脂肉类（减少猪肉，尽量以鱼和水产品替代）的摄入量，科学配餐部分达到食物总摄入量的 60% ~70%，运动员应先吃配餐部分以获得大部分必需营养，再自由摄入其他食物。

（4）科学配餐的承担单位分工负责观察科学配餐的效果，定期监测运动员的营养状况，并提交有关数据和总结。

八、脑力劳动者营养

脑力劳动者是指以脑力劳动为主的劳动人群，其工作决定了他们必须经常用大脑去分析、思维和记忆事情。随着社会经济的不断发展，产业机器化、办公自动化、信息全球化的态势日趋明显，这就使得从事脑力劳动的工作者所占比重越来越大。因此，如何做好脑力劳动者营养保障已经成为社会所普遍关注的问题。

（一）大脑营养代谢的特点

神经系统的代谢率高于体内其他组织，成年大脑约占体重的2%，但脑组织要接受心脏血液输出量的20%左右，需氧量几乎占全身需氧量的20%～25%，葡萄糖消耗占全身的65%，这说明脑代谢在全身中具有特殊性。脑细胞对其能量物质的供应失调非常敏感，中枢神经系统对缺氧的耐受力很差，尤其在大脑的高级中枢部位，不能耐受3～5min的严重缺氧。

（二）营养与脑功能的关系

大脑与机体内的其他组织器官相比，在营养需要方面具有其特殊性。

1. 蛋白质

蛋白质与大脑的记忆活动关系非常密切，脑力劳动者在记忆、思考的过程中要消耗大量的蛋白质，在大脑进行智力作业过程中，蛋白质的氨基酸发挥着重要作用，血液将氧气、有机物、水分、矿物质等营养物质送给大脑细胞，同时又将CO_2等代谢产物运到肾脏排出体外，运送的营养物质如果缺乏或运送了有害物质，废物就不能运走，脑功能就会失调，这些生命活动都离不开蛋白质。同时脑代谢活动需要更多的蛋白质来更新组织，长期蛋白质摄入不足将严重影响大脑及中枢神经系统的工作。所以膳食中提供优质、充分的蛋白质是保证大脑皮质处于较好生理功能状态的重要前提。

2. 脂肪

人脑所需要的脂类主要是脑磷脂、卵磷脂和不饱和脂肪酸，其中磷脂具有增强大脑的记忆功能，脂类有补脑作用，能使人精力充沛，工作和学习效率提高。ω-3系列脂肪酸对神经系统更为重要，如EPA、DHA缺乏时对脑功能影响较大。

3. 碳水化合物

碳水化合物可节省蛋白质，并通过迅速减少脂肪的燃烧而发挥抗生酮作用，没有被氧化的碳水化合物或者以糖原形式贮存的碳水化合物可转变成脂肪储存起来，当人体感到饥饿时，肝脏或肌肉中的碳水化合物以葡萄糖的形式迅速被消耗，在活细胞中碳水化合物与蛋白质构成核苷酸和核蛋白，与脂肪结合为脑糖苷存在于脑及结缔组织中。碳水化合物的主要功能是迅速提供能量，碳水化合物分解成葡萄糖后进入血循环成为血糖，后者是膳食中提供脑组织活动的唯一能源。大脑对血糖极为敏感，如果血糖降低，脑的耗氧量也下降，轻者感到疲倦，重者会发生低血糖反应晕倒。血糖浓度下降时，较早对于认知行为就产生影响和损害，糖酵解也是神经递质代谢，激活Na^+-K^+泵所必需的。

4. 矿物质

磷是组成脑磷脂和卵磷脂的重要部分，参与神经信号传导和细胞膜的生理活动，是细胞内能量代谢必不可少的矿物质，能提高脑的记忆力和集中注意力，钙能调节神经递质的释放，神经元细胞膜的兴奋性，对脑的记忆力和注意力也具有促进作用，锌、铁是人体必需的微量元素，在人体具有重要的生理功能，它们与脑发育密切相关，缺铁和缺锌使儿童注意力分散、智商低，成人缺铁也影响脑的功能。营养不良的儿童补充锌后，可改善其神经精神行为。

5. 维生素

维生素 C 是提供脑功能极为重要的营养素，B 族维生素包括 B_1、维生素 B_2、维生素 B_6、维生素 B_{12}和烟酸，它们是脑智力活动的助手，在脑内帮助蛋白质代谢，B 族维生素也能促进糖类的代谢，从而进一步促进大脑的功能发挥，维生素 B_1缺乏时，碳水化合物在体内就不易变为能量，脑的酸碱平衡失调，人易患急性出血性脑灰质炎和神经炎，从而引起脚气病，维生素 B_6不足会导致忧郁症。

维生素 A 能促进脑的发育，儿童长期不足可导致智力低下，维生素 E 是保持脑细胞活力的物质，主要是因为维生素 E 能防止不饱和脂肪酸的氧化。

总而言之，脑力劳动者的营养从其工作特点及其营养素的需要看，应以补充脑组织活动的能源，构成脑细胞的磷脂或不饱和脂肪酸以及参与调节脑细胞兴奋或抑制的蛋白质、维生素 A 和微量元素等为重点。

（三）脑力劳动者的营养需要

1. 供给足够的能量

脑细胞的代谢很活跃，而且脑组织中几乎没有能源物质，所以需要不断从血液中得到葡萄糖的供应来满足脑的需要，脑功能活动所需的能量主要靠血糖氧化供给。

脑力劳动者身体总能量消耗不多，进行最紧张的脑力劳动时，总能量增加量不超过基础代谢的 10%，但脑力的劳动强度大时，大脑是机体各器官中耗能最多的一个，平时脑组织 90% 的能量是由分解葡萄糖供应的，脑细胞中储藏糖原少，只够几分钟使用，主要靠血液输送来的葡萄糖氧化供能，所以碳水化合物是脑力劳动者经济而方便的能量来源，应保证足够供给。小米、黄米、糯米、玉米、高粱、蜂蜜、番茄、胡萝卜、草莓、樱桃、苹果、葡萄和桃等都可以补充人体所需的糖分。

脑力劳动者虽然没有体力劳动者能量消耗得多，但是满足大脑有充足的能量供应却是非常重要，碳水化合物、蛋白质与脂肪三种产能营养素的适宜比例为 65%∶15%∶20%。

2. 提供充足的碳水化合物

人类碳水化合物的来源主要是谷类，即米、面、杂粮等，它们只有被分解成葡萄糖后进入血液才能供脑细胞利用。脑力劳动者必须保证碳水化合物供给充足，不可忽视谷类摄入，尤其是早餐不可少。

3. 供给优质蛋白质

蛋白质对脑力劳动者有重要意义，蛋白质不足不仅对脑生长发育不利，而且对脑功能也有影响，维持大脑各种活动状态和参与神经传导的神经递质也是由蛋白质的氨基酸构成或衍生的。蛋白质营养不良可发生神经系统紊乱及共济失调，因此脑力劳动者要供给充足的蛋白质和必需氨基酸。大豆蛋白含赖氨酸多，对脑营养有特殊意义，同时蛋、奶、畜肉、鱼类等动物性蛋白质，生物学营养价值高，易于利用，应优先供应。

4. 脂肪

脂类在神经系统中的成分比较复杂，脑成分中的50% ~60%是由脂肪组成的，它是脑细胞所必须的营养物质，在复杂而精密的脑功能上，起着极为重要的作用。在饮食中要注意脂肪量的摄取，其量占总能量的15% ~20%为宜。应适当增加磷脂的摄入，它构成并维护脑细胞膜及各种细胞膜的完整性。经常摄入含磷脂丰富的食物，可以使人感到精力充沛，使工作和学习效率提高。含磷脂丰富的食物品种有很多，除大豆、蛋黄外，花生米、核桃仁、松子、葵花子、芝麻等，也富含卵磷脂。

5. 维生素

脑力劳动者需要丰富的维生素A、维生素B_1、维生素B_2、维生素B_6、叶酸和维生素C等，对于维持正常视觉，氨基酸代谢，脑及神经系统正常有密切关系。维生素C能使脑细胞结构坚固，润滑脑细胞结构，消除脑细胞结构的松弛或紧缩。如果脑内缺乏维生素C，会影响智商。维生素主要来源为蔬菜、水果、畜肉、禽肉、内脏。新鲜蔬菜摄入中深色绿叶蔬菜应占50%左右，以保证维生素和矿物质的摄入。

6. 矿物质

钙、锌、铁、铜和碘等无机盐对脑的学习记忆、中枢神经系统的兴奋性、脑氧供应等有重要作用，钙可以抑制脑细胞及脑神经的异常兴奋，使脑功能保持在正常的状态上。如果脑神经和脑细胞中含钙量不足，会影响人脑的功能，发生病态性兴奋异常、敏感、精神疲劳等症状。高钙健脑食品有：骨头、奶制品、鱼类、海带、紫菜、芝麻、豆腐、黑豆、芹菜、油菜、木耳、橄榄等。蛋黄、动物内脏、蔬菜、水果是维生素和无机盐的良好来源。

7. 膳食纤维和水

脑力劳动者由于在室内的时间较长，脑力劳动强度大，所以应适量补充膳食纤维和水。

8. 户外活动

注意户外活动，经常在户外散步，跑步或进行一些球类运动，可活动筋骨，增强体质，解除疲劳，保持心、肺功能正常。

（四）脑力劳动者宜选用的食物

富含碳水化合物的食品：如大米、面粉、小米、玉米、红枣、桂圆、蜂蜜等；

富含优质蛋白质的食物：如蛋类、乳类、鱼类、禽类、瘦肉及大豆类；

富含不饱和脂肪酸的食物：如植物油、葵花子、南瓜子、花生、西瓜子、核桃、鱼、虾等；

富含脑磷脂的食物：如猪脑、羊脑、鸡脑等；

富含卵磷脂的食物主要存在于鸡蛋黄、鸭蛋黄、鹌鹑蛋黄、大豆及其制品中；

富含维生素A的食物：如动物肝脏、乳类、蛋类及胡萝卜、韭菜、海带和木耳中；

富含B族维生素的食物：谷类、豆类、花生、核桃、芝麻、香菇、蔬菜、蛋类、奶类、瘦猪肉、脏腑类、酵母、鳝鱼等；

富含维生素 C 的食物:鲜枣、猕猴桃、柑橘、柠檬、柚子、菜花、绿叶蔬菜、辣椒、西红柿等。

第三节 素食人群营养

一、素食的定义及类型

(一) 定义

广义上讲,素食者是指不吃畜肉、禽和鱼等动物食品,而将植物性食品如谷类、豆类、坚果、蔬菜和水果作为饮食的基本内容的群体。实际上,许多素食者也吃乳制品和鸡蛋;另外一些人虽不吃肉,但偶尔也吃鱼和禽。如今的素食者只有很少一部分是完全不吃动物性食品的。

(二) 素食者类型

素食膳食包括严格的素食和半素食。严格的素食中没有任何动物性蛋白,半素食的膳食中包括一些动物蛋白。根据素食者的食物可将素食者分为以下几类。

(1) 严格素食者(strict vegetarian, vegan):不吃动物性食品。

(2) 半素食者(semivegetarian):吃一些动物性食品,但不是所有的动物性食品都吃,半素食者大部分时间是食素的,只是偶尔才吃肉、禽和鱼。

(3) 乳-蛋素食者(ovo-lacto vegetarian):食用部分源于动物的食品,如蛋和乳类。

(4) 乳素食者(lacto vegetarian):食用乳类和相关产品,如奶酪、奶油和酸奶。

(5) 蛋素食者(ovovegetarians):只吃蛋类食品,不吃乳类、肉、禽、鱼、海产品。

(6) 白肌素食者(pescovegetarian):只吃鱼、禽等白肌肉和植物食品,不吃猪、牛、羊等红色的肌肉。

(7) 新素食者(new vegetarian):吃植物食物,适当补充一些纯天然的、没有经过任何加工的动物性食品。

(8) 长寿素食者(macrobiotic):不吃任何动物性食物,只吃没有经过人工加工和精制的纯天然有机食物。

(9) 果素食者(fruitarian):其膳食由鲜果或干果、坚果、植物种子、蜂蜜和植物油组成。

二、素食膳食的健康效应

素食是一种长期养成的饮食习惯,包括只吃植物性食物和膳食中严格限制某种动物蛋白或限制动物蛋白的摄取量。由于在实际生活中素食者的饮食方法不同,素食对人体的影响也不同,但素食与减少某些健康危险因素有关。研究表明,素食膳食并不比肉食膳食更健康,但素食确实可以减少某些疾病的危险,素食膳食有助于预防某些慢性疾病。

一般素食者患心脏病、高血压、II型糖尿病、肥胖和某些癌症的人数低于非素食者，而且患肾结石、胆结石及乳腺癌的危险性也较低。这是因为：素食中含总脂肪和饱和脂肪酸量低，而且植物中的少量脂肪通常是不饱和脂肪酸；素食中不含胆固醇，因此，素食者的血脂（甘油三酯和胆固醇）通常比肉食者低，有助于预防冠心病；植物食物含有大量的纤维素和其他降低血清胆固醇、防止胃肠道功能紊乱的营养素；如果食物选择适当，素食可以供给大量充足的营养素和低热能。植物食物可以是营养密度高，有饱腹感的膳食，但不增加脂肪供能。因此，素食可以作为减肥的有效膳食，达到减体重目的。

当你了解了素食以后，可以循序渐进逐步过渡到素食。可以先减少红色肌肉的摄入，也可以每周有几天不吃肉或每天只吃一次肉（晚上），还可以选择脂肪含量低的白色肌肉来取代红色肌肉，多吃鸡、鸭、鱼。也可以选择乳蛋半素食，然后过度到严格的素食者。

三、素食者的营养问题

1. 摄入蛋白质的质量较低

素食者完全可以通过植物性食物获得与非素食者同样的蛋白质，但是植物蛋白的质量比动物蛋白的要差一些，赖氨酸等氨基酸要少些，不过，只要注意选择大豆制品和坚果类富含优质蛋白质的食物，一般在吃素的同时不需要另外补充蛋白质。

2. 热量低

长期素食，由于蛋白质与脂肪严重不足，容易引起营养不良。长期吃素的妇女所生的孩子往往存在生长发育障碍，蛋白质是建造和修补人体组织的主要原料，长期缺乏则对机体的抗病能力影响极大，脂肪产热高，不饱和脂肪酸更是大脑的食粮，对促进大脑智力发展极为重要。

3. 素食还容易引起微量元素和维生素的缺乏

素食中锌、钙、铁含量少，且含有较多的植酸和草酸，反而会阻碍锌、钙和铁等元素的吸收。

维生素储量不够全面，缺乏某些脂溶性维生素和水溶性维生素。

容易引发缺铁性贫血，植物食品只含非血红素铁，不如肉食中所含的血红素铁好吸收，所以素食者体内铁的存量较低。

容易缺钙，奶蛋素食者的钙的摄入量与非素食者相当或比它们高。但完全素食者容易缺钙，所以应该适当补钙。

容易缺锌：素食者锌的摄入量比非素食者低。

容易缺乏维生素 B_{12}，维生素 B_{12} 几乎只存在于动物性食品中，螺旋藻类、海生植物、大豆发酵食品等所提供的维生素 B_{12} 是缺乏活性的，因此，素食者应该使用维生素 B_{12} 补充剂。

值得注意的是，非素食者通过仔细选择肉类和乳类食物同样可以达到与素食一样的健康效应。素食与非素膳食的主要区别是素食者膳食中饱和脂肪和胆固醇含量低。非素食者可以选择低脂和低胆固醇动物食品来解决这个问题，同时还可以保证高质量蛋白质的摄入量。

四、素食者的膳食原则

（1）利用蛋白质的互补作用，选择多种食物；

（2）补充维生素，食用适量的干果；

（3）提高钙、锌的吸收率：吃些发酵食品，如馒头、啤酒等，通过发酵可以分解植物性食物中的植物酸，提高食物中钙、锌的利用率。也可在面制品中加入黑麦粗粉，因为黑麦中含有较多的植酸酶，可以分解植酸，破坏植酸与钙、锌的结合，提高钙、锌的吸收率；

（4）最好能接受奶和蛋，即不严格素食，也避免营养不足，特别是儿童、孕妇、哺乳的母亲最好不要坚持严格素食；

（5）要经常运动、多喝水、晒太阳，帮助身体有效利用素食的营养成分；

（6）吃素者应经常注意自己是否有脚气病、夜盲症、牙龈流血等现象；

（7）每天补充一颗综合维生素和矿物质补充剂，就可以避免微量营养素的不足。

第六章 Chapter 6 营养与疾病

第一节 营养与肥胖

随着人类膳食和生活方式的演变，日益常见的高脂肪、低碳水化合物的膳食方式以及低强度体力活动，使肥胖率在我国城乡各类人群中迅速上升，同时在其他发展中国家也迅速流行。WHO 的资料显示，全世界肥胖者正以每 5 年提高 1 倍的速度增长，目前全球至少有25 亿多肥胖者。肥胖将成为21 世纪人类社会最重要的医学和公共卫生问题之一，成为一种重要的慢性病。不仅如此，肥胖症会引发许多并发症，并且已经成为引起高血压、糖尿病、血脂异常、冠心病、心肌梗死、卒中、乳腺癌等多种癌症发生的主要危险因素，被世界卫生组织认定为影响健康的第五大危险因素。

一、肥胖的定义、诊断与分类

（一）肥胖的定义

肥胖(obesity)是指机体脂肪含量过多，即人体脂肪的过量贮存，表现为脂肪细胞增多和(或)细胞体积增大，即全身脂肪组织块增大，与其他组织失去正常比例的一种状态。常表现为体重超过了相应身高标准体重的20%以上。

虽然肥胖常表现为体重超过标准体重，但超重不一定就是肥胖。机体肌肉组织和骨骼如果特别发达，重量增加也可使体重超过标准体重，如运动员，但是这种情况并不多见。肥胖必须是机体的脂肪组织增加，导致脂肪组织所占机体重量比例的增加，是不良的正能量平衡和体重增长。

（二）肥胖的诊断

由于肥胖者不仅在储存的过量脂肪数量方面有差别，而且在体内脂肪的分布部位方面也有较大差异，因此检测肥胖病就是检测体内的脂肪总量和脂肪的分布情况。常用的方法可分为三大类：人体测量法(anthropometry)、物理测量法(physicometry)和化学测量法(chemometry)。

1. 人体测量法

人体测量法包括身高(body height)、体重(body weight)、胸围(chest circumference)、腰围(waist circumference)、臀围(hip circumference)、肢体的围度(limbs circumference)和

皮褶厚度（skinflod）等参数的测量。常用的判定标准和方法有身高标准体重法（standard body weight determined by height）、皮褶厚度和体质指数（body mass index，BMI）三种。

（1）身高标准体重法：是WHO推荐的常用的衡量肥胖的简便方法，公式为：

肥胖度（%）=［实际体重（kg）－身高标准体重（kg）］/身高标准体重（kg）×100%。

判断标准：肥胖度≥10%为超重；20%～29%为轻度肥胖；30%～49%为中度肥胖；≥50%为重度肥胖；>100%为病态肥胖。但由于单纯的体重测量并不能充分反映体内的脂肪含量，因此较多文献中采用BMI、WC或WHR判断是否肥胖。

（2）体质指数（body mass index，BMI）（kg/m^2）：是千克体重除以身高的平方（kg/m^2）。WHO（1997年）推荐的标准是：BMI<18.5为慢性营养不良，属偏瘦；在18.5～24.9为体重正常；≥25为超重；≥30为肥胖。但由于亚洲人体型偏小，不适宜用此标准来衡量。如BMI为24.9时，日本人的高血压危险已经增加3倍；在美国的日本人，BMI大于23时，心血管疾病危险开始明显增加；香港地区的中国人，BMI在23.7时死亡率最低，再高时便开始上升。2000年亚太地区会议提出了新的亚洲标准：BMI为18.5～22.9属体重正常；≥23为超重；≥25为肥胖。但有关专家认为，中国人的肥胖有两大特点：体型小、指数小；肚皮大、危害大。因而中国人BMI的正常范围应比亚洲标准低些。2001年中国肥胖问题专家组根据流行病学心血管并发症与体重关系的研究的建议，提出BMI 18.5～23.9为体重正常；≥24为超重；≥28为肥胖。BMI考虑了身高和体重两个因素，常用来对成人体重过低、体重超重和肥胖进行分类，且不受性别影响。但是对于某些特殊人群如运动员等，BMI就难以准确反映超重和肥胖的程度。

（3）腰围（waist circuit，WC）：具体测量方法是：被测者站立，双脚分开25～30cm，测量者取被测者髂前上嵴和第十二肋下缘连线的中点，水平位绕腹一周，皮尺应紧贴软组织，但不压迫，测量值精确到0.1cm。WHO建议男性WC≥94cm、女性≥80cm作为肥胖的标准，高于此标准需要减肥。我国针对腰围提出：男性≥85cm、女性≥80cm作为上身性肥胖的标准。腰围可用来确定因腹部脂肪分布引起肥胖病相关疾病危险度增高的体重超重者。如上身性肥胖（以腹部或内脏肥胖为主），患心血管疾病和糖尿病的危险性显著增加，同时死亡率亦明显增加。而下身性肥胖（以臀部和大腿肥胖为主）患上述疾病的危险性相对较低。腰围与身高无关，但与BMI和WHR紧密相关，是腹内脂肪量和总体脂的一个近似指标。

（4）腰臀比（waist to hip ratio，WHR）：是腰围和臀围的比值。臀围为经臀部最隆起的部位测得的身体水平周径。一般认为WHR超过0.9（男）或0.8（女）可视为中心性肥胖，但其分界值随年龄、性别、人种不同而不同。目前有用腰围代替腰臀比来预测向心性（上身性）肥胖的倾向。

（5）皮褶厚度法：人体脂肪的50%贮存在皮下组织，而且皮下脂肪的厚度与机体脂肪含量相平衡。用皮褶厚度测量仪（Harpenden皮褶卡钳）测量肩胛下和上臂肱三头肌腹处皮褶厚度，二者加在一起即为皮褶厚度。另外还可以测量髂骨上嵴和脐旁1cm处皮褶厚度。判定方法为：凡肥胖度>20%，两处的皮褶厚度≥80百分位数，或其中一处皮褶厚度≥95百分位数者为肥胖；凡肥胖度<10%，无论两处的皮褶厚度如何，均为体重正常

者。皮褶厚度一般不单独作为判定肥胖的标准，而是与身高标准体重结合起来判定。

2. 物理测量法

指根据物理学原理测量人体成分，从而推算出体脂的含量。如密度测量法是多年来测定体脂量的“金标准”，多采用水下称重法，需要特殊设备，结果还受到肺残气量、腹腔内气体及体液总量的影响。双能量吸收测量法则包括双能量X射线吸收测量法及双光子吸收测量法，其价值与密度测量法相似甚至更好。还有阻抗测量法、传导法、中子激活法等，均可以较精确地推算出体脂量，但这些方法更适用于科研。此外，目前评估内脏脂肪组织较准确的方法还有影像技术，如计算机X线断层摄影术（CT）可进行全身脂肪定量，磁共振显像（MRI）则类似于CT，但CT和MRI均为非常规方法。而超声波法由于其价格低廉，无创伤性，发展较快，近年来已得到较多选用，结论尚待进一步总结。

3. 化学测量法

化学测定法的理论依据是中性脂肪不结合水和电解质，因此机体的组织成分可用无脂的成分为基础来计算。假设人体去脂体质（fat free mass，FFM）或称之为瘦体质的组成是恒定的，那么通过分析其中一种组分（例如水、钾或钠）的量就可以估计FFM的多少。然后用体重减去FFM的重量就是体脂。化学测量法包括稀释法、^{40}K计数法、尿肌酐测定法。

（三）肥胖的分类

肥胖按发生原因可分为以下三大类。

1. 遗传性肥胖

主要指染色体、DNA等遗传物质发生改变而导致的肥胖，极为罕见，常有家族性肥胖倾向。

2. 单纯性肥胖

为各类肥胖症中最常见的一种。指排除由遗传性、代谢性疾病、外伤或其他疾病所引起的继发性、病理性肥胖，而单纯由于营养过剩所造成的全身性脂肪过量积累。

单纯性肥胖患者一般体态匀称，皮下脂肪分布均匀，多数患者喜食油腻及甜味食品，且不爱活动，有胸闷、汗多、气短等症状。肥胖儿童中约99%以上属于单纯性肥胖。目前普遍认为能量摄入和消耗之间的不平衡是其发生发展的主要原因，父母肥胖等遗传因素也是单纯性肥胖发生的一个重要方面，还有部分学者认为肥胖者情绪紧张、忧郁等心理因素可能也与其病因密切相关。单纯性肥胖可发生于个体发育的不同阶段，婴幼儿时期的肥胖已被认为是成年期肥胖的危险因素。某些特殊情况下由于人体自身的需要，也可使个体处于脂肪蓄积过多的状态，这种状态在某种意义上有利于机体，如妊娠期及哺乳期的肥胖。另外，个别特殊职业也需要机体有较多的脂肪蓄积，如相扑运动员、举重运动员等，但仍属于单纯性肥胖之列。

3. 继发性肥胖

主要指由于继发于某种疾病所引起的肥胖，一般均有明显的疾病因素可寻。其包括的范围较广，临床上继发于神经－内分泌－代谢紊乱基础上的肥胖病或遗传性疾病所致的肥胖主要有：

（1）下丘脑病变 各种原因引起的下丘脑综合征如先天性代谢缺陷、炎症、创伤、出血、肿瘤等均有可能引起肥胖病。

（2）垂体病变 垂体前叶功能减退症、垂体瘤等。

（3）甲状腺功能减退症 原发或继发于下丘脑－垂体病变者均可引起肥胖，主要是由于机体代谢率低下，脂肪动员相对较少，且常伴有黏液性水肿。

（4）皮质醇增多症 多种原因引起体内皮质醇过多所致。由于体内各部位脂肪组织对皮质激素的敏感性不同，故出现面部、颈背、躯干部脂肪沉积增多，而四肢脂肪组织分布相对减少，形成典型的向心性肥胖。

（5）胰岛素病变 胰岛素瘤、功能性自发性低血糖症，反复发作的低血糖，迫使病人通过增加进食来缓解症状。食欲亢进加之高胰岛素血症使合成代谢增加，导致患者肥胖，脂肪分布呈普遍性，皮下脂肪丰满。胰岛素瘤患者约40%伴有肥胖。

（6）性腺功能减退症及其他 女性更年期综合征及少数多囊卵巢综合征，男性无睾或类无睾综合征，以及一些与遗传相关的综合征均可引起肥胖。

（7）某些遗传性疾病 如 Laurence－Moon－Bardet－Biedl 综合征、Alstrom 综合征、Prader－Willi 综合征及 Down 综合征等。

二、肥胖的发生机制及影响因素

肥胖发生的确切机制还不甚清楚，但主要原因是慢性营养过剩，机体的能量摄入大于机体的能量消耗，从而使多余的能量以脂肪形式储存，并最终导致肥胖。肥胖发生还有其他一些原因，例如基因倾向、久坐的生活方式和避免身体脂肪堆积过多的机制受损等。

肥胖发生的原因大体可以分为内因和外因：

（一）肥胖发生的内因

肥胖发生的内因，主要是指影响肥胖发生的遗传生物学基础，遗传因素表现在两个方面：一是遗传因素起决定性作用，从而导致一种罕见的畸形肥胖；二是遗传物质与环境因素相互作用而导致肥胖。

在动物实验中，目前研究表明遗传方式可为显性、隐性和多基因遗传等数种。在人类中，许多资料表明遗传在肥胖发病中起重要作用。有报道若双亲中一方是肥胖者，其子女肥胖患病率约为50%，若双亲均为肥胖者，其子女肥胖患病率增至80%。Stunkard 等对1974对同卵双生子和2097对异卵双生子进行了大样本调查，结果表明同卵双生儿体重过重一致性为异卵双生儿的2倍。据 Bouchard 等人报导，通过双生研究计算出 BMI 及体脂含量的遗传度高达80%，而寄养关系，即无血缘关系者遗传度仅为10%～30%。总体脂量及四肢皮下脂肪与去脂肪体重的遗传度则为25%～30%。Donahue RP 等人1992年的研究表明：体脂的局部分布也具有明显的家族一致性。在肥胖症的研究中还发现，不同个体在长期处于正能量平衡条件下，体脂积累的敏感性存在差异，而遗传因素可影响这种差异。对双胞胎过度进食的研究发现，过度进食后体重、体脂显著增加，具有显著的对内相似性，对间差异为对内差异的 3 倍。实验中还发现，身体活动水平和代谢率影响身体能量消耗的因素受遗传因素影响，一般身体活动水平的遗传为 25% ~30%，安静代谢率（安静时代谢率是机体在安静状态下没有负荷情况的身体耗能，是评价安静时机体能量代谢的一个有效指标）的基因效果为 40%。可见遗传因素在肥胖的发生中起了一定的作用。

在小鼠体内，人们已经观察到 6 种有编码意义的突变基因与小鼠的肥胖有关，即 Ay，ob，db，fat，fa，tub。这些基因与人类有同源性，并已被克隆。目前研究较多的 ob 基因，其基因编码是由 167 个氨基酸组成的蛋白质－肥胖抑素（leptin）。Leptin 已被证明是连接外周与中枢的饱感信号，仅在脂肪细胞中产生，是脂肪细胞产生的一种肽类激素，经血液循环进入下丘脑，与其受体（OB－R）结合，作用于中枢神经系统，调节摄食行为和能量平衡。有证据表明，ob 基因的表达以及血液中 leptin 水平与体脂百分比及体脂丢失高度相关。Leptin 为脂肪组织和中枢之间提供技术联系，通过调节摄食行为、代谢、自主神经系统及能量消耗间的配合来控制人体脂肪储存。目前认为，leptin 通过调节能量平衡，增加能量消耗，减少能量摄取及促进 BAT 中 UCP1mRNA 的表达，提高产热及代谢率，并抑制脂肪合成达到降低体重、改变身体成分的目的。而 OB 基因突变不能产生活的或产生无功能活性的、断裂的 leptin，或因 OB－R 基因突变而影响 leptin 功能的发挥，导致肥胖。也有学者认为，由于人类肥胖对血 leptin 水平以及中枢或外周注射 leptin 的生物学效应的敏感性降低，这种对内源性 leptin 的抵抗可能是形成人类肥胖的基础。

（二）肥胖发生的外因

肥胖发生的外因，主要是指影响肥胖发生的因素，即环境因素：

1. 社会因素

随着我国经济的迅速发展和人民生活的提高，人们的温饱问题已经基本解决，人民的生活水平在向小康型迈进的过程中，膳食结构的改变，动物性食物摄入的增加，体力活动的减少以及各种不良生活习惯的存在，共同导致了我国超重和肥胖人口的迅速增加。如交通的发达、便利、快捷，人们的体力活动量明显减少了；由于电脑及电视机的普及，小到 5 岁的孩童，长至 80 岁的老妪都愿意待在家中；同时便捷的网上订餐及购物系统，大幅度地降低了人们出行的机会等。这些因素均会导致能量摄入大于支出，从而引起肥胖。

2. 饮食因素

进食营养过多，可导致肥胖。与肥胖发生有关的营养因素主要包括妊娠期营养因素；人工喂养及其辅食添加；偏食、多食、饮食结构不良；食物能量密度较高和进食注意力与进食速度等。

3. 行为心理因素

不良的进食心理也是肥胖发生的重要危险因素。如非饥饿状态下看见食物或看到别人进食也易诱发进食的动机；部分肥胖者由于常常受到排斥和嘲笑，产生自卑感，性格逐渐内向抑郁，不愿参加集体活动，这些行为心理方面的异常又常常以进食得到安慰；边看电视边进食、睡前进食等。这些异常的进食行为均可大大加速肥胖的发生。肥胖导致心理、行为问题，而心理、行为问题又促进肥胖，两者相互促进，相互加强，形成恶性循环。

三、与肥胖发生有关的营养因素

（一）妊娠期营养因素

妊娠期营养对胎儿的影响主要集中在对出生体重的影响和肥胖母亲与子女肥胖的关系两个方面。

研究表明，妊娠晚期和生后第一个月营养较差的母亲，其子女发生肥胖者较少，而妊娠前6个月营养较差的母亲其子女肥胖的发生则较高，结果提示胚胎生长发育早期孕妇食物摄入量对胎儿出生后的营养状态存在较大影响，作用机制是由于下丘脑饮食控制中枢的作用或是脂肪细胞群多少的变化，还是其他作用机制目前尚未明确。

肥胖母亲生的孩子亦较肥胖，其中大约有1/3肥胖母亲的所生婴儿出生体重超过4000g，但目前尚无证据表明母亲的肥胖与胎儿大小直接相关。同时发现，母亲在孕期突然变得肥胖，其子女日后发生肥胖的机会可能增加，原因可能是由于孕期胎盘转移大量脂肪、代谢率降低、子宫内运动减少的缘故。有研究报道，如果母亲为肥胖患者而新生儿皮下脂肪厚度超过正常，那么儿童日后就非常可能发生肥胖。

（二）人工喂养及其辅食添加

一方面，人工喂养会失去母乳喂养所特有的奶量自动调节机制，人工喂养的母亲会按照自己的意志和营养知识水平去喂养儿童。另一方面，由于母乳喂养与人工喂养时母亲对孩子饱感的感觉不同，人工喂养的母亲较母乳喂养的母亲还可能过早地添加固体食物。研究发现在出生后4周内就喂以固体食物结果将造成儿童27.71%超重、16.7%肥胖。值得注意的是，人工喂养并过早添加固体食物的儿童，其皮下脂肪厚度要明显高于母乳喂养或单纯人工喂养的儿童。近年来有关肥胖病病因的研究表明，过食、人工喂养、过早添加固体食物的喂养模式均是引起肥胖病的高危因素。

（三）偏食、多食、饮食结构不良

肥胖者的过食现象相当普遍，肥胖者最常或最愿光顾的两种佳肴是中国人的大餐和美国人的快餐。偏食是个体、家庭乃至某种文化的主要特征之一。伴随着经济发展，我国膳食结构也在发生变化，特别是城市中膳食西化趋势明显，这与肥胖病发生率增加有直接关系。

膳食结构不良、能量过高、且不能节制也是超重或肥胖的重要因素之一，这些因素在某种程度上比遗传更重要，但这些因素是可以改变和控制的。调查表明，肥胖的双亲由于他们的生活方式和饮食习惯包括喜爱的食品、烹调方式以及好静不爱活动的习惯等已形成一种氛围，在这种氛围下子女发生肥胖的机会大大增加，很容易喂养出肥胖的子女。

（四）能量密度较高食物

近年来推出的、用于评价食物供能多少的一个概念是食物的能量密度（energy density

of food)，指平均每克食物摄入后可供能的热卡数。食物的能量密度与食物中各种产能营养素的关系十分密切，脂肪是重要的产能营养素之一，每克脂肪可产能 37.62kJ(9kcal)，因此脂肪含量较高的食物往往具有较高的能量密度。炸土豆片、软饮料、糖等食品也属能量密度较高的食物，其主要成分虽是碳水化合物，但能量密度甚至高达 12.55 ~ 16.74kJ/g(3 ~4kcal/g)以上，因此对肥胖发生也有着不可忽视的诱导作用。

脂肪摄入过多在肥胖发生中具有特殊意义，不仅因为脂肪的能量密度远远高于其他营养素，而且还涉及脂肪摄入量似乎难以控制的问题，即可能通过某些行为或心理因素加速肥胖进程。国外学者研究报告，6 个月的自愿试验结果显示，喜食高脂食物者体重增值明显，而喜食低脂食物的试验者因无过多的能量摄入体重也不增加。因此对高脂食物摄入进行有意识的自我控制显然也能明显控制肥胖的发生。

（五）进食注意力与进食速度

近年来已备受关注的问题是饮食行为在肥胖病因中的作用。肥胖样进食(the obese style of eating)几乎见于绝大多数肥胖患者，其主要特征表现为：进食时所选择的食物块大，咀嚼少、每一块吃得快、整个进食速度较快，以及在单位时间内吃的块数明显较多等。这种进食方式最早见于出生后 18 个月，在这种方式下不仅进食快而且进食量也大大超过了非肥胖者。影响肥胖者进食的其他行为因素还包括：吃甜食频率过多、非饥饿状况下看见食物或看见别人进食也易诱发进食动机、以进食缓解心情压抑或情绪紧张、边看电视边进食以及睡前进食等，这些进食行为的异常均可大大加速肥胖的发生发展。

四、肥胖对健康的危害

肥胖的危害包括对人体健康危害和社会经济影响两方面。对人体健康危害包括：代谢综合征的危险性增高，易发生糖尿病、心血管疾病、意外伤害、抑郁、血栓性疾病等；对社会经济方面的影响包括：降低教育效果、降低收入、降低社会地位、更多的保险费用、更早退休等。在芬兰、荷兰、法国、美国、澳大利亚、瑞典等国家，因肥胖造成的经济损失至少可以与全部癌症或艾滋病的治疗费用相当。

（一）肥胖患者的营养代谢变化

1. 脂肪组织的变化

脂肪组织主要由脂肪细胞构成。人体脂肪量的增减主要由脂肪细胞数目和脂肪细胞大小的变化来调节。正常人全身脂肪细胞数大约为$(25 \sim 50) \times 10^9$个，皮下脂肪细胞平均直径约为 67 ~98μm，每一脂肪细胞含脂肪量约 0.60μg，脂肪细胞的大小随着年龄增长而增大。单纯性肥胖根据脂肪细胞数多少、脂肪细胞大小或胞内脂肪含量的变化分为 3 型：①肥大型。肥胖时只出现脂肪细胞的肥大，每个细胞直径可达 100 ~ 150μm；②增生型。约占单纯性肥胖病的 10%。脂肪细胞大小和细胞内脂肪含量在正常范围内，脂肪细胞数明显增加，常为$(50 \sim 150) \times 10^9$个，一般始于幼儿期，发病在最初 2 年内增加迅速；③混合型。脂肪细胞数目、大小及其脂肪含量均呈轻度到重度增加。细胞数常常超过100×10^9个，细胞直径超过 100μm，胞内脂肪含量超过 1.0μg。一般认为脂肪细胞数目的逐渐增多与年龄增长及脂肪堆积程度有关，很多从儿童时期开始肥胖的人，成年后体内脂肪细胞的数目就会明显增多；而缓慢持续的肥胖则既有脂肪细胞的肥大又有脂肪细胞数量的增多，一个肥胖者的全身脂肪细胞可比正常人体脂肪细胞增加3倍以上。

2. 能量代谢的变化

大多数肥胖者与非肥胖者基础代谢率（BMR）无差异，少数可略降低，但无论坐、立或步行时肥胖者消耗的能量均较少，相对储存的能量增多，这可能与遗传因素有关。此外，肥胖者与非肥胖者的能量代谢差异还体现在对寒冷刺激的反应方面，在寒冷情况下肥胖者一般并不显著增加代谢率，暴露在同样寒冷的环境中，瘦者代谢率常增加33%，而肥胖者则仅仅增加11%。肥胖者的食物生热效应仅为正常人的一半，而且体内可能还存在较高效的能量利用机制，即便处在同一环境进食相同食物，肥胖个体的体重增加也明显高于正常。

体温是机体能量代谢的一个侧面，动物实验发现如用同样食物饲养，生后具有低体温的大鼠将出现肥胖，而体温正常的对照大鼠则不肥胖，提示体温表现异常可能不仅是肥胖的后果，可能也是肥胖的原因。此外，肥胖者一般运动减少还会导致“肥胖－少运动－肥胖－更少运动”的恶性循环。

3. 糖代谢的变化

（1）血胰岛素与血糖　部分中重度肥胖患者会有空腹血浆胰岛素水平升高及餐后高胰岛素血症，这可能是对糖过量摄取的代偿反应。当代偿反应完全、有效时，患者仅出现胰岛素水平升高而血糖水平正常，但随着病情发展而不能有效代偿时，患者便会逐渐出现糖耐量下降、高胰岛素血症和高血糖，并进一步恶化导致糖尿病的发生。通过口服葡萄糖耐量试验，并对不同时期肥胖患者进行血胰岛素水平及血糖监测发现，肥胖患者即使口服糖耐量试验正常，可能也已存在明显的高胰岛素血症、高胰岛素分泌率、低胰岛素清除率以及显著的胰岛素抵抗。

（2）胰高血糖素升高　肥胖者一般均具有升高的胰高血糖素水平，且肥胖程度越高胰高血糖素水平越高，可能是对葡萄糖耐受性障碍和高胰岛素血症的反应。

（3）糖代谢的生物节律　正常人机体内从清晨至夜间对胰岛素敏感性及糖耐量具有一定的生物变化节律，严重肥胖患者这种节律变化并不明显，从清晨至夜间对胰岛素的敏感性及糖耐量均无显著变化，出现这种异常可能与睡眠相关的生长激素及肾上腺皮质激素的分泌节律失常相关。

4. 脂类代谢的变化

肥胖患者脂肪组织过多，临床化验血清甘油三酯及胆固醇一般都高于正常。研究结果表明，肥胖患者体内均存在不同程度的脂肪代谢紊乱，表现为脂肪合成过多、血脂含量升高、对脂类的代谢能力减弱等。当给予标准膳食时，肥胖患者倾向通过氧化膳食脂肪来高效提供能量，糖的氧化供能则较少，从而导致过剩的糖在体内转化成脂肪储存起来。

肥胖者各种脂蛋白代谢也有异常，血液中往往具有较高水平的乳糜微粒和极低密度脂蛋白含量，而具有保护意义的高密度脂蛋白（HDL－C）则明显降低。有资料表明，男性超重时 HDL－C 水平即有下降，女性当 BMI＜40 则下降不明显，而当 BMI＞40 时，则显著降低。

肥胖者体内多种参与脂代谢调节的激素或酶物质发生变化也会加重脂代谢异常，如具有较低的生长激素水平、高胰岛素血症、低血浆脂蛋白脂酶活性等，这些物质的异常将共同导致体内脂代谢紊乱，并出现血浆游离脂肪酸浓度过高、胆汁代谢异常，易于发生胆石症、高血压、动脉硬化和冠心病等。

5. 蛋白质代谢的变化

肥胖患者的蛋白质代谢基本正常。研究结果表明血浆总蛋白、白蛋白、球蛋白通常在正常范围，某些氨基酸可能增加，如精氨酸、亮氨酸、异亮氨酸、酪氨酸、苯丙氨酸等。嘌呤代谢异常，血浆尿酸增加，对成人痛风、高血压、冠心病的发病率会有影响。与正常体重的人相比，在进食低能量膳食治疗肥胖病时，不易出现负氮平衡，即蛋白质分解代谢率较低，这可能与肥胖患者机体脂肪库有关。

6. 水盐代谢的变化

正常男性一般脂肪总量占体重的 15%，女性为 22%，肥胖者则往往达到 25%～35%。由于脂肪组织含水量远远少于其他组织，因此，全身含水量肥胖者低于正常体重者，正常体重者含水量约为 50% 以上（细胞内水分占 30%，细胞外水分占 20%），而肥胖者仅为 30% 以下。临床上也有少数肥胖者在短期内体重很快增加，用进食多余能量的原因不能解释，患者自觉颜面、手、足明显浮肿，这显然与水盐潴留有关，这样的肥胖病患者在采用低能量饮食治疗时，最初几天就表现出体重迅速下降，这可能是利尿消肿的结果。

7. 其他

国内研究结果发现肥胖儿童的铜含量高于非肥胖的对照组，铁含量则与铜相反，锌、镁含量两组未见明显差异。

（二）肥胖对儿童健康的危害

肥胖对儿童的身心健康带来了许多不良影响，应引起高度重视。

1. 对心血管系统的影响

肥胖可导致儿童全血粘度增高；血总胆固醇、低密度脂蛋白胆固醇和载脂蛋白等的浓度显著增加；左室射血时间和心搏出量高于正常体重儿童；血压明显增高；部分儿童出现心电图 ST 段抬高和室性早搏，左心功能不全和动脉顺应性改变。提示肥胖儿童具有心血管疾病的潜在危险。

2. 对呼吸系统的影响

肥胖儿童的肺活量和每分钟通气量明显低于正常儿童，说明肥胖症能导致混合型肺功能障碍。极量运动时肥胖儿的最大耐受时间、最大摄氧量及代谢当量明显低于正常儿童。

3. 对内分泌系统与免疫系统的影响

肥胖与人体内分泌改变有关。肥胖儿童的生长激素和泌乳激素大都处于正常的低值;三碘甲状腺原氨酸升高,四碘甲状腺原氨酸大都正常;在性激素方面,肥胖男孩血清睾酮降低而血清雌二醇增加,肥胖女孩雌激素代谢亢进。可发生高雌激素血症。胰岛素增多是肥胖儿童发病机制中的重要因素,肥胖儿童往往有糖代谢障碍,超重率越高,越容易发生糖尿病。

肥胖儿童免疫功能有明显紊乱,细胞免疫功能低下最为突出。

4. 肥胖对生长发育的影响

肥胖儿童能量摄入往往超过标准,普遍存在着营养过剩的问题,但常有钙和锌摄入不足的现象。人群流行病学调查结果显示,男女肥胖组骨龄均值皆大于对照组;肥胖组儿童拇指内侧种植骨萌出率高于对照组,男女肥胖儿童第二性征发育均显著早于对照组。

5. 肥胖对儿童智力、心理行为的影响

有人对肥胖儿童进行韦氏儿童智力量表和行为评定量表的综合测试,发现肥胖儿童行为商数明显低于对照组。肥胖男生倾向于抑郁和情绪不稳,肥胖女生倾向于自卑和不协调。肥胖儿童的自我意识受损、自我评价低、不合群、比对照组有更多焦虑,幸福和满足感差。肥胖儿童反应速度、阅读量、大脑工作能力指数等指标的均值低于对照组。

(三)肥胖对成年人健康的危害

与肥胖有关疾病的相对危险度见表 6-1。

表 6-1 与肥胖有关疾病的相对危险度(WHO,1998)

高度危险增加(相对危险度≥3)	中度危险增加(相对危险度 2~3)	轻度危险增加(相对危险度 1~2)
2 型糖尿病	冠心病	癌症(子宫内膜、结肠以及绝经期后乳腺癌)
胆囊疾病	高血压	性激素分泌异常
血脂异常	骨关节炎(膝、髋)	多囊卵巢综合征
代谢综合征	高尿酸血症/痛风	不孕
呼吸困难		腰背痛
阻塞性睡眠呼吸暂停		增加麻醉危险性
		母亲肥胖致胎儿畸形

1. 肥胖与死亡率的关系

国外大量的流行病学调查发现,肥胖与死亡率有明显的关系。美国癌症学会提供的资料表明,当 BMI 为 22~25kg/m^{2}范围时,男、女两性的死亡率均最低。在这个 BMI 范围之上或之下的死亡率均明显增加;BMI 为 30kg/m^2 的人死亡率增加更明显;当 BMI 接近 40kg/m^{2}时死亡率达到最高峰。

2. 肥胖与心血管疾病、乳腺癌

上身性肥胖者患糖尿病和心血管疾病的危险性增加,同时死亡率亦明显增加。而下身性肥胖者患上述疾病的危险性相对较低。因此脂肪分布是比超重本身对患病率和死亡率更重要的危险因素，其相对危险比值≥2。另外，腹部脂肪增加也可预示妇女发生乳腺病的危险性增加。有人对上述现象进行分析，认为腹部脂肪增多，可能表明腹腔内有代谢活性的脂肪细胞的大小和/或数目增加，它们可将其中的游离脂肪酸直接释放到门静脉循环，干扰肝脏中胰岛素的清除以致影响各种代谢过程，从而导致上述疾病。

3. 肥胖与高血压

肥胖是引起高血压患病率增加的危险因素。中国抽样人群资料表明，BMI 24～25 和 28～29 者的高血压患病率分别达到 26% 和 44%。肥胖者周围动脉阻力增加，从而使血压升高。肥胖也能增加心脏工作的负担。据报道肥胖可引起心肌病并伴有充血性心力衰竭。

4. 肥胖与糖尿病

肥胖者易患糖尿病，特别是肥胖与Ⅱ型糖尿病（NIDDM）之间的相关性很强。轻、中、重度的肥胖 NIDDM 危险分别增加 2 倍、5 倍和 10 倍。腹部脂肪增多和体重增加可加重糖尿病的危险性，常表现为对葡萄糖不耐受，对胰岛素有抵抗性。

5. 肥胖与胆囊病

一些研究还证实肥胖与胆囊病有关，20～30 岁肥胖妇女比正常体重妇女患胆囊病的危险性高 6 倍。到 60 岁时，肥胖妇女中几乎有 1/3 可能发生胆囊病，其原因可能是由于肥胖者胆固醇合成增加，从而导致胆汁排出的胆固醇增加。

6. 肥胖与肺功能障碍

极度肥胖者肺功能可能发生异常，表现为明显的储备容积减少和动脉氧饱和度降低。肥胖病人最严重的肺部问题是梗阻性睡眠呼吸暂停和肥胖性低通气量综合征。其原因可能与咽部脂肪增多有关。

7. 肥胖与内分泌异常

肥胖者的内分泌和代谢常发生异常。肥胖者生长激素基本正常或减少，但大多数的研究发现肥胖者血中生长激素浓度明显下降。单纯性肥胖者仍保留昼间皮质醇的变化节律，但下午的值可能高于正常。肥胖男性的血浆睾酮浓度降低。这种总睾丸酮的减少伴随性激素结合球蛋白减少，导致中等肥胖者游离睾丸酮的浓度正常。然而极度肥胖男性的游离睾丸酮浓度也可能下降；肥胖妇女通常表现为月经周期规律性降低和月经异常的频率增加。在一项研究中发现，43% 有月经失调的妇女是超重者。另外，肥胖妇女闭经也较早。

五、肥胖的流行病学

（一）肥胖病在全球流行的格局

全球肥胖的发病率一直居高不下。肥胖已经成为严重威胁健康的全球性问题。多项研究资料表明，世界各地区的肥胖病流行情况虽然并不一样，尤其是 BMI > 30 的人口比例差异很大，但全球性肥胖病流行的格局已经形成。

1. 美国

美国肥胖人数占总人口 1/3。1998 年报道，成人超重率高达 54%（BMI≥25），肥胖（BMI≥30）检出率则为 22%，约占总成人人口的 1/4，儿童人群的超重或肥胖病检出率也同样超过了 25%，与二十年前相比肥胖病检出率已显著上升。其中美籍非洲人和墨西哥妇女的肥胖率高达 40%，某些印第安部族和太平洋岛的肥胖率甚至在 80% 以上，有学者估计美国人群中肥胖病并发糖尿病的危险程度比欧洲肥胖者要高出 1/3。

2. 欧洲

欧洲人大约 50% 以上超重和肥胖。1998 年报道，成人肥胖检出率一般为 15% ~ 20%，其中斯堪的纳维亚和荷兰由于公众保健事业发展较好其肥胖检出率仅为 10%。近年来芬兰、荷兰、瑞典等国家报告男性肥胖检出率也稍有增加，女性肥胖检出率几乎不变。但一项前东德的研究报告则表明，1978 ~ 1992 年期间肥胖率增加显著，男性约为 13.7% ~20.5%、女性 22.2% ~26.8%。东欧国家肥胖问题则较为严重，某些国家的妇女肥胖率竟高达 40% ~50%。英国也是欧洲国家中肥胖问题较严重的一个国家，英国 15% 的男性及 16.5% 的女性肥胖。有资料报道 1980 ~ 1994 年期间肥胖率在男性和女性人群中均有显著上升，已分别从 6% 增加到 15%（男）和从 8% 上升到 16.5%（女）。

3. 南亚与非洲

由于缺乏大规模的流行病学研究，仅有个别国家针对肥胖进行了小范围的调查，但也发现其肥胖人群的增加与全球形势基本一致。据报道，泰国 1985 ~ 1991 年男性肥胖率由 2.2% 增加到 3.0%，女性则由 3.0% 上升到 3.8%。毛里求斯 1987 ~ 1992 年男性肥胖的检出率从 3.2% 上升到 5.3%，女性则由 10.4% 增加到 15.2%。

4. 其他

一些发展中国家随着经济逐渐好转，其肥胖人群也在急剧增多，如加勒比海地区、南美、澳大利亚土著居民及波利尼亚等地区，部分肥胖检出率甚至高达 80%。

（二）中国肥胖病流行病学调查及其发展趋势

2015 年，国家卫生计生委疾病预防控制局发布的《中国居民营养与慢性病状况报告》显示：我国人口肥胖问题严重，成人超重率高达 30.1%，肥胖率达 11.9%，6 ~ 17 岁青少年超重率和肥胖率分别为 9.6% 和 6.4%。

以儿童少年肥胖率为例，纵观近 20 年来，我国 7 ~ 17 岁儿童少年超重肥胖率增加了 3 倍。短短 20 多年，教育部、国家体育总局、卫生部等五部委共同组织的第五次全国多民族大规模的学生体质健康调查显示，1985 年 7 ~ 18 岁整体肥胖检出率，城男、城女都不足 0.2%（相对高发的 7 ~ 9 岁也不到 0.5%）；乡男、乡女不足 0.1%，提示超重、肥胖在当时所有人群都不存在流行。2000 年，各群体超重、肥胖率在很低基数上迅猛增长。城男、城女超重率分别达 10.4% 和 5.9%，乡男、乡女各年龄超重率稳定在 4%；城男、城女、乡男肥胖率分别为 4.4%、2.3% 和 1.5% 左右，均以 7 ~ 12 岁为高发年龄。2005 年，7 ~ 18 岁中小学生肥胖率城男为 7.1%，城女为 3.6%，乡男为 2.8%，乡女为 1.9%；超重率城男为 13.1%，城女为 7.4%，乡男为 6.2%，乡女为 4.7%。流行率为城男 > 城女 > 乡男 > 乡女。城男小学生是肥胖/超重最高发群体。城市男生，超重和肥胖检出率分别比2000年上升了2.7%和2.76%；7～18岁城市女生超重和肥胖检出率也分别上升了1.46%和1.26%。2005年、2000年和1985年城男、城女、乡男、乡女四群体超重肥胖检出率比较差异明显。

总体而言，肥胖病在富裕国家中由于食品供应丰富、静坐生活方式增多而普遍多见，并呈现逐年增多的趋势。但在社会福利和卫生保健工作较好的国家，由于人群普遍注意健康水平的问题，单纯性肥胖的检出率反而控制在较低水平，如瑞典仅为2%。发展中国家的肥胖问题则一直是一个被忽视的领域，由于近年来的报告指出发展中国家肥胖检出率呈现较快速度增加，表明单纯性肥胖应是发达国家和发展中国家共同面临的严峻挑战。

六、肥胖的营养预防

预防肥胖病比治疗更有意义。最根本的预防措施是适当控制进食量，自觉避免高糖类、高脂肪饮食，经常进行体力活动和锻炼。

（一）开展人群的一级预防

要做好肥胖病的营养预防，首先要在全社会范围内开展人群的一级预防。而首要任务是在公众中宣传肥胖对人类健康的危害，教育、指导居民合理膳食。使人们对肥胖病有正确认识，既不麻痹，又不紧张恐惧，改变不良的生活方式、饮食习惯和不合理的膳食结构等，使人群中肥胖病的危险因素水平大大降低，从而控制肥胖病的发生。

（二）识别易感人群，控制肥胖病的进展

要提高对危险因素易感人群的识别，并及时给予医疗监督，以控制肥胖病的进展。

人的一生中机体生长最旺盛的时期是从妊娠中期胎儿至幼儿期5岁以前，这一时期的能量入超，将会促使全身各种组织细胞，包括脂肪细胞的增生肥大，为终身打下"脂库"增大的解剖学基础。因此，预防工作就应从此时开始。其重点是纠正传统的婴儿越胖越好的错误观念，切实掌握好能量摄人与消耗的平衡，勿使能量过剩。对哺乳期婴儿，必须提倡母乳喂养，强调母乳喂养对于预防肥胖发生的意义，即使母乳不足而进行人工喂养时也应按照婴儿的实际需要进行适度喂养。一般来说，在生后3个月内应避免添加固体食物，生后4个月时如果小儿已经成为肥胖，更应注意避免能量摄入过量，特别在生后6～8个月时对肥胖儿童应尽量减少奶摄入量，代之以水果蔬菜。有文献报道，出生后6周至6个月小儿体重增长速度，可作为学龄期是否肥胖的预测指标之一。

待孩子稍大一点，就应培养其爱活动、不吃零食、不暴饮暴食等正确良好的生活饮食习惯。此时，家长不要把食物作为奖励或惩罚幼儿行为的手段。幼儿时期要做好各种辅食的添加工作，更应以糙米、粗面等作为幼儿主食，避免完全摄入精米精面的制品。学龄前期儿童应养成良好的生活习惯和进食习惯，不要偏食糖类、高脂、高能量食物，养成参加各种体力活动和劳动的习惯。还要养成每天有体育锻炼的习惯。

青春期及青春早期是一个关键时期，也是一个危险时期。特别对女孩，除了体脂增

多,心理上的压力、担忧、冲突也将增多。追求苗条体型,使不少女孩片面追求节食、禁食,盲目服用减肥食品或药品,对减肥产生错误认识,易于造成损伤或死亡。其健康教育的重点是加强对营养知识和膳食安排的指导、运动方式训练的指导、正确认识肥胖等。对于已经肥胖或可能肥胖的青年应由专业医师给予个别指导并且鼓励双亲参加,以共同安排子女生活。

中年以后,每天的能量需要随着年龄的增长而递减,与青年时期相比,40～49岁、50～59岁、60～69岁分别要减5%、10%、20%,70岁以上者则减少30%。因此,必须及时调整其日常的饮食与作息,此外,人们在病后恢复期、妇女产后和绝经期以及每年的冬春季节和每天夜晚,其体脂往往也较易引起积聚。所以,在这些时期都必须根据具体情况有针对性地对体力活动和饮食摄入量进行相应的调整,以免体内有过剩的能量积聚。

(三)重视孕期营养健康教育

随着我国经济逐渐富裕,独生子女比例的增长,还应重视孕期营养卫生知识的宣传教育,使肥胖的营养预防工作在胎儿时期即得到较好的贯彻。应对孕妇加强营养教育,使其适当进行体育活动,不单纯为控制体重而限制饮食。孕妇每天至少应摄入125.5kJ(30kcal)/kg(体重)的能量,方可合理利用摄入的蛋白质。正常孕妇在妊娠全过程中体重增加在11kg左右最为理想,产科并发症也最低。妊娠初3个月仅增加0.35～0.4kg,妊娠4～6个月间所增体重主要为孕妇部分,妊娠7～9个月间所增体重主要为胎儿部分,而在增加的11kg体重中约10%为脂肪。如孕期体重增加过多,可致胎儿及母亲肥胖。

七、肥胖病的营养治疗

美国"国立卫生研究所(NIH)"指出减肥的基本目标是体重降低10%,因为体重降低5%～10%可以降低心血管疾病和猝死的风险。对于体重指数>40kg/m^{2}的重度肥胖患者或体重指数介于35～40kg/m^{2}且伴发如糖尿病、肥胖相关心肌病变、严重睡眠呼吸暂停综合征等多种肥胖相关合并症的患者,单纯饮食控制、饮食加运动治疗等单一学科治疗被证明效果不佳。目前多主张采用多学科治疗模式(muhidisciplinary treatment modalities,MTM)进行综合治疗,其中包括临床营养科、内分泌科、运动医学科、内科、胃肠外科、整形外科、医学心理科等。所采用的形式包括多学科专家联合门诊、会诊、随诊、健康教育、学术讨论及经验交流等形式,以最大程度发挥多学科的综合优势。

肥胖症的5个不同治疗手段包括饮食、心理治疗、体育锻炼、药物疗法、外科手术。前3种治疗方法的目的是为了达到能量负平衡。然而,药物治疗不但体重反弹率高,且多有心血管的不良事件。手术治疗,有营养不良、电解质紊乱及手术并发症的风险。因此,饮食和运动仍然是减肥的基础治疗策略。然而,对于肥胖患者采用哪一种饮食更有效、安全,目前尚无定论。膳食干预包括以下措施:规律的进食制度、减少脂肪摄入、改变生活方式、鼓励用新的生活方式来预防不良饮食习惯、摄入充足的低能量饮料。饮食治疗主要是限制饮食所提供的热量,同时供给充足的各种营养素,如各种必需氨基酸、维生素、矿物质等，使摄入能量小于消耗能量，从而达到减重的目的。

（一）总能量的控制

能量摄入多于消耗是肥胖的根本原因，对肥胖病的营养措施首先是控制总能量的摄入，即饮食供给的能量必须低于机体实际消耗的能量，使机体造成能量的负平衡，促使长期入超的能量被代谢掉，直至体重恢复到正常水平。同时，作为肥胖的能量供给还要尽可能根据肥胖程度来考虑每天供给的最低能量，控制好能量摄入与消耗的平衡，并维持好这种平衡。供给能量的具体数值，则应统筹考虑。为了达到更好的减肥效果，减少能量摄入必须是长期的。

对轻度肥胖的成年患者，一般在正常供给量基础上按每天少供给能量523～1046kJ（125～250kcal）的标准来确定其一日三餐饮食的供给量，这样每月可稳步减肥0.5～1.0kg。而对中度以上的成年肥胖者，由于其潜在肥胖的趋势较大，常伴有食欲亢进及贪食高能量的食物等因素，同时因肥胖限制体力活动，使能量消耗又进一步下降，易于形成恶性循环，以致肥胖的趋势往往难于遏制。必须严格限制能量，每天以减少能量2.30～4.60MJ（550～1100kcal）为宜，可以每周减少体重0.5～1.0kg。

对于年龄很小或刚刚发生的轻中度肥胖儿童，考虑到生长发育，可按不太严格的饮食调整方案（informal intake modification）进行治疗，并不绝对限制能量摄入。但对于中重度肥胖儿童，其摄食量就应予以适当限制，5岁以下每日摄入能量为2512.08～3349.44kJ，5岁以上为3349.44～5024.16kJ，青春期则为6280.2～8374.6kJ。

（二）蛋白质的供给

对于采用低能量饮食的中度以上肥胖的成人患者，其食物蛋白质的供给量应当控制在占饮食总能量的20%～30%，即每4.18MJ（1000kcal）供给蛋白质50～75g为宜。同时，由于在严格限制饮食能量供给的情况下，蛋白质营养过度还会导致肾功能损害，故低能量饮食蛋白质的供给不宜过高，而应选用如牛奶、鱼、鸡、鸡蛋清、瘦肉等高生物效价的蛋白。另外，嘌呤可增进食欲和加重肝肾代谢负担，故动物的肝、心、肾等含高嘌呤的动物内脏性食物应加以限制。

（三）限制脂肪

减少脂肪摄入是降低体重最重要的措施。过多的脂肪摄入可导致肥胖者脂肪沉积在皮下组织和内脏器官过多，常易引起脂肪肝、高脂血症、冠心病等并发症。尤其在限制糖类供给的情况下，过多的脂肪摄入还会引起酮症。限制饮食能量供给时，必须限制饮食脂肪的供给量，尤其需限制动物性脂肪的摄入。为使饮食含能量较低而耐饿性较强，则又不应对饮食脂肪限制过于苛刻。所以，肥胖者饮食脂肪的供能量以控制在占饮食总能量的25%～30%为妥，任何过高或过低的脂肪供给都不可取。每日摄入脂肪50～60g为宜，可选用含单不饱和脂肪酸或多不饱和脂肪酸丰富的橄榄油、茶油或葵花子油、玉米油、花生油、豆油、菜子油等植物油。少食猪油、牛油及动物内脏等。膳食胆固醇的摄入量则与正常要求相同，通常以每人每天小于300mg为宜。

（四）限制碳水化合物的摄入量

碳水化合物的来源，应选择谷类食物，并严格限制糖、巧克力、含糖饮料及零食。谷物中则应多选择玉米面，荞麦面、燕麦等粗杂粮。由于糖类在体内能转变为脂肪，尤其是肥胖者摄入单糖后更容易以脂肪的形式沉积，因此必须严格限制糖类的摄入。同时因糖类饱腹感低，能增加食欲，而中度以上肥胖者可有食欲亢进，因此低能量饮食中糖类比例若仍按正常或高于正常要求给予，则患者难以接受。此外，为防止酮症和出现负氮平衡，糖类供给一般应控制在占总能量40% ~55%为宜。

（五）保证维生素和矿物质的供应

节食减肥时，由于长期限制饮食，所以应保证充足的维生素、矿物质和微量元素的供应。新鲜蔬菜和水果含有丰富的维生素 B_1、维生素 B_2、维生素 B_6、维生素 B_{12}、维生素 C、烟酸及叶酸等水溶性维生素。新鲜蔬菜和水果含能量很低，营养丰富且饱腹感明显，所以在节食减肥时不要过分限制。进食过多的盐对健康不利，特别是有高血压的病人。食盐还能引起口渴并能刺激食欲和增加体重，多食不利于肥胖病治疗，故每天食盐摄入为3 ~6g为宜。

（六）膳食纤维的供给

膳食纤维可不加限制，含膳食纤维高的食物（粗粮、蔬菜、水果等）对健康非常有利，尤其是对肥胖者。例如粮食，全麦粉比精制面粉对健康更有利。凡膳食纤维多的食物均可适当多用，每人每天膳食纤维供给量以不低于12g为宜。因理论上膳食纤维会引起吸收不良，因此已有较多肥胖患者使用过增加食物容积的食品（甲基纤维素以及其他纤维），但至今没有令人信服的效果，因此完全依赖膳食纤维进行饮食控制尚未见有明确的证据，也未见可以减少食物的摄入量。

（七）营养的三餐分配及其烹调

进食餐次则应因人而异，通常为三餐，当然以能增加次数为好，一天的膳食应分成3 ~6餐。三餐的食物能量分配，可参照美国著名医学博士肯尼恩·库珀关于三餐的能量分配比例，并根据减肥需要稍作调整为早餐27%、午餐49%、晚餐24%。在分配一日三餐比例时，一是将动物性蛋白和脂肪含量多的食品尽量安排在早餐和午餐吃，晚上以清淡为主，含糖量低且利于消化；二是三餐量的比例应是：午餐 > 早餐 > 晚餐。

饮食的烹调方法则宜采用蒸、煮、烧、氽等，忌用油煎、炸的方法，煎炸食物含脂肪较多，并刺激食欲，因此不利于减肥治疗。同时，切勿迷信时髦减肥食品，食物必须大众化、多样化。事实上，只要含能量低、来源分配得当，而且营养平衡，那么任何普通饮食都可成为良好的减肥饮食。至于色、香、味、形的选择与调配，则应尽可能符合具体对象的具体爱好。

（八）营养治疗中的注意事项

1. 认识肥胖的不良后果及其营养调节的意义

对肥胖患者进行健康教育，引导患者认识肥胖的不良后果及其营养调节的意义是重要的减肥措施之一。一旦患者有了正确的认识，才有可能改变饮食行为。如与有同一志愿营养控制的肥胖者共同进食，则可以增加减肥的效果。因此实行肥胖的营养治疗时尚要注意患者心理的调节，尤其在营养调节的初期应给予患者足够的关心和鼓励。

2. 行为调整

行为调整不是精神或心理治疗，而是让每个人反省自己的生活和饮食行为，找出不良的生活或饮食习惯，然后加以调整。行为调整在肥胖的饮食治疗中也至关重要。具体的措施有：①感到焦虑时，应避免采用进食来缓解；②避免边看电视边吃零食；③进食时充分咀嚼，避免进食速度过快；④规律饮食，不暴饮暴食，避免吃饭过饱；⑤避免经常喝酒或经常在饭店进餐；⑥晚餐要少，避免睡前加餐或晚餐吃的非常好之后又很少活动；⑦多吃蔬菜，少吃荤菜；⑧避免偏食、挑食，改掉喜吃甜食、零食、临睡前吃点心、饭后立即睡等习惯；⑨因咖啡、浓茶能刺激胃液分泌，增加食欲，因此需禁咖啡、浓茶。

3. 其他注意事项

肥胖者的营养治疗还应包括：①饮食变化应循序渐进，避免急于求成，若减肥饮食与平常差别过大，如以配方流食来代替一日三餐，营养虽已保证，但口腹之欲得不到基本满足，就难以长期坚持，一旦恢复日常饮食必定反弹；②避免进水过少，虽然减少水的摄入可以增强饮食控制，但由于长时间水分不足不但会导致身体脱水，而且还会引起体内电解质代谢紊乱而危及健康，因此也应适当；③注意食物体积大小。肥胖者常常喜欢进食如鸡块、大块肉等大块食物，因此应尽量减少体积较大食物的进食，但若食物体积过小，胃得不到饱感信号，终日有饥饿感，最终也将导致减肥失败。

第二节　营养与心血管疾病

心血管疾病（cardiovascular diseases，CVD），又称为循环系统疾病，是一系列涉及循环系统的疾病，包括心脏和心脏血管疾病、肺循环疾病和脑血管疾病，可以细分为急性和慢性心血管疾病，一般都与动脉硬化有关。根据国际疾病分类，心血管疾病包括急性风湿热、慢性风湿性心脏病、高血压性疾病、缺血性心脏病、肺源性心脏病、脑血管疾病，以及其他心脏和循环系统疾病等。目前，在心血管疾病中高血压、冠状动脉粥样硬化性心脏病（冠心病）和脑卒中对人类健康的危害最为严重。全球范围内与其他死亡原因相比，心血管疾病每年造成的死亡人数最多。2008 年有 1730 万人死于心血管疾病，占全球死亡的 30%，其中，估计 730 万死于冠心病，620 万死于中风。80% 以上的心血管疾病死亡发生在低收入和中等收入国家，男性和女性的发生率几乎持平。到 2030 年，估计有 2360 万人将死于心血管疾病，其中主要死于心脏病和中风。预计它们将继续成为导致死亡的一个主要原因。

高血压、冠心病和脑卒中与膳食营养有着密切的关系，中高收入国家心血管疾病的死亡人数占总死亡人数的比率明显高于低收入国家。近年来，这些疾病的发病率在我国有增高趋势，而在一些西方国家冠心病的发病率在逐步下降。80% 的过早心脏病发作和脑卒中是可以预防的，通过健康饮食、经常锻炼身体和不使用烟草制品可以显著减少心脏病发作或脑卒中的机会。

一、营养与高血压

（一）高血压概述

高血压是心血管疾病的一个主要危险因素。在我国是一种常见病，近年来高血压患病率大幅升高，据统计，我国18岁以上居民高血压患病率为25.2%，知晓率为46.5%，治疗率为41.1%，控制率仅为13.8%。超过患病率为25.2%，超过有1.5亿高血压患者成为可能发生脑卒中的潜在人群。

1. 高血压的诊断

高血压病（hypertensive disease）是指在静息状态下以动脉收缩压和/或舒张压持续升高（≥140/90mmHg）为主要表现的慢性病，常伴有脂肪和糖代谢紊乱以及心、脑、肾和视网膜等器官功能性或器质性改变，以器官重塑为特征的全身性疾病。按照世界卫生组织（WHO）建议使用的血压标准是：休息5min以上，2次以上非同日测得的收缩压≥140mmHg或舒张压≥90mmHg可以诊断为高血压（表6－2）。

表6－2　高血压水平和分类（WHO，1999）

类别	收缩压/mmHg	舒张压/mmHg
理想血压	<120	<80
正常血压	120～129	80～84
正常高值	130～139	85～89
高血压	≥140	≥90
Ⅰ级高血压（轻度）	140～159	90～99
Ⅱ级高血压（中度）	160～179	100～109
Ⅲ级高血压（重度）	≥180	≥110
单纯收缩期高血压	≥140	<90

注：1mmHg＝133.32Pa。

2. 高血压的临床表现

绝大部分高血压患者没有任何表现，只有极少一部分患者有头晕、头痛表现。高血压根据起病和病情进展的缓急及病程的长短可分为缓进型（chronictype）和急进型（acceleratedtype）两型，前者又称良性高血压，绝大部分患者属此型，后者又称恶性高血压，仅占高血压病患者的1%～5%。

缓进型高血压病多为中年后起病，有家族史者发病年龄可较轻。起病多数隐匿，病情发展慢，病程长。早期患者血压波动，血压时高时正常，在劳累、精神紧张、情绪波动时易有血压升高，休息、去除上述因素后，血压常可降至正常。随着病情的发展，血压可逐渐升高并趋向持续性或波动幅度变小。病人可头痛，多发在枕部，尤易发生在睡醒时，尚可有头晕、头胀、颈部扳住感、耳鸣、眼花、健忘、注意力不集中、失眠、烦闷、乏力、四肢麻木、心悸等。

早期病人由于血压波动幅度大，可有较多症状，而在长期高血压后，即使在血压水平较高时也无明显症状，随着病情的发展，血压明显而持续性地升高，则可出现脑、心、肾、眼底等器质性损害和功能障碍，并出现相应的临床表现。

3. 原发性高血压的危险因素

高血压的发病因素十分复杂，但大量的研究表明遗传因素、肥胖、营养膳食等与高血压的发病有关。

（1）遗传因素

高血压的发病具有较明显的家族聚集性，双亲均有高血压的正常血压子女（儿童或少年）血浆去甲痛上腺素、多巴胺的浓度明显较无高血压家族史的对照组高，以后发生高血压的比例亦高。国内调查发现，与无高血压家族史者比较，双亲一方有高血压者的高血压患病率高1.5倍，双亲均有高血压病者则高2～3倍；高血压患者的亲生子女和收养子女虽然生活环境相同，但前者更易患高血压。动物实验已筛选出遗传性高血压大鼠（SHR），分子遗传学研究已实验成功基因转移的高血压动物，上述研究均提示遗传因素的作用。

（2）肥胖

肥胖与高血压相伴而行。大量研究表明，体质指数与高血压呈线性相关，尤其是体内脂肪过多对高血压的影响更为重要。从短期的临床实验中观察提示：若降低体重，就有可能降低过高的血压。肥胖使血压升高的机制可能是与交感神经兴奋性增加、激活肾素－血管紧张素－醛固酮系统、胰岛素抵抗、高瘦素血症等密切相关。

（3）饮食

①钠　膳食盐与高血压密切相关。人群平均血压水平与食盐摄入量有关，在摄盐较高的人群，减少每日食盐摄入量可使血压下降；爱斯基摩人饮食清淡，食盐4g/d，患高血压病少。高钠促进高血压可能是通过提高交感张力增加外周血管阻力所致。另外，钠同钾和钙具有交互作用，饮食中K^+、Ca^{2+}摄入不足、Na^+/K^+比例升高时易患高血压，高K^+、高Ca^{2+}饮食可能降低高血压的发病率。

②蛋白质　不同种类的蛋白质对血压的影响不同。多摄入优质蛋白质，高血压病的发病率下降，其中鱼类蛋白可改善血管弹性和通透性，促进钠排出，使高血压和脑卒中的发病率降低。蛋白质中蛋氨酸可抑制交感神经兴奋，降低血压，酪氨酸也有降低血压的功效。另外，植物蛋白也可使高血压病的发病率降低。

③脂肪和胆固醇　脂肪摄入过多，可引起肥胖症和高血压病。多不饱和脂肪酸（polyunsaturated fatty acids，PUFA）可降低血浆中胆固醇，延长血小板凝集时间，抑制血栓形成，降低血压，预防脑卒中。饱和脂肪酸中的棕榈酸、豆蔻酸和月桂酸可升高血胆固醇。因此，增加多不饱和脂肪酸的摄入和减少饱和脂肪酸的摄入有利于降低血压。

④糖　动物实验提示，葡萄糖、蔗糖和果糖等简单糖类可升高血压。膳食纤维能降

低胆固醇的吸收，而蔗糖、果糖摄入过多容易引起血清甘油三酯含量升高。因此提倡食用含植物纤维较多的食物，促进肠道蠕动，有利于胆固醇的排泄，少食葡萄糖、果糖、蔗糖。

⑤饮酒 大多数研究发现，饮酒和高血压呈"J"型关系，少量饮酒(每天14~28g酒精)可使血压比绝对饮酒者还要低，但每天超过42g酒精则高血压的患病率显著升高。这一现象提示少量酒精具有舒血管的作用，而大量酒精具有收缩血管的作用。其作用机制并未完全阐明，可能与酒精促使皮质激素、儿茶酚胺水平升高等有关。

⑥吸烟 吸烟可增加高血压的患病率。大量流行病学调查显示，吸烟与不吸烟相比，可显著使高血压的患病率增加，此外还发现白天吸烟而夜间停止吸烟者白天血压升高，而夜间血压基本正常。吸烟能引起血压升高的机制可能是吸烟使血浆儿茶酚胺升高，对血液动力学产生影响有关。

(4) 精神紧张 从事须高度集中注意力工作、长期精神紧张、长期受环境噪声及不良视觉刺激者易患高血压病。

(二) 高血压的营养治疗

高血压患者需要合适的药物治疗，但在药物治疗的同时要采取适当的饮食治疗，因为适当的膳食有可能少用甚至是不用降压药来良好的控制血压。

1. 饮食原则

控制总热量保持合适体重，降低食盐、胆固醇摄入，限制脂肪摄入并保持良好的脂肪酸比例，优质蛋白、高维生素饮食，利尿排钠，补钾、钙、镁，戒烟限酒以保护心、脑、肾血管系统功能。总之采用低脂、低胆固醇、低钠、高维生素、适量蛋白和能量的饮食。

2. 营养治疗措施

(1) 控制体重，避免肥胖

控制体重可使高血压的发病率降低28%~40%。控制体重的措施，一是限制总能量的摄入，二是增加体力活动。对于肥胖患者应节食减肥，每日摄入能量比平时减少500~1000kcal，如折合成食物量则每日减少主食100~200g及烹调油15~30g，或主食50~100g及瘦肉50~100g和花生、瓜子等50~100g。在限制的范围内，要做到营养平衡，蛋白质、脂肪和糖类所提供的热能分别占15%~20%、20%~25%、45%~60%。运动方式每日步行约3km，时间在30min以上达到有氧代谢的目的。

(2) 改变膳食结构

①限制钠盐摄入 钠盐对高血压的反应性存在个体差异，约有30%~50%患者对食盐敏感。因此适量限盐对部分高血压患者具有明显作用。人体维持机体代谢每天需要500mg钠，但人们膳食钠盐每天10~15g，远远高于需要量。因此，为防止低钠血症供给食盐应以2~5g为宜，同时，在膳食过程中应考虑其他来源的钠盐，如酱油、腌渍食品等。

②增加钾、钙的摄入 钾和钙与钠具有交互作用，高血压患者应多摄入含钾和钙高的食物，如含钾高的食物有香蕉、鲜蚕豆等豆类、马铃薯等根茎类、菠菜等新鲜绿色叶菜类。含钙高的食物如牛奶、豆类等。

③补充足量维生素　大量的维生素C可使胆固醇氧化为胆酸排出体外，改善心脏功能和血液循环。多食用新鲜水果有助于高血压病的防治。

④增加优质蛋白　蛋白质应以优质蛋白如鱼类、瘦肉、豆类为主。

⑤改善脂肪酸比例　应增加多不饱和脂肪酸的摄入和减少饱和脂肪酸和反式脂肪酸的摄入，SAF：MUFA：PUFA以1：1：1较为适宜。应鼓励患者尽量食用含不饱和脂肪酸丰富的花生油、玉米油等植物油，减少进食肥肉、动物内脏、黄油、鱼籽等含动物脂肪及含胆固醇较高的食物。

⑥提倡食用复合糖　提倡食用复合糖类如标准粉、玉米、小米、燕麦等含植物纤维较多的粗粮食物。

⑦饮茶、戒烟、限酒　茶叶中含有茶多酚等多种对高血压有效的成分，尤其是绿茶。烟叶中的尼古丁可致血管收缩、使血压升高，所以要戒烟。仅以高血压患者少量饮酒，14~28g/d，必要时戒酒。

二、营养与冠状动脉粥样硬化性心脏病

（一）冠状动脉粥样硬化性心脏病概述

冠状动脉粥样硬化性心脏病简称冠心病（Coronary heart disease），是指因狭窄性冠状动脉疾病而引起的心肌缺氧（供血不足）所造成的缺血性心脏病。动脉粥样硬化（atherosclerosis，AS）是一种炎症性、多阶段的退行性复合型病变，导致受损的动脉管壁增厚变硬，失去弹性管腔缩小，其特点是受累动脉病变从内膜开始，一般先有脂质和复合糖类积聚、出血及血栓形成，纤维组织增生及钙质沉着，并有动脉粥样硬化，动脉中层的逐渐蜕变和钙化，病变常累及弹性及大中等肌性动脉，一旦发展到足以阻塞动脉腔的程度，则该动脉所供应的组织或器官将缺血或坏死。冠心病是动脉粥样硬化导致器官病变的常见类型，即粥样硬化发生在冠状动脉，是冠状动脉所供应的心肌发生缺血缺氧而引发心脏病，严重者可致心肌梗死和心力衰竭（图6-1）。

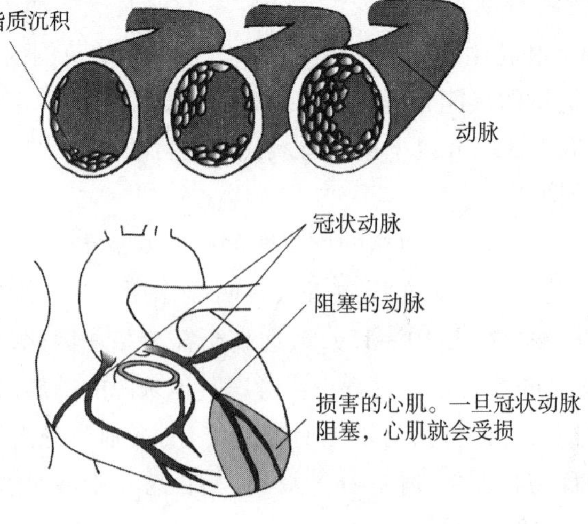

图6-1　动脉粥样硬化

动脉粥样硬化是一种炎症性的疾病，病理变化十分复杂，其病理变化主要分为：脂纹(fatty streak)期、纤维斑块(fibrous plaque)、粥样斑块(atheromatous plaque)、继发性改变4个时期。

1. 冠心病的诊断

当有下列情况可诊断为冠心病。

(1) 有典型的心绞痛发作或心肌梗死，但无重度主动脉瓣窄、关闭不全、主动脉炎，也无冠状动脉栓塞或心肌病证据的可视为冠心病。

(2) 男性40岁，女性45岁以上的病人，休息时心电图有显示心肌缺血表现，或心电图运动负荷试验阳性，无其他原因(各种心脏病、自主神经功能失调，严重贫血、阻塞性肺气肿，用洋地黄药物，电解质紊乱等)可查，并有下列3项中的2项者：高血压、高胆固醇血症及糖尿病。这一点是重新修订过的冠心病的诊断标准。其中如无临床症状，可诊为无症状性冠心病。

(3) 40岁以上的病人，有心脏增大或心力衰竭，或乳头肌功能失调，伴有休息时心电图明显心肌缺血表现，而不能用心肌病或其他原因解释，并有下列3项中的2项者：高血压，高胆固醇血症及糖尿病。

(4) 可疑心绞痛或严重心律失常，无其他原因可解释，并有下列3项中的2项者：40岁以上、高胆固醇血症、休息或运动后心电图可疑可做为冠心病的诊断标准。

2. 冠心病的临床表现

冠状动脉粥样硬化者，若管径狭窄达75%以上，则可发生心绞痛、心肌梗塞、心律失常，甚至猝死。

(1) 心绞痛　急性暂时性心肌缺血、缺氧引起阵发性胸骨后或心前区疼痛。

(2) 心肌梗塞　冠状动脉管腔急性闭塞，血流中断，局部心肌缺血坏死，临床表现可有严重的长时间胸骨后或心前区疼痛、休克、心力衰竭和心律失常，并有心肌梗塞的心电图改变和血清酶增高。

(3) 原发性心脏骤停　急性心肌缺血导致心电不稳定，突发心室颤动或窦停而引起猝死。

(4) 充血性心力衰竭　不稳定心绞痛或急性心肌梗塞患者，心肌缺血或梗塞部位收缩力减弱、丧失或收缩期反常膨出，或有乳头肌缺血、梗塞造成的二尖瓣返流，或有心肌弥漫性萎缩间质纤维化，左心室收缩力减弱可出现左心衰竭，有时发生急性肺水肿。

(5) 心律失常　心绞痛或急性心肌梗塞时，缺血心肌可发生各种心律失常，如累及传导系统，可导致各种类型的传导阻滞。

(6) 无症状性心肌缺血　在确诊冠心病患者中，可发现在动态心电图监测，运动试验或核素心肌显象时呈现心肌缺血表现，但患者当时无自觉症状。目前认为此类型与有症状心肌缺血同样可发生心肌梗塞或猝死，故应予以重视。

(二) 危险因素

动脉粥样硬化的病因至今仍不十分清楚，但是目前认为除了高血压、高血脂症、吸烟、糖尿病、肥胖、遗传和缺乏体力活动等危险因素外，营养膳食因素在动脉粥样硬化的发展中起着极为重要的作用。

1. 膳食脂类与动脉粥样硬化

大量流行病学研究表明，膳食脂肪摄入总量与动脉粥样硬化的发病率呈正相关。并且沉积在动脉壁内的脂质与血液循环中的脂质化学性质相同，而且临床上动脉粥样硬化常见于血脂增高的患者，提示饮食脂肪的摄入过多与动脉粥样硬化的发生有很大关联性。

（1）不同密度脂蛋白对动脉粥样硬化的影响

根据密度不同将脂蛋白分为乳糜微粒（chylomicrons，CM）、极低密度脂蛋白（very low - density，VLDL）、低密度脂蛋白（low - density，LDL）、高密度脂蛋白（high low - density，HDL），各种脂蛋白的功能也不尽相同（表 6 - 3）。因 LDL 是携带胆固醇最多的脂蛋白，当巨噬细胞与 LDL 结合，吸收 LDL 中的胆固醇，这样胆固醇就留在细胞内，变成“泡沫”细胞。因此，LDL 能够进入动脉壁细胞，并带入胆固醇。LDL 水平过高能致动脉粥样硬化，使个体处于易患冠心病的危险中。HDL 运载周围组织中的胆固醇，再转化为胆汁酸或直接通过胆汁从肠道排出，因其颗粒小，可以自由进出动脉管壁摄取血管壁内膜底层沉浸下来的低密度脂蛋白、胆固醇、甘油三酯等有害物质，转运到肝脏进行分解排泄。因此 HDL 是冠心病的保护因子。

表 6 - 3 各种脂蛋白的主要功能

种类	相对密度	主要合成部位	含胆固醇/%	功能
CM	<0.95	小肠黏膜细胞	1 ~ 4	转运外源性甘油三酯和胆固醇
VLDL	0.95 ~ 1.006	肝细胞	15	转运内源性甘油三酯和胆固醇
LDL	1.006 ~ 1.063	血浆	45 ~ 50	转运内源性胆固醇
HDL	1.063 ~ 1.210	肝、肠、血浆	20	逆向转运胆固醇（从肝外组织至肝细胞）

（2）膳食脂肪

大量的流行病学研究表明，膳食脂肪的摄入总量尤其是饱和脂肪酸（SFA）的摄入量与动脉粥样硬化呈正相关，摄入过量饱和脂肪酸可导致血胆固醇（cholesterol，Cho）、甘油三酯（triglycerides，TC）和低密度脂蛋白胆固醇升高，其作用主要取决于脂肪酸碳链的长短及不饱和程度。饮食脂肪总量是影响血中胆固醇浓度的主要因素，摄入脂肪占总能量 40% 以上的地区，居民动脉粥样硬化发病率明显升高。日本人均摄入脂肪总量为总能量的 10%，动脉粥样硬化者较为少见。

膳食脂肪的质比量对动脉粥样硬化发病的影响更为重要。膳食脂肪的质量是指脂肪酸的种类与数量，即 SFA、MUFA、PUFA 三种。SFA 是通过抑制 LDL 受体的活力，进而升高血清低密度脂蛋白胆固醇（low - density lipoprotein cholesterol，LDL - C），同时降低 HDL 水平，使人体血脂升高。流行病学研究已证实，膳食中 SFA 越高，血清胆固醇水平越高。MUFA 既能降低 LDL－C 水平，又能降低 HDL 水平。PUFA 主要包含 ω－3 系列和 ω－6 系列，其中含有对人体非常重要的脂肪酸。ω－3 脂肪酸主要有二十碳五烯酸（eicosapentaenoic acid，EPA）和二十二碳六烯酸（docosahexaenoic acid，DHA），主要存在于深海鱼油和唇形科植物油中。大量研究表明 ω－3PUFA 具有显著降低血液中甘油三酯水平的作用，ω－6PUFA 并无降低血液中甘油三酯和胆固醇的作用，并且 ω－6PUFA 与 ω－3PUFA 有竞争性抑制作用。

膳食中除上述脂肪酸以外还有反式脂肪酸（trans fatty acids）。天然的脂肪酸都是顺式结构，但不耐炸，为了使其稳定，将植物油经氢化作用，使之变成饱和的脂肪酸从而变得比较稳定，反式脂肪酸主要存在于较硬的植物性奶油、含氢化油加工的食品（饼干、薯条等）。含反式脂肪酸较高的膳食在增加 LDL 含量的同时还能降低 HDL。如若摄入的反式脂肪酸所产生的能量等于或高于膳食总能量的 4%，血脂 LDL－C 含量过就会上升；若摄入的反式脂肪酸所产生的能量等于或高于膳食总能量的 5%～6%，则 HDL 就会降低。

人体每天必须从食物中获得不饱和脂肪酸（包括必须脂肪酸），它们是合成具有重要生理活性的原料。因此，为了满足机体生长发育的需要，而又防止动脉粥样硬化的发生，因此要注意不饱和脂肪酸和 SFA 的比例。膳食中 SFA 有升高血 TC 水平的作用，是导致动脉粥样硬化的脂肪酸，主要有棕榈酸、豆蔻酸和月桂酸三种脂肪酸。高 SUFA 膳食能降低 LDL－C 水平，又能降低 HDL 水平。高 PUFA 膳食可降低血液中甘油三酯水平。综合考虑各种膳食脂肪酸的作用，一般认为，应将每日摄入脂肪产热量控制在总热量 30% 以下，摄入的反式脂肪酸的产热量 <1%，SFA ∶ MOFA ∶ PUFA＝1 ∶ 1 ∶ 1 比较合适。

（3）膳食胆固醇和磷脂

胆固醇在体内有着广泛的生理作用，但当其过量时便会导致高胆固醇血症，对机体产生不利的影响。现代研究证明，动脉粥样硬化、静脉血栓形成等与高胆固醇血症有密切的相关性。胆固醇分为 HDL－C 和 LDL－C 两种，其中 HDL－C 对心血管有保护作用；LDL－C 偏高，冠心病的危险性就会增加。胆固醇主要来自人体自身的合成，以膳食中摄入的胆固醇作为补充。含胆固醇比较高的食物有猪脑、动物内脏和鸡蛋黄等。机体对胆固醇的调节是有限的，当膳食胆固醇摄入增加时，不仅肠道的吸收率下降，而且可反馈性的抑制肝脏 HMG－CoA 还原酶的活性，减少体内胆固醇的合成，但是这种调节是有限的，当胆固醇摄入过高时，仍可使血中的胆固醇升高。

磷脂（phospholipid）是生物膜的重要组成部分，是维持生命活动的基础物质。磷脂以结合蛋白的形式在血液中运输，卵磷脂是血浆的主要成分。磷脂是一种强乳化剂，可使血液中胆固醇颗粒变小，易于透过血管壁为组织利用，使血浆胆固醇浓度降低，清扫血管，使血管循环顺畅，被公认为血管清道夫；同时可以阻止多余脂肪在血管壁沉积，缓解心脑血管的压力。黄豆卵磷脂能有效的降低血胆固醇，防止动脉粥样硬化。

2. 膳食能量、糖类与动脉粥样硬化

过多的能量摄入可以在体内转化成脂肪组织储存起来，从而引起肥胖，增加动脉粥样硬化的发生。

膳食中糖类的种类和数量对血脂水平有较大影响。调查发现蔗糖消耗量于冠心病的发病率和死亡率的关系比脂肪消耗重要。肝脏能利用有利脂肪酸和碳水化合物合成VLDL，故碳水化合物摄入过多，同样可以使血甘油三酯增高。膳食纤维能够降低胆固醇和胆酸的吸收，并增加其从粪便排出量，具有降低血脂的作用。

3. 膳食蛋白质与动脉粥样硬化

蛋白质与动脉粥样硬化的的关系尚未完全阐明。但大量实验证明，供给动物蛋白质越多动脉粥样硬化形成所需的时间越短，且病变越严重。动物蛋白质比植物蛋白质升高血胆固醇的的作用要明显。用大豆蛋白和其他植物蛋白代替高脂血症患者膳食中的动物性蛋白质能够降低血胆固醇。

4. 膳食维生素

（1）维生素C　可降低胆固醇，参与肝脏胆固醇代谢成胆酸的羟化反应，促进胆固醇转化为胆汁酸来完成。维生素C参与体内胶原的合成，增加血管的韧性使弹性增强，预防出血。维生素C具有抗氧化作用，可降低血管内皮细胞的氧化损伤，起到保护血管的作用。

（2）维生素E　大量研究证实维生素E具有预防动脉粥样硬化的作用，其作用的发挥主要是维生素E的抗氧化作用，即减少脂质过氧化物质的形成。另外，维生素E还具有抗凝血、改善末梢循环的作用，起到防止动脉粥样硬化的效果。

（3）其他维生素　血浆同型半胱氨酸是动脉粥样硬化的独立危险因素。在同型半胱氨酸转变成蛋氨酸和胱氨酸的过程中需要维生素B_6、维生素B_{12}和叶酸作为辅酶。所以，当维生素B_6、维生素B_{12}和叶酸在体内缺乏时血浆同型半胱氨酸浓度增加，增加动脉粥样硬化的风险。另外，维生素PP具有调节血脂的作用，每天摄入1～2g，可降低血胆固醇水平。

5. 其他

镁对心肌的结构、功能和代谢具有重要作用，还能改善脂质代谢并具有抗凝血功能。高钙饲料可降低动物血的胆固醇。另外，植物性化学物质具有抗氧化和血脂调节等作用。膳食纤维可减少食物通过小肠的时间和胆固醇的吸收，因此对预防动脉粥样硬化具有良好的作用。

（三）冠状动脉粥样硬化性心脏病营养治疗和预防

1. 饮食原则

控制总热量保持合适体重，降低食盐、胆固醇摄入，限制脂肪摄入并保持良好的脂肪酸比例，优质蛋白、高维生素饮食，利尿排钠，补钾、钙、镁，戒烟限酒以保护心、脑、肾血管系统功能。总之，采用低脂低胆固醇、低钠、高维生素、适量蛋白和能量的饮食。

2. 营养治疗措施

（1）适当能量

控制总能量，保持理想体重。维持能量平衡，防止肥胖和超重，达到维持理想体重或适宜体重。理想体重为标准体重（±10%），而标准体重（kg）＝身高（cm）－105。若有超重，应减少能量的供给，蛋白质宜占总能量的13% ～15%、脂肪应＜20%，碳水化合物65%左右，并适当增加运动。不能暴饮暴食，最好少量多餐，每天4 ～5 餐。

（2）限制脂肪和胆固醇的摄入

限制膳食总脂肪、SFA 和胆固醇摄入量是防治高胆固醇血症、动脉粥样硬化和冠心病的重要措施。膳食中脂肪摄入量应降至约占总热量的30%为宜，SFA 应降至总热能的10%，应尽量减少甚至停止反式脂肪酸的摄入，PUFA 应为占总热量的10%或MUFA 占总热量的10% ～15%。鱼类含ω－3 系列的PUFA，对心血管有保护作用，可适当多吃。食物胆固醇摄入了量应＜300mg/d，高胆固醇患者的胆固醇摄入应＜200mg/d，但未合并高脂血症的患者不应限制过严，以防营养不良。

（3）碳水化合物

结合中国人的膳食特点，碳水化合物应占总能量的60%，并以全谷食品为主，搭配粗粮食用，如玉米、小米和豆类食品等。

（4）适量优质蛋白

蛋白质应占总能量的15%，其中植物性蛋白占蛋白总量的50%，植物蛋白中的大豆有降血脂的作用，故膳食中应提高大豆及其制品的摄入。另外大部分鱼类胆固醇含量比较低，膳食中摄入鱼250g 左右，在冠心病的防治过程中具有重要作用。一个鸡蛋黄的胆固醇很高可达300mg，因冠心病患者多合并有高胆固醇血症，所以建议不要食用蛋黄，以防增加冠心病的风险。

（5）其他

维生素C、维生素E 和维生素A 都具有抗氧化的功能，对心血管系统具有保护作用。另外，维生素含量丰富的蔬菜、水果含粗纤维比较多，可以增加胆固醇的排出。摄入富含植物性化学物质的食物，如洋葱、香菇、大豆等，这些物质具有抗氧化和血脂调节等功能，是冠心病患者的良好食材。鼓励所有冠心病患者减少日常盐摄入量三分之一以上，如有可能应限制在每日＜5g，可适当多摄入含镁、钾、碘较多的食物，如海带、紫菜、黑木耳等。

总之，冠心病患者的饮食要控制总能量，减少脂肪和胆固醇的摄入量，增加不饱和脂肪酸的摄入量，多食用粗粮、蔬菜、水果，限盐、戒烟。

三、营养与脑卒中

（一）脑卒中概述

脑卒中（stoke）又名脑中风或脑血管意外（cerebrovascular accident），是一组以脑部缺血及出血性损伤症状为主要临床表现的疾病，具有极高的病死率和致残率，主要分为出血性脑中风（脑出血或蛛网膜下腔出血）和缺血性脑中风（脑梗塞、脑血栓形成）两大类，以脑梗塞最为常见。因脑中风发病急，病死率高，是世界上最重要的致死性疾病之一。2008 年，全球因脑中风和其他脑血管疾病死亡的人数为615 万，仅次于缺血性心脏病的死亡人数，占总死亡人数的10.8%。膳食在脑卒中的预防和治疗中起巨大作用（见

图 6－2）。

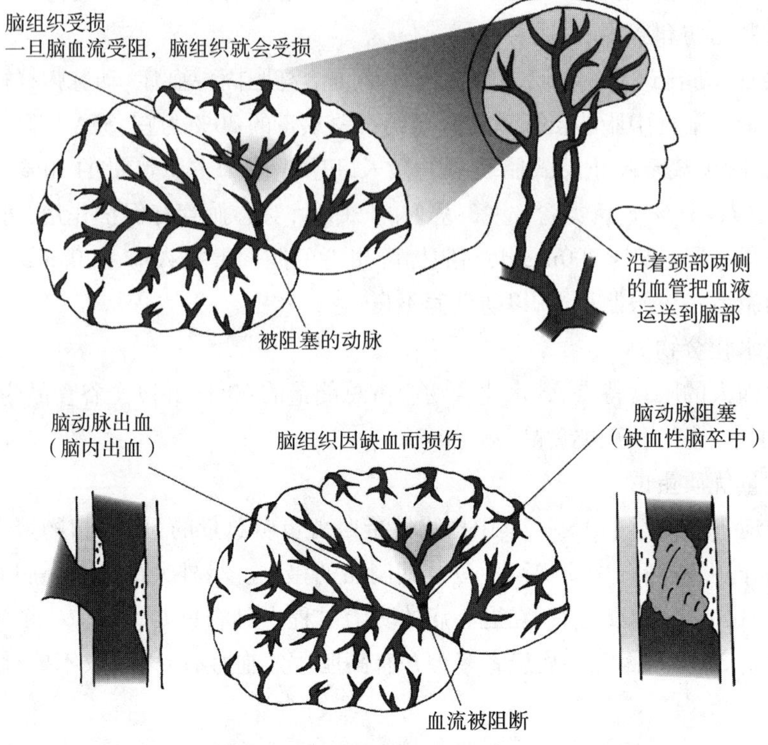

图 6－2　不同原因引起的脑卒中

1. 诊断

脑卒中是一组脑部缺血和出血性疾病的统称，其中包括蛛网膜下腔出血、脑内出血、其他（未指明的）颅内出血、脑梗塞等。暂时性脑缺血发作（transient ischemic attack，TIA）临床上有时被称为“小中风”，属于急性脑血管病的一种，但由于局灶性神经功能障碍在24h 内消失，因此不列入脑卒中。为了统一标准，提高诊断的可靠性和资料的可比性，国际上建议对脑卒中诊断分成：

（1）可能。即根据病史和临床表现及医生经验做出的诊断；

（2）肯定。即除临床症状外，还有 CT 诊断或尸检证明。

2. 临床表现

因脑卒中是一组疾病，故其临床表现也不是一成不变，临床表现多以猝然昏倒、不省人事或突然发生口眼歪斜、半身不遂、舌强言蹇、智力障碍为主要特征。但具体表现要根据发生出血或缺血部位，主要表现为相应部位脑组织的生理功能的缺失。

3. 危险因素

脑卒中是在多危险因素结合作用下发生的。脑卒中的危险因素是预防工作的重要内容，因此也是研究的意义所在。

(1) 遗传因素

关于脑卒中遗传因素的作用仍不十分清楚。大量流行病学调查发现,具有家族遗传倾向的高血压、高血脂中,脑卒中的发病率明显高于对照组,也具有遗传倾向。但多数学者认为脑血管病是多因素遗传,其遗传度受环境因素的影响甚大。流行病学对照研究显示,阳性脑血管病与高血压家族史对脑卒中是明确的危险因素。到目前为止,虽然大量研究证实了遗传因素与脑卒中的相关性,但对日本移民的研究证明了环境因素较遗传因素更为重要。因此,虽然遗传因素在脑卒中的发展中起到一定作用,但我们可以通过改变环境因素加以积极的预防。

(2) 年龄和性别

年龄是动脉粥样硬化的重要危险因素,粥样硬化程度随年龄增高而增加。50 岁以上随着年龄增加中风发病率亦有增加。一般来说女性中风发病率低于男性。

(3) 高血压

高血压是脑卒中发病最重要的独立危险因素之一,也是脑卒中急性期最重要的危险因素之一。血压增高可以造成血压对单位血管壁的压力增高,长时间的高血压会导致动脉管壁层厚、管腔狭窄,动脉脆性增加。当外界或机体内部环境发生变化,血压增高,可使本已弹性降低的管壁发生破裂,产生出血性脑卒中;或者动脉壁管腔,形成动脉粥样硬化,当血管收缩是,使血管闭塞,血流不畅,从而发生缺血性脑卒中。

(4) 心脏疾病

研究发现在同一血压水平上,心脏病患者的脑卒中的危险性都要增加两倍以上。风湿性心脏病、冠心病、高血压性心脏病以及先天性心脏病,以及心房纤维颤动,房室传导阻滞,心功能不全,左心肥厚,细菌性心内膜炎等,均可增加脑卒中,如风湿性心脏病并发心房颤动可引起栓子脱落使缺血性脑卒中的危险增加。

(5) 血脂代谢紊乱

血脂代谢紊乱是引起动脉粥样硬化的最主要病理生理原因,其中血清胆固醇、甘油三酯、LDL 的增多和 HDL 的减少是动脉粥样硬化的危险因素,能促进粥样硬化的形成并造成血流动力学特性的改变。

(6) 肥胖

肥胖与卒中的关系不似与冠心病的关系那样明显,但可通过血压因素间接影响脑卒中的发生。研究发现,脑血管的血流速度回随着 BMI 的增加而显著下降,提示肥胖可能导致脑血管血流动力学指标异常,从而增加脑卒中的患病风险。

(7) 糖尿病

大量研究证实,糖尿病是脑卒中,尤其是缺血性卒中的重要危险因素。国内学者病例对照研究发现,糖尿病史每增加 10 年,脑卒中发病危险性增加 2. 16 倍,但国外学者研究发现糖尿病与脑卒中危险性的高低与性别和人种有关。

(8) 短暂性脑缺血发作

短暂性脑缺血发作(TIA)是脑卒中明确的危险因素,TIA 是缺血性中风的一个类型,也可以是脑梗塞的先兆或前期症状,应及时治疗曾发生 TIA 者患完全性脑卒中的危险可能比正常人高6倍以上，TIA患者约有1/3最终发生脑梗死。

(9) 吸烟与酗酒

吸烟可提高红细胞压积、增加血液粘滞性，影响血流动力学；同时吸烟可促使肾上腺分泌增加，形成动脉粥样硬化的病灶最终导致缺血性脑卒中。Roger研究发现，吸烟者两侧脑半球血流量明显减少，尤其伴有脑卒中危险因素者减少更为明显，提示长期吸烟，特别是长期大量吸烟可使脑血管舒缩功能降低并加速动脉硬化而增加卒中的危险。

大量饮酒可发生脂质代谢紊乱，加速动脉粥样硬化的进程，增加脑卒中发生的危险。一般认为，无论一次醉酒或长期酗酒，都会增加出血性脑卒中，包括蛛网膜下腔出血与脑内出血的危险。但对于脑梗塞，各国的研究结果则互相矛盾，有的认为酗酒增加其危险，有的则认为两者无关。

(10) 其他因素

①气候变化　当气候变化突然并超过人体适应能力的时候，易导致脑卒中的发生，可能是因为寒冷刺激使肾上腺素及血管活性物质增多，外周血管收缩，血压增高有关。

②口服避孕药　研究发现口服避孕药的妇女如果年龄大于35岁，或同时有吸烟、患高血压等心血管疾病危险因素，患脑卒中的危险性显著增加，可能是因为口服避孕药影响血管紧张素转化酶，从而能加脑卒中的危险性。

③心理因素　脑卒中经常发生在比较激动时刻，因此经常性的紧张或急躁、情绪波动较大也是脑卒中的危险因素，现代社会的生活方式以及生活压力增加了人们的压力，从而使脑卒中的危险性增加。

（二）脑卒中营养治疗和预防

脑卒中患者大多年龄较大，病前摄入少，且病后多有昏迷、神志不清、吞咽困难和生活不能自理等，所以病后多依靠别人进食，恢复过程中需要更多能量，因此营养因素在脑卒中的恢复过程中是也是至关重要的。

1. 饮食原则

脑卒中先兆阶段应给予清淡易消化的食物及维生素含量丰富的新鲜蔬菜、水果等，禁食肥甘油腻等厚味食品，禁止饮酒。脑卒中昏迷期宜选择流质饮食鼻饲，但饮食也要营养丰富、粗细搭配。脑卒中的恢复期因患者长期卧床活动较少，肠蠕动缓慢，容易造成便秘，因此在保证膳食营养丰富多样的基础上，多摄入膳食纤维含量比较高的食物以防止便秘。另外，当患有糖尿病时，饮食要服从糖尿病饮食。

2. 营养治疗措施

能经口进食的病情较轻的患者宜遵循下列原则。

(1) 限制总热量，达到或维持理想体重在可能的基础上并适当增加肢体的活动。

(2) 采用复合碳水化合物，限制单糖和双糖的摄入，粗细粮搭配。

(3) 限制脂肪和胆固醇的摄入　限制动物脂肪、忌食肥肉，烹调用植物油，以增加不饱和脂肪酸摄入。脂肪占总热量的30%以内，多食用鱼类以增加不饱和脂肪酸的摄入，对心脑血管有保护作用。食物胆固醇摄入了量应<300mg/d，高胆固醇患者的胆固醇摄

入应<200mg/d，但无合并高胆固醇血症者，每日摄取低于800mg，以防营养不良。

(4) 适当增加优质蛋白质　多选用鱼类和大豆制品，摄入优质蛋白的同时增加不饱和脂肪酸，降低胆固醇。

(5) 每天吃新鲜蔬菜和水果　适当食入香菇、蘑菇等菌藻类及紫菜、海带等海藻类，以补充维生素、膳食纤维和矿物质，对降血脂有益。

(6) 限制钠盐　膳食盐降低1/3，可能的话每日应在5g以下。

(7) 戒除烟酒。除此，高血压患者相对增加含钾、镁、钙等高的食物，有助于血管舒张，降低血压。用单胺氧化酶抑制剂治疗时，不宜食用如干酪、酸牛奶、扁豆、蘑菇、啤酒等食物，避免高血压危象。糖尿病患者吃水果要适量，一般每天不超过300g，作为加餐（如上午10点，下午3点）。

第三节　营养与肿瘤

一、概述

肿瘤（tumor）是机体中正常细胞在不同的始动与促进因素长期作用下，所产生的增生与异常分化所形成的新生物。新生物一旦形成后，不因病因消除而停止增生。它不受生理调节，而且破坏正常组织和器官。根据肿瘤对人体的影响，可分为良性与恶性肿瘤，恶性肿瘤可转移到其他部位，治疗困难，常危及生命。

随着传染病的逐渐控制，人类平均寿命的延长，疾病谱发生改变，肿瘤已成为目前死亡常见原因之一。全世界每年约有1010余万人患恶性肿瘤。恶性肿瘤为男性第二位死因，为女性第三位主要死因。我国每年约新发病例200万，死亡约150余万人。

恶性肿瘤的病因尚未完全了解，据估计约80%以上的恶性肿瘤与环境因素有关。目前认为肿瘤是环境与宿主内外因素相互作用的结果。环境因素包括膳食结构、生活方式和环境致癌物。1981年Richard Dell与Richard Peto提出肿瘤的发生饮食因素约占35%。

恶性肿瘤的早期常无明显的临床症状或症状轻微不典型，容易被患者忽视，而当出现促使患者就诊的症状时，恶性肿瘤往往已经发展到中、晚期，导致临床治愈的机会十分有限。因此，早期发现、早期诊断和早期治疗对预后非常重要。

二、恶性肿瘤病人营养代谢的变化

恶性肿瘤病人营养不良的发生率相当高，在各类肿瘤患者中，有1/3～2/3可发生恶病质。恶病质大多发生在肿瘤进展期，也可见于肿瘤早期。肿瘤病人出现营养不良和恶病质的原因和机制颇为复杂，目前认为，肿瘤恶病质主要与宿主厌食、营养物质代谢异常、细胞因子的作用、肿瘤治疗等影响有关。

（一）营养不良

营养不良指营养物质摄入不足，过量或比例异常，与机体的营养需求不协调，从而对细胞、组织、器官的形态、组成、功能及临床结局造成不良影响的综合特征，包括营养不良和营养过量两个方面。肿瘤营养不良特指营养不足，其发病情况具有如下特征：恶性肿瘤高于良性疾病，实体瘤高于血液肿瘤，消化道肿瘤高于非消化道肿瘤，上消化道肿瘤高于下消化道肿瘤，老人高于非老人。食欲缺乏是恶性肿瘤病人营养不良的主要原因，主要是大脑进食调节中枢功能障碍所致。肿瘤生长增加了血浆色氨酸浓度，大脑中色氨酸浓度的增加可导致下丘脑5－羟色胺合成增加，此与厌食明显相关。此外，引起厌食的因素还有：①肿瘤本身局部作用，尤其是消化道肿瘤，如口腔、咽、食管肿瘤病人由于吞咽困难、进食障碍使摄入减少。胃肿瘤造成梗阻，出现腹胀、恶心、呕吐等，导致进食减少和厌食。②由于对甜、酸、咸味的阈值下降，以及某些微量元素（如锌）的缺乏，肿瘤病人往往有味觉异常。③对乳酸的清除率下降，特别是肝功能障碍的并存，由于不能清除无氧酵解产生的乳酸，易产生厌食和恶心。④化疗药物既可作用于中枢，又可局部作用于胃肠道，导致恶心、呕吐和厌食。⑤心理因素、压抑、焦虑等也可影响食欲及进食习惯。临床上常以体重及BMI来诊断营养不良。

（二）恶液质

恶液质是以骨骼肌量持续下降为特征的多因素综合征，伴随或不伴随脂肪组织减少，不能被常规的营养治疗逆转，最终导致进行性功能障碍。其病理生理特征为摄食减少，代谢异常等因素综合作用引起的蛋白质及能量负平衡。恶液质是营养不良的特殊形式，经常发生与进展期肿瘤患者。按病因，恶液质可以分为两类：①原发性恶液质，直接由肿瘤本身引起；②继发性恶液质，由营养不良或基础疾病导致。

恶液质的诊断标准为：①无节食条件下，6个月内体重丢失 $>5\%$；②BMI <18.5 和任何程度的体重丢失 $>2\%$；③四肢骨骼肌指数符合肌肉减少症标准（男性 $<7.26kg/m^2$，女性 $<5.45kg/m^2$）和任何程度的体重丢失 $>2\%$。

（三）肌肉减少症

肌肉减少症是指进行性、广泛性的骨骼肌质量及力量下降，以及由此导致的身体残疾、生活质量下降和死亡等不良后果的综合征。根据发病原因，肌肉减少症可以分为原发性肌肉减少症及继发性肌肉减少症，前者特指年龄相关性肌肉减少症（老化肌肉减少），后者包括活动、疾病（如肿瘤）及营养相关性肌肉减少症。原发性肌肉减少症不一定合并营养不良，营养不良患者也不一定存在肌肉减少。

三、肿瘤病人营养支持的实施

（一）能量

能量供给过多易引起患者肥胖，且多种恶性肿瘤的发生都与能量摄入过多有关；过少又易引起或加重患者营养不良，甚至导致恶病质。能量供给要适量，应视患者营养状况、活动量、性别、年龄而定，以能使患者保持理想体重为宜。在没有严重并发症的情况下，成人每日供给能量2000kcal即可。

（二）蛋白质

荷瘤状态下，患者有效摄入量减少，加之肿瘤高代谢，蛋白质消耗增加。手术、放疗、化疗也会对机体正常组织造成不同程度的损伤，损伤组织的修复需要大量的蛋白质。因此，蛋白质供给量要充足。供给量应占总能量的15%～20%，或按1.5～2g/(kg·d)计算，其中优质蛋白质占50%以上。

（三）脂肪

多种恶性肿瘤的发生都与动物性脂肪摄入过多有关。脂肪供给量要限制，应占总能量的15%～20%，其中饱和脂肪酸、单不饱和脂肪酸与多不饱和脂肪酸的比例应为1∶1∶1。

（四）碳水化合物

碳水化合物是主要供能物质，应占总能量的60%～65%。供给足够的碳水化合物可以改善患者的营养状况，减少蛋白质的消耗，保证蛋白质的充分利用。另外，如果胃肠道条件允许，还应增加膳食纤维的供给。

（五）维生素和矿物质

多种恶性肿瘤的发生都与机体某些维生素和矿物质缺乏密切相关。应根据实验室检测结果，及时予以补充和调整。若膳食调整不能满足需要，可给予相应制剂，保证患者摄入足够的维生素和矿物质。

（六）特殊营养成分

有些食物含有某些特殊物质，具有很强的防癌、抑癌作用，如香菇、木耳、金针菇、灵芝、海参中含有的多糖类物质、人参中含有的蛋白质合成促进因子、大豆的异黄酮、茄子中的龙葵碱、四季豆中的植物红细胞凝集素等，应适量供给这些食物。

（七）其他

肝功能不全时应限制水、钠摄入，肾功能不全时应限制蛋白质摄入，接受放疗、化疗时饮食宜清淡。对于伴有严重消化吸收功能障碍者，可选用经肠要素营养或（和）肠外营养，防止出现恶病质状态。

四、膳食营养与肿瘤预防

恶性肿瘤的发病原因目前尚不十分清楚。实验研究及临床资料显示，恶性肿瘤的发生与烟酒嗜好、饮食营养不合理、职业接触理化因素、医源性因素及宿主自身因素等多种致癌因素密切相关。膳食营养因素影响恶性肿瘤发生的主要作用机制包括：①影响致癌物的代谢：酚类可促进致癌物降解过程，十字花科蔬菜可间接或直接阻断致癌物引起的机体损伤；②抑制自由基、抗氧化作用：维生素E是阻断过氧化物产生的关键抗氧化剂，β-胡萝卜素抑制单线态氧和其他自由基，维生素C是直接抑制剂，具有很强的抗氧化作用，硒通过谷胱甘肽过氧化物酶系统发挥抗氧化作用；③促进细胞产生分化及延缓细胞生长：维生素 A 及其衍生物、维生素 D 和钙均属这类物质，是上皮细胞正常分化所必需的；④调节机体免疫功能：维生素 A 及其衍生物、锌等与机体免疫细胞、上皮细胞介导的细胞免疫及巨噬细胞的吞噬功能密切相关。

（一）能量

流行病学资料和实验资料显示，某些生活方式因素，包括膳食脂肪的摄入量和种类、总能量摄入量、体力活动和肥胖等，可以影响许多癌症的发病危险性，尤其是绝经后的乳腺癌、结肠癌、直肠癌和前列腺癌。膳食与癌症研究显示，低动物脂肪和红肉膳食对癌症有保护性倾向，而高脂肪膳食，尤其是高饱和脂肪酸膳食和高能量膳食似乎可增加癌症的危险性。动物实验表明，与自由进食的大鼠相比，限制进食 20% 的大鼠自发性肿瘤的发病率较低，肿瘤发生的潜伏期延长。不限制能量摄入、但强迫进行运动以增加总能量的消耗，也可降低化学致癌物对实验大鼠的致癌作用。流行病学资料表明，能量摄入过多、超重、肥胖、有久坐生活习惯的人群，其乳腺癌、结肠癌、胰腺癌、胆囊癌、子宫内膜癌和前列腺癌的患病危险性增加，而有规律的体力活动和瘦型体质可降低结肠癌和有可能降低乳腺癌、肺癌的患病危险性。国内外流行病学的资料报道，在社会经济条件较差及生活水平较低的人群中，胃癌的死亡率较高。因为总能量的减少反映了食物摄入量的减少，蛋白质等营养素的摄入减少，会影响人体的抵抗力，使肿瘤易于发生。能量是反映三大宏量营养素摄入水平的间接指标，因此，在适当减少总能量摄入的同时，必须满足蛋白质、维生素和无机盐的摄入需要，维持机体均衡营养。

（二）脂肪

脂肪与能量摄入量之间存在着高度的相关性，因此很容易混淆脂肪或能量，或二者共同对癌症危险性的影响。一般来说，高脂肪膳食能量含量也高，所以，看起来好像是由于高能量膳食而产生的作用，而实际上可能是由于高脂肪所产生，反之亦然。流行病学和实验资料显示，膳食脂肪摄入量影响恶性肿瘤的发病危险性。一些非吸烟导致的恶性肿瘤，如乳腺癌、结肠癌、前列腺癌、子宫内膜癌等，与脂肪摄入量，尤其是含饱和脂肪酸量较高的动物性脂肪的摄入量呈正相关。结肠癌发病率与人均动物性脂肪、肉类消费水平密切相关，相关系数为 0.8～0.9。除动物性脂肪外，结肠癌的发病与总能量摄入过量、活动量减少等因素亦显著相关。前列腺癌的死亡率与动物性脂肪关系明显，但与植物性脂肪无关。动物性脂肪摄入量与浸润性前列腺癌有强烈的相关性，动物性脂肪可促使前列腺癌由弥散的非活动形式向更致命的形式转化。另外，子宫内膜癌、卵巢癌、皮肤癌和肺癌的发生与动物性脂肪的摄入亦有关联，但关联程度如何尚有待于进一步研究。

脂肪的构成对肿瘤发病危险性的影响也有差别。饱和脂肪酸和动物性脂肪可能增加肺癌、乳腺癌、结肠癌、直肠癌、子宫内膜癌、前列腺癌的危险性。7 项队列研究及 12 项病例对照研究结果显示，不饱和脂肪酸和植物性脂肪均与乳腺癌发生无相关性。美国一项前瞻性研究结果亦表明多不饱和脂肪酸与前列腺癌不相关，而 2 项病例对照研究显示有保护作用。还有报道指出多不饱和脂肪酸与乳腺癌间呈负相关。流行病学资料亦显示常食鱼油的地区的人群，肿瘤的死亡率亦低。

关于胆固醇与癌的关系，以往报道癌症患者的血胆固醇低于正常对照组，但我国65个县的生态学调查发现，血浆胆固醇水平与肝癌、结肠癌、直肠癌、肺癌、白血病、脑肿瘤的发生呈正相关。世界癌症研究基金会报道5项前瞻性研究，胆固醇的摄入量与乳腺癌无相关性，7项病例对照研究中6项报告亦不相关。胆固醇与前列腺癌、结肠癌、直肠癌的危险性亦无相关。

（三）蛋白质

流行病学调查和动物实验表明，膳食蛋白质摄入过低和过高均会促进肿瘤的发生。调查发现，食管癌和胃癌患者发病前的膳食蛋白质摄入量较正常对照组低。日本的一项前瞻性观察发现，每天经常饮用两瓶牛奶的人较不饮用牛奶者胃癌发病率低。动物实验证实，牛奶酪蛋白对胃内致癌物亚硝胺的合成有抑制作用。上海的调查研究表明，经常食用大豆制品者胃癌的发病危险性相对较低。大豆中不仅含有丰富的蛋白质，而且含有具有抑癌作用的大豆异黄酮，它有抑制胃癌、结肠癌和乳腺癌的作用。动物实验显示，摄入高蛋白质饲料的大鼠与摄入低蛋白质饲料的大鼠相比，前者被诱发的乳腺癌和胰腺癌发病率均高于后者。可见，蛋白质摄入量过低或过高都易引起某些癌症的发生，故摄入量应适当。

（四）膳食纤维

膳食纤维是植物性食物中能耐受人类消化酶的化合物。每种植物性食物一般以一种或两种纤维为主，兼有其他类型。流行病学调查发现，非洲居民的膳食纤维摄入量明显高于西方国家居民，他们很少患大肠癌，而在西方人中，大肠癌则是很常见的胃肠道疾患，因此得出膳食纤维与肠癌有关的结论。

流行病学调查研究进一步证实了膳食纤维摄入量与肠癌发病危险性呈负相关。中美移民流行病学研究表明，由于北美华人膳食结构的改变，膳食纤维摄入量明显减少、脂肪摄入显著增加，随之引起了结肠癌发病率的上升。美国老年男、女性华人的结肠癌发病率分别是中国上海人的7倍和4倍。动物实验结果表明，膳食纤维可降低实验动物结肠对人工致癌剂的敏感性，改善肠憩室病的症状。调查研究还表明，增加膳食纤维的摄取量可降低结肠癌的乳腺癌的发病危险性，甚至也能降低口腔癌、咽喉癌、食管癌、胃癌、前列腺癌、子宫内膜癌及卵巢癌的发病危险性。

膳食纤维中的纤维素、木质素和半纤维素一般不溶于水，不能被发酵；而果胶、树胶和其他半纤维素一般可溶于水，易被发酵。不发酵的纤维可以通过吸收水分增加粪便体积，稀释和吸附潜在的致癌物，改善肠蠕动功能，缩短食物残渣在体内的时间。结肠内细菌可发酵、分解纤维素产生短链脂肪酸，如丁酸、丙酸和乙酸等，降低肠道pH，抑制结肠癌、直肠癌的发生。

膳食纤维与性激素、性激素结合蛋白（sex hormones binding globulin，SHBG）之间有明确的相关性。高纤维摄入与血浆中所有主要生物活性性激素低水平相关，与高SHBG有关的肠道内各种植物性食物中的纤维前体经细菌作用后，生成植物雌激素，其中包括木脂体和某些异构黄酮，这些化合物具有较弱的雌激素活性，并与机体内雌激素竞争受体位点，降低机体雌激素生物利用率，从而减少激素依赖性恶性肿瘤的发病危险性。

膳食纤维通过对胃肠道生理、生化环境的作用而影响口腔癌、咽癌、食管癌和胃癌的发生，而对子宫内膜癌、卵巢癌和前列腺癌的影响则与改变机体雌激素水平相关。因此，蔬菜、水果和全谷食物的抗癌作用应该与其富含膳食纤维有重要关系。

虽然资料显示膳食纤维对癌症具有预防作用，但研究结果并不完全一致，而且总膳食纤维和某些纤维素在癌症发生过程中的具体作用仍不清楚。不同来源的膳食纤维其成分不同，因此，膳食纤维不可能对癌症具有同等的保护作用。

（五）维生素

1. 维生素 A

膳食中的维生素 A 包括存在于动物性食物已经形成的视黄醇和来源于植物性食物中的类胡萝卜素。已经证实维生素 A 与肿瘤的发生有着密切关系。维生素 A 类化合物的重要作用在于控制上皮组织分化，维持上皮组织细胞正常形态。机体缺乏维生素 A 时，上皮细胞过度角质化，演变为鳞状细胞，乃至发展为癌。维生素 A 还具有将已经向癌细胞分化的移行细胞恢复正常的特殊作用，这种特殊作用主要表现在：①维生素 A 可以阻止致癌物与机体 DNA 结合；②维生素 A 可以重建宿主细胞间隙连接及细胞间接触抑制，阻止细胞无限制增殖；③可以增强机体天然适应机制，修复 DNA 损伤，抑制肿瘤细胞生长，甚至使之逆转为正常细胞。正是由于维生素 A 这种特殊作用，几乎所有起源于上皮组织的恶性肿瘤，如皮肤癌、食管癌、胃癌、肺癌、结肠癌、直肠癌、膀胱癌等的发生，都与机体维生素 A 缺乏有关。摄入较多类胡萝卜素，尤其是 β－胡萝卜素，对食管癌、喉癌、胃癌、宫颈癌、子宫内膜癌、卵巢癌、膀胱癌等均显示有保护作用。

有关 β－胡萝卜素和维生素 A 对前列腺癌危险性的影响仍不确定，但 β－胡萝卜素对乳腺癌可能具有保护作用。对于结肠癌，虽然有些病例对照研究报道表明，大量摄入时危险性显著降低，但总的来说，很多资料显示只有轻度的危险性降低。

2. 维生素 E

关于癌症危险性与富含维生素 E 膳食之间关系的流行病学调查为数不多，而且结果不一致，可能是由于估计膳食中维生素 E 摄入量比较困难。研究发现单独摄入维生素 E 以及和 β－胡萝卜素一起摄入均可使口腔的癌前病变明显逆转。临床研究证实，维生素 E 与某些抗癌药物合用可增强疗效，同时维生素 E 还可减轻化疗毒性反应。维生素 E 可以降低肺癌、宫颈癌、乳腺癌、结肠癌的发病危险性。维生素 E 可以抑制机体自由基形成，保护细胞的正常分化，阻止上皮细胞过多增生角化，进而减少细胞癌变；抑制癌细胞的增殖；诱导癌细胞向正常细胞分化；提高机体的免疫功能。这可能是维生素 E 的防癌机制。

3. 维生素 C

流行病学资料显示，摄入富含维生素 C 的膳食对口腔癌、食管癌和胃癌的保护作用有较强的一致性，其中高维生素 C 摄入量可降低胃癌发病危险性的证据较为充足，而对于结肠癌和肺癌的保护作用仅有轻、中度的一致性。资料不支持维生素 C 与前列腺癌的相关性，与乳腺癌的关系也不一致。有维生素 C 也降低宫颈癌和胰腺癌的证据。维生素 C 具有很强的抗癌作用，可能是由于：①阻断致癌物质亚硝胺的合成；②促进淋巴细胞的形成；③大剂量维生素 C 能增强机体免疫功能；④增加胶原物质的生成，增强机体自身对癌细胞的抵抗能力；⑤加速机体致癌化合物的排出，抵消凋亡细胞的毒素；⑥促进机体干扰素的合成；⑦通过对癌细胞能量代谢的影响直接抑制癌细胞生长。研究表明，摄入新鲜的蔬菜和水果与各种肿瘤的死亡率呈负相关，黄绿色蔬菜和水果中不仅含有 β－胡萝卜素和膳食纤维，也含有丰富的维生素 C。

4. 其他维生素

叶酸缺乏使食管癌的危险性增加，补充叶酸可降低溃疡性结肠炎时肠黏膜上皮不典型增生的发生。叶酸和富含叶酸的食物与大肠癌和乳腺癌的危险性呈明显负相关。维生素 B_2、泛酸和烟酸对于调整新陈代谢的关键酶的合成起着重要作用，对预防消化系统恶性肿瘤有着重要意义。维生素 B_2 缺乏对二乙基亚硝胺诱发肝癌有促进作用。维生素 B_6 可抑制膀胱癌的进展和转移。维生素 D 可抑制肿瘤细胞的增殖，还可通过钙的作用来抑制肠道胆汁酸及其衍生物的促癌作用。维生素 K_3 也具有抑癌活性。

（六）矿物质

1. 钙

从理论上来说，钙通过与潜在性致癌物，如次级胆汁酸结合，以及通过降低黏膜增殖、增加细胞分化而降低大肠癌的危险性，在啮齿类动物和人类体内、体外的研究中已经显示钙对结肠细胞的这种作用。钙离子参与上皮细胞增殖和分化的全过程，机体钙水平是直肠癌病因学因素之一，摄取常规膳食时肠内钙浓度就可以抑制结肠上皮生长，降低盲肠黏膜鸟氨酸脱羧酶活性，而鸟氨酸脱羧酶在有丝分裂过程中发挥重要作用，其活性反映细胞增殖速度。结肠内的离子钙结合脱氧胆酸形成不溶性钙盐，从而抑制脱氧胆酸对结肠黏膜细胞的增殖作用，有利于防止癌变。虽然几项病原学研究显示在钙摄入量与大肠癌死亡率之间存在负相关，但许多病例对照研究和队列研究结果并不一致。有人采用分层分析和回归分析方法对 24 项流行病学研究进行了量化性总结，结果不支持钙预防大肠肿瘤发生的假说。

2. 镁

镁缺乏可影响 T 淋巴细胞杀伤能力，使机体免疫功能降低，甚至导致染色体畸变，诱发恶性肿瘤。

3. 硒

硒的防癌作用是比较肯定的。资料显示，硒的营养状况与癌症发病率呈负相关，动物实验也强烈支持硒对许多部位癌症的保护作用。一项随机的临床干预试验表明，接受硒补充剂的人群与对照组相比，癌症的总发病率、总死亡率以及肺癌、大肠癌和前列腺癌的发病率均显著降低。这项有益的发现支持硒对癌症的预防作用。

确定用于临床实验的硒的最适形式和剂量是比较复杂的，因为硒的有效剂量和中毒剂量非常接近，而且不同个体硒的中毒阈值不同。亚硒酸钠可抑制培养的食管癌、胃癌、肝癌、乳腺癌细胞的生长，并且在预防胃癌、肝癌的人群干预研究中呈现良好效果。

虽然硒并不是独立的抗氧化剂，但可作为谷胱甘肽过氧化物酶的构成成分，清除自由基、保护机体组织免受氧化性损伤。硒的其他保护机制包括：改变致癌物的代谢，增强机体免疫功能，抑制蛋白质合成，刺激细胞凋亡，通过调整细胞分裂、分化及癌基因表达使癌细胞行为向正常方向转化。硒还具有促进正常细胞增殖和再生的功能。

4. 碘

有资料表明碘过多和缺乏都会增加甲状腺癌的危险性。病例对照研究显示，碘缺乏与甲状腺癌危险性增加存在着相关性，主要增加滤泡型甲状腺癌的发病率。当碘摄入量超过每日推荐摄入量的100倍时，可阻断甲状腺对碘的吸收，结果引发甲状腺肿瘤，主要是乳头型甲状腺癌。缺碘膳食和高碘膳食也都有可能增加甲状腺癌的危险性。碘缺乏也是乳腺癌、子宫内膜癌和卵巢癌的发病因素之一，缺碘可导致乳腺组织上皮细胞发育不良，增加乳腺组织对致癌物质的敏感性。

5. 锗

锗可以诱发机体产生干扰素，并具有较强的氧化性，与肿瘤细胞争夺氢离子，抑制肿瘤细胞的生长。

6. 钼

流行病学研究证明，缺钼地区人群中食管癌的发病率较高。缺钼地区人群机体免疫功能降低，癌的发病率增高。钼是植物组织内亚硝酸还原酶的组成成分，能使亚硝酸盐还原成氨而失去致癌毒性。缺钼则可使环境和植物体内的亚硝酸盐含量增加，从而影响动物和人群对亚硝酸盐摄入量及蓄积量，当体内亚硝酸盐过多时，在一定条件下可与二级胺生成亚硝胺化合物，而亚硝胺化合物有较强的致癌作用。

7. 锌

锌摄入过低和过多都会降低机体免疫功能，增加患癌危险性。锌摄入过多还可影响硒的吸收。流行病学资料显示，锌过量可能与食管癌和胃癌有关。

8. 铁

流行病学资料表明，高铁膳食可能增加结肠癌、直肠癌和肝癌的危险性。动物实验发现铁缺乏可抑制大鼠肝脏肿瘤的发展，铁过多则可促进小鼠肝癌的形成。铁摄入过多与人类肝癌的关系，尚需进一步研究。

（七）酒精

有充分的流行病学证据表明，饮酒可增加口腔癌、咽癌、喉癌、食管癌以及原发性肝癌的危险性。原发性肝癌与酒精性肝硬化有关。如果饮酒合并抽烟，则患癌症的危险性会进一步增加。饮酒也有可能增加患结直肠癌及乳腺癌的危险性。然而，无论是酒精摄入量对癌症危险性的确切影响，还是其作用机制均不十分明确，而且，研究资料结果也并不完全一致。由于难以得到个体酒精摄入量的准确数量，因此，很难对结果进行解释。

第四节 营养与骨质疏松症

一、概述

骨质疏松症(osteoporosis)是以骨量减少、骨的微观结构退化为特征,致使骨的脆性增加以及易于发生骨折的一种全身性骨骼疾病,也是绝经后妇女和老年人最常见的骨代谢性疾病。骨质疏松的严重后果在于任何轻微活动或创伤都可能导致骨折,不仅给患者本人造成极大痛苦,而且也会给社会和家庭带来沉重的经济负担。

骨质疏松症是一个世界范围的、越来越严重的健康问题。据估计,在美国、欧洲和日本大约有7500万人患骨质疏松症,其中绝经后妇女所占比例较大。在美国和欧洲,每年大约有250万因骨质疏松症引起骨折的病人,此项医疗费用大约每年230亿美元。髋部骨折危害最大,病死率10%~20%,余下的50%将终生致残。椎体骨折为最常见,可引起驼背和身材变矮,长期随访病死率超过4%。北京地区对>50岁妇女检查发现,椎体压缩性骨折患病率为15%。国际学者们预言,到2050年骨质疏松骨折的发病率以亚洲国家增长占首位,尤其多见于中国。由于我国人口众多,老年人群急剧增加,因此我们面临严重的挑战,骨质疏松的防治已成为众所关注的公共卫生问题。

二、临床特点

(一)病因和危险因素

本病的病因尚不明了。女性多于男性,女性的骨质疏松不仅比男性出现的早,而且骨量减少的速度也快,皮质骨和骨松质皆有减少,骨松质的减少出现早且更为迅速。本病的发生,一般认为与下列因素有关。

1. 遗传

骨质疏松性骨折决定于骨峰值(人一生中最高的骨密度值)和骨量丢失速率两个主要因素。骨峰值决定于遗传因素和环境因素,前者约70%~75%,后者约25%~30%。骨质疏松症可能是多基因疾病,其可能的基因包括维生素D受体基因、骨钙素的维生素D启动区的基因、I型胶原基因和雄激素受体基因等。随着分子遗传学的发展,可能对发生骨质疏松的易感基因会有进一步认识。应用这些遗传标志,有助于早期发现高危人群和进行干预治疗。

本病多见于白人,其次黄种人,黑人较少。可见于一个家族的多名成员。肌肉的力量和骨的几何形态均受遗传因素的影响。短的股骨颈轴线长,其结构较稳定。如股骨颈轴线长度增加一个标准差,则髋骨骨折危险性几乎增加一倍。跌倒过程中,身高对骨承受压力也起作用。

2. 雌激素缺乏

骨质疏松症的发生在绝经后妇女特别多见,卵巢早衰,骨质疏松提前出现,这说明雌激素的减少是一个重要的发病因素。有作者用双光子骨密度仪测定妇女腰椎椎体骨密度，其结果与年龄呈直线负相关。测定总体钙（代表80%的皮质骨和20%的骨松质）的研究显示，50岁前的妇女无显著改变，50岁后有明显下降，绝经后5年内骨量丢失突然显著加速，每年骨量丢失2%～5%是常见的，约25%～30%的绝经早期妇女每年骨量丢失>3%，称为快速骨量丢失者（fast bone losers）；而70%～75%妇女骨量丢失<3%/年，称正常骨量丢失者（normal bone losers）。雌激素的减少与骨折的发生率有相关关系。瘦型妇女较容易患骨质疏松并有骨折。但骨质疏松妇女与年龄相仿的正常妇女相比较，血雌激素水平未见有明显的区别，说明雌激素减少并非引起本症的惟一因素。雌激素的缺乏容易有骨量丢失的机制尚不明，可能是由于雌激素缺乏，骨对甲状旁腺激素（parathyroid hormone，PTH）的敏感性增加，导致骨吸收增加；也可能是雌激素直接作用于骨组织（因已证实成骨细胞上有雌激素的受体）所致。

3. 甲状旁腺激素

血免疫反应性甲状旁腺激素浓度随年龄增加而增高，约升高30%或更多，因老人肾功能生理性减退，1,25（OH）$_2$VD$_3$生成减少，血钙值降低，从而刺激PTH分泌。绝经后骨质疏松者的甲状旁腺功能研究结果为功能低下、正常和亢进三者均有；前者被认为雌激素缺乏，骨吸收增加，血钙值上升，甲状旁腺功能被抑制，血iPTH水平降低。多数学者认为老年性骨质疏松者的甲状旁腺功能亢进。

4. 降钙素

研究显示，各年龄组女性的血降钙素（calcitonin，CT）值较男性为低，绝经后妇女的血CT值比绝经前妇女低，因此认为血CT值的降低可能为女性易罹患骨质疏松症的原因之一。静脉滴注钙剂后，血CT的增高值，女性明显低于男性，血CT的基础值和增高值均与年龄呈负相关。CT能抑制破骨细胞的骨吸收，所以CT缺乏会加速骨量的丢失。

5. 1,25（OH）$_2$VD$_3$

多数老年人血1,25（OH）$_2$VD$_3$浓度降低，与老人光照少、肾功能减退等有关。老人小肠钙吸收降低，血钙值下降，继发性甲状旁腺功能亢进，骨吸收增加而致骨量减少。随着年龄增长，维生素D代谢障碍在骨质疏松症发生中的作用和地位应予重视。

6. 营养因素

营养与骨质疏松的发生密切相关，已知有钙、维生素D、蛋白质和能量，还有磷、镁、微量元素以及维生素C和维生素K等都与骨骼健康有关。详见营养相关因素。

7. 运动

适量运动尤其是负重运动，可以增加骨峰值或减少及延缓骨量丢失。青春期前和青春期是骨发育的关键时期，提倡加强负重运动。运动可提高睾酮和雌激素水平，使钙的利用和吸收增加，还可适当增加骨皮质血流量。肌肉对骨组织是一种机械力的影响，肌肉发达则骨骼粗壮、骨密度高。但高强度、大肺活量的耐力运动，低体重的情况下接受承重运动、过度的运动可能会导致青春期的延迟、身体脂肪丢失和严重雌激素缺乏，致使骨量丢失，容易发生骨质疏松症。老人活动少，肌肉强度减弱，机械刺激少，骨量减少，同时肌肉强度的减弱和协调障碍使老人容易摔倒，伴有骨量减少时，则容易发生骨折。宇航员在航天飞行的失重状态下呈现负钙平衡，骨密度降低。绝对卧床 11～61d 即可见骨量减少，但活动可使其恢复，绝对卧床可使尿钙排量增多，有报道称增加 3 倍左右。以上均说明运动是预防骨量丢失的一个重要措施。

8. 细胞因子

骨重建的偶联过程涉及一系列破骨细胞和成骨细胞的信息交换，细胞因子在其中起着重要作用。在雌激素缺乏及老龄等因素的影响下，激素和免疫平衡发生紊乱，从而使骨微环境中细胞因子网络的内在平衡、偶联出现障碍，成骨细胞产生的新骨不足以补充破骨细胞所吸收的旧骨，出现骨质疏松。促进骨吸收的细胞因子有：白细胞介素－1α（IL－1α）、白细胞介素－1β（IL－1β）、肿瘤坏死因子（TNF）、淋巴毒素（lymphotoxin）、白细胞介素－6（IL－6）和巨噬细胞集落刺激因子（M－CSF）等。抑制破骨细胞吸收的细胞因子有白细胞介素－4（IL－4）和γ干扰素（gammainterferon）。刺激骨形成的细胞因子有转移生长因子β（transforming growth factors，TGF－β）、成纤维细胞生长因子（fibroblast growth factors，FGF）、血小板衍化生长因子（platelet growth factors. PDGF）以及胰岛素样生长因子（insulin－like growth factors，IGFD）等。

9. 其他

酗酒、吸烟、过多摄入咖啡和咖啡因均是本病发生的危险因素。乙醇中毒易并发肝硬化，影响 25（OH）D_3 在肝脏的生成，血 25（OH）VD_3 和 1,25（OH）$_2VD_3$ 水平均有降低，从而影响钙的吸收；乙醇也直接作用于成骨细胞，抑制骨的形成，血骨钙素（bone glaprotein，BGP）水平降低，而戒酒后又回升至正常范围。在男女两性吸烟者均见中轴骨和肢体骨骨折危险性增加，骨吸收增加，骨形成减少，致骨量丢失增多。长期服皮质类固醇激素，如服用泼尼松 >7.5mg/d，采用过多甲状腺激素治疗、抗凝剂肝素、化疗、促性腺释放激素激动剂或拮抗剂、抗癫痫药，长期服含铝的磷结合抗酸剂等；还有低体重，体重指数 <19 等，均为骨质疏松发生的危险因素。过多摄入咖啡因使尿钙和内源性粪钙丢失增加。

（二）疾病分型

据病因可将骨质疏松分为 3 大类。

第 1 类为原发性骨质疏松症，属于随年龄增长而出现生理性退行性病变。原发性骨质疏松症又分 2 型，即Ⅰ型和Ⅱ型。Ⅰ型也称高转换或绝经后型骨质疏松，以骨吸收增加为主，小梁骨丢失大于皮质骨丢失，常见有腰椎骨折和 Colles 骨折。2 型也称低转换或老年性骨质疏松，以骨形成减少为主，小梁骨和皮质骨呈等比例减少，多发于 70 岁以上老人，骨折好发部位为髋骨和脊椎骨。其特点详见表 6－4。

表 6－4　Ⅰ型和Ⅱ型骨质疏松症的特点

要素	Ⅰ型	Ⅱ型
年龄	50～70 岁	>70 岁
女/男比例	6：1	2：1

表 6－4(续)

要素	Ⅰ型	Ⅱ型
骨量丢失	松质骨 > 皮质骨	松质骨 = 皮质骨
易骨折部位	椎体、运端桡骨	髋骨，椎体，尺、桡骨
饮食钙摄入	重要	十分重要
小肠钙吸收	降低	降低
甲状旁腺功能	降低或正常	增高
1,25(OH)$_2$D$_3$ 生成	继发降低	原发降低
主要发病因素	雌激素缺乏	年龄老化

第 2 类为继发性骨质疏松症，是由其他疾病引起的骨质疏松。如肝脏疾病、肾脏疾病、多发性骨髓瘤、骨转移癌、急性白血病、吸收不良综合征、甲状腺功能亢进、甲状旁腺功能亢进、骨软化症、库欣综合征、酒精中毒以及药物(如类固醇激素、苯巴比妥、甲状腺素片和肝素)等疾患引发的骨质疏松症。

第 3 类为特发性骨质疏松症，多见于 8～14 岁青少年，常伴有遗传家族史；妊娠和哺乳期发生骨质疏松症，也属于此类。

（三）临床表现

疼痛、脊柱变形和发生脆性骨折是骨质疏松症最典型的临床表现。但许多骨质疏松症患者早期常无明显的自觉症状，往往在骨折发生后经 X 线或骨密度检查时才发现已有骨质疏松改变。

1. 疼痛

患者可有腰背酸痛或周身酸痛，负荷增加时疼痛加重或活动受限，严重时翻身、起坐及行走有困难。

2. 脊柱变形

骨质疏松严重者可有身高缩短和驼背。椎体压缩性骨折会导致胸廓畸形、腹部受压、影响心肺功能等。

3. 骨折

常因轻微活动、创伤、弯腰、负重、挤压或摔倒后发生脆性骨折。常见的部位为脊柱、髋部和前臂，其他部位亦可发生，如肋骨、盆骨、肱骨甚至锁骨和胸骨等。发生过一次脆性骨折后，再次发生骨折的概率明显增加。

（四）诊断标准

详细的病史和体检是临床诊断的基本依据。目前诊断骨质疏松症方法基本上以骨密度(bone mineraldensity，BMD)和骨矿含量(bone mineral content，BMC)减少为依据，在排除继发性骨质疏松症同时，可诊断为原发性骨质疏松症。

WHO 诊断骨质疏松的标准及分级：

正常：BMD≥－1.0SD；

骨量减少：－1.0SD～BMD～2.5SD；

骨质疏松：BMD≤－2.5SD；

严重骨质疏松：BMD≤－2.5SD，并发生一处或多处骨折。

目前诊断方法仍有不足之处，如单纯测定 BMD 或 BMC 常不能区分骨质疏松和软骨病，故仍有待继续完善。

三、营养相关因素

（一）钙

钙是骨的主要成分，机体总钙量的99%存在于骨质和牙齿中。钙摄入量与骨的生长发育密切相关，新生儿骨钙的含量为25g，成人骨钙量增达1000～1500g，主要依靠摄入的钙补充。近 20 年来先后 4 次全国性营养调查均显示，我国居民平均钙的摄入量不足500mg/d，其中重点人群更差。婴儿期和青春期是骨骼生长最快的时期，骨盐周转率快，钙的贮留量多。10 岁以内儿童骨钙增长量可达160mg/d，青春期为275～500mg/d。按体重（kg）计算，生长期儿童对钙的需要量约为成年人的2～4 倍。如钙摄入量不足，可能限制儿童生长和骨骼矿化，影响其一生中钙的贮存量，使其不能达到理想的骨峰值。这可能是一些中老年人骨质疏松出现较早的原因之一。成年妇女的雌激素促进小肠对钙的吸收，并促进肾小管对钙的重吸收。绝经后雌激素减少和老龄均出现钙吸收减少和尿钙排量增多，骨吸收有所增强，故应较成年期及时补充更多的钙剂，以预防或延缓骨量的丢失。研究显示，绝经后妇女晚期摄入钙剂对增加骨量、预防骨丢失或骨折均有作用。

影响肠钙吸收的因素：适量的糖类和脂肪、乳糖酶和赖氨酸都促进钙的吸收，而糠麸、植酸盐、草酸盐和咖啡因均减少钙的吸收。碱性食物使尿钙排量减少，而高蛋白、高钠饮食、酸性食物和服用氢氧化铝制剂均使尿钙排出量增多。

（二）磷

机体内磷总量的85%储存于骨骼和牙齿，与钙同为骨和牙的重要无机成分。体内钙、磷代谢十分复杂，两者之间互相制约，并维持一定的数量关系，一般在2∶1或1∶2范围，但儿童和老年人钙磷比值应以2∶1为宜，不得超过此值。骨的钙/磷比几乎是恒定的，正常人100mL血清中钙、磷浓度以毫克数表示时，其乘积在35～40之间，有利于骨盐沉积。血磷浓度低，伴随1,25－$(OH)_2VD_3$的合成加速，肠钙吸收增加，引起轻度高钙血症，从而抑制甲状旁腺激素分泌和刺激降钙素分泌。血浆激素浓度的变化使骨的吸收减少，尿钙排出增加，以及肠钙吸收减少，使血钙浓度降低。

长期轻度低磷血症可刺激破骨细胞，促进骨的吸收，并降低成骨细胞合成胶原的速度，骨矿化速度受限制而影响骨量。

日常膳食中缺磷比较少见。普遍存在的是高磷或低钙高磷问题。而且在食品加工中使用的磷酸盐添加剂也会增加磷的摄入量。动物试验证明，摄入高磷饲料可使其尺骨的吸收率成倍增加，而骨的形成率减半，髂骨的吸收率增加更加明显。另有报道认为，长期摄入过多的磷则可损害钙磷的平衡机制。膳食中的磷由500mg/d增加到3000mg/d时，1,25(OH)$_2$VD$_3$在肾内的转化率降低，肠钙的吸收减少，但肾钙的排出也相应减少。这些影响相互抵消，因而不影响钙平衡。不过对于敏感人群，如生长发育期的年轻人和对钙的吸收和存留功能减退的老年人，摄入高磷膳食可能引起低钙血症和继发性甲状旁腺功能亢进而促进骨吸收，加速骨丢失，使骨量减少，在某种程度上可能成为骨质疏松的诱因。因此，膳食中磷的摄入应适量，过高、过低都不利于骨代谢和骨质疏松的防治。

（三）维生素D

作为激素的前体，先后经体内肝、肾羟化酶催化，转变为具有生理作用的维生素D－维生素D$_2$（沉钙固醇）和维生素D$_3$（胆骨化醇）等活性代谢物。其中1,25(OH)$_2$VD$_3$是维生素D的最高活性形式。它与甲状旁腺激素（PTH）和降钙素（CT）都是调节钙、磷代谢的重要激素，直接或间接地参与骨代谢。

1,25(OH)$_2$VD$_3$通过不同机制促进小肠对钙、磷的吸收和运转。它能启动mRNA的转录，促进钙结合蛋白的合成及促进一种需要钙的特殊ATP酶的合成，促进钙的主动吸收。包括提高肾小管对钙、磷的再吸收能力，使其排出量减少，有利于钙、磷在体内的存留。它能促使血中柠檬酸与钙螯合形成复合物，转运到新骨，对骨的形成与矿化有促进作用。它还可直接刺激成骨细胞，合成和分泌骨钙素，参与钙代谢的调节。

1,25(OH)$_2$VD$_3$在PTH参与下，刺激破骨细胞，增强其活性和溶骨作用，动员钙、磷从骨中游离出来，释放入血，从而提高血钙、磷的浓度，并通过相关激素的协调，维持其代谢平衡。维生素D对骨的作用具有双重性，它既能促进新骨形成与钙化，又有增加骨吸收的作用，使骨质不断更新，在骨盐溶解与沉积的对立统一过程中发挥重要功能。

人体血钙、骨钙、钙基质、磷酸盐等在体内的动态平衡是极其微妙、复杂的过程，涉及体内、外诸多因素，充足的、具有生理活性的维生素D是保证骨代谢顺利进行的重要因素之一。维生素D缺乏，势必影响肠道钙、磷的吸收、转运和骨盐的动员，导致钙、磷代谢失常，生成不成熟的骨胶原，不利于骨的矿化和转化，类骨质增加，骨矿化停滞，成骨障碍而引发骨骼病变，骨质疏松患者血浆中1,25(OH)$_2$VD$_3$水平较低，肠钙吸收有所减少。补充活性维生素D$_3$才使肠钙吸收增加，成骨功能好转。防治骨质疏松症不可忽视维生素D的作用。

（四）蛋白质

蛋白质是构成骨骼有机基质的原料，有些氨基酸有利于钙的吸收，长期蛋白质缺乏造成血浆蛋白降低，骨基质蛋白合成不足，新骨形成落后，同时有钙缺乏，骨质疏松即会加快出现。早在20世纪20年代，发现膳食中蛋白质与钙代谢有一定的关系，即增加蛋白质摄入量可引起高尿钙反应（有报道称成人的1g蛋白质代谢，可使尿钙排出约增加1mg）。当摄入低蛋白（47g/d）饮食期间，对钙的吸收并无影响；当摄入中等量蛋白质（95g/d）时，摄入500mg钙即可达到钙平衡；而当每日蛋白质摄入量提高到142g时，多数受试者需要摄入1400mg钙始能达到钙平衡。表明高蛋白质膳食可引起尿钙排出量增多。从而提高了机体对钙的需要。高尿钙反应与肾小管对钙的重吸收减少、肾小球滤过率增加以及蛋白质(尤其是含硫氨基酸如蛋氨酸、胱氨酸)代谢产生的酸性产物(包括硫酸根、草酸根等)与钙螯合影响钙的重吸收有关。另有试验表明,摄入肉类多的高蛋白膳食(137g/d),反而有利于维持钙平衡,因而推测可能由于肉类含磷高,虽不利于钙的吸收,但却使钙的排出量减少,从而抵消了高蛋白所引起的高尿钙反应。有些流行病学调查发现,进食高蛋白、高钙、高磷膳食的人群中,髋骨骨折的发生率相对较低,或对其掌骨皮质骨的骨质并无不利影响。可见体内蛋白质与钙、磷代谢的关系是十分复杂的。各种不同的甚至矛盾的试验结果可能与摄入蛋白质的来源、食物中氨基酸的组成、钙与磷的摄入量、膳食的酸碱性以及各种营养素之间的相互作用等因素都有关系。其中一种或多种因素可能掩盖或减弱高蛋白所引起的高尿钙反应。此外,高蛋白膳食所产生的酸性代谢物过多可影响血液的酸碱度(pH 偏酸)。必要时有可能动员骨钙入血作为缓冲,也会影响骨骼健康。

(五)钠

钠与钙在肾小管有共同的转运通道,尿钠排出量增加会使尿钙排出量增加。钠对尿钙排出量的影响程度取决于肾小球滤过率、相关激素分泌状态和饮水量。高钠引起肾小球滤过率增加,肾小管对钙的重吸收率下降,尿钙排出量增加。据观察,每排出 300mg 钠,同时要排出 20～30mg 钙。限钠饮食可减少骨吸收,使绝经后妇女骨盐含量增加,有利于骨质疏松的防治。研究发现,食用低钠、低蛋白膳食的妇女一日钙的需要量为 450mg,而进食高钠、高蛋白膳食时,则需 1000mg 钙才能维持钙平衡。显示高钠、高蛋白的联合作用更加提高机体对钙的需要。青春期如嗜咸食、口味偏重,摄取钠盐过量,可引起尿钙排出增多,如不相应提高钙的供给量,摄入充裕钙质,则不能满足增加骨量的需要。

(六)镁

镁与钙既有协同作用,又常互相竞争。钙不足时镁可略微替代钙,而血镁过高,又减弱钙的主动运转,阻止钙磷酸盐转化为羧磷灰石,延缓其沉积速度,抑制羧磷灰石与 Gla 骨蛋白结合,影响骨骼的正常钙化。另一方面钙过多时,镁的吸收率下降,从而增加机体对镁的需要量。妇女绝经后骨质疏松被认为与镁的缺乏有关。

(七)其他元素

1. 氟

氟是维持骨、牙生长和代谢的必需微量元素之一。它与骨骼代谢的关系反映在与钙和磷酸盐向骨结构中迁移、成骨细胞被刺激促进骨形成及其对基质的影响等。氟进入体内取代羟磷灰石中的羟基形成氟磷灰石,有利于矿物质沉积,并能刺激成骨细胞,促进新骨形成和充分矿化,增加脊柱骨的密度,并使之具有一定的强度和硬度。如果体内含氟过少,就会出现骨骼变脆、变软,甚至发生病理性骨折。适量的氟具有抗骨吸收的作用,对防止骨质疏松是有益的。特别是与钙剂、维生素 D 合用效果更好。不过在应用中往往出现反应重、不良反应大等。如何调整配方、剂量及治疗方式仍是临床不断研究的课题。

过多的氟进入体内使骨中氟、钙、磷比例失调，干扰钙磷代谢。氟与钙结合成氟化钙在骨中沉积，引起血钙降低和骨磷的释放，血磷升高、尿磷排出增多。甲状旁腺代偿性亢进，动员骨钙释放，使骨矿物质不断流失，骨骼脱钙。过量的氟可干扰胶原蛋白的合成，使其含量减少，胶原纤维交联不足，分子结构异常。此外，氟是许多酶的强抑制物，如果参与糖酵解或三羧酸循环相关的酶受到抑制，可使能量代谢和物质转化发生障碍。

2. 锰

骨细胞的分化、胶原蛋白及黏多糖的合成等都与锰有关。锰缺乏时，骨细胞分化及其重要结构成分的合成受到抑制，组织结构发生缺陷，骨骼呈现异常。有人认为缺锰是骨质疏松症的潜在致病因素。

3. 硅

硅是成骨细胞中的主要离子之一，参与骨正常生长的一系列反应。对骨的矿化过程有明显作用。此外，在成骨过程中硅与镁、氟等矿物元素之间也存在着一定的关系。缺硅动物的骨骼发育不正常，氨基多糖和胶原含量减少，骨皮质薄，弹性差，钙化不足。补充硅可提高羟脯氨基酸和非胶原蛋白含量，加速骨的矿化过程。植物性食物含硅量高于动物性食物，且因植物品种、生长土壤以及加工条件而异。如富含膳食纤维的燕麦比小麦、玉米含硅多。精白面低于全麦粉。精制糖与红糖中硅含量相差悬殊（2 ~ 4μg/g 和 735μg/g）。

4. 锶

锶与钙代谢关系极为密切，锶缺乏时，骨的生长受到抑制，骨钙化不良。钙与锶有相同的吸收途径和载体，而钙与载体的结合力大于锶。锶过量时明显影响钙、磷代谢。锶可抑制 1α 羟化酶的活性，使 $1,25(OH)_2D_3$ 的合成减少，影响钙的吸收。而发生类似维生素 D 缺乏的锶佝偻病。

植物性食物比动物性食品含锶多（动物骨骼例外）。谷类的麸皮、根茎类的外皮、核桃、奶和奶制品都含锶。大多地区饮水中含锶量为 1mg/L。

5. 铝

铝摄入过多，影响磷的吸收，干扰骨代谢。肾功能衰竭病人进行血透时，体内铝明显升高（约为正常人的 30 倍），病人出现骨骼脱钙、骨软化及骨萎缩，甚至发生自发性骨折。铝摄入后沉积于骨并与柠檬酸形成复合物，妨碍新的骨盐结晶形成及在骨中沉积。铝可直接作用于成骨细胞，抑制其活性，并影响某些酶对甲状旁腺的反应，抑制 PTH 释放，导致骨代谢异常。

6. 其他

硒与钙、磷一起加速骨的矿化过程。钼过多可影响钙、磷代谢，促进铜的排出，加重氟中毒症状，不利于骨骼健康。

与骨代谢有关的微量元素不仅限于以上几种。而且各种元素之间的相互关系错综复杂。某种元素过多或缺乏都会对其他元素产生影响。因此，必须科学地选配食物，使膳食中各种元素尽量保持平衡、适量。

（八）其他维生素

1. 维生素 K

谷氨酸羧基化必须有维生素 K 参与。羧基谷氨酸多肽链与钙结合，在游离面或结晶表面具有多种功能，其中可抑制矿化，作为破骨细胞趋化作用的标志。骨基质中有三种维生素 K 依赖蛋白：骨钙素（BGP）、基质 gla－蛋白（matrix gla－protein）和蛋白质 S。其中 BGP 只存在于骨，BGP 与羟磷灰石结合，同时趋化作用（chemotactic）骨形成细胞合成的 30% BGP 进入血循环，它与碱性磷酸酶相仿，作为一项骨形成的指标。当维生素 K 缺乏时，血 BGP 水平明显下降，影响生长。各种维生素 K 的异常可伴有骨质疏松。髋部骨折病人血维生素 K 水平降低。骨质疏松病人在 BGP 的羧基化作用低下，这种缺陷对生理量的维生素 K 有反应。骨质疏松病人尿钙增加，给予生理量的维生素 K 可使其减少。这种病人尿羟脯氨酸排出量也有增高，当应用维生素 K 后，可随之降低。血维生素 K 水平常为全身营养状态的一个指标。骨质疏松病人血维生素 K 水平下降，特别是髋部骨折者，表明维生素 K 与骨健康有关。老年人有足量的维生素 K 摄入，可使所有依赖维生索 K 的蛋白质的 γ 羧基化达到完全的表达。

2. 维生素 A

参与骨细胞基质中黏多糖的合成，是骨骼生长、发育和代谢过程中所必需的物质。它对成骨细胞和破骨细胞的功能状态有协调平衡作用，从而保持骨的生成与重建正常进行。缺乏维生素 A 的动物，骨中钙的含量减少，黏多糖的生物合成受阻，骨的生成、吸收与重建功能失调，骨骼生长畸形。而且维生素 A 缺乏所致的肾小管上皮损伤，可影响钙的重吸收，也会影响骨代谢。

此外，维生素 A 还参与类固醇激素的代谢（包括雌激素和雄激素），协同生长激素对青春期前后骨骼和神经系统的生长、发育起着重要作用。维生素 A 缺乏，使类固醇激素合成降低，影响骨骼的正常生长、发育，尤其是雌激素不足时，破骨细胞过于活跃，成为妇女绝经后发生骨质疏松的致病因素之一。

3. 维生素 C

骨胶原是骨骼中的基本成分，维生素 C 对胶原蛋白的生成有重要作用。维生素 C 缺乏，骨骼内蛋白质、多糖类物质的代谢会出现不同程度的障碍，胶原的合成和分泌速度大为减慢。另一方面，维生素 C 缺乏还导致氨基多糖含量减少，也影响胶原纤维的形成，骨基质的多聚化解体，进而影响到骨基质的质与量，导致骨质疏松、脆弱、易折。

维生素 C 可作用于成骨细胞，使之分泌磷酸酶，对骨折的修复有重要作用。

（九）膳食纤维

大量粗纤维可影响钙的吸收，增加粪钙的排出。膳食纤维对钙的影响，并非是植酸的作用，而是由于所含糖醛酸（uronic acid）与钙结合，从而减少其吸收。从理论上讲，1mmol 糖醛酸可以结合 12mg 的钙。平均每日进食 17g 膳食纤维，则将有 152mg 钙与之相结合。如果膳食纤维通过大肠时被细菌分解，则排出的钙量可能少些。也有报道称，每日食 26g 膳食纤维，钙的需要量要增加 50mg。谷类食物可使尿中磷酸盐排出增多。大米、大豆等可使尿钙排出减少。燕麦也有类似现象。一般地说，增加纤维会影响钙的吸收与钙平衡。特别是对平时钙摄入量低的老年人影响最大。

（十）植物化学素

人类摄取食物，获得必需营养素，同时获得某些非营养素成分化学物质，这些物质泛称为植物化学素。植物化学素主要包括有：①萜类化合物；②有机硫化合物；③酚和多酚：酚酸、类黄酮包括异类黄酮、木酚素、香豆素、单宁等。这类植物化学素对骨质疏松的防治有重要作用，其作用机制有待进一步研究。

四、营养治疗

（一）营养治疗目的

目前为止的治疗方法，可使变细的骨小梁增粗，穿孔得以修补，但尚不能使已断裂的骨小梁再连接，也就是不能使已破坏的骨组织微结构完全修复。因此，对骨质疏松的预防比治疗更为现实和重要。从童年期开始，重视营养、平衡膳食，尽量避免和矫正诱发本病的不利因素。营养治疗的目的是在合理能量和蛋白质供给的基础上，通过膳食补充钙、磷、维生素 D 等，预防和治疗骨质疏松症。

（二）营养治疗原则

1. 能量供应与个人生理需要相适应

儿童生长迅速，代谢旺盛，能量供给必须充裕。按单位体重计算，相对地高于成年人。如 11 岁男童其一日能量摄入为 10.04MJ(2400kcal)，相当于从事轻体力劳动的成年人。而处于生长第二个高峰的青春期时，其能量摄入超过从事中等劳动强度的成年人，如 14 岁青少年能量摄入为 12.13MJ(2900kcal)，而后者能量摄入为 11.30MJ(2700kcal)。能量的摄入应与本人年龄、性别、生理需求、生活劳动情况等相适应，保持适宜体重，既要防止能量长期入超，导致肥胖，又要避免盲目节食、减肥，导致营养不良。

2. 蛋白质量宜适中

适量的蛋白质可增加钙质的吸收与储存，有利于骨骼生长和延缓骨质疏松的发生。但并不意味着要采用高蛋白饮食。因为过量蛋白质可引起尿钙排出量增多，反而对骨组织不利。一般认为健康成年人每日摄入 1.2～1.4g/kg 蛋白质比较合适。处于生理特殊时期（生长期、妊娠期、哺乳期）则应酌量增加。动物性和植物性蛋白质合理搭配，其中优质蛋白质约占 1/2～1/3。常吃一些富含胶原蛋白和弹性蛋白的食物，如牛奶、蛋类、肉皮、鱼皮、猪蹄胶胨、鸡鱼胶胨以及甲鱼裙边等加工烹制的菜肴佐餐。

3. 加强钙的营养，科学补钙

目前我国营养学会推荐成年人钙的参考摄入量为 800mg/d，中老年人为 1000mg/d，妇女妊娠期（中后期）及哺乳期骨骼更新加快，钙的贮存量受摄入量的影响，钙的 RNI 增加到1200mg/d。多数孕妇、乳母钙的摄入量未能达到推荐值。补钙问题应区别对待，对确实缺钙者，应以食补为基础。食物补钙最安全，也容易被接受。补钙的首选食物为乳类及乳制品。牛奶含钙量多，250g牛奶约可供给300mg钙，其中乳糖、氨基酸等还可促进钙的吸收（吸收率高达40%以上）。日饮500g奶即可满足成人钙需要量的3/4。酸奶含钙较高，适于体内缺乏乳糖酶，不能耐受鲜奶者食用。其他含钙丰富的食物有干酪、虾皮、芝麻酱、黑芝麻、海带、紫菜、黑木耳、大豆及豆制品、绿叶菜、蛋黄、海米、瓜子、核桃等。也可采用钙剂或钙强化食品来补钙。选择食用安全的钙源，采用合理配方和工艺将钙作为强化剂加入奶粉，饼干、方便面，面粉（及其制品）、米粉、饮料、冷食、冲剂、汤料以补充钙质。

在医生指导下服用钙剂。我国钙制剂中含钙量不等（碳酸钙、氯化钙、乳酸钙和葡萄糖酸钙分别含元素钙40%、27%、13%和4%），而且各种钙源的有效性不仅取决于含钙量，也取决于服用后的生物利用度。不同钙源与体液、食物成分、药物间的相互作用，以及制剂工艺等都会影响其生物利用度和生物有效性。因此，在选用钙剂时，对其安全性、不良反应，效价均应加以考虑。如果钙剂在进餐后服用，同时喝200mL液体，则吸收较好，分次服用比一次服用好。胃酸缺乏者宜服枸橼酸钙。对于老年人、有遗传性代谢缺陷或患心、肾疾病者，补钙品种及数量需慎重。

4. 适量而平衡的无机盐

钙、磷离子的乘积<35，骨矿化受阻。高磷摄入对钙代谢的影响在生长发育期表现更为明显。磷酸盐过多引起骨盐丢失。老年性骨质疏松的发生可能与高磷摄入有关。多吃富含钙质的食物，少饮含磷多的饮料，避免增加磷的摄入，影响钙、磷比例。

（1）镁　镁参与骨盐的形成。我国居民膳食镁的适宜摄入量成人为350mg/d，孕妇、乳母为450mg/d。硬水及一些植物性食物，如荞麦、燕麦、大麦、大黄米、小米、豆类、麦胚、芝麻酱、葵花子、西瓜子、榛子、松子仁、花生、绿叶菜以及海参、牡蛎、海蜇等含镁较多。肉、蛋、乳类及油脂含镁较少。

（2）锌　锌和铜与各种骨基质合成的酶有关。锌缺乏时，骨中多种含锌酶的活性下降，骨的生长受抑制，骨折愈合迟缓。我国居民锌的RDI为15mg/d，锌的食物来源有牡蛎、蛤蚌、海蜇、海米、动物肝脏、鲫鱼、对虾、牛肉、螃蟹、鹌鹑蛋、牛奶、黑米、黑芝麻、芝麻酱、西瓜子、松子仁等。

影响锌生物利用率的因素：包括锌的摄入水平、化学形式、促进剂和抑制剂、微量元素间的相互作用以及食品加工的影响。抑制性因素包括植酸、膳食纤维和草酸等。过多的钙可以加重植酸抑制锌的吸收作用，钙与植酸和锌形成不溶解性复合物，并使肠道pH升高不利于锌的吸收。锌与铜、铁、硒等有拮抗作用，在选用食品强化剂时应予以注意。精白面粉和大豆分离高蛋白中锌的利用率不如粗粉和豆粉。主要由于加工过程中产生了植酸—蛋白—锌复合物。未发酵的面包、玉米饼中锌的利用率差。发酵和发芽均可使面粉和豆类中植酸含量降低，从而提高锌的生物利用率。进食高蛋白、中等量磷酸的膳食锌的吸收率最高。

（3）铜　每日铜的需要量受膳食成分及其他矿物元素的影响较大。成人每日铜的摄入量为2～3g。含铜较多的食物：动物肝脏、水产品（虾、蟹、牡蛎、鲜鱼、蚶、蚌、螺以及海带、紫菜）、干豆类、坚果（核桃）、西瓜子、葵花子、黑芝麻。

（4）氟　饮食中的氟受地球化学环境影响，含量差别悬殊。一般认为动物性食物含氟量高于植物性食物（茶叶例外），海生动物 > 淡水动物 > 陆地动物。谷粮中含氟量取决于禾苗品种、土壤类型及储存条件。大量施用磷肥或生长于氟污染地区的农作物含氟高。茶叶含氟最多，适量饮淡茶，有助于预防骨质疏松。一般认为，钙、镁、铝、铁离子妨碍氟的吸收，减少氟在骨中的沉积，而磷酸盐、草酸盐可促进氟的吸收。高氟地区居民对上述食物成分要加以注意。

（5）锰　锰的安全摄入量成人为3.5mg/d。骨细胞的分化、胶原蛋白的合成都需要含锰的金属酶进行催化。食物中茶叶、咖啡、坚果、粗粮、干豆类含锰最多，蔬菜、水果中锰的含量略高于肉类、乳类和水产品。荤素搭配的膳食一日约可供给5mg锰。偏食精白米面和荤腥者，锰的摄入量低。

5. 丰富的维生素

骨的生长与代谢受多种维生素的影响，其中与维生素D、K、C、A的关系最为密切。

（1）维生素D　维生素D缺乏影响骨质的生成与正常矿化。其天然食物来源为动物肝脏、鱼子、蛋黄、黄油以及鱼肝油。多晒太阳也可获得“免费”的维生素D。老年人吃上述食物不多，户外活动较少，胃肠功能较差，肝、肾对维生素D的转化功能减退，日照不足使维生素D的摄入和转化不足，因此，在补钙的同时，应多晒太阳和补充相应剂量的维生素D，以利钙的吸收。

（2）维生素K　骨质疏松者尤其是骨折者血清中维生素K水平低。成年人维生素K的推荐摄入量为120μg/d。食物中绿叶菜如苜蓿、菠菜等含量最高，其次为乳类、肉类和蛋类，谷类、水果和其他蔬菜含量较少。

（3）维生素A　动物的肝脏、牛奶、奶油、黄油、蛋黄、田螺、牡蛎都含有丰富的维生素A；黄、红色水果、菜蔬，尤其是绿叶菜蔬也含有丰富的胡萝卜素，后者可在人体肝脏内转化为维生索A。

（4）维生素C　多吃新鲜蔬菜、水果（包括可食的野菜、野果），合理加工烹制，可以防治维生素C缺乏。

（5）维生素E　适量摄入维生素E对预防骨质疏松有益。植物油和杏仁、花生、麦胚等含有较多的维生素E。

6. 避免摄入过多的膳食纤维

植物性食物是膳食纤维的天然来源。在蔬菜水果、粗粮杂粮、豆类及菌藻类食物中含量丰富。目前我国营养学会推荐的成年人膳食纤维参考摄入量及范围是：低能量饮食1800kcal为25g/d；中等能量饮食2400kcal为30g/d；高能量饮食2800kcal为35g/d。一般建议不超过此量。

7. 多摄入植物化学素含量丰富食物

植物化学素广泛存在于各类食物中。①萜类化合物：自然界中的高等植物、真菌、微生物、昆虫以及海洋生物,均有萜类成分存在。②有机硫化合物:广泛存在于十字花科蔬菜中;③酚和多酚:存在于水果、蔬菜、豆类和茶叶等许多食源性植物中。柑橘属的多种水果均含有大量的黄酮化合物,如橘红素(Tangeretin)和川陈皮素(Nobiletin)。大豆中含有大豆异黄酮,茶叶中含有茶多酚。

8. 注意膳食调配和烹饪加工

尽量消除和避免干扰钙质吸收的膳食因素。食物应新鲜、清淡、少油腻,避免太咸或过多的植物纤维;适当吃些粗粮,加工细做可减少一些粗纤维;对含钠多的食物如酱油、食盐、面酱、咸蛋、咸鱼、咸肉、火腿、香肠、腐乳、加碱馒头、挂面、苏打饼干等宜少吃或限量食用。采用科学的烹饪方法,大米洗前先用温水浸泡;面粉、玉米粉、豆粉等经过发酵烘烤,均可使谷类中植酸酶活性增加,分解植酸盐,释放出钙与磷,提高其利用率;含草酸多的蔬菜可先在沸水中焯一下,滤去溶于水中的部分草酸,然后再炒或拌食;去油骨头汤加醋,做酥鱼,有利钙在酸性环境中溶解和被吸收;炸酥小鱼、盐焗虾、蟹可连骨带壳吃,均可增加钙的的摄入量。一些风味食品如酒糟蛋、酒糟鱼等均含较多的钙质。

此外,加强自我保健意识,建立健康的生活方式,改掉不良的嗜好和饮食习惯,戒烟、限酒、少饮咖啡、浓茶、可乐和碳酸饮料,对防治骨质疏松会有所帮助。

(三)食物选择

1. 宜用食物

富含钙和维生素 D 的食物,如奶、奶制品、小虾皮、海带、豆类及其制品、沙丁鱼、鲑鱼、青鱼、鸡蛋等;各种主食,特别是发酵的谷类;各种畜禽鱼肉类;各种水果和蔬菜(含草酸高的除外)。

2. 慎(少)用食物

含草酸高的菠菜、蕹菜、冬笋、茭白、洋葱头等,应先灼后烹调。含磷高的肝脏(磷比钙高 25 ~50 倍)和高磷酸盐添加剂的食品。骨质疏松膳食可选用或慎用的食物详见表 6 –5。

表 6 –5 骨质疏松膳食可选用或慎用的食物

食物类别	可用食物	慎用(或少用)食物
谷类	各种主食(特别是发面食品)选用部分粗粮(可以细做)	含粗纤维过多的粗粮
豆类	大豆及其制品	
乳类	各种乳类及其制品	黄油、奶油限量
肉类	鸡、鸭、鱼、虾、瘦肉、蛋类	肥肉、肥鹅
蔬菜类	各类家常蔬菜和可食野菜尤其是绿叶、红黄色蔬菜	含草酸多的蔬菜(如菠菜、苋菜、空心菜等,应先焯过再进一步加工)
水果类	干鲜果品和可食野果	

表 6－5（续）

食物类别	可用食物	慎用（或少用）食物
蕈藻类	海带、紫菜、木耳、银耳、香菇、蘑菇、金针菇等	
油脂类	植物油	猪油、牛脂、羊油
其他	茶、矿泉水（低钠）	酒、咖啡、含咖啡因和（或）含磷高的饮料

（四）食谱举例

食谱举例见表 6－6。

表 6－6　骨质疏松症食谱

早餐	脱脂牛乳（250mL），馒头（面粉 75g）
午餐	米饭（稻米 125g），豆腐干（60g），炒瘦猪肉（50g），虾皮（5g）咸蛋（40g）白菜（200g）汤
晚餐	米饭（稻米 100g），清蒸草鱼（100g），炒油菜（200g），海带（30g）猪骨（25g）汤，橙（100g）
能量 7.75MJ（1852kcal） 脂肪 45.9g（22%） 钙 1198mg	蛋白质 78.6g（17%） 碳水化合物 276.9g（60%）

注：全日烹调用油 25mL。

第五节　营养与糖尿病

一、概述

糖尿病（diabetes mellitus）是常见病、多发病。据 1997 年 WHO 报告，全球约有 1.35 亿糖尿病病人，预测到 2025 年将上升到 3 亿。2002 年中国居民营养与健康现状调查结果显示，我国 18 岁及以上居民糖尿病患病率为 2.6%，空腹血糖受损率为 1.9%；与 1996 年糖尿病抽样调查资料相比，大城市 20 岁以上糖尿病患病率由 4.6% 上升到 6.4%、中小城市由 3.4% 上升到 3.9%。糖尿病的发病特点是中、老年人高于年轻人，脑力劳动者高于体力劳动者，超重和肥胖者发病率较高，富裕地区高于贫困地区，城市高于农村。

糖尿病是由多种病因引起的、以慢性高血糖为特征的代谢紊乱性疾病。其基本病理生理为胰岛素分泌绝对或相对不足，或（和）作用缺陷，引起碳水化合物、脂肪、蛋白质、水和电解质的代谢异常。临床表现为糖耐量减低、高血糖、糖尿，以及多尿、多饮、多食、消瘦乏力（即三多一少）等症状。久病可引起多系统损害，出现心血管、肾脏、眼、神经等组织的慢性进行性病变，最终导致脏器功能缺陷或衰竭。病情严重或应激时可发生急性代谢异常，如酮症酸中毒、高渗性昏迷等，甚至威胁生命。如能及早采取有效治疗措施，控制病情，可明显减少慢性并发症，延长病人的生命，改善生活质量。

糖尿病的病因目前尚未完全阐明。一般认为糖尿病与遗传和环境等多种因素有关。胰岛素的合成、分泌、运输、与靶细胞受体结合发挥代谢效应等过程中任何一环节发生变异，均可导致糖尿病的发生。

（一）糖尿病分类

1. Ⅰ型糖尿病

此型糖尿病病人有胰岛 B 细胞破坏，导致胰岛素分泌绝对不足或缺乏，呈酮症酸中毒倾向，血浆胰岛素水平低于正常值低限。此型病人不包括由于非自身免疫的特异性原因引起的 B 细胞破坏或衰竭，例如囊性纤维化病。Ⅰ型糖尿病有 2 种亚型：①免疫介导糖尿病；②特发性糖尿病。

2. Ⅱ型糖尿病

即以前称为非胰岛素依赖性糖尿病（non - insulin - dependent diabetes mellitus，NIDDM）、Ⅱ型或成年型糖尿病。包括有胰岛素抵抗（insulin resistance IR）和胰岛素分泌缺陷的病人，但这些病人不发生胰岛 β 细胞的自身免疫损伤。病人血浆胰岛素水平可正常或升高，很少自发性发生酮症酸中毒，但在应激（如感染）情况下可诱发酮症酸中毒.此型糖尿病的危险性随年龄、肥胖和缺乏体力活动而增加，遗传易感性较Ⅰ型强，且更为复杂，是最常见的糖尿病类型。这些病人不一定依赖胰岛素治疗。这类病人约占糖尿病人总数的 80% ~90% 。

3. 其他特殊类型糖尿病

是在不同水平上（从环境因素到遗传因素或两者间的相互作用）病因学相对明确的一些高血糖状态。如：胰腺外分泌疾病，内分泌疾病、药物或化学所致的糖尿病等。

4. 妊娠期糖尿病

一般在妊娠后期发生，占妊娠孕妇的 2% ~3% 。发病与妊娠期进食过多，以及胎盘分泌的激素抵抗胰岛素的作用有关，大部分病人分娩后可恢复正常，但成为今后发生糖尿病的高危人群。

（二）糖尿病的危险因素

1. 遗传因素

糖尿病是多基因疾病，因其遗传易感性和广泛的遗传异质性，临床表现差别很大。“节约基因型（thrifty genotype）”学说认为，人类在进行与生存的斗争中，由于食物供应不足，基因产生适应性改变，逐渐形成“节约基因”，一旦得到食物，便将能量转变成脂肪储存下来，以供饥饿时维持生命；食物不足时，节约能量，以适应恶劣环境。有了这种基因的人群，当食物摄入充足或消耗减少时，易产生肥胖，致胰岛素分泌缺陷和胰岛素抵抗，成为诱发糖尿病的潜在危险因素之一。

2. 环境因素

（1）饮食因素：营养不平衡，长期摄入高能量、高脂肪、低膳食纤维的膳食，以及某些维生素和矿物质不足，易诱发糖尿病和肥胖，超重和肥胖也是糖尿病的重要危险因素。孕妇子宫内营养不足可致胎儿生长不良，而低体重儿在成年后肥胖，其糖尿病及胰岛素抵抗发生机会明显增加。

（2）生理因素：年龄增大、妊娠。

（3）病理因素：高血脂、高血压、肥胖（尤其是中央型，即内脏型肥胖）、感染、应激、化学毒物等。

（4）社会因素：轻体力劳动者、体力活动减少、生活富裕、享受增多等使能量消耗减少；社会竞争激烈、思想负担加重，应激增多等。

（三）主要临床表现

糖尿病的典型症状是三多一少，即多尿、多饮、多食、消瘦乏力。胰岛素分泌不足或胰岛素抵抗引起血糖浓度升高，超过肾糖阈时，大量葡萄糖由肾脏排出，出现尿糖阳性。渗透性利尿引起多尿。大量水分由尿排出使机体失水日渴，继而多饮。大量能源物质（葡萄糖）自体内排出，造成体内可利用能量缺乏，病人常感到饥饿、思食。加上高血糖刺激胰岛素分泌亦可引起食欲亢进，病人表现为多食。糖尿病病人体内葡萄糖利用不良，只得动员肌肉和脂肪分解，机体呈负氮平衡，病人逐渐消瘦，疲乏无力，儿童则生长发育不良。

糖尿病的全身症状可有腰痛、四肢酸痛，手足蚁感、麻木，皮肤瘙痒，尤其外阴瘙痒，性欲减退，女性月经失调、闭经，男性勃起功能障碍等。儿童夜间遗尿。轻型者开始元症状，重者可并发心脏、肾脏、神经系统及视网膜病变。所有病人在应激状态下都可产生酮症酸中毒。

Ⅰ型病人大多起病较快，病情较重，症状明显和严重。Ⅱ型病人多数发病缓慢，病情相对较轻，常在出现并发症时才被发现。成年病人在发病的早期或发病前可有餐前低血糖反应，表现为饥饿感、多汗、乏力、颤抖，进食后即可缓解，症状有轻有重，病程可持续几年、十几年，出现明显的糖尿病症状后，低血糖症状随之减轻或消失。

二、营养代谢特点

胰岛素的主要生理功能是促进合成代谢、抑制分解代谢，它是体内唯一促进能源贮备和降低血糖的激素。一旦胰岛素不足或缺乏，或组织对胰岛素的生物反应性减低，可引起碳水化合物、脂肪、蛋白质、水与电解质等物质代谢紊乱。长期的代谢紊乱可导致糖尿病并发症，出现酮症酸中毒，甚至昏迷和死亡。

（一）能量代谢

糖尿病病人体内因胰岛素缺乏，或胰岛素受体数目减少，组织对胰岛素不敏感，易发生能量代谢的紊乱。能量摄入过低，机体处于饥饿状态，易引发脂类代谢紊乱，产生过多的酮体，出现酮血症；摄入能量过高易使体重增加，血糖难以控制，加重病情。故应根据糖尿病病人的年龄、性别、活动状况和体重来确定合适的能量供给量。

（二）碳水化合物代谢

碳水化合物是主要能源物质和构成机体组织的重要成分。中枢神经系统几乎只能依靠碳水化合物（葡萄糖）供能。糖尿病病人胰岛素分泌不足或胰岛素抵抗，肝中葡萄糖激酶和糖原合成酶下降，肝糖原合成减少；碳酸化酶活性加强，糖原分解增加，糖异生作用也增强；转运人脂肪组织和肌肉组织的葡萄糖减少，这些组织对糖的利用减少；肌肉中磷酸果糖激酶和肝组织中 L－型丙酮酸激酶合成减少，糖酵解减弱，肌糖原合成减少而分解增加；还原型辅酶Ⅱ（NADPH）生成减少，磷酸戊糖途径减弱。这些糖代谢紊乱的结果是血糖增高、尿糖排出增多，引起多尿、多饮和多食。糖尿病病人过高摄入碳水化合物时，因调节血糖的机制失控，极易出现高血糖；但碳水化合物摄入不足时，体内需动员脂肪和蛋白质分解供能，易引起酮血症。

（三）脂类代谢

正常人的脂类代谢处于动态平衡状态。脂肪被吸收后，一部分在心肌和骨骼肌经 β 氧化生成乙酰辅酶 A，再进入三羧酸循环氧化为水和二氧化碳，并产生能量；部分转化为体脂贮存；部分经肝组织转化为酮体（ketone bodies，包括乙酰乙酸、β－羟丁酸和丙酮），再经血液循环转运至心肌、骨骼肌、肾、肾上腺和脑组织彻底氧化供能。正常人血液循环中仅有微量酮体，并不积聚为酮血症。糖尿病病人由于磷酸戊糖途径减弱，还原型辅酶Ⅱ生成减少，脂肪合成减少。由于肝糖原合成和贮存减少，在腺垂体和肾上腺激素调节下，脂肪自脂肪组织转入肝脏沉积，导致脂肪肝。由于糖代谢异常，大量葡萄糖从尿中丢失，引起能量供应不足，动员体脂分解，经 β 氧化酶产生大量的乙酰辅酶 A，同时又因糖酵解异常，草酰乙酸生成不足，乙酰辅酶 A 未能充分氧化而转化为大量酮体，再加上因胰岛素不足所致酮体氧化利用减慢，过多的酮体积聚而产生酮血症和酮尿。乙酰乙酸和 β－羟丁酸经肾脏流失，大量碱基亦随之流失，造成代谢性酸中毒。同时大量的酮尿、糖尿加重多尿和脱水，严重者表现为酮症酸中毒、高渗性昏迷。

乙酰辅酶 A 的增多促进肝脏胆固醇合成，形成高胆固醇血症，且常伴有高甘油三酯血症，游离脂肪酸、低密度脂蛋白、极低密度脂蛋白增高，形成高脂血症和高脂蛋白血症，成为引起糖尿病血管并发症的重要因素。

为防止酮血症和酮症酸中毒，需要适量地供给碳水化合物，减少体脂的过多动员氧化。为防止和延缓心脑血管并发症，必须限制饱和脂肪酸的摄入量。

（四）蛋白质代谢

糖尿病病人碳水化合物代谢异常，能量供应不足，动员蛋白质分解供能；由于胰岛素不足，肝脏和肌肉中蛋白质合成减慢，分解代谢亢进，易发生负氮平衡。胰岛素不足，糖异生作用增强，肝脏摄取血中生糖氨基酸（包括丙氨酸、甘氨酸、苏氨酸、丝氨酸和谷氨酸）转化成糖，使血糖进一步升高；生酮氨基酸（如亮氨酸、异亮氨酸、缬氨酸）脱氢生酮，使血酮升高。由于蛋白质代谢呈负氮平衡，使儿童生长发育受阻，病人消瘦，抵抗力减弱，易感染，伤口愈合不良。严重者血中含氮代谢废物增多，尿中尿素氮和有机酸浓度增高，干扰水和酸碱平衡，加重脱水和酸中毒。

（五）维生素代谢

维生素是调节机体生理功能和物质代谢的重要酶类的辅酶，B族维生素（维生素B_1、维生素B_2、维生素PP）参与糖类代谢。糖尿病病人糖异生作用旺盛，B族维生素消耗增多，如果供给不足，会进一步减弱糖酵解、有氧氧化和磷酸戊糖途径，加重糖代谢紊乱。糖尿病病人葡萄糖和糖基化蛋白质易氧化而产生大量自由基，引发生物膜上磷脂成分中的多不饱和脂肪酸氧化形成过氧化脂质，膜的流动性减弱，脆性增加，细胞功能受损。而体内具有抗氧化作用的维生素E、维生素C、β－胡萝卜素和微量元素硒能帮助消除积聚的自由基，防止生物膜的脂质过氧化，维生素C是谷胱苷肽过氧化物酶的辅酶，还有清除过氧化脂质的作用。因此，充足的维生素对调节机体的物质代谢有重要作用。

（六）矿物质代谢

糖尿病病人的多尿引发锌、镁、钠、钾等从尿中丢失增加，可出现低血锌和低血镁。锌是体内许多酶的辅基，参与体内蛋白质合成和细胞的分裂增殖，协助葡萄糖在细胞膜上的转运，并与胰岛素的合成与分泌有关。缺锌会引起胰岛素分泌减少，组织对胰岛素作用的抵抗性增强，但锌过多也会损害胰岛素分泌，导致葡萄糖耐量降低，并可加速老年糖尿病病人的下肢溃疡。低镁血症会引起Ⅱ型糖尿病病人组织对胰岛素不敏感，并与并发视网膜病变和缺血性心脏病有关。三价铬是葡萄糖耐量因子的组成成分，是胰岛素的辅助因素，有增强葡萄糖利用和促进葡萄糖转变为脂肪的作用。锰是羧化酶的激活剂，参与碳水化合物和脂肪的代谢，锰缺乏可加重糖尿病病人的葡萄糖不耐受。

三、营养治疗原则

由于对糖尿病的病因和发病机制尚未充分了解，目前仍不能根治。临床强调早期治疗、综合长期治疗和治疗措施个体化。综合治疗措施包括：①营养治疗（饮食治疗、健康教育）；②运动治疗；③药物治疗，包括口服降糖药、注射胰岛素；④心理治疗；⑤手术治疗（胰腺移植，基因治疗）；⑥自我监测。其中营养治疗是最基本的措施，无论采用上述哪一种方法都必须长期坚持营养治疗。部分轻型病人（空腹血糖≤11.1mmol/L）单纯采用营养治疗即可。

（一）营养治疗的目的

（1）保护胰岛功能，帮助病人达到并保持较好的代谢控制，以改善血糖、尿糖和血脂水平达到或接近正常，减少急、慢性并发症发生的危险。

（2）维持或达到理想体重，使儿童和胎儿能正常生长发育。

（3）供给适合病人的平衡膳食，以维持健康和从事正常活动，提高生活质量。

糖尿病病情控制程度理想与否可参考表6－7。

表 6-7　糖尿病综合控制目标

（2010 年中国 2 型糖尿病防治指南）

检测指标	目标值
血糖/(mmol/L)	
空腹	3.9-7.2
非空腹	≤10.0
HbA_{1c}/%	<7.0
血压/mmHg	<130 180
HDL-C/(mmol/L)	
男性	>1.0
女性	>1.3
TG/(mmol/L)	<1.7
LDL-C(mmol/L)未合并冠心病	<2.6
合并冠心病	<2.07
体质指数/(kg/m^2)	<24
尿白蛋白/肌酐比值/(mg/mmol)	
男性	<2.5(22mg/g)
女性	<3.5(31mg/g)
或:尿白蛋白排泄率	<20μg/min(30mg/24h)
主动有氧活动(min/周)	≥150

（二）营养治疗原则

历史上糖尿病营养治疗原则大约有 3 种模式的变化:第一种为 1921 年前未应用胰岛素的饥饿饮食;第二种是低能量、低碳水化合物、高脂肪膳食;第三种是合理控制能量,适当提高碳水化合物和膳食纤维,减少脂肪的膳食。现在又进一步提出个体化、因人因病情而异的膳食模式。1994 年美国糖尿病协会提出的指南见表 6-8,并强调不应给病人提出单一的膳食建议,能量来源比例应个体化,膳食因人而异,根据病人具体的疾病情况和治疗目标进行营养治疗。

表 6-8　美国糖尿病协会建议的糖尿病病人营养素摄入量

营养素	建议值
碳水化合物(占总能量)/%	约 50[a]
蛋白质(占总能量)/%	10~20
脂肪(占总能量)/%	≤30[a]
饱和脂肪酸/%	<10

表 6－8（续）

营养素	建议值
单不饱和脂肪酸/%	10～20
多不饱和脂肪酸/%	<10
胆固醇/(mg/d)	<300
膳食纤维/(g/d)	20～35
钠/(mg/d)	<2400（伴高血压病人）
酒(oz 啤酒)	≤12[b]

注：[a] 因人而异，如果允许脂肪增加，则碳水化合物减少；

[b]相当于1.5oz蒸馏酒或4oz葡萄酒(1oz＝28.35g)。

营养治疗原则具体如下。

1. 合理控制能量摄入量

合理控制能量摄入量是糖尿病营养治疗的首要原则。能量的供给根据病情、血糖、尿糖、年龄、性别、身高、体重、活动量大小以及有无并发症确定。能量摄入量以维持或略低于理想体重（又称为标准体重）为宜。肥胖者体内脂肪细胞增多、增大，导致胰岛素的敏感性下降，故应减少能量摄入，使体重逐渐下降至正常标准值的±5%范围内，以配合治疗。儿童、孕妇、乳母、营养不良及消瘦者，能量摄入量可适当增加10%～20%，以适应病人的生理需要和适当增加体重。

病人实际测量体重超过理想体重的20%为肥胖，低于20%为消瘦。根据病人的体型和理想体重，参见表6－9估计每日能量供给量。体重是评价能量摄入量是否合适的基本指标，最好定期（每周一次）称体重，根据体重的变化及时调整能量供给量。肥胖者应逐渐减少能量摄入量，消瘦者适当增加能量摄入量，以维持实际体重达到或略低于理想体重。

表 6－9　成年糖尿病病人每日能量供给量

体型	每日能量供给量/[kJ/kg(kcal/kg)]			
	卧床	轻体力劳动	中体力劳动	重体力劳动
消瘦	84～105(20～25)	146(35)	167(40)	188～209(45～50)
正常	63～84(15～20)	125(30)	146(35)	167(40)
肥胖	63(15)	84～105(20～25)	125(30)	146(35)

2. 保证碳水化合物的摄入

碳水化合物是能量的主要来源，若供给充足，可以减少体内脂肪和蛋白质的分解，预防酮血症。在合理控制总能量的基础上适当提高碳水化合物摄入量，有助于提高胰岛素的敏感性、刺激葡萄糖的利用、减少肝脏葡萄糖的产生和改善葡萄糖耐量。但碳水化合物过多会使血糖升高，从而增加胰岛负担。碳水化合物供给量占总能量的50%～60%为宜，甚至可以高达65%，但不宜超过70%。一般成年病人每日碳水化合物摄入量为200～350g，相当于主食250～400g。营养治疗开始时，应严格控制碳水化合物的摄入量，每日200g（相当于主食250g），经一段时间治疗后，如血糖下降、尿糖消失，可逐渐增加至250～300g（主食300～400g），并根据血糖、尿糖和用药情况随时加以调整，单纯膳食治疗病情控制不满意者应适当减量，对使用口服降糖药或用胰岛素者可适当放宽。

食物中碳水化合物的组成不同，血糖升高幅度也不同，其影响程度可用血糖指数（glycemic index GI）来衡量。

一般而言，血糖指数越低的食物对血糖的升高反应越小，但是食物中糖类的含量并不是影响血糖指数的唯一因素，进食速度、食物中水溶性膳食纤维和脂肪的含量、胃排空速度、胃肠道的消化功能、膳食中食物的种类及食物中有否阻碍消化吸收的因子等，都会影响食物的血糖指数。各类食物的血糖指数见表6－10。一般规律是粗粮的血糖指数低于细粮，复合碳水化合物低于精制糖，多种食物混合低于单一食物。故糖尿病治疗膳食宜多用粗粮和复合碳水化物，食物品种尽量多样化，少用富含精制糖的甜点，如蜂蜜、蔗糖、麦芽糖等纯糖食品。必要时，为了改善食品的风味，可选用甜叶菊、木糖醇等甜味剂代替蔗糖。食用水果，也应适当减少部分主食。

表6－10　食物的血糖指数

食物名称	血糖指数	食物名称	血糖指数
主食类		蔬菜类	
白饭	56±2	青豆仁	48±5
白面包	70±0	胡萝卜	71±22
全麦面包	69±2	南瓜	75±9
高纤面包	68±1	水果类	
燕麦片	55±6	苹果	36±2
玉米片（早餐谷类）	84±3	苹果汁	41±1
小麦面条	47	香蕉	53±6
通心粉	45	樱桃	22
通心面	41±3	葡萄柚	25
米粉	58	葡萄柚汁	48
马铃薯	56±1	葡萄	43
烤马铃薯	85±12	奇异果	52±6
马铃薯泥	70±2	芒果	55±5
炸薯条	75	柳橙	43±4
土豆片	54±3	柳橙汁	57±3
蕃薯	54±8	桃子	28
爆玉米花	55±7	梨	36±3
甜玉米	55±1	菠萝	66±7

表 6－10(续)

食物名称	血糖指数	食物名称	血糖指数
糕饼类		葡萄干	64 ± 11
天使蛋糕	67	西瓜	72 ± 13
香蕉蛋糕	55	豆类	
海绵蛋糕	46 ± 6	黄豆	18 ± 3
甜甜圈	76	菜豆	27 ± 5
苹果松糕	44 ± 6	扁豆	29 ± 1
松饼(waffles)	76	糖类	
奶制品类		蜂蜜	73 ± 15
冰淇淋	61 ± 7	果糖	23 ± 1
低脂冰淇淋	50 ± 8	葡萄糖	97 ± 3
全脂奶	27 ± 7	麦芽糖	105 ± 12
脱脂奶	32 ± 5	蔗糖	65 ± 4
巧克力奶	34 ± 4	乳糖	46 ± 3
布丁	43 ± 10	巧克力	49 ± 6
优酪乳(yogurt)	36 ± 4	其他	
低脂优酪乳	14 ± 4	汽水(芬达)	68 ± 6
		花生	14 ± 8
		香肠	28 ± 6

近年的一些实验显示，一些单(双)糖，如果糖、蔗糖的血糖指数并不显著高于面包、米饭、马铃薯等复合碳水化合物，因此，美国糖尿病协会(ADA，1994 年)提出的建议认为，糖类的总摄入量远远重于其供应形式，治疗膳食的设计应个性化、多元化，既要根据病人的健康状况和食物的血糖指数，又要顾及饮食习惯，使病人更易于配合，从而达到治疗糖尿病的目的。

3. 限制脂肪和胆固醇

糖尿病病人因胰岛素分泌不足，体内脂肪分解加速，合成减弱，脂质代谢紊乱。膳食脂肪摄入不当时，易引发或加重高脂血症，进一步发展会导致血管病变，这是糖尿病常见的并发症。为此，膳食脂肪摄入量应适当限制，尤其是饱和脂肪酸不宜过多。一般膳食脂肪占总能量 20% ~30%，其中饱和脂肪酸占总能量应少于 10%；因糖尿病机体抗氧化能力减弱，虽然多不饱和脂肪酸有降血脂和预防动脉粥样硬化的作用，也不宜过多，不宜超过总能量的 10%，单不饱和脂肪酸可占总能量的 10% ~20%，或饱和脂肪酸、单不饱和脂肪酸、多不饱和脂肪酸的比值为 $1:1:x(x<1)$。富含饱和脂肪酸的食物主要是动物油脂，如猪油、牛油、奶油，但鱼油除外；富含单不饱和脂肪酸的油脂有橄榄油、茶籽油、花

生油、各种坚果油等；而植物油一般富含多不饱和脂肪酸，如豆油、玉米油、葵花子油等，但椰子油和棕榈油除外。

胆固醇摄入量应少于300mg/d，合并高脂血症者，应低于200mg/d。因此，糖尿病病人应避免进食富含胆固醇的食物，如动物脑和肝、肾、肠等动物内脏，鱼子、虾籽、蛋黄等食物。

4. 适量的蛋白质

蛋白质供给与正常人接近，为0.8～1.2g/(kg·d)，占总能量的10%～20%。因糖尿病病人糖异生作用增强，蛋白质消耗增加，易出现负氮平衡，此时应适当增加蛋白质供给量，成人1.2～1.5g/(kg·d)，儿童、孕妇、乳母、营养不良的病人，可供给1.5～2.0g/(kg·d)，蛋白质可达到或高于总能量的20%。伴有肾功能不全时，应限制蛋白质摄入量。根据肾功能损害程度而定，一般为0.5～0.8g/(kg·d)。膳食中应有1/3以上的蛋白质为优质蛋白质，如瘦肉、鱼、乳、蛋、豆制品等。

5. 充足的维生素

糖尿病病人因主食和水果摄入量受限制，且体内物质代谢相对旺盛，高血糖的渗透性利尿作用易引起水溶性维生素随尿流失，较易发生维生素缺乏。糖尿病易并发神经系统疾病，可能与维生素 B_1、维生素 B_{12} 不足有关；并发视网膜病变的原因之一可能是病人体内不能将胡萝卜素转变为维生素A。因此，供给足够的维生素也是糖尿病营养治疗的原则之一。补充B族维生素（包括维生素 B_1、维生素 B_2、维生素PP、维生素 B_{12} 等）可改善病人的神经系统并发症；补充维生素C可防止微血管病变，供给足够的维生素A可以弥补病人难以将胡萝卜转化为维生素A的缺陷。充足的维生素E、维生素C和β-胡萝卜素能加强病人体内已减弱的抗氧化能力。

6. 合适的矿物质

血镁低的糖尿病病人容易并发视网膜病变；钙不足易并发骨质疏松症；锌与胰岛素的分泌和活性有关，并帮助人体利用维生素A；三价铬是葡萄糖耐量因子的成分；锰可改善机体对葡萄糖的耐受性；锂能促进胰岛素的合成和分泌。因此，应保证矿物质的供给量满足机体的需要，适当增加钾、镁、钙、铬、锌等元素的供给。但应限制钠盐摄入，以防止和减轻高血压、高脂血症、动脉硬化和肾功能不全等并发症。

7. 丰富的膳食纤维

膳食纤维具有较好的防治糖尿病的作用，能有效地改善糖代谢，降血压、降血脂和防止便秘等。水溶性膳食纤维能吸水膨胀，吸附并延缓碳水化合物在消化道的吸收，减弱餐后血糖的急剧升高，有助于病人的血糖控制；同时还具有降血脂作用。非水溶性膳食纤维能促进肠蠕动，加快食物通过肠道，减少吸收，具有间接的缓解餐后血糖和减肥作用。但膳食纤维过多，也会影响矿物质的吸收。建议膳食纤维供给量20～35g/d，或15～25g/1000kcal。

8. 合理的餐次与营养分型治疗

根据血糖、尿糖升高时间、用药时间和病情是否稳定等情况，并结合病人的饮食习惯合理分配餐次，至少一日3餐，定时、定量，可按早、午、晚各占1/3，或1/5、2/5、2/5的能量比例分配。口服降糖药或注射胰岛素后易出现低血糖的病人，可以三个正餐之间加餐2~3次。在每日总能量摄入量范围内，适当增加餐次有利于改善糖耐量和预防低血糖的发生。

糖尿病膳食应因人而异，强调个体化，根据病情特点、血糖尿糖的变化，结合血脂水平和合并症等因素确定和调整能源物质的比例，即进行膳食分型，见表6－11；在不违背营养原则的条件下，选择的食物与烹调方法应尽量顾及病人的饮食习惯。

表6－11 糖尿病膳食分型

分型	碳水化合物/%	蛋白质/%	脂肪/%
轻型糖尿病	60	16	24
血糖、尿糖均高	55	18	27
合并高胆固醇	60	18	22
合并高甘油三酯	50	20	30
合并肾功能不全	66	8	26
合并高血压	56	26	18
合并多种并发症	58	24	18

四、治疗方案设计

（一）膳食计算

1. 确定全日能量供给量

根据病人的年龄、性别、身高、体重、体力活动强度等资料，求出理想体重，评价体型，计算出能量供给量。

举例：某病人，男，55岁，身高175cm，体重85kg，职业文员（轻体力劳动），平时一日三餐，食量一般（中等偏低），每日喜欢牛奶一盒（250mL），蔬菜500g，目前血糖、尿糖偏高，血脂正常，无高血压和并发症，采用单纯膳食治疗。

（1）求出理想体重：理想体重＝身高（cm）－105＝175－105＝70kg

（2）体型评价：理想体重70kg，实际体重85kg，超重21%，属肥胖。

（3）计算全日能量供给量：轻体力活动肥胖者能量供给量为20~25kcal/（kg·d）。70kg×（20~25）＝1400~1750kcal/d＝5.86~7.32MJ/d。平日食量中等偏低，故能量供给量为1400kcal/d＝5.86MJ/d。

2. 确定碳水化合物、蛋白质、脂肪供给量

本例病人血糖和尿糖偏高，碳水化合物、蛋白质和脂肪分别占总能量的55%、18%、27%。它们的供能系数分别是4kcal/g、4kcal/g、9kcal/g。

（1）碳水化合物供给量：（1400×55%）÷4＝193g

(2) 蛋白质供给量:(1400×18%)÷4=63g

(3) 脂肪供给量:(1400×27%)÷9=42g

3. 餐次分配

根据本例病人的饮食习惯,主食量分成3餐,早、午、晚餐比例分为1/5、2/5、2/5。

4. 膳食医嘱

从上述计算结果综合得出病人的膳食医嘱如下:

能量供给量　1400kcal/d=5.86MJ/d

碳水化合物　193g/d

脂肪　42g/d

蛋白质　63g/d

主食三餐分配:早餐1/5,午餐2/5,晚餐2/5。

(二) 食谱内容与用量计算

在计算出病人每日总能量、碳水化合物、蛋白质和脂肪的供给量后,再将其换算成食物的用量进行配餐。

配餐步骤:①计算主食谷类用量(碳水化合物类食物);②计算蔬菜用量;③计算肉、蛋、豆制品用量(蛋白质类食物);④求全日烹调油用量(脂肪类食物)。一般有3种方法计算各种食物用量和配膳。

1. 食物成分表计算法

按照食物成分表中各种食物营养素含量计算食谱内容的用量。这种方法计算数据较准确,但较繁琐,糖尿病人在家不易操作。目前已制成多种电脑软件,采用电脑配餐方便,快捷,且较准确。已被许多医院采用。

2. 食品交换份法

此法是将食物成分表计算简化,将日常食物按营养特点分为6类,在每一类食品中按常用食品的习惯用量粗略计算出每一份食物的营养成分(能量、蛋白质、脂肪和碳水化合物含量),再将每类食品中其他食品计算出"等值"营养成分的使用量,以便在进行食谱内容选择时可以同类食物等值互换,从而达到食物多样化。

(1) 食物交换份法的食物分类

第一类:谷类(富含淀粉的食品)。每1交换单位谷类含有能量377kJ(90kcal),蛋白质2g,碳水化合物19g,脂肪0.5g。常用谷类及其1个交换单位重量见表6-12。全部食物均以可食部计算,每份可食重量可按规定量互换一种食品。

第二类:蔬菜类(富含矿物质、维生素和膳食纤维)。每一交换份含能量335kJ(80kcal),碳水化合物15g,蛋白质5g,见表6-13,每份均为净食部重量。

第三类:水果类(富含矿物质、维生素和果糖)。每1交换单位含能量377kJ(90kcal),碳水化合物21g,蛋白质1g,见表6-14。表中均为市品部(非可食部)重量,可按规定量互换品种。

表 6－12　等值谷类食品交换表

食品	重量/g	食品	重量/g
稻米、小米、糯米、面粉、米粉、干玉米、玉米面、玉米渣、薏米、混合面、挂面、燕麦片、莜麦片、荞麦片	25	苦荞面、油条、油饼、通心粉、饼干、高粱米、藕粉、银耳、绿豆、赤豆、芸豆、干豌豆	25
咸面包	37.5	荸荠、湿米条	150
干粉条	23	土豆、山药	125
馒头、烧饼、烙饼、窝窝头	35	茨菰	75
生面条	30	凉粉	400

表 6－13　等值蔬菜类食品交换份表

食品	重量/g	食品	重量/g
大白菜、圆白菜、菠菜、油菜、韭菜、芹菜、茼蒿、油菜薹、龙须菜、蕹菜、芥蓝菜、塌棵菜	500	菜花、苤蓝、莴笋、西红柿、绿豆芽、黄豆芽、鲜蘑菇、黄瓜、丝瓜、苦瓜、冬瓜、茄子、茴香	500
西兰花、白萝卜、南瓜、茄瓜、甜椒	350	胡萝卜、蒜苗、洋葱	200
鲜豌豆、芋头、百合	100	鲜豇豆、扁豆、四季豆	250
莲藕、凉薯	150	毛豆	70

表 6－14　等值水果类食品交换表

食品	重量/g	食品	重量/g
盖柿、柚子、猕猴桃、李子、苹果、荔枝	200	甜橙	350
鸭梨、黄岩蜜橘	250	鲜枣、香蕉	100
桃	175	橘子、汕头蜜橘	275
葡萄	220	西瓜	750

第四类：肉蛋鱼类，包括瘦肉类、水产品、鱼类和部分豆类制品，富含蛋白质。每 1 交换单位含有能量 335kJ（80kcal），蛋白质 9g，脂肪 5g。表 6－15 中食品除了鸡蛋、鸭蛋带壳外，其他食品均为可食部。可按规定量互换。

第五类：豆乳类，包括牛奶和豆浆，富含蛋白质、脂肪和碳水化合物等营养素。每 1 交换单位含有能量 335kJ（80kcal），蛋白质 4g，脂肪 5g，碳水化合物 6g。表 6－16 列出的每种食品，按规定量可互换。豆浆一般是指黄豆与水重量比为 1∶8 浸泡、磨浆、过滤、煮沸。

第六类：油脂类，包括烹调用油和含脂肪丰富的硬果类。每 1 交换单位含能量 335kJ（80kcal），脂肪 9g。见表 6－17，可按规定量食品互换。

表 6－15 等值肉蛋鱼类食品交换表

食品	重量/g	食品	重量/g
瘦猪、牛、羊肉、鸡、鸭、鹅肉、大排骨(带肉)、豆腐丝、豆腐干	50	鲫鱼、鲤鱼、甲鱼、草鱼、鳝鱼、带鱼、虾、鲜贝	80
鸡蛋、鸭蛋(带壳)、松花蛋	55	鲳鱼、青鱼、鲢鱼、比目鱼	75
水浸鱿鱼、兔肉、北豆腐	100	猪心、猪肝	70
香肠、熟火腿、黄豆	20	肉松、酱肉	25
南豆腐	125	豆腐脑	100
午餐肉、熟叉烧肉	35		

表 6－16 等值豆乳类交换表

食品	重量/g	食品	重量/g
淡牛奶、酸牛奶、羊奶	125	豆浆粉、豆腐粉	20
奶粉	15	豆浆	200
豆汁	500		

表 6－17 等值油脂类交换表

食品	重量/g	食品	重量/g
花生油、豆油、菜子油、葵花子油、红花油、麻油、玉米油	9	调和油、猪油、牛油、羊油、黄油	9
花生米、芝麻酱、杏仁	15	南瓜子、葵花子	30
核桃仁	12.5		

(2)食品交换份的细算法:本法已制成电脑软件在临床上应用。现用食品交换份法对上述例子进行食谱内容的计算,已知病人每日习惯饮牛奶 250mL,蔬菜约 500g,因此,只需要计算全日的谷类、肉蛋鱼类和油等的用量。计算步骤与结果见表 6－18。

表 6－18 食谱计算举例

医嘱:能量 1400kcal/d,碳水化合物 193g/d,蛋白质 63g/d,脂肪 42g/d

计算说明	食品类别	交换单位	重量/g	C/g	P/g	F/g	能量/kcal
计算谷类用量							
全日 C 供给量　193g							
已由蔬菜、牛奶提供 C　－27g	蔬菜类	1	500	15	5		
应由谷类提供 C　166g	乳类	2	250	12	8		10
每一交换单位谷类提供 C　19g							
166 ÷ 19 = 9 交换单位	谷类	9	225	171	18		4.5

表 6－18（续）

计算说明	食品类别	交换单位	重量/g	C/g	P/g	F/g	能量/kcal
计算肉蛋鱼类用量 全日 P 供给量 63g 已知由菜、乳、谷类供 P －31g 由肉蛋鱼类供 P 32g 每 1 交换单位肉蛋鱼类供 P 9g 32 ÷ 9 = 3.5 交换单位	肉蛋鱼类	3.5	175			31.5	17.5
计算油脂类用量 全日 F 供给量 42g 已由乳、谷、肉蛋鱼类供 F －32g 由烹调油提供 F 10g 每 1 交换单位油脂类供 F 9g 10 ÷ 9 = 1 交换单位	油脂类	1	9				9
全日合计		16.5		198	62.5	41	

该病人全日食物用量：

谷类　　9 交换单位　　225g

蔬菜类　　1 交换单位　　500g

肉蛋鱼类　　3.5 交换单位　　175g（以瘦肉计算）

乳类　　2 交换单位　　250g

油脂类　　1 交换单位　　9g

根据该病人全日食物用量编食谱见表 6－19。

表 6－19　糖尿病参考食谱

早餐	牛乳 250mL，花卷（面粉 50g）
午餐	米饭（大米 90g），牛肉（30g），炒菜心（150g），鸡蛋（55g），菠菜（100g）汤，烹调油 5g
晚餐	白菜（100g），瘦猪肉（45g），煮通心粉（米粉 85g），鱼片（草鱼 80g），炒番茄（150g）烹调油 5g
能量　5.9MJ（1411kcal） 脂肪　41g（26%）	蛋白质 62.5（18%） 碳水化合物 198g（56%）

（3）简化食品交换份法：这是简单、方便的方法，以往在临床上使用较多。按照以上方法计算出病人全日能量供给量后，查表 6－20 即可求出各类食品的交换单位，再按同类等值食品互换，从而编制食谱。

3. 统一菜肴法

膳食由主食和菜肴两部分组成，统一菜肴法是将同一医院的糖尿病病人的菜肴统一配制，将每位病人的全日能量供给量减去菜肴中的能量，得出的能量差即可转换为主食的用量。在糖尿病住院病人较多的医院，这是一种简便的方法，医院营养科只需按照每个病人的具体情况计算计食（谷类）用量，大大简化了工作。此法可分为糖尿病普通膳食和高蛋白膳食。

表 6－20　不同能量糖尿病膳食食物分配表

总能量 kJ (kcal)	总交换单位	谷类单位	大米重量/g	蔬菜类单位	青菜重量/g	瘦肉类单位	牛肉重量/g	豆乳类单位	牛奶/g	油脂类单位	豆油重量/g
4184(1000)	12	6	150	1	500	2	100	2	220	1	9
5021(1200)	14.5	8	200	1	500	2	100	2	220	1.5	13.5
5858(1400)	16.5	9	225	1	500	3	150	2	220	1.5	13.5
6694(1600)	18.5	10	250	1	500	4	200	2	220	1.5	13.5
7531(1800)	21	12	300	1	500	4	200	2	220	2	18
8368(2000)	23.5	14	350	1	500	4.5	225	2	220	2	18
9205(2200)	25.5	16	400	1	500	4.5	225	2	220	2	18
10042(2400)	28	18	450	1	500	5	250	2	220	2	18

（三）食物选择

1. 宜用食物

（1）粗杂粮，如荞麦面、莜麦面、燕麦面、玉米等，富含矿物质、维生素和膳食纤维，有助于改善葡萄糖耐量。

（2）大豆及其制品，富含蛋白质和多不饱和脂肪酸，有降血脂作用。

（3）蔬菜，新鲜蔬菜富含维生素、膳食纤维及矿物质。

2. 忌（少）用食物

（1）精制糖，如白糖、红糖、甜点心、蜜饯、雪糕、甜饮料等（当出现低血糖时例外）。

（2）高碳水化合物低蛋白质的食物，如马铃薯、芋头、藕、山药等，食用时应减少主食摄入量。

（3）动物油脂，如猪油、牛油、奶油等，鱼油除外。

（4）甜的水果。含果糖和葡萄糖高的水果应限量，如食用应相应减少主食摄入量。

（5）酒。酒是纯能量食物，无其他营养素，长期饮酒会损害肝脏，易引起高甘油三酯血症，故少饮为宜。

五、特殊情况及并发症处理

（一）糖尿病低血糖反应

正常成人空腹血糖为 3.9～5.6mmol/L，低于 3.5mmol/L 为低血糖。糖尿病病人容易出现低血糖，使用胰岛素的病人最常见。导致低血糖的原因有胰岛素过量、口服降糖药物过量、膳食过少或运动突然增多未及时进食等。主要症状是心慌、出汗、头晕、饥饿、烦躁、手抖、全身无力，严重时可致神志不清、精神抑郁、全身抽搐，甚至昏迷等。

营养治疗原则主要包括：

症状轻、神志清楚者，取葡萄糖或蔗糖 20 ~ 50g，用温开水冲服，几分钟后症状消失；如症状稍重，饮糖水外，再进食馒头、饼干或面包等 25g，或水果一个，十几分钟后症状可消失。

病情严重、神志不清者，应立即送医院抢救，静脉输注葡萄糖。

注射胰岛素者，除进食葡萄糖或蔗糖外，还需进食牛奶、鸡蛋等吸收较慢的饮食，避免反复出现低血糖反应。饮酒后容易发生低血糖，因此，糖尿病应少饮酒或戒酒。

（二）糖尿病肾病

1. 糖尿病严重的微血管并发症

病人除糖尿病症状外，还有肾功能不全的表现。其临床特征是持续蛋白尿、高血压、氮质血症和水钠潴留等，严重者可发生尿毒症。

营养治疗原则主要包括：

能量供给量应满足机体的需要，必要时可由静脉补充。

2. 蛋白质供给量应适当限制

应根据尿量、尿蛋白丢失情况和氮质血症严重程度确定蛋白质供给量，早期病人蛋白质供给量应控制在 0.8 ~ 1.0g/(kg · d)，晚期出现尿素氮潴留时，降为 0.5g/(kg · d)。宜采用含优质蛋白质的动物性食物，如乳类、蛋类、瘦肉等，少用植物性食物，如谷类、豆类。可用麦淀粉、藕粉等淀粉类低无蛋白质食物代替部分米、面等主食。

3. 限制钠盐摄入

食盐应控制在 2g/d 左右或更低些，根据病情补钾。可参见慢性肾衰竭的膳食。

第六节 营养与痛风

一、概述

痛风(gout)是由于嘌呤代谢障碍及(或)尿酸排泄减少，其代谢产物尿酸在血液中积聚，当血浆尿酸超过饱和限度时以尿酸盐的形式结晶析出而引起组织损伤的一组疾病。痛风的生化标志是高尿酸血症，但仅 10% 高尿酸血症会发展为临床痛风，其转变机制尚不明确。因此，高尿酸血症并不等于痛风。痛风可分为原发性和继发性，原发性痛风由先天性或特发性嘌呤代谢紊乱引起，继发性痛风由慢性肾脏病、血液病、内分泌疾病和食物、药物引起。两者临床特点是高尿酸血症、特征性急性关节炎反复发作，痛风石形成。当病情迁延则表现为慢性痛风性关节炎、严重者可导致关节活动障碍和畸形，累及肾脏则引起间质性肾炎，尿酸性肾结石。

在欧美地区高尿酸血症患病率为 2% ~ 18%，病风患病率为 0.2% ~ 1.7%。在我国，以往一直认为痛风比较少见。近年来，随着我国经济发展，生活方式和饮食结构发生改变，我国高尿酸血症及痛风的患病率直线上升：有资料显示我国20岁以上人群2.4%～5.7%血尿酸过高。血尿酸过高患者如不注意控制饮食，5%～12%可发展成痛风。预计今后我国痛风的发病人数还会快速增加。

二、发病机制及病因

血清尿酸值增高是痛风发生的重要机制（图6－3），人体尿酸有两个来源：从富含嘌呤或核蛋白食物来的属外源性，约占体内总尿酸的20%；由体内氨基酸、核苷酸及其他小分子化合物合成和核酸代谢而来的为内源性，约占80%，尿酸主要通过肾脏和肠道排出。

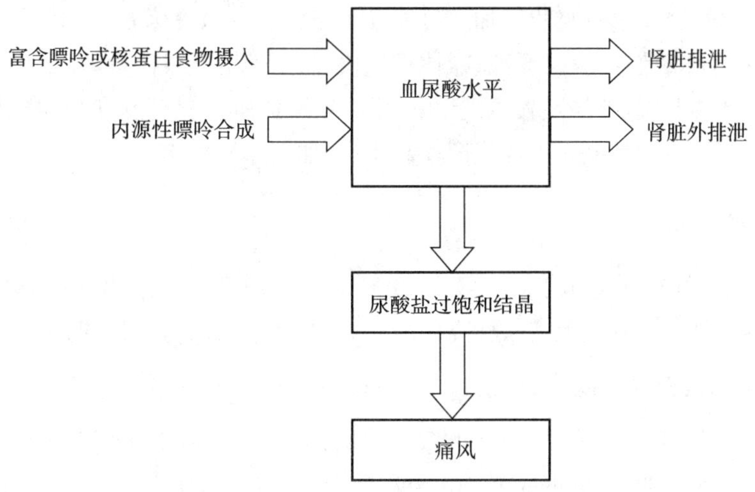

图6－3　痛风发病机制

正常人每天产生的尿酸生成速率与排出率相当，血尿酸值保持稳定，正常人体尿酸池平均为1200mg状态，如嘌呤合成代谢增高及（或）尿酸排泄减少可导致血清尿酸水平增高，尿酸是一种弱酸，pKa5.75，在正常生理状态下，约98%的尿酸以尿酸钠的形式存在。在体温37℃，pH7.4的生理状态下，正常人血液中尿酸钠的饱和度上限约为0.38mmol/L（64mg/L），当血尿酸浓度超过饱和度上限时，易导致尿酸盐过饱和结晶析出，继而引发痛风。

原发性高尿酸血症和痛风患者中90%是出于尿酸的清除能力明显低于正常人，尿酸生成一般正常，其机制与肾脏滤过减少、肾小管分泌减少及重吸收增加有关，可见于多囊肾、肾炎、铅中毒肾损害。能量摄入过多，如蛋白质、糖、脂肪甚至酒精摄人过多也可导致嘌呤代谢紊乱，尿酸排出减少。

（一）遗传因素

痛风有家族性发病倾向，原发性痛风是常染色体显性遗传，原发性痛风患者中，约10%～25%有痛风家族史，而痛风患者近亲中发现有15%～25%患高尿酸血症。高尿酸血症的遗传可能为多基因的。多种因素，如种族、年龄、性别、饮食及肾功能等，均可影响痛风遗传的表现形式。目前已发现有两种先天性嘌呤代谢异常症是性染色体连锁的遗传，即次黄嘌呤、鸟嘌呤磷酸核苷转移酶（HGPRT）缺乏型，5－磷酸核糖－1－焦酸合成酶活性过高型，女性为携带者，男性发病，但这在原发性痛风中仅占1%～2%。为数极少。

（二）环境因素

痛风虽与遗传有一定关系，但大部分病例没有遗传史，凡使嘌呤合成代谢或尿酸生成增加，及（或）使尿酸排泄减少的缺陷、疾病或药物，均可导致高尿酸血症。例如：高嘌呤饮食、酒精、饥饿；疾病如肥胖、高血压病、慢性肾衰、糖尿病酸中毒；药物如利尿剂、小剂量水杨酸、滥用泻药等。原发性高尿酸血症和痛风患者中90%是由于尿酸排泄减少，尿酸生成一般正常，患者的肾功能其他方面均正常，尿酸排泄减少主要是由于肾小管分泌尿酸减少所致，肾小管重吸收增加亦可能参与。常见的诱发因素有：激烈肌肉运动、酗酒、缺氧、外科手术，放疗化疗、受凉、减体重过快、间断性饥饿减体重等，是由于ATP加速分解，其代谢产物及次黄嘌呤、黄嘌呤和尿酸明显增加所致。继发性高尿酸血症和痛风的发病因素有：继发于其他先天性代谢紊乱疾病，如糖原累积病。

三、临床表现

约95%的男性初次发作年龄一般在40岁以后，女性患者大多出现在绝经期后，按照痛风的自然病程可分为：①无症状性高尿酸血症期；②急性期；③间歇期；④慢性期。

（一）无症状性高尿酸血症期

正常人血液中尿酸钠的饱和度上限，在体温37℃，血pH7.4时，约为0.38mmol/L（64mg/L）。女性高于0.36mmol/L（60mg/L），男性高于0.42mmol/L（70mg/L）为高尿酸血症。无症状高尿酸血症是指血清尿酸水平升高，但不出现临床症状或症状不典型，有些无症状高尿酸血症可持续终生未查明原因，称之为特发性高尿酸血症。但随着血清尿酸浓度的增高，发展成为痛风的趋势就越高。

（二）急性期

急性痛风性关节炎是痛风最常见的首发症状，发病前可无任何征兆，骤然起病。常见的诱发因素有酗酒、过度疲劳、受凉、关节局部损伤等，通常第一次发作是在夜间，约85%～90%是单关节受累，最常侵犯的部位是第一跖趾。在几小时之内，受累关节变得热、暗红、肿胀、刀割或咬噬样疼痛，疼痛高峰可持续24～48h，病程持续时间可在数小时或数日不等。未经治疗的症状有自限性，症状消退时，关节部位有脱屑，肤色变暗。少数患者并不具备典型发作症状，其症状较轻，1～2d即消失。如急性发作治疗不当，关节炎可迁延不愈或转移到其他关节。

（三）间歇期

两次急性痛风性关节炎发作之间是间歇期，多数患者在初次发作后出现1～2年的间歇期，但间歇期长短差异很大，一般情况下，未经有效治疗的病例，发作频率增加，间歇期缩短，症状加剧，炎症持续时间延长，受累关节数日增加，有部分患者第一次发作直接进入亚急性期和慢性期而没有间歇期。

（四）慢性期

尿酸盐反复沉积使局部组织发生慢性异物样反应，沉积物周围被单核细胞、上皮细胞、巨噬细胞包绕，纤维组织增生形成结节，称为痛风石。痛风石多在起病10年后出现，是病程进入慢性的标志，可见于关节内、关节周围、皮下组织及内脏器官等。典型部位在耳廓，也常见于足趾、手指、腕、踝、肘等义节周围，隆起于皮下，外观为芝麻大到鸡蛋大的黄白色赘生物，表面菲薄.破溃后排出白色粉末状或糊状物，经久不愈，但较少继发感染。

（五）痛风的肾脏病变

体内尿酸主要是由肾脏排泄，当嘌呤代谢紊乱，尿酸生成过多，出现高尿酸血症时，尿酸盐在肾脏内沉积可引起肾脏的病变。20%左右的痛风病人有慢性进展性肾脏病，这种肾病与病程的长短及治疗控制的好坏有直接关系。临床表现有腰痛、浮肿、高血压、轻度蛋白尿、尿呈酸性或血尿等，晚期可出现氮质血症及尿毒症。如早期诊断并治疗恰当，肾脏病变可减轻或停止发展，区别于其他病因引起的不可逆的肾脏病变。

（六）肾结石

尿酸肾结石是由于尿酸结晶沉积在肾及尿路，形成泥沙样、砂砾状或大的结石。原发性痛风患者中约20%有尿酸结石，男性较女性多见。肾结石的症状因结石的大小、形状、部位而异，其主要表现为疼痛，约40%～50%患者有腰及上腹部间歇发作性疼痛，当结石进入肾盂输尿管连接处或输尿管时，引起剧烈蠕动，促使肾结石排出而可能出现绞痛，绞痛突然发作时，可出现面色苍白、出冷汗、虚脱等。肾结石疼痛时，常伴有肉眼或镜下血尿，有的并发尿路感染。

四、痛风的营养治疗与预防

痛风患者营养治疗目的是通过限制减少外源性的核蛋白，降低血尿酸水平并增加尿酸的排出，防止痛风的急性发作，减少药物用量。

（一）膳食营养目标

管理目标保持适宜体重，避免超重或肥胖；避免高嘌呤食物，减少尿酸形成；多用素食为主的碱性食物，促进尿酸排出；保证液体摄入量充足，促进尿酸排出，预防尿酸肾结石；避免饮酒及乙醇饮料；建立良好的饮食习惯，忌暴饮暴食，以免诱发痛风性关节炎急性发作。

1. 限制总能量

每日每千克理想体重给予能量20～25kcal，维持健康体重。肥胖的痛风患者，在缓慢稳定降低体重后，不仅血尿酸水平下降，尿酸清除率和尿酸转换率也会升高，并可减少痛风急性发作。

2. 限制高嘌呤食物

一般人日常膳食摄入嘌呤为600～1000mg，在急性期，嘌呤摄入量应控制在150mg/d

以内，对于尽快终止急性痛风性关节炎发作，加强药物疗效均是有利的。在急性发作期，宜选用第一类含嘌呤少的食物，以牛奶及其制品、蛋类、蔬菜、水果、细粮为主。在缓解期，可增选含嘌呤中等量的第二类食物，但应适量，如肉类消费每日不超过120g，尤其不要在一餐中进肉食过多。不论在急性或缓解期，均应避免含嘌呤高的第三类食物，如动物内脏、沙丁鱼、风尾鱼、小鱼干、牡蛎、蛤蜊、浓肉汁、浓鸡汤及鱼汤、火锅汤等。

3. 减少油脂

高脂肪可影响尿酸排出体外，脂肪也是高能量的营养素，进食过多的油脂易使热量过高，导致肥胖。脂肪供能比 <30%，全日脂肪包括食物中的脂肪及烹调油在50g以内。应避免食用肥肉，猪牛羊油肥禽，烹调时应少用油。

4. 保证碳水化合物

摄入充足的碳水化合物可防止组织分解及产生酮体。可选择精白米，精白面粉、各种淀粉制品、精白面包、饼干、馒头、面条等，在供能比的范围内不限制食用量。

5. 建立良好的饮食习惯

暴饮暴食，或一餐中进食大量肉类常是痛风性关节炎急性发作的诱因。要规律进餐，或少食多餐。

6. 多用素食为主的碱性食物

食物含有较多的钠、钾、钙、镁等元素，在体内氧化生成碱性离子，故称为碱性食物。属于此类的食物有各种蔬菜、水果、鲜果汁、马铃薯、甘薯、海藻、紫菜、海带等，增加碱性食物的摄入量，使尿液pH值升高，有利于尿酸盐的溶解，西瓜与冬瓜不但属碱性食物.且对利尿作用，对痛风治疗有利。

7. 保证液体摄入量充足

液体摄入量充足有利于尿酸排出，预防尿酸肾结石，延缓肾脏进行性损害，每日应饮水2000mL以上，约8～10杯，伴肾结石者最好能达到3000mL，为了防止夜尿浓缩，夜间亦应补充水分。饮料以普通开水、淡茶水、矿泉水、鲜果汁、菜汁、豆浆等为宜。

8. 避免饮酒及乙醇饮料

乙醇代谢使血乳酸浓度升高，乳酸可抑制肾小管分泌尿酸，使肾排泄尿酸降低。酗酒如与饥饿同时存在，常是痛风急性发作的诱因。饮酒过多，产生大量乙酰辅酶A，使脂肪酸合成增加，使甘油三酯进一步升高。啤酒本身含大量嘌呤，可是血尿酸浓度增加，故痛风患者应禁酒。

9. 注意药物与营养素之间的关系

痛风病人不宜使用降低尿酸排泄的药物，其中包括与营养有关的尼克酸等，故除满足DRIs需要外，不宜长期大量补充这些维生素。在营养与药物相互关系上，用秋水仙碱、丙磺舒等，避免摄入大剂量维生素C，反之，用吲哚美辛、保泰松、萘普生抗炎药物时，因它们能降低维生素C水平，故应保证食物中有充足的维生素C。长期使用抑制尿酸生成的别嘌呤醇，必要时要补充铁。

10. 注意烹调方法

少用刺激性调味品，肉类煮后弃汤可减少嘌呤量，清淡少盐。

（二）食物的选择

食物按嘌呤含量分为三类。即含嘌呤较少、较高和不能食用的食物，可在选择食物时参考。食物中嘌呤的具体含量也可参考表 6 – 21 ~ 表 6 – 23。选择时可不必计较其绝对嘌呤含量。

1. 宜食用食物

含嘌呤较少，100g 含量 <50mg。

（1）谷薯类：大米、米粉、小米、糯米、大麦、小麦、荞麦、富强粉、面粉、通心粉、挂面、面条、面包、馒头、麦片、白薯、马铃薯、芋头。

（2）蔬菜类：白菜、卷心菜、芥菜、芹菜、青菜叶、空心菜、芥蓝菜、茼蒿菜、韭菜、黄瓜、苦瓜、冬瓜、南瓜、丝瓜、西葫芦、菜花、茄子、豆芽菜、青椒、萝卜、胡萝卜、洋葱、番茄、莴苣、泡菜、咸菜、葱、姜、蒜头、荸荠。

（3）水果类：橙、橘、苹果、梨、桃、西瓜、哈密瓜、香蕉、菜果汁、果冻、果干、糖、糖浆、果酱。

（4）乳类：鸡蛋、鸭蛋、皮蛋、牛奶、奶粉、起司、酸奶、炼乳。

（5）硬果及其他：瓜子、杏仁、栗子、莲子、花生、核桃仁、花生酱、枸杞、茶、咖啡、碳酸氢钠、巧克力、可可、油脂（在限量中使用）、猪血、猪皮、海参、海蜇皮、海藻、红枣、葡萄干、木耳、蜂蜜。

2. 可适量食用食物

以下食物含嘌呤较高，每 100g 含 50 ~ 150mg 嘌呤。应限量使用，每周 2 ~ 4 次，每次不超过 100g。

（1）豆类和谷胚糠：米糠、麦麸、麦胚、粗粮、绿豆、红豆、花豆、豌豆、菜豆、豆腐干、豆腐、青豆、豌豆、黑豆。

（2）肉类：猪肉、牛肉、小牛肉、羊肉、鸡肉、免肉、鸭、鹅、鸽、火鸡、火腿、牛舌。

（3）海产类：鳝鱼、鳗鱼、鲤鱼、草鱼、鳕鱼、鲑鱼、黑鲳鱼、大比目鱼、鱼丸、虾、龙虾、乌贼、螃蟹。

3. 禁食用食物

此类食物嘌呤含量高，每 100g 食物中嘌呤含量达 150 ~ 1000mg。

（1）动物内脏类：猪肝、牛肝、牛肾、猪小肠、脑、胰脏。

（2）某些鱼类：白带鱼、白鲇鱼、沙丁鱼、凤尾鱼、鲢鱼、鲱鱼、鲭鱼、小鱼干、牡蛎、蛤蜊。

（3）肉汁等：浓肉汁、浓鸡汤及肉汤、火锅汤、酵母粉。

不论在急性或缓解期，膳食基本原则均应避免含嘌呤高的第三类食物，如动物内脏、沙丁鱼、凤尾鱼、小鱼干、牡蛎、蛤蜊、浓肉汁、浓鸡汤及鱼汤、火锅汤等。

缓解期基本原则增选含嘌呤中等量的第二类食物，肉类消费每日不超过 120g，尤其不要在一餐中进食肉类过多。

表 6－21　含嘌呤较少的食物

食物	含量/（mg/100g）	食物	含量/（mg/100g）
鸡蛋	0.4	卷心菜	12.4
苹果	0.9	白菜	12.6
牛奶	1.4	黄瓜	14.6
白薯	2.4	面粉	17.1
小米	6.1	糯米	17.7
萝卜	7.5	大米	18.1
胡萝卜	8.0	麦片	24.4
青椒	8.7	韭菜	25.0
苦瓜	11.3	四季豆	27.7
丝瓜	11.4	茼蒿菜	33.4

表 6－22　含嘌呤较高的食物

食物	含量/（mg/100g）	食物	含量/（mg/100g）
红豆	53.2	羊肉	111.5
米糠	54.0	鳗鱼	113.1
黑芝麻	57.0	猪肉	122.5
花豆	57.0	肚	132.4
鱼丸	63.2	肾	132.6
豆干	66.6	鲤鱼	137.1
绿豆	75.1	黑豆	137.4
豌豆	75.7	虾	137.7
牛肉	83.7	草鱼	140.2
乌贼	87.9	鸡肉	140.3
鳝鱼	92.8	黑鲳鱼	140.6

表 6－23　高嘌呤的食物

食物	含量/（mg/100g）	食物	含量/（mg/100g）
黄豆	166.5	白带鱼	291.6
脑	175.0	沙丁鱼	295.0
浓肉汁	160～400	凤尾鱼	363.0
鲢鱼	202.4	酵母粉	589.1
肝	233.0	胰脏	825.0
白鲳鱼	238.0	小肠	262.2
牡蛎	239.0	小鱼干	1638.9

参考文献

[1] 孙长颢. 营养与食品卫生学(第六版)[M]. 北京:人民卫生出版社,2008.

[2] 常继乐,王宇. 中国居民营养与健康状况监测 2010—2013 年综合报告[M]. 北京:北京大学医学出版社,2016.

[3] 葛可佑. 中国营养师培训教材[M]. 北京:人民卫生出版社,2006.

[4] 张爱珍. 医学营养学[M]. 北京:人民卫生出版社,2009.

[5] 郭红卫. 营养与食品安全[M]. 上海:复旦大学出版社,2004.

[6] 吴坤. 营养与食品卫生学(第五版)[M]. 北京:人民卫生出版社,2003.

[7] 中国营养学会. 中国居民膳食营养素参考摄入量(2013 版)[M]. 北京:科学出版社,2014.

[8] 中国营养学会. 中国居民膳食指南(2016)[M]. 北京:人民卫生出版社,2016.

[9] 葛可佑. 中国营养百科全书[M]. 北京:人民卫生出版社,2004.

[10] 顾景范,杜寿玢,查良锭,关桂梧. 现代临床营养学[M]. 北京:科学出版社,2005.

[11] Lubos Sobotka(主编),蔡威(译者). 临床营养基础(第三版)[M]. 上海:复旦大学出版社,2007.

[12] 王舒然. 营养与食品卫生学学习指导及习题集[M]. 北京:人民卫生出版社,2007.

[13] 吴在德,吴肇汉. 外科学(第六版)[M]. 北京:人民卫生出版社,2007.

[14] 黄承钰. 医学营养学[M]. 北京:人民卫生出版社. 2006.

[15] 郭红卫. 医学营养学[M]. 上海:复旦大学出版社. 2002.

[16] 葛可佑. 公共营养师(基础知识)[M]. 北京:中国劳动社会保障出版社,2009.

[17] 白波,高明灿. 生理学(第 6 版)[M]. 北京:人民卫生出版社,2009.

[18] Barbara A. Bowman and Robert M. Russell. 现代营养学(第 9 版)[M]. 荫士安,汪之顼,王茵,译. 北京:人民卫生出版社,2008.

[19] 马莺,程建军. 乳蛋白质加工及其研究进展[J]. 食品与机械,2001,2(82):5 - 8.

[20] 杨月欣. 中国食物成分表 2004(第二册)[M]. 北京:北京大学医学出版社,2005.

[21] 全国卫生专业技术资格考试专家委员会. 营养学(上)[M]. 济南:山东大学出版社,2004.

[22] 杨月欣、王光亚、潘兴昌. 中国食物成分表(第 2 版)[M]. 北京:北京大学医学出版社,2009.

[23] 王尔茂. 食品营养与卫生[M]. 北京:科学出版社,2005.

[24] 王俊东. 食品营养与健康[M]. 北京:中国农业科学技术出版社,2008.

[25] 张建中. 临床营养[M]. 西安:陕西第四军医大出版社,2007.

[26] 史奎雄. 医学营养学[M]. 上海:上海交通大学出版社,1998.

［27］陆再英，钟南山．内科学（第七版）［M］．北京：人民卫生出版社．2008．

［28］陈文彬，潘祥林．诊断学（第七版）［M］．北京：人民卫生出版社，2008．

［29］杨月欣．公共营养师国家职业资格培训教程［M］．北京：中国劳动社会保障出版社，2007．

［30］顾景范．《2010 年美国膳食指南》简介［J］．营养学报，2011，33（3）

［31］秦立强，李伟．美国膳食金字塔和日本膳食平衡指南［J］．现代预防医学，2008，（18）．

［32］许世卫．关于《中国食物与营养发展纲要（2011—2020 年）》编制工作的说明［J］．中国食物与营养，2010．

［33］Mackler B，Grace R，Finch CA．Iron deficiency in the rat：dffects on oxidative metabolism in distinct types of skeletal muscle．*Pediatr Res* 1984；18

［34］McCall KA，Huang C，Fierke CA．Function and mechanism of zinc metalloenzymes．*J Nutr* 2000；130

［35］Gu J，et al．Selenium is required for normal upregulation of myelin genes in differentiating oligodendrocytes．*J Neurosci Res* 1997；47：626－635

［36］Mertz W．Chromium occurrence and function in biological systems．*Physiol Rev* 1969；49

［37］Campos－Barros A，et al．Effects of selenium and iodine deficiency on thyroid hormone concentration in the central nervous system of the rat．*Eur J Endocrinol* 1997；136

［38］荫士安．现代营养学（第九版）［M］．北京：人民卫生出版社，2008．

［39］中国抗癌协会．中国肿瘤营养治疗指南（第一版）［M］．北京：人民卫生出版社，2017．